高等医学院校护理专业教材

临床护理实践技能

（第2版）

主　编　陈月琴　刘淑霞

副主编　李燕晖　徐　琳　马俊英

编　者（以姓氏笔画为序）

马俊英　王凤枝　刘淑霞　李燕晖

陈　蕾　陈月琴　范福玲　周文静

金道欣　赵翠枝　贾晓丽　徐　琳

谢秀霞

U0321176

北京大学医学出版社

LINCHUANG HULI SHIJIAN JINENG

图书在版编目（CIP）数据

临床护理实践技能/陈月琴，刘淑霞主编. —2 版.
—北京：北京大学医学出版社，2012.8（2017.1 重印）
ISBN 978-7-5659-0419-6

Ⅰ. ①临⋯　Ⅱ. ①陈⋯②刘⋯　Ⅲ. ①护理学
Ⅳ. ①R47

中国版本图书馆 CIP 数据核字（2012）第 146290 号

封面图片出于［(c) IMAGEMORE Co.，Ltd.］

临床护理实践技能（第 2 版）

主　　编：陈月琴　刘淑霞
出版发行：北京大学医学出版社
地　　址：(100191) 北京市海淀区学院路 38 号 北京大学医学部院内
电　　话：发行部 010 - 82802230；图书邮购 010 - 82802495
网　　址：http://www.pumpress.com.cn
E - mail：booksale@bjmu.edu.cn
印　　刷：北京瑞达方舟印务有限公司
经　　销：新华书店
责任编辑：张彩虹　责任校对：张　雨　责任印制：张京生
开　　本：787mm×1092mm　1/16　印张：30.5　字数：774 千字
版　　次：2012 年 8 月第 2 版　2017 年 1 月第 4 次印刷
书　　号：ISBN 978-7-5659-0419-6
定　　价：52.00 元

第二版前言

"临床护理实践技能"是根据《教育部关于加强高职高专教学人才培养工作的意见》的精神，结合社会、行业对技能型护理人才培养的要求，在充分调研的基础上，由临床一线护理专家共同参与设置的一门临床护理实践技能课程，是培养技能型护理人才的核心课程。总学时 136 学时，全部为实训内容。我们根据岗位对高职高专护理专业所需知识、能力、素质的要求，以临床为依托，以实用为原则，以全国护士执业资格考试大纲为参考，对课程内容进行了整合。该教材系在整合课程内容的基础上编写而成。《临床护理实践技能》第一版自2009 年 8 月出版至今发行 1.25 万册，对培养护士职业能力起到了积极的指导作用。随着医学科学技术的发展，新技术、新方法、新材料大量应用于临床，医疗器材、设备不断更新，临床工作对护士综合素质的要求也不断提高，第一版教材已不能满足当前人才培养的需要。为此，在第一版的基础上，我们扩充了一些新技术、新方法，增加了操作同步沟通内容，以适应高素质护理人才培养的需要。全书分三篇：

第一篇为护理技术，又分为两部分。第一部分为基础护理技术，是护理基本功，是临床护理的基础。第二部分为专科护理技术，包括急救护理、内科护理、外科护理、妇产科护理、儿科护理等常用护理技术。这两部分是护士职业技能的核心，是职业发展的基础。

第二篇为临床思维，是在典型病例基础上对患者的病因、病理生理变化、治疗原则、护理措施、疾病转归等进行动态分析，是培养学生理论联系实际的设计性实训项目。通过这一部分的训练培养学生的临床思维，初步学会运用护理程序对患者进行整体护理。

第三篇为临床护理综合技能。该部分是在教师指导下，学生通过创设和编写病案情景剧、自主排练和展示。在创设的临床情景中，进行护患沟通、实施治疗和护理操作，应用护理程序处理临床突发事件。该项目的训练可有效地培养学生解决临床实际问题的能力、沟通能力、语言表达能力及团队合作精神，是综合性、设计性实训项目。

以上各部分之间既相互独立，又相互关联，层层递进，前者是后者的基础，后者又强化了前者的知识和技能，使专业理论知识、专业技能与临床应用有效地对接，培养学生的职业能力和职业素质，并为学生的继续职业发展奠定良好的基础。

本教材在编写过程中承蒙漯河医学高等专科学校各级领导的支持，附属医院护理同仁的热情帮助和参与，护理系教师的精诚合作，在此深表谢意！由于时间仓促，编写水平有限，难免会有一些缺点和错误，有待不断改进，恳切希望使用本教材的广大教师和同学提出宝贵意见。

陈月琴

2012 年 5 月

目　录

第二部分 专科护理技术

第二篇　临床思维

第三篇　临床护理综合技能

第一篇
护 理 技 术

　　本篇包括两部分：第一部分为基础护理技术，是护理基本功，是临床护理的基础；第二部分为专科护理技术，包括急救护理、内科护理、外科护理、妇产科护理、儿科护理等常用护理技术。这两部分是护士职业技能的核心，是职业发展的基础。

第 一 部 分

基础护理技术

模块一 护理单元的制备

项目任务一 铺备用床法

【目的】 保持病室整洁，准备接受新患者。

【评估】

1. 病室内患者有无进餐或进行治疗及护理。
2. 病床有无损坏，床单（或床垫罩）、被套是否符合床及棉胎的尺寸要求且适合季节需要。
3. 床旁设施是否完好，供氧、负压吸引管道是否通畅。

【准备】

1. 护士准备　洗净双手，戴口罩，着装整齐。
2. 用物准备　床、床垫、床褥、棉胎或毛毯、枕芯、大单或床垫罩、被套、枕套。
3. 环境准备　病室内患者未进行治疗、护理或进餐。

【实施】

操作步骤	要点说明
1. 准备	◆ 备齐用物（按铺床先后顺序放置在护理车上），携至床旁
2. 移桌椅	◆ 移开床旁桌，距床约 20 cm
	◆ 移床旁椅至床尾正中，距床尾约 15 cm
	◆ 放用物于床旁椅上
3. 翻床垫	◆ 检查床垫，必要时翻转（横翻或纵翻）
4. 铺床褥	◆ 将床褥平铺于床垫上
5. 铺单	
● 大单法	
① 展开大单	◆ 护士在床的右侧
	◆ 将大单平放在床褥上，大单中线对齐床的横、纵中线，展开大单，正面向上
② 铺床头角	◆ 右手将床头的床垫托起，左手伸过床头中线将大单平塞于床垫下
	◆ 在距床头 30 cm 处向上提起大单边缘，使其与床边垂直，呈一等腰三角形，以床沿为界将三角形分为两半，将上半三角暂时覆盖于床上，下半三角平整地塞于床垫下

操 作 步 骤	要 点 说 明
③ 铺床尾角	◆ 左手将床尾的床垫托起，右手伸过床尾中线将大单平塞于床垫下，同法铺好床尾角
④ 铺床中部	◆ 两手将大单中部拉紧，平塞于垫下
⑤ 铺对侧	◆ 转至对侧，同法铺好大单
● 床垫罩法	◆ 将床垫罩正面向上放于床褥上，中线与床的中线对齐
	◆ 按先床头后床尾的顺序分别拉紧四角，罩于床垫和床褥上
6. 套被套	
● "S"形法	
① 展开被套	◆ 被套封口端齐床头放置，正面向外，对齐中线，逐层打开
	◆ 将床尾被套开口端的上层向上打开至1/3处
② 铺棉胎	◆ 将"S"形折叠的棉胎放入开口处，中线与被套中线对齐
	◆ 拉棉胎上缘至被套封口端，将竖折的棉胎对好两上角，分别向两侧展开，使棉胎平铺于被套内
	◆ 至床尾，自下向上逐层拉平被套及棉胎，系带
③ 折被筒	◆ 盖被上端与床头平齐，边缘向内反折，与床沿平齐，尾端塞于床垫下转至对侧，同法铺好另一侧盖被，使成被筒
● 卷筒法	
① 展开被套	◆ 被套封口端齐床头，正面向内，平铺于床上，开口端向床尾
② 铺棉胎	◆ 将棉胎铺于被套上，使上缘与被套封口边齐
	◆ 将棉胎与被套从床头卷至床尾（或从床尾卷至床头），将封口端翻转至床头，拉平各层，系带
③ 折被筒	◆ 同"S"形法折成被筒
7. 套枕套	◆ 将枕套套于枕芯上，系带
	◆ 拍松枕头，使四角充实
	◆ 将枕头平放于床头盖被上，开口端背门
8. 还原桌椅	◆ 移回床旁桌、椅

【注意事项】

1. 病室内有患者进餐或治疗时应暂停铺床。

2. 用物准备要齐全，并按使用顺序放置，减少走动的次数。

3. 操作中动作要轻稳，避免尘埃飞扬。

【评价】

1. 病床符合平紧、美观、舒适、安全、实用、耐用的原则。

2. 用物准备齐全，操作计划周密，操作动作协调、连贯，省时、省力。

3. 病室及床单位环境整洁、美观。

附：铺备用床操作评分标准

铺备用床操作评分标准

序号	操作流程		分值	操作要点	标准分
1	操作前准备	护士	15	着装整洁，摘手表，洗手	10
		用物		病床、用物符合要求，床旁设施完好，备齐用物（按铺床先后顺序放置在护理车上），携至床旁	3
		环境		病室内无患者进行治疗、护理或进餐	2
2	操作过程	铺单前	7	移开床旁桌，距床约 20 cm	1
				移床旁椅至床尾正中，距床尾约 15 cm	1
				按顺序放用物于床旁椅上	2
				检查床垫，必要时翻转（横翻或纵翻）	2
				将床褥平铺于床垫上	1
		铺单	30	大单放置正确	1
				展开大单方法正确	1
				床角结实、美观	12
				床单两侧拉紧，平塞于垫下，无皱褶	6
				床头、床尾包紧	4
				中线对齐，不偏斜	4
				操作顺序正确	1
				操作手法正确	1
		套被套	30	被套放置正确，顺序展开	4
				棉胎展开正确	2
				系带	2
				被筒对称，两侧与床沿平齐	4
				盖被齐床头，被头无虚边，不过实	6
				床尾塞于床垫下	2
				中线正	2
				内外无皱褶	6
				整齐、美观	2
		套枕套	5	枕头放置正确，开口端背门	2
				外观平整，四角充实，中线正	3
3	操作后	还原桌椅	3	移回床旁桌、椅，动作轻稳	3
4	评价	效果	10	整齐、美观	3
		操作		动作轻巧、稳重、准确，操作时间合适（<5 min）	3
		护士素质		护士整体素质良好，展现护士风采和素养	4
	总分		100		

（马俊英）

项目任务二　铺暂空床法

【目的】

1. 保持病室整洁。

2. 迎接新患者。

3. 供暂时离床的患者使用。

【评估】

1. 新入院患者的入院诊断、病情、伤口情况等。

2. 住院患者的病情及是否暂时离床。

3. 病室内患者有无进餐或进行治疗及护理。

4. 病床有无损坏，床单（或床垫罩）、被套是否符合床及棉胎的尺寸要求且适合季节需要。

5. 床旁设施是否完好，供氧、负压吸引管道是否通畅。

【准备】

1. 护士准备　洗净双手，戴口罩，着装整齐。

2. 用物准备　床、床垫、床褥、棉胎或毛毯、枕芯、大单或床垫罩、被套、枕套。

3. 环境准备　病室内患者未进行治疗、护理或进餐。

【实施】

操 作 步 骤	要 点 说 明
1. 准备	◆ 备齐用物（按铺床先后顺序放置在护理车上），携至床旁
2. 移桌椅	◆ 移开床旁桌，距床约 20 cm
	◆ 移床旁椅至床尾正中，距床尾约 15 cm
	◆ 放用物于床旁椅上
3. 翻床垫	◆ 检查床垫，必要时翻转（横翻或纵翻）
4. 铺床褥	◆ 将床褥平铺于床垫上
5. 铺单	
● 大单法	
① 展开大单	◆ 护士在床的右侧
	◆ 将大单平放在床褥上，大单中线对齐床的横、纵中线，展开大单，正面向上
② 铺床头角	◆ 右手将床头的床垫托起，左手伸过床头中线将大单平塞于床垫下
	◆ 在距床头 30 cm 处向上提起大单边缘，使其与床边垂直，呈一等腰三角形，以床沿为界将三角形分为两半，将上半三角暂时覆盖于床上，下半三角平整地塞于床垫下

操作步骤	要点说明
③ 铺床尾角	◆ 左手将床尾的床垫托起，右手伸过床尾中线将大单平塞于床垫下，同法铺好床尾角
④ 铺床中部	◆ 两手将大单中部拉紧，平塞于垫下
⑤ 铺对侧	◆ 转至对侧，同法铺好大单
● 床垫罩法	◆ 将床垫罩正面向上放于床褥上，中线与床的中线对齐
	◆ 按先床头后床尾的顺序分别拉紧四角，罩于床垫和床褥上
6. 套被套	
● "S" 形法	
① 展开被套	◆ 被套封口端齐床头放置，正面向外，对齐中线，逐层打开
	◆ 将床尾被套开口端的上层向上打开至 1/3 处
② 铺棉胎	◆ 将 "S" 形折叠的棉胎放入开口处，中线与被套中线对齐
	◆ 拉棉胎上缘至被套封口端，将竖折的棉胎对好两上角，分别向两侧展开，使棉胎平铺于被套内
	◆ 至床尾，自下向上逐层拉平被套及棉胎，系带
③ 折被筒	◆ 盖被上端与床头平齐，边缘向内反折，与床沿平齐，尾端塞于床垫下
	◆ 转至对侧同法铺好另一侧盖被，使成被筒
	◆ 将床头盖被向内反折 1/4，再扇形三折于床尾
● 卷筒法	
① 展开被套	◆ 被套封口端齐床头，正面向内，平铺于床上，开口端向床尾
② 铺棉胎	◆ 将棉胎铺于被套上，使上缘与被套封口边齐
	◆ 将棉胎与被套从床头卷至床尾（或从床尾卷至床头），将封口端翻转至床头，拉平各层，系带
③ 折被筒	◆ 同 "S" 形法折成被筒
	◆ 将床头盖被向内反折 1/4，再呈扇形三折于床尾
7. 铺橡胶单和中单	◆ 根据病情选择铺橡胶单和中单位置，中线和床中线对齐。橡胶单和中单边缘下垂部分一起平整地塞入床垫下
	◆ 转至对侧，同法铺好橡胶单和中单
8. 套枕套	◆ 将枕套套于枕芯上，系带
	◆ 拍松枕头，使四角充实
	◆ 将枕头平放于床头盖被上，开口端背门
9. 还原桌椅	◆ 移回床旁桌、椅

【评价】

1. 病床符合平紧、美观、舒适、安全、实用、耐用的原则。

2. 用物准备齐全，操作计划周密，操作动作协调、连贯，省时、省力。

3. 病室及床单位环境整洁、美观。

4. 便于患者上、下床。

附：铺暂空床操作评分标准

铺暂空床操作评分标准

序号	操作流程		分值	操作要点	标准分
1	操作前准备	护士	15	护士着装整洁，摘手表，洗手	10
		用物		病床、物品符合要求，床旁设施完好，备齐用物（按铺床先后顺序放置在护理车上），携至床旁	3
		环境		病室内无患者进行治疗、护理或进餐	2
2	操作过程	铺单前	6	移开床旁桌，距床约 20 cm	1
				移床旁椅至床尾正中，距床尾约 15 cm	1
				按顺序放用物于床旁椅上	2
				检查床垫，必要时翻转（横翻或纵翻）	1
				将床褥平铺于床垫上	1
		铺单	28	大单放置正确	1
				展开大单方法正确	1
				床角结实、美观	12
				床单两侧拉紧，平塞于垫下，无皱褶	6
				床头、床尾包紧	4
				中线对齐，不偏斜	2
				操作顺序正确	1
				操作手法正确	1
		套被套	30	被套放置正确，顺序展开	4
				棉胎展开正确	2
				系带	2
				被筒对称，两侧与床沿平齐	4
				床尾塞于床垫下	2
				盖被三折于床尾	6
				中线正	2
				内外无皱褶	6
				整齐、美观	2
		铺橡胶单	4	根据病情选择铺橡胶单和中单位置	2
				中线和床中线对齐	2
		套枕套	4	枕头放置正确，开口端背门	2
				外观平整，四角充实，中线正	2
3	操作后	还原桌椅	3	移回床旁桌、椅，动作轻稳	3
4	评价	效果	10	整齐、美观	3
		操作		动作轻巧、稳重、准确，操作时间合适（<5 min）	3
		护士素质		护士整体素质良好，展现护士风采和素养	4
	总分		100		

（马俊英）

项目任务三　铺麻醉床法

【目的】

1. 便于接受、护理麻醉手术后患者。

2. 保证患者安全、舒适，预防并发症。

3. 避免被褥被血渍或呕吐物污染。

【评估】

1. 患者的诊断和病情，手术名称、部位，麻醉方式等。

2. 术后抢救、治疗及护理需要。

3. 余同备用床。

【准备】

1. 护士准备　洗净双手，戴口罩，着装整齐。

2. 用物准备

（1）床、床垫、床褥、棉胎或毛毯、枕芯、大单或床垫罩、被套、枕套、橡胶单和中单各两条。

（2）全身麻醉护理盘　① 无菌盘内放开口器、舌钳、牙垫、通气导管、治疗碗、压舌板、镊子、棉签、纱布、输氧导管、吸痰导管。② 无菌盘外放血压计、听诊器、弯盘、治疗巾、手电筒、胶布、护理记录单及笔。根据需要准备心电监护仪。

（3）非全身麻醉及中、小型手术用物　同全身麻醉护理盘②。

（4）其他用物　输液架，必要时备吸痰器、胃肠减压器和氧气筒，按需备毛毯、热水袋及布套等。

3. 环境准备　病室内患者未进行治疗、护理或进餐。

【实施】

操 作 步 骤	要 点 说 明
1. 准备	◆ 备齐用物（按铺床先后顺序放置在护理车上），携至床旁
2. 移桌椅	◆ 移开床旁桌，距床约 20 cm
	◆ 移床旁椅至床尾正中，距床尾约 15 cm
	◆ 放用物于床旁椅上
3. 翻床垫	◆ 检查床垫，必要时翻转（横翻或纵翻）
4. 铺床褥	◆ 将床褥平铺于床垫上
5. 铺单	◆ 同铺备用床法
● 大单法	◆ 护士在床的右侧
	◆ 将大单平放在床褥上，大单中线对齐床的横、纵中线，展开大单，正面向上

操 作 步 骤	要 点 说 明
① 铺大单	◆ 右手将床头的床垫托起，左手伸过床头中线将大单平塞于床垫下
	◆ 在距床头 30 cm 处向上提起大单边缘，使其与床边垂直，呈一等边三角形，以床沿为界将三角形分为两半，将上半三角暂时覆盖于床上，下半三角平整地塞于床垫下
	◆ 左手将床尾的床垫托起，右手伸过床尾中线将大单平塞于床垫下，同法铺好床尾角
	◆ 两手将大单中部拉紧，平塞于垫下（双手掌心向上）
② 铺橡胶单、中单	◆ 根据病情铺同侧橡胶单、中单，先铺床中部（同暂空床）。如铺在床头，应将中线和床中线对齐，上端与床头平齐，下端压在中部橡胶单与中单上，床沿的下垂部分一同平整的塞入床垫下。如铺在床尾，下端与床尾平齐
③ 铺对侧	◆ 转至对侧，同法铺好大单、橡胶单和中单，逐层拉紧后平塞于床垫
● 床垫罩法	◆ 将床垫罩正面向上放于床褥上，中线与床的中线对齐
	◆ 按先床头后床尾的顺序分别拉紧四角，罩于床垫和床褥上
	◆ 铺好橡胶单、中单（同大单法）
6. 套被套	◆ 按备用床方法套好被套，系好带
	◆ 盖被两侧边缘向内反折，与床沿平齐，上端与床头平齐，尾端内折与床尾平齐
	◆ 将盖被纵向呈扇形三折于床的一侧（接收患者的对侧），开口端向门
7. 套枕套	◆ 按备用床方法套好枕套
	◆ 将枕头横立于床头，开口端背门
8. 放置桌椅	◆ 移回床旁桌，床旁椅放在盖被折叠同侧
9. 备麻醉盘	◆ 将全身麻醉护理盘置于床旁桌上
10. 放置其他用物	◆ 输液架置于床尾，其他用物按需放置

【评价】

1. 病床符合平紧、美观、舒适、安全、实用、耐用的原则。

2. 用物准备齐全，操作计划周密，操作动作协调、连贯，省时、省力。

3. 病室及床单位环境整洁、美观。

4. 患者所需用物放置合理，符合病情需要。

附：铺麻醉床操作评分标准

铺麻醉床操作评分标准

序号	操作流程		分值	操作要点	标准分
1	操作前准备	护士	15	护士着装整洁，摘手表，洗手	10
		用物		病床、物品符合要求，床旁设施完好，备齐用物（按铺床先后顺序放置在护理车上），携至床旁	3
		环境		病室内无患者进行治疗、护理或进餐	2
2	操作过程	铺单前	7	移开床旁桌，距床约20 cm	1
				移床旁椅至床尾正中，距床尾约15 cm	1
				按顺序放用物于床旁椅上	2
				检查床垫，必要时翻转（横翻或纵翻）	2
				将床褥平铺于床垫上	1
		铺单	30	大单放置、展开正确	2
				铺大单方法正确	1
				床角结实、美观	8
				床头、床尾包紧	4
				中线对齐，不偏斜	4
				床单两侧拉紧，平塞于垫下，无皱褶	6
				橡胶单、中单放置、展开正确	2
				铺橡胶单、中单正确	2
				操作顺序正确	1
				操作手法正确	1
		套被套	30	被套放置正确，顺序展开	4
				棉胎展开正确	2
				系带	2
				被筒对称，两侧与床沿平齐，上端与床头平齐	4
				尾端内折，与床尾平齐	2
				盖被三折于床一侧（接收患者的对侧）	6
				中线正	2
				内外无皱褶	6
				整齐、美观	2
		套枕套	5	枕头放置正确，开口端背门	2
				外观平整，四角充实，中线正	3
3	操作后	还原桌椅	3	移回床旁桌、椅，动作轻稳	3
4	评价	效果	10	整齐、美观	3
		操作		动作轻巧、稳重、准确，操作时间合适（＜6 min）	3
		护士素质		护士整体素质良好，展现护士风采和素养	4
	总分		100		

（马俊英）

项目任务四 有人床整理法

【目的】

1. 保持病室和床单位整洁、美观。

2. 使患者舒适，预防压疮等并发症。

【评估】

1. 患者的病情、意识状态、治疗情况，是否有限制活动的因素。

2. 患者心理因素及合作程度。

3. 床单位的清洁程度。

【准备】

1. 护士准备 洗净双手，戴口罩，着装整齐。

2. 用物准备 床刷、床刷套（微湿）、必要时备便盆、酌情备清洁衣裤。更单法另备清洁被套、大单、中单、枕套、污衣袋等。

3. 环境准备 病室清洁，冬天关闭门窗，室温 22～26℃，注意环境的隐蔽性。

【实施】

操 作 步 骤	要 点 说 明
1. 准备	◆ 携用物到床旁
2. 核对解释	◆ 确认患者并解释，以取得合作（危重患者需要护士两人配合操作）
3. 移桌椅	◆ 移开床旁桌，移椅于床尾，将用物按顺序放于椅上
4. 患者准备	◆ 酌情遮挡患者，防止受凉
	◆ 按需给便盆，必要时设床档，防止摔伤，病情许可时，放平床头的靠背架
5. 整理	
（1）整理近侧	
松单	◆ 松开床尾盖被，协助患者翻身至对侧，松开近侧各层单子
清扫	◆ 湿式清扫中单、橡胶单，分别搭在患者身上，再从床头至床尾扫净大单和枕头下面的渣屑
铺单	◆ 依次将大单、橡胶单及中单逐层拉平铺好（从床头至床尾）
（2）整理对侧	◆ 协助患者侧卧于近侧，护士转至对侧，同上法整理
（3）整理盖被	◆ 协助患者平卧，整理盖被折成被筒状，盖于患者身上
（4）整理枕头	◆ 取出枕头，拍松后枕于头下
6. 安置患者	◆ 必要时为患者更衣，取舒适卧位，嘱其休息
7. 放置桌椅	◆ 移回床旁桌，根据病情摇起床头和膝下支架
8. 整理床单位	◆ 帮助患者取舒适卧位，打开窗户

【评价】

1. 病室、床单位整洁、美观。

2. 患者舒适，无并发症发生。

3. 护士动作迅速、轻盈，无过多暴露患者。

4. 与患者沟通有效。

附：有人床整理法操作评分标准

有人床整理法操作评分标准

序号	操作流程		分值	操作要点	同步沟通	标准分
1	操作前准备	护士	20	着装、仪表、举止、核对、解释	问候患者，自我介绍，核对，解释目的，取得配合	10
		用物		用物齐备		3
		环境		环境清洁、避开治疗、室温适宜		3
		患者		患者的一般情况及配合程度		4
2	操作过程	整理前	8	携用物至床旁，核对解释，注意遮挡患者	再次核对床号、姓名	2
				移开床头桌、移床旁椅于床尾		2
				将用物移至床旁椅上，按顺序放置		2
				患者体位合理、舒适，按需给便盆		2
		整理近侧单	24	松开床尾盖被，协助患者翻身至对侧	我来帮您慢慢向对侧翻身 有什么不适吗 已经为您整理好这边床单，我来帮您翻身	4
				松开近侧各层单子		2
				湿式清扫中单、橡胶单，分别搭在患者身上		3
				再从床头至床尾扫净大单和枕头下面的渣屑		3
				依次将大单、橡胶单及中单逐层拉平铺好（从床头至床尾）		8
				协助患者侧卧于近侧，护士转至对侧		4
		整理对侧单	16	松开各层单子	感觉怎么样 有什么不适请告诉我	2
				湿式清扫中单、橡胶单，分别搭在患者身上		3
				再从床头至床尾扫净大单和枕头下面的渣屑		3
				依次将大单、橡胶单及中单逐层拉平铺好（从床头至床尾）		8
		整理被套枕头	14	协助患者平卧	请您平躺 请抬头	2
				整理盖被		6
				折成被筒状，盖于患者身上		4
				取出枕头，拍松后枕于头下		2
3	操作后	整理用物	8	整理用物，移回床旁桌、椅	谢谢您的配合，请问还有什么需要	3
				根据病情摇起床头和膝下支架		1
				帮助患者取舒适卧位		2
				开窗通风		2
4	评价	操作	10	操作准确熟练，动作轻稳美观，时间<7 min		3
		护理效果		床单位整洁，患者舒适、安全，满足患者的身心需要		3
		护患沟通		沟通有效，患者积极配合		4
	总分		100			

（马俊英）

项目任务五　更换卧床患者床单法

【目的】

1. 保持病室和床单位整洁、美观。
2. 使患者舒适，预防压疮等并发症。

【评估】

1. 患者的病情、意识状态、治疗情况，是否有限制活动的因素。
2. 患者心理因素及合作程度。
3. 床单位的清洁程度。

【准备】

1. 护士准备　洗净双手，戴口罩，着装整齐。
2. 用物准备　床刷、床刷套（微湿）、必要时备便盆、酌情备清洁衣裤，备清洁被套、大单、中单、枕套、污衣袋等。
3. 环境准备　病室清洁，冬天关闭门窗，室温 22～26℃，注意环境的隐蔽性。

【实施】

操作步骤	要点说明
1. 护士准备	◆ 携用物到床旁
2. 核对解释	◆ 确认患者并解释，以取得合作（危重患者需要两个护士配合操作）
3. 移桌椅	◆ 移开床旁桌，床旁椅移于床尾，将用物按顺序放于床旁椅上
4. 患者准备	◆ 酌情遮挡患者，防止受凉
	◆ 按需给便盆，必要时设床档，防止摔伤，病情许可时，放平床头和床尾支架
5. 更换	
● 侧卧更换床单法	
① 更换近侧	
松单	◆ 松开床尾盖被，把枕头移向对侧，患者移向对侧，协助患者侧卧，背向护士
清扫	◆ 松开近侧中单和橡胶单，中单污染面向内卷塞于患者身下，扫净橡胶单上的渣屑，然后将橡胶单搭在患者身上；从床头至床尾松开近侧大单，再将大单污染面向内卷塞于患者身下，扫净床褥
铺单	◆ 将清洁大单中线于床中线对齐，正面向上铺在床褥上，将近侧大单展开，对侧一半正面向内塞入患者身下，按铺床法铺好近侧大单
	◆ 放下橡胶单、铺清洁中单于橡胶单上，卷对侧中单于患者身下，将近侧橡胶单、中单一起塞入床垫下铺好
	◆ 请患者平卧，护士转向对侧，移枕于患者头下，协助患者背向护士，侧卧于已铺好床单的一侧

14

操 作 步 骤	要 点 说 明
② 更换对侧	◆ 松开中单，取出污中单放在床尾
	◆ 扫净橡胶单，搭于患者身上
	◆ 松开大单，取下污中单及大单，放于护理车下层
	◆ 从床头至床尾扫净床褥，取下床刷套，放于护理车下层，床刷放于护理车上层
	◆ 从患者身下取出清洁大单，展开拉紧铺好，再展开橡胶单和中单拉紧铺好
● 平卧更换床单法	◆ 先松开大单、橡胶单和中单
	◆ 一手托起患者的头部，取出枕头，拆下枕套放于护理车的下层，枕芯放于椅子上，将床头大单、橡胶单和中单卷塞在患者的肩下
	◆ 将卷成筒状的清洁大单放在床头，对齐床中线，铺好床头大单
	◆ 抬起患者上半身，将污大单、橡胶单和污中单一起从患者的肩下卷至臀部下，同时将清洁大单也拉至臀部下
	◆ 放下患者上半身，抬起患者的臀部迅速撤下污大单、橡胶单和污中单，将清洁大单拉至床尾，展平铺好。污大单和污中单放于护理车下层，橡胶单放在椅背上
	◆ 将大单中部边缘拉紧，塞入床垫下
	◆ 铺好一侧的橡胶单和中单，另一半塞入患者的身下，转至对侧，拉出患者身下的橡胶单和中单，展平铺好
	◆ 协助患者平卧
③ 更换被套	◆ 铺清洁被套于盖被上，打开被套尾端开口，从污被套里取出棉胎放于清洁被套内，套好被套
④ 更换枕套	◆ 更换枕套，将枕头拍松，整理平整
6. 放置桌、椅	◆ 移回床旁桌、椅，根据病情摇起床头和膝下支架
7. 安置患者	◆ 必要时为患者更衣，取舒适卧位，嘱其休息
8. 整理床单位	◆ 帮助患者取舒适卧位，打开窗户

【评价】

1. 病室、床单位整洁、美观。

2. 患者舒适，无并发症发生。

3. 护士动作迅速、轻盈，无过多暴露患者。

4. 与患者沟通有效。

附：更换卧床患者床单法操作评分标准

更换卧床患者床单法操作评分标准

序号	操作流程		分值	操作要点	同步沟通	标准分
1	操作前准备	护士	20	着装、仪表、举止、核对、解释	问候患者，自我介绍，解释目的，取得配合	10
		用物		用物齐备		3
		环境		环境清洁、避开治疗、室温适宜		3
		患者		患者的一般情况及配合程度，必要时设床档		4
2	操作过程	更换前	10	携用物至床旁，核对解释，注意遮挡患者	再次核对床号、姓名	3
				移开床头桌、移床旁椅于床尾		2
				将用物移至床旁椅上，按顺序放置		2
				按需给便盆，病情许可时，放平床头和床尾支架		3
		更换近侧	22	松开床尾盖被，协助患者翻身至对侧	我来帮您慢慢向对侧翻身，好吗	2
				松开近侧中单、橡胶单	感觉有什么不适吗	2
				塞单、湿式清扫		8
				铺近侧清洁大单、橡胶单和中单		6
				请患者平卧，护士转向对侧，移枕，协助患者侧卧于已铺好床单的一侧	这边已经整理好，我来帮您翻身	4
		更换对侧	23	松开中单，取出污中单放在床尾	感觉怎么样? 有什么不适请告诉我	2
				扫净橡胶单，搭于患者身上		2
				松开大单，取下污中单及大单,放于护理车下层		6
				扫净床褥，取下床刷套，放床刷于护理车上层		3
				取出清洁大单，展开拉紧铺好，再展开橡胶单和中单拉紧铺好		8
				协助患者平卧	请平躺	2
		更换被套枕套	10	更换被套方法正确	现在为您更换被罩	6
				折成被筒状，盖于患者身上		2
				更换枕套，将枕头拍松，整理平整	现在为您更换枕套，请抬起头	2
3	操作后	移桌、椅	5	整理用物，移回床旁桌、椅	谢谢您的配合，请问还有什么需要吗	2
		安置患者		根据病情摇起床头和膝下支架		1
				帮助患者取舒适卧位		1
				开窗通风		1

序号	操作流程		分值	操作要点	同步沟通	标准分
4	评价	操作	10	操作准确、熟练，动作轻稳、美观，时间<15 min		3
		护理效果		床单位整洁，患者舒适、安全，满足患者的身心需要		3
		护患沟通		沟通有效，患者积极配合		4
总分			100			

（马俊英）

模块二 患者的搬运

项目任务一 轮椅运送患者法

【目的】

1. 运送不能行走的但能坐起的患者入院、出院、检查、治疗及室外活动。
2. 协助患者下床活动，以促进血液循环及体力恢复。

【评估】

1. 轮椅各部件是否完好。
2. 患者病情与合作程度。
3. 患者的病情、意识、体重和躯体活动能力。

【准备】

1. 护士准备　洗净双手，戴口罩，着装整齐。
2. 用物准备　轮椅、棉褥、大单、棉被或毛毯、枕头。
3. 患者准备　患者了解轮椅运送的方法和目的，能够主动配合操作。
4. 环境准备　有摆放平车的空间、通道宽敞，无障碍物。

【实施】

操作步骤	要点说明
1. 准备	◆ 备齐用物携至患者床旁，核对并对清醒者说明操作目的，以取得配合
2. 移椅	◆ 移开床旁椅至床尾正中，距床尾约 15 cm
3. 推轮椅	◆ 轮椅背和床尾平齐，面向床头
	◆ 将闸制动，翻起脚踏板
4. 搬运	◆ 协助患者坐于床沿
	◆ 协助患者穿衣及鞋袜
	◆ 协助患者站立
	◆ 协助患者坐入轮椅
	◆ 翻下脚踏板
	◆ 脚放在脚踏板上
	◆ 嘱患者扶着轮椅的扶手
	◆ 尽量靠后坐 5 cm
5. 整理	◆ 整理床单位，铺成暂空床
6. 推轮椅	◆ 观察患者有无不适
	◆ 打开车闸

操 作 步 骤	要 点 说 明
	◆ 嘱患者勿向前倾身或自行下车
	◆ 推患者至目的地
7. 下轮椅	◆ 将轮椅推至床尾，将闸制动，翻起脚踏板
	◆ 协助患者站立，慢慢坐回床缘
	◆ 协助脱去鞋子
8. 卧位	◆ 协助患者取舒适卧位
	◆ 盖好被子
9. 再整理	◆ 整理床单位，观察病情
	◆ 推轮椅回原处放置
10. 还原椅	◆ 移回床旁椅，动作轻稳
11. 洗手	◆ 洗手，需要时做好记录

【注意事项】

1. 经常检查轮椅性能，保持完好备用。

2. 寒冷季节注意患者保暖。

3. 推轮椅时速度要慢，并随时观察病情，以免患者感觉不适和发生意外，确保患者安全。

【健康教育】 向患者介绍搬运的过程、方法及注意事项，说明应如何配合搬运。鼓励患者参与搬运过程，以维持及增强肌肉张力。向患者说明在搬运过程中如有不适等感觉，应立即说明，防止意外发生。

【评价】

1. 护士动作协调、轻稳，患者主动配合，无疲劳及不适，感觉舒适。

2. 搬运患者顺利、安全。

附：轮椅运送患者法操作评分标准

轮椅运送患者法操作评分标准

序号	操作流程		分值	操作要点	同步沟通	标准分
1	操作前准备	护士	20	衣帽整齐、洗手、戴口罩	问候患者，自我介绍，核对，解释目的	10
		用物		齐全、性能良好		4
		环境		有摆放轮椅的空间，通道宽敞		2
		患者		患者理解合作		4
2	操作过程	搬运前	10	核对患者姓名、床号	再次核对患者床号、姓名	2
				向患者解释操作目的，使其配合		2
				移开床旁椅至床尾正中，距床尾约15 cm		2
				轮椅背和床尾平齐，面向床头		2
				将闸制动（铺毛毯）		2
		搬运	24	协助患者坐于床沿	我来协助您坐在床沿，穿上衣服，小心受凉 请坐到轮椅上，把脚放到脚踏板上，尽量往后坐	3
				协助患者穿衣、鞋、袜		3
				协助患者站立		3
				协助患者坐入轮椅		6
				翻下脚踏板		3
				脚放在脚踏板上		3
				嘱患者扶着轮椅的扶手尽量靠后坐		3
				整理床单位，铺成暂空床		4
		推轮椅	11	观察患者有无不适	有什么不舒适吗？在行走过程中请不要向前倾身或自行下车	3
				打开车闸		3
				推患者至目的地		5
		下轮椅	15	将轮椅推至床尾	请随我慢慢站起来坐到床沿上 请您休息	2
				将闸制动		2
				翻起脚踏板		2
				协助患者站立，慢慢坐回床沿		3
				协助脱去鞋子		2
				协助患者取舒适卧位		2
				盖好被子		2
3	操作后	还原整理	10	整理床单位，观察病情 推轮椅回原处放置	谢谢配合，现在我就要离开病房，请问还有什么需要吗	4
				移回床旁椅，动作轻稳		3
		洗手		洗手，需要时做好记录		3
4	评价	效果	10	目的达到，患者满意		4
		操作		动作轻巧、稳重、准确，操作时间合适		3
		护患沟通		沟通有效，患者积极配合		3
总分			100			

（马俊英）

项目任务二 平车运送患者法

【目的】 运送不能起床的患者入院、出院、检查、治疗、手术等。

【评估】

1. 平车各部件是否完好。
2. 患者病损部位与合作程度。
3. 患者的病情、意识、体重和躯体活动能力。

【准备】

1. 护士准备 洗净双手，戴口罩，着装整齐。
2. 用物准备 平车、毛毯、别针，需要时备外衣。
3. 患者准备 了解平车的作用，搬运方法及配合事项。
4. 环境准备 有摆放平车的空间，通道宽敞，无障碍物，地面防滑。

【实施】

操 作 步 骤	要 点 说 明
1. 准备	◆ 护士洗手，戴口罩
	◆ 备齐用物携至患者床边，核对并对清醒者说明操作目的，以取得配合
2. 移椅	◆ 移开床旁椅至对侧床尾
3. 推平车	◆ 平车头端与床尾呈钝角
	◆ 将闸制动
4. 安置	◆ 根据病情，妥善安置患者及身上的各种导管
5. 搬运患者	
● 挪动法	◆ 移开床旁桌，松开盖被，协助患者移至床边
	◆ 将平车紧靠床边，头端靠床头，轮闸制动
	◆ 协助患者按上半身、臀部、下肢的顺序依次向平车挪动，让患者头部卧于大轮端
● 一人搬运法	◆ 推平车至床尾，使平车头端与床尾成钝角，轮闸制动
	◆ 松开盖被，协助患者穿好衣服
	◆ 护士一手臂自患者腋下伸至对侧肩外侧，另一手臂在同侧伸至患者对侧股下；嘱患者双臂交叉依附于搬运者颈后并双手用力握住，搬运者抱起患者，轻轻放在平车上
● 两人搬运法	◆ 同一人搬运法
	◆ 搬运者甲、乙两人站在同侧床边，将患者双手交叉于胸腹前，协助患者移至床边
	◆ 甲一手臂托住患者头、颈、肩部，另一手臂托住腰部；乙一手臂托住患者臀部，另一手臂托住腘窝

操 作 步 骤	要 点 说 明
● 三人搬运法	◆ 同一人搬运法
	◆ 搬运者甲、乙、丙站在同侧床边，将患者双手交叉于胸腹前，协助其移至床边
	◆ 甲一手臂托住患者头、颈、肩部，另一手臂托住胸背部；乙一手臂托住患者腰部，另一手托住臀部；丙一手臂托住患者腘窝，另一手臂置于小腿处
	◆ 三人同时抬起，将患者放于平车上
● 四人搬运法	◆ 移开床旁桌，松开盖被，在患者腰臀部铺帆布中单
	◆ 将平车紧靠床边，平车头端靠床头，轮闸制动
	◆ 搬运者甲站在床头，托住患者头、颈、肩部；乙站于床尾，托住患者两腿；丙、丁两人分别站于床及平车两侧，紧紧抓住帆布中单四角
	◆ 四人同时用力抬起患者，轻放于平车上
7. 卧位	◆ 根据病情安置患者合适卧位
8. 整理	◆ 整理患者床单位
9. 运送患者	◆ 打开车闸，推患者至指定地点

【注意事项】

1. 搬运时动作轻稳，协调一致，确保患者安全、舒适。

2. 操作中遵循节力原则。

3. 推车途中注意事项　① 患者的头部应卧于平车的大轮端（因大轮端转动次数少，可减少颠簸）；② 车速适宜；③ 护士站在患者头侧，便于观察病情及患者面色、呼吸及脉搏的变化；④ 平车上、下坡时，患者头部应位于高处，以免引起不适；⑤ 冬季注意保暖，避免受凉；⑥ 有输液和引流管时注意固定妥当并保持通畅；⑦ 进出门时应先将门打开，不可用车撞门，避免引起患者不适或损坏建筑物。

【评价】

1. 搬运患者动作正确、协调、节力、轻稳，未发生损伤。

2. 护患沟通良好，患者愿意配合，患者感觉舒适，无疲劳及不适。

附：平车运送患者法操作评分标准

<h1 style="text-align:center">平车运送患者法操作评分标准</h1>

序号	操作流程		分值	操作要点	同步沟通	标准分
1	操作前准备	护士	20	衣帽整齐、洗手、戴口罩	问候患者,自我介绍,核对,解释操作目的	10
		用物		齐全、性能良好		4
		环境		有摆放平车的空间,通道宽敞		2
		患者		患者理解合作		4
2	操作过程	搬运前	7	备齐用物携至患者床边,核对	再次核对床号、姓名	2
				移开床旁椅至对侧床尾		1
				平车头端与床尾呈钝角		1
				将闸制动		1
				妥善安置患者及身上的各种导管		2
		●挪动法	8	移开床旁桌,松开盖被,协助患者移至床边	请配合我慢慢移到平车上	8
				将平车紧靠床边,头端靠床头,轮闸制动		
				挪动方法正确		
		●一人搬运法	10	推平车至床尾,使平车头端与床尾呈钝角,轮闸制动	请您双手环抱我的颈部,配合我将您移到平车上	2
				松开盖被,协助患者穿好衣服		2
				搬运方法正确,患者舒适,无磕碰		6
		●两人搬运法	10	同一人搬运法	请您把手放在胸腹部	4
				两人搬运方法正确,患者舒适,无磕碰		6
		●三人搬运法	10	同一人搬运法	请您把手放在胸腹部	4
				三人搬运法方法正确,患者舒适,无磕碰		6
		●四人搬运法	12	移开床旁桌,松开盖被,在患者腰臀部铺帆布中单	请您不要移动身体,请放心我们会小心的	2
				将平车紧靠床边,平车头端靠床头,轮闸制动		2
				四人搬运法操作正确,患者舒适,无磕碰		8
		运送患者	13	根据病情安置患者合适卧位	谢谢配合,祝您早日康复	3
				整理患者床单位		4
				打开车闸,推患者至指定地点		6
3	评价	效果	10	目的达到,患者满意		4
		操作		动作轻巧、稳重、准确,操作时间合适		3
		护患沟通		沟通有效,患者积极配合		3
	总分		100			

（马俊英）

项目任务三　担架运送患者法

【目的】　运送不能起床的患者入院、检查、治疗或转运等。特别是在急救的过程中，担架是运送患者最基本、最常用的工具。其特点是运送患者舒适平稳，对体位影响较小。乘各种交通工具时上下方便，且不受地形、道路等条件限制。

【评估】　同平车运送患者法。

【准备】

1. 护士准备　着装整洁，根据患者情况决定搬运人数。

2. 用物准备　担架一副（通常是用帆布担架，如现场急救缺少担架的情况下，可使用木板等代用品），所有结构须牢固，尤其简易担架更应牢固、可靠，以免在转运途中发生断裂，造成患者损伤。担架上需铺有软垫，其他用物同平车运送患者法。

3. 患者准备　了解搬运步骤及配合方法。

4. 环境准备　环境宽敞，道路通畅，无障碍物。

【实施】

操 作 步 骤	要 点 说 明
1. 准备	◆ 备齐用物携至患者身边，对清醒者说明操作目的，以取得配合
2. 放置担架	◆ 放平担架于患者一侧
3. 搬运	
● 三人搬运法	◆ 搬运者位于患者同一侧，甲一手托起患者的头、颈、肩部，另一手托起患者的腰部；乙、丙分别托起患者的臀部和双下肢。清醒患者嘱其双手环抱搬运者甲的颈部，三人同时用力，将患者轻抬慢放于担架上
	◆ 盖好盖被，患者取平卧位
	◆ 颅脑损伤、颌面部外伤及昏迷患者将头偏向一侧
● 滚动搬运法	◆ 将患者四肢伸直，并拢，向一边移动，将担架放置于患者身旁
	◆ 搬运者位于患者同一侧，甲扶持患者的头、颈及胸部，乙扶持患者的腰及臀部，丙扶持患者的双下肢，三人同时像卷地毯或滚圆木样使患者成一整体向担架滚动
	◆ 使患者位于担架中央，采取仰卧位，盖好盖被
● 平托法	◆ 搬运者站在患者和担架同一侧，将担架移至患者身旁
	◆ 由一人或两人托起患者的头部、颈部，另外两人分别托起患者的胸、腰、臀及上、下肢。搬运者将患者水平托起，头部处于中立位，并沿身体纵轴向上略加牵引颈部或由患者自己用双手托起头部，缓慢转移至担架上
	◆ 患者采取仰卧位，卧于担架的中央，并在肩下垫相应高的小枕或衣物，保持头颈中立位。头、颈两侧应用衣物或沙袋加以固定

【注意事项】

1. 搬运时动作轻稳，协调一致，确保患者安全、舒适。

2. 胸、腰椎损伤患者使用硬板担架。

3. 上、下交通工具或上、下楼时，患者的头部始终处于高位。

4. 运送时，患者的头在后，便于观察病情。

【健康教育】 同轮椅运送患者法。

【评价】

1. 患者安全、舒适、无损伤等并发症，同时，患者的持续性治疗不受影响。

2. 护患沟通有效，达到预期结果。

3. 护士能运用人体力学原理，省力、安全，配合协调。

附：担架运送患者法操作评分标准

担架运送患者法操作评分标准

序号	操作流程		分值	操作要点	同步沟通	标准分
1	操作前准备	护士	20	衣帽整齐、洗手、戴口罩	问候患者，自我介绍，核对，解释操作目的取得患者同意	10
		用物		齐全、性能良好		4
		环境		有摆放担架的空间，通道宽敞		2
		患者		患者理解合作		4
2	操作过程	搬运前	4	备齐用物携至患者床边，核对	再次核对床号、姓名	2
				放置担架于患者一侧		2
		●三人搬运法	20	搬运者位于患者同一侧	请您双手环抱我的颈部	2
				甲一手托起患者的头、颈、肩部，另一手托起患者的腰部		4
				乙、丙分别托起患者的臀部和双下肢		4
				三人同时用力，将患者轻抬慢放于担架		3
				盖好盖被，患者取平卧位		4
				将患者头偏向一侧		3
		●滚动搬运法	22	将患者四肢伸直，并拢，向一边移动	请您四肢伸直并拢，我来帮您慢慢滚动身体	4
				将担架放置于患者身旁		2
				三人位于患者同一侧，甲扶持头、颈及胸部		4
				乙扶持患者的腰及臀部		4
				丙扶持患者的双下肢		2
				三人同时像卷地毯或滚圆木样使患者成一整体向担架滚动		2
				患者采取仰卧位，盖好盖被		4
		●平托法	20	搬运者站在患者和担架同一侧，将担架移至患者身旁	请不要随意移动颈部	4
				由一人或两人托起患者的头、颈部		4
				另两人分别托起胸、腰、臀部及上、下肢		4
				将患者水平托起，头部处于中立位，并沿身体纵轴向上略加牵引颈部，缓慢移至担架上		4
				患者采取仰卧位，在肩下垫相应高的小枕或衣物，保持头颈中立位。头、颈两侧应用衣物或沙袋加以固定		4
		运送患者	4	抬起担架，推患者至指定地点	谢谢配合，祝您早日康复	4
3	评价	效果	10	目的达到，患者满意		4
		操作		动作轻巧、稳重、准确，操作时间合适		3
		护患沟通		沟通有效，患者积极配合		3
	总分		100			

（马俊英）

模块三　满足患者安全与舒适的需要

项目任务一　保护具的应用

保护具是用来限制患者身体或机体某部位的活动，以达到维护患者安全与治疗效果的各种器具。

【目的】

1. 防止小儿、高热、谵妄、昏迷、躁动及危重患者因虚弱、意识不清或其他原因而发生坠床、撞伤、抓伤等意外。

2. 确保治疗、护理的顺利进行。

【评估】

1. 患者的病情、年龄、意识状态、生命体征、肢体活动度，是否存在意外损伤的可能等情况。

2. 患者与家属对保护具使用的目的及方法的了解程度、接受和合作程度。

【准备】

1. 护士准备　洗净双手，戴口罩，着装整齐。

2. 用物准备　根据需要准备床档、约束带、支被架、棉垫。

3. 患者准备　患者或家属了解使用保护具的重要性、安全性，并能配合。

4. 环境准备　必要时移开床旁桌、椅。

【实施】

操 作 步 骤	要 点 说 明
1. 准备	◆ 洗手，戴口罩
	◆ 备齐用物携至患者床边，核对并对清醒者说明操作目的，以取得配合
2. 床档	◆ 多功能床档：使用时插入两侧床沿，不用时插入床尾
	◆ 半自动床档：可按需升降
	◆ 木杆床档：使用时将床档稳妥固定于两侧床边。床档中间为活动门，操作时将门打开，操作毕，将门关闭
3. 约束带	
● 宽绷带	◆ 常用于固定手腕和踝部。先用棉垫包裹手腕部或踝部，再用宽绷带打成双套结套于棉垫外稍拉紧，然后将带子系于床沿上
● 肩部约束带	◆ 使用时，将袖筒套于患者肩部，腋窝衬棉垫，两袖筒上的绷带在胸前打结固定，将两条较宽的长带尾端系于床头，必要时将枕横立于床头亦可将大单斜折成长条，作肩部约束

操 作 步 骤	要 点 说 明
● 膝部约束带	◆ 使用时，两膝衬棉垫，将约束带横放于两膝上，宽带下的两头带各固定一侧膝关节，然后将宽带两端系于床缘
● 尼龙搭扣约束带	◆ 使用时，约束带置被约束部位，衬棉垫后，选好适宜松紧度，对合约束带上的尼龙搭扣，然后将带子系于床沿
4. 支被架	◆ 使用时，将架子罩于防止受压的部位，盖好盖被

【注意事项】

1. 严格掌握应用保护具的指征，维护患者自尊。

2. 保护具只能短期使用，并定时松解约束带，协助患者翻身活动，保证患者安全、舒适。

3. 使用约束带时肢体处于功能位置。约束带下必须垫衬垫，松紧适宜，以能伸入 1 至 2 个手指为宜。注意每 15～30 min 观察一次受约束部位的血液循环，每 2 h 定时松解一次，必要时进行局部按摩，促进血液循环。

4. 记录使用保护具的原因、时间、每次观察的结果、相应的护理措施、解除约束的时间。

【健康教育】 向患者及家属介绍保护具使用的必要性，消除其心理障碍；介绍保护具应用的操作程序，说明操作要领及注意事项，防止并发症的发生。

【评价】

1. 能满足使用保护具患者的身体基本需要，并保证患者安全和舒适。

2. 患者无血液循环不良，皮肤破损、骨折等意外发生。

3. 患者及家属了解使用保护具的原因和目的，能配合并接受措施的使用。

4. 各项检查、治疗和护理能够顺利进行。

项目任务二　拐杖、手杖的应用

　　拐杖、手杖是为患者提供保持身体平衡与身体支持物的器具，协助患者正确使用是维护患者安全的护理措施之一。

　　【目的】　身体有残障或因疾病及高龄而导致行动不便的患者，使用拐杖、手杖辅助活动，保障患者的安全。

　　【评估】

　　1. 患者的病情、年龄及身体残障的程度。

　　2. 患者及家属对拐杖、手杖使用方法的了解程度。

　　【准备】

　　1. 护士准备　洗净双手，着装整齐。

　　2. 用物准备　根据需要准备拐杖或手杖。

　　3. 患者准备　患者及家属了解拐杖、手杖使用的方法，并能熟练应用。

　　4. 环境准备　周围环境宽阔，无障碍物。

　　【实施】

操 作 步 骤	要 点 说 明
1. 准备	◆ 洗手
2. 拐杖	◆ 使用时，使用者双肩放松身体挺直站立，腋窝与拐杖顶垫间相距 2～3 cm，拐杖底端应该侧离足跟 15～20 cm，握紧把手时，手肘应可以弯曲，双肩放松，身体挺直站立
3. 协助患者使用拐杖走路	
● 两点式	◆ 两点式走路的顺序：同时出右拐和左脚，然后出左拐和右脚
● 三点式	◆ 三点式走路的顺序：两拐杖和患肢同时伸出，然后再伸出健肢
● 四点式	◆ 四点式走路的顺序：先出右拐杖，然后左脚跟上，接着出左拐杖，右脚跟上，始终为三点着地，此为最安全的步法
● 跳跃法	◆ 先将两侧拐杖向前，然后将身体跳至两拐杖中间处。这种步法，行进较快，常为永久性残疾人使用
4. 手杖	◆ 手杖分为三种，普通的把手杖有曲度，适用于一般患者；第二种为把手带有横直部分的，适用于手无法握有曲度把手者；另外一种具有四脚，四脚形的手杖比单脚形的支持力和支撑面积要大得多，因而也稳定得多，常用于步态极为不稳的患者或地面较不平的时候使用。手杖安装橡皮底垫，可加强手杖的摩擦力和稳定性来预防跌倒。观察患者走路姿态，为患者提供合适的手杖。

【注意事项】

1. 使用拐杖、手杖的患者应意识清楚,身体状态良好、稳定。

2. 应为患者选择合适的拐杖、手杖,不合适的拐杖、手杖与姿势可导致腋下受压,造成神经损伤、腋下或手掌挫伤、跌倒,还会引起背部肌肉劳损、酸痛。

3. 使用者的手臂、肩部或背部无伤痛,活动不受限制,以免影响手臂的支撑力。

4. 使用拐杖、手杖时,患者应穿安全不滑的平底鞋,鞋子要合脚;衣服要宽松合身。

5. 选择较大的练习场地,避免拥挤和分散注意力,地面应保持干燥,无可移动的障碍物。

6. 调整拐杖和手杖后,应将全部的螺钉栓紧、橡胶底垫靠牢拐杖和手杖底端。手杖和拐杖的底端应经常检查,确定橡皮底垫的凹槽能产生足够的吸力与摩擦力,而且紧拴于手杖和拐杖的底端。

【健康教育】 向患者及家属介绍拐杖及手杖的选用及使用方法,使用时的注意事项及相关知识,防止不良反应的发生。

【评价】 患者行动时的稳定性增加、安全、方便,无并发症发生。

项目任务三 协助患者变换卧位法

一、协助患者翻身侧卧法

【目的】

1. 协助不能起床的患者更换卧位，使患者感觉舒适。

2. 预防并发症，如压疮、坠积性肺炎等。

3. 检查、治疗和护理的需要，如背部皮肤护理、更换床单或整理床单位等。

【评估】

1. 患者的年龄、体重、目前的健康状况、需要变换卧位的原因。

2. 患者的生命体征、意识状况、躯体及四肢活动能力。局部皮肤受压情况、手术部位、伤口及引流情况，有无骨折固定、牵引等情况存在。

3. 患者及家属对变换卧位的作用和操作方法的了解程度、配合能力等。

【准备】

1. 护士准备 洗净双手，戴口罩，着装整齐。

2. 用物准备 根据需要准备床刷及套。

3. 患者准备 患者或家属了解变换卧位的重要性。

4. 环境准备 必要时移开床旁桌椅。

【实施】

操 作 步 骤	要 点 说 明
1. 核对床号、姓名	
2. 向患者及家属解释操作目的及有关注意事项	◆ 取得患者的配合
3. 固定床轮	
4. 协助患者仰卧，两手放于腹部。将各种导管及输液装置等安置妥当，必要时将盖被折叠于床尾或一侧	◆ 避免翻身时牵拉导管，引起导管脱落和患者不适
5. 翻身	
● 一人协助患者翻身侧卧法	◆ 适用于体重较轻的患者
（1）先将患者肩部、臀部移近护士侧床沿，再将患者双下肢移近护士侧床沿，嘱患者屈膝	◆ 使患者尽量靠近自己，以缩短重力臂而省力
（2）护士一手扶肩，一手扶膝部，轻轻推患者转向对侧，使其背向护士	◆ 不可拖拉患者，以免擦伤皮肤
● 两人协助患者翻身侧卧法	◆ 适用于体重较重或病情较重的患者
（1）护士两人站立于病床的同侧，一人托住患者的颈肩部和腰部，另一人托住臀部和腘窝，两人同时将患者抬起移向近侧	◆ 患者的头部应予以托持 ◆ 两人的动作应协调、轻稳

操 作 步 骤	要 点 说 明
（2）分别扶患者的肩、腰、臀、膝部，轻轻将患者翻向对侧	
6. 再按侧卧位要求，在患者背部、胸前及两膝间放置软枕	◆ 扩大支撑面，增进舒适，确保卧位稳定、安全
7. 记录翻身时间和皮肤情况	

【注意事项】

1. 翻身时，护士应注意省力原则，让患者尽量靠近护士，使重力线通过支撑面保持平衡，缩短重力臂而省力。

2. 协助患者翻身时，应将患者身体稍抬起再行翻身，切忌拖、拉、推等动作，以免擦伤皮肤。两人协助翻身时，动作要协调、轻稳。

3. 协助患者变换卧位时，注意观察病情与受压部位情况，确定翻身间隔时间，并做好交接班。

4. 特殊情况的患者更换卧位时，须注意：① 对有各种导管或输液装置者，翻身前应将各种导管安置妥当，翻身后应检查导管有否脱落、移位、扭曲、受压，以保持通畅。② 如有骨牵引的患者，在翻身时不可放松牵引。③ 颅脑手术后的患者，头部转动过剧可引起脑疝，导致患者突然死亡，故一般只能卧于健侧或平卧。④ 石膏固定或伤口较大的患者翻身后应将患处置于合适的位置及注意局部肢体的血运情况，防止受压。⑤ 为手术后患者翻身前，应检查伤口敷料是否潮湿或脱落，如已脱落或已被分泌物浸湿，应先换药后再翻身。

【评价】

1. 患者或家属明确翻身目的并配合操作。

2. 护士动作轻稳、省力、协调，患者感觉舒适、安全，未发生并发症。

3. 患者皮肤受压情况得到改善。

4. 护患沟通有效，患者乐意接受操作。

二、协助患者移向床头法

【目的】

1. 协助滑向床尾而自己不能移动的患者移向床头，恢复正常而舒适的卧位。

2. 满足患者的身心需要。

【评估】

1. 患者的意识状态、体重、身体下移的情况及向床头移动的距离。

2. 患者身体活动的情况，是否能配合操作。

3. 有无输液、引流管、石膏或夹板固定，如有则应注意保护肢体。

【准备】 同协助患者翻身侧卧法。

【实施】

操 作 步 骤	要 点 说 明
1. 向患者及家属解释操作目的及有关事项	◆ 取得患者的合作
2. 将各种导管及输液装置安置妥当，必要时将盖被折叠于床尾或一侧	
3. 根据病情放平床头支架，枕头横立于床头	◆ 避免撞伤患者
4. 移动患者	
● 一人协助患者移向床头法	
（1）患者仰卧屈膝，双手握住床头栏杆	◆ 适用于体重较轻或疾病恢复期的患者
（2）护士一手托住患者的肩部，另一手托住患者的臀部	
（3）护士在托起患者的同时，嘱患者两脚蹬床面，挺身上移	
● 两人协助患者移向床头法	◆ 适用于重症或体重较重的患者
（1）患者仰卧屈膝	
（2）两名护士分别站于病床两侧，交叉托住患者的颈肩部和臀部，或一人托住颈肩部及腰部，另一人托住臀部及腘窝部，两人同时抬起患者移向床头	
5. 取回枕头，协助患者取舒适卧位，整理床单位	

【注意事项】

1. 根据患者的病情、意识状态、体重、身体下移的情况及向床头移动的距离选择移动的方法。

2. 如患者身上带有各种导管，移动前应将各种导管安置妥当，移动后应检查导管是否脱落、移位、扭曲、受压，以保持通畅。

3. 在操作过程中应避免拖拉患者，以免擦伤患者的皮肤。

【评价】

1. 患者上移达到预定的高度。

2. 患者感觉舒适、安全。

3. 护士动作轻稳、协调，未造成患者皮肤损伤。

4. 护患沟通有效，患者乐意接受操作。

附：协助患者变换卧位法操作评分标准

协助患者变换卧位法操作评分标准

序号	操作流程		分值	操作要点	同步沟通	标准分
1	操作前准备	护士	20	着装、仪表、举止、核对、解释	问候患者，自我介绍，核对，解释目的，取得患者同意	10
		用物		用物齐备		3
		环境		环境清洁、避开治疗、室温适宜		3
		患者		患者的一般情况及配合程度		4
2	操作过程	更换卧位前	10	携用物至床旁，核对解释，遮挡患者	再次核对床号、姓名 请把您的手放在腹部，便于翻身	3
				固定床轮		2
				协助患者仰卧，两手放于腹部		2
				将各种导管及输液装置等安置妥当，必要时将盖被折叠于床尾或一侧		3
		●一人协助翻身侧卧法	15	将患者肩部、臀部移近护士侧床沿	我来帮您移向床沿，请屈膝 我来帮您向对侧翻身	3
				将患者双下肢移近护士侧床沿		3
				护士一手扶患者的肩、一手扶患者的膝部，轻轻推患者转向对侧，使其背向护士		9
		●两人协助翻身侧卧法	15	护士两人站立于病床的同侧	请放松，不要紧张	2
				一人托住患者的颈肩部和腰部		4
				另一人托住臀部和腘窝		4
				两人同时将患者抬起移向近侧		3
				分别扶患者的肩、腰、臀、膝部，轻轻将患者翻向对侧		2
		●一人协助移向床头法	10	患者仰卧屈膝，双手握住床头栏杆	请您仰卧屈膝，双手握住床头栏杆，配合我向床头移动	3
				护士一手托住患者的肩部，另一手托住患者的臀部		3
				护士在托起患者的同时，嘱患者两脚蹬床面，挺身上移		4
		●两人协助移向床头法	10	患者仰卧屈膝	请您仰卧屈膝，双手握住床头栏杆，配合我们向床头移动	2
				两名护士分别站于病床两侧，交叉托住患者的颈肩部和臀部（或一人托住颈肩部及腰部，另一人托住臀部及腘窝部）		2
				两人同时抬起患者移向床头		6
		安置	5	按侧卧位要求，在患者背部、胸前及两膝间放置软枕	感觉如何？有什么不舒服吗	5
3	操作后	整理	5	根据病情摇起床头和膝下支架	请您休息，谢谢配合	1
				帮助患者取舒适卧位，开窗通风		4
4	评价	操作	10	操作准确、熟练，动作轻稳、美观		3
		护理效果		床单位整洁，患者舒适、安全，满足患者的身心需要		3
		护患沟通		沟通有效，患者积极配合		4
	总分		100			

（马俊英）

模块四 医院感染的预防与控制

项目任务一 无菌技术基本操作

一、无菌持物钳的使用

【目的】 用于取放和传递无菌物品。

【评估】

1. 操作区是否整洁、宽敞、安全；操作台是否清洁、干燥、平坦。
2. 根据夹取物品的种类选择合适的持物钳。
3. 需夹取的无菌物品是否放置合理。

【准备】

1. 护士准备 衣帽整洁，修剪指甲，洗手，戴口罩。
2. 用物准备 合适的无菌持物钳、盛放无菌持物钳的容器。
3. 环境准备 环境清洁、宽敞、光线明亮。

【实施】

操 作 步 骤	要 点 说 明
1. 检查 检查有效日期	
2. 开盖 将浸泡无菌持物钳的容器盖打开	◆ 盖闭合时不可从盖孔中取、放无菌持物钳
3. 取钳 手持无菌持物钳上1/3，闭合钳端，将钳移至容器中央，垂直取出，关闭容器盖	◆ 取放时，不可触及容器口边缘及液面以上的容器内壁，以免污染
4. 使用 保持钳端向下，在腰部以上视线范围内活动，不可倒转向上	◆ 以防消毒液反流而污染钳端 ◆ 保持无菌持物钳的无菌状态
5. 放钳 用后闭合钳端，打开容器盖，快速垂直放回容器，松开轴节，关闭容器盖	◆ 轴节松开便于与消毒液充分接触 ◆ 防止无菌持物钳在空气中暴露过久而污染

【注意事项】

1. 严格遵循无菌操作原则。
2. 无菌持物钳只能用于夹取无菌物品，不能用于夹取油纱布，防止油粘于钳端而影响消毒效果；不能用于换药或消毒皮肤，以防被污染。
3. 使用无菌持物钳时，钳端闭合，不可触及液面以上部分或罐口边缘，使用时保持钳端向下，不可触及非无菌区。

4. 如到远处夹取物品，应将持物钳放入容器内一同搬移。

5. 无菌持物钳一经污染或疑有污染时，应重新灭菌。

6. 无菌持物钳和存放容器每周清洁、消毒 2 次，同时更换消毒液。浸泡保存时，使用频率高的要缩短更换周期，甚至每天更换一次；干燥保存可持续使用 4～6 h。

【评价】

1. 取、放无菌持物钳时钳端闭合，未触及溶液面以上部分或容器口边缘。

2. 使用过程中始终保持钳端向下，未触及非无菌区。

3. 使用完毕立即放回罐内，并将钳端打开，以便充分接触消毒液。

二、无菌容器的使用

【目的】 用于盛放无菌物品并保持其无菌状态。

【评估】 操作目的、操作环境、无菌包名称。

【准备】

1. 护士准备 衣帽整洁，修剪指甲，洗手，戴口罩。

2. 用物准备

(1) 无菌持物钳、盛放无菌物品的容器。

(2) 无菌容器 常用的有无菌盒、罐、盘及储槽等，内盛灭菌器械、棉球、纱布等。

3. 环境准备 环境清洁、宽敞、光线明亮。

【实施】

操 作 步 骤	要 点 说 明
1. 检查 检查无菌容器名称、灭菌日期	
2. 开盖 取物时，打开容器盖，内面向上置于稳妥处或拿在手中	◆ 防止污染盖内面 ◆ 拿盖时，手不可触及盖的边缘及内面
3. 取物 用无菌持物钳从无菌容器内夹取无菌物品	◆ 手指不可触及容器边缘及内面
4. 关盖 取物后，立即将盖盖严	◆ 无菌持物钳及物品不可触及容器边缘
5. 手持容器 手持无菌容器（如治疗碗）时，应托住容器底部	◆ 避免容器内无菌物品在空气中暴露过久

【注意事项】

1. 严格遵循无菌操作原则。

2. 手指不可触及无菌容器盖的内面及边缘。

3. 无菌容器应定期消毒灭菌。

【评价】

1. 无菌持物钳取物时，钳及物品未触及容器边缘。

2. 手未触及无菌容器盖的内面及边缘。

三、无菌包的使用

【目的】 用无菌包布包裹无菌物品用以保持物品的无菌状态，供无菌操作用。

【评估】 操作目的、操作环境、无菌包名称。

【准备】

1. 护士准备 衣帽整洁，修剪指甲，洗手，戴口罩。

2. 用物准备

（1）根据操作目的准备无菌包，灭菌后使用。无菌包包布通常选择质厚、致密、未脱脂的棉布制成。然后将待消毒物品放在包布中央，将包布近侧一角向上折叠盖在物品上，盖好左右两角，最后一角遮盖后，用带扎紧，或用化学指示胶带贴妥，贴上注明物品名称及灭菌日期的标签，灭菌后备用。

（2）无菌持物钳、盛放无菌包内物品的容器或区域。

（3）治疗盘、记录纸、签字笔。

3. 环境准备 环境清洁、宽敞、光线明亮。

【实施】

操 作 步 骤	要 点 说 明
1. 检查 检查无菌包名称、灭菌日期、灭菌指示胶带，检查有无潮湿或破损	◆ 无菌包外标明包的名称及灭菌日期，如超过有效期或有潮湿、破损不可使用
2. 解开系带 将无菌包放在清洁、干燥、平坦的操作台上，解开系带	◆ 不可放在潮湿处，以免污染
● 取出包内部分物品	
（1）开包：将系带卷放在包布下，按原折叠顺序逐层打开无菌包	◆ 打开包布时手不可触及包布内面
（2）取物：用无菌钳夹取所需物品，放在准备好的无菌区域内	◆ 不可跨越无菌区
（3）包扎：按原折痕包盖，系带横向扎好，并注明开包日期及时间	◆ 表示此包已开过
● 取出包内全部物品	
（1）开包：将系带卷放妥当，将包托在手上，系带夹于指缝，另一手打开包布其余三角，并将四角抓住	
（2）放物：稳妥地将包内物品放在无菌区内	◆ 投放时，手托包布使无菌面朝向无菌区域
（3）将包布折叠放妥	

【注意事项】

1. 严格遵循无菌操作原则。

2. 打开包布时手只能接触包布四角的外面，不可触及包布内面，不可跨越无菌面；包内物品未用完，应按原折痕包好，系带横向扎好，注明开包日期及时间，限24 h内使用。

3. 包内物品超过有效期，被污染或包布受潮，则需重新灭菌。

【评价】

1. 打开无菌包时系带妥善处理，不可到处拖扫。

2. 开包、关包手不可触及包布内面。

3. 准确注明开包日期及时间。

四、无菌溶液取用法

【目的】 供无菌操作使用。

【评估】 操作目的、操作环境、无菌溶液的名称、有效期。

【准备】

1. 护士准备 衣帽整洁，修剪指甲，洗手，戴口罩。

2. 用物准备

（1）无菌溶液、启瓶器、弯盘。

（2）盛放无菌溶液的容器。

（3）治疗盘内盛棉签、消毒溶液、记录纸、签字笔。

3. 环境准备 环境清洁、宽敞、光线明亮。

【实施】

操 作 步 骤	要 点 说 明
1. 清洁 取盛有无菌溶液的密封瓶，擦净瓶外灰尘	
2. 查对 认真检查并核对瓶签上的药名、剂量、浓度和有效期，检查瓶盖有无松动，瓶身有无裂缝；检查溶液有无沉淀、浑浊或变色	◆ 确定溶液正确、质量可靠 ◆ 对光检查溶液质量
3. 开瓶塞 用启瓶器撬开瓶盖，用拇指与示指或双手拇指将瓶塞边缘向上翻起，一手示指和中指夹住瓶塞将其拉出	◆ 手不可触及瓶口及瓶塞内面，防止瓶塞被污染
4. 倒溶液 另一手拿溶液瓶，瓶签朝向掌心，倒出少量溶液旋转冲洗瓶口，再由原处倒出溶液至无菌容器中	◆ 避免沾湿瓶签 ◆ 倒溶液时，勿使瓶口接触容器口周围
5. 盖瓶塞 倒毕塞进瓶塞，消毒后盖好	◆ 倒后立即塞好瓶塞，以防污染
6. 记录 在瓶签上注明开瓶日期、时间，放回原处	◆ 在瓶签上注明开瓶日期、时间后将瓶放回原处 ◆ 已开启的溶液，可保存24 h

【注意事项】

1. 检查溶液质量时要倒转瓶体，对光检查。

2. 开、盖瓶塞时，手不可触及瓶塞盖住瓶口的部分。

3. 倒溶液时，瓶口不可触及无菌容器，亦不能将物品堵塞瓶口或伸入瓶内蘸取溶液。

4. 已倒出的溶液，虽未使用也不得倒回瓶内。

5. 已开启的溶液瓶内的溶液，24 h内有效。

【评价】

1. 手未触及瓶口及瓶内面。

2. 倾倒溶液时，瓶签未浸湿，液体未溅至桌面。

五、铺无菌盘法

【目的】 通过铺无菌治疗巾，形成一无菌区域，放置无菌物品，供治疗护理用。

【评估】 操作目的，操作环境，治疗盘是否清洁、干燥，无菌治疗巾是否在有效期内。

【准备】

1. 护士准备　衣帽整洁，修剪指甲，洗手，戴口罩。

2. 用物准备

（1）无菌持物钳、盛放治疗巾的无菌包、无菌物品。

（2）治疗盘、记录纸、签字笔。

3. 环境准备　环境清洁、宽敞、光线明亮。

【实施】

操 作 步 骤	要 点 说 明
1. 检查　检查无菌包名称、灭菌日期、灭菌指示胶带，检查有无潮湿或破损	◆ 同无菌包使用法
2. 开包　打开无菌包，用无菌持物钳取一块治疗巾放在治疗盘内	◆ 如治疗巾未用完，应按要求包好无菌包，注明开包时间，限 24 h 内使用
3. 铺盘	◆ 治疗巾内面构成无菌区
● 单层底铺盘法	
（1）铺巾：双手捏住无菌巾一边外面两角，轻轻抖开，双折铺于治疗盘上，将上层折成扇形，边缘向外	◆ 注意不可跨越无菌区 ◆ 手不可触及无菌巾内面
（2）放入无菌物品	◆ 保持物品无菌
（3）覆盖：拉开扇形折叠层遮盖于物品上，将开口处向上折两次，两侧边缘分别向下折一次，露出治疗盘边缘	◆ 上、下层边缘对齐
● 双层底铺盘法	
（1）铺巾：双手捏住无菌巾一边外面两角，轻轻抖开，从远到近，三折成双层底，上层呈扇形折叠，开口边向外	◆ 手不可触及无菌巾内面
（2）放入无菌物品	◆ 保持物品无菌
（3）覆盖：放入无菌物品，拉平扇形折叠层，盖于物品上，边缘对齐	
4. 记录	◆ 铺好的无菌盘 4 h 内有效

【注意事项】

1. 操作时，非无菌物品及身体应与无菌盘保持适当的距离，身体部位不可跨越无菌区。

2. 无菌盘应保持干燥，避免潮湿污染。

3. 铺好的无菌盘应尽早使用，有效期不超过 4 h。

【评价】

1. 无菌巾的位置恰当，放入无菌物品后上下两层的边缘能对齐。

2. 夹取、放置无菌物品时，手臂未跨越无菌区。

3. 操作中无菌巾内面未被污染。

六、戴无菌手套法

【目的】　在进行严格的医疗护理操作时确保无菌效果，保护患者和医护人员免受感染。

【评估】 操作目的，操作环境，无菌手套的尺寸、有效期。

【准备】

1. 护士准备　衣帽整洁，修剪指甲，取下手表，洗手，戴口罩。

2. 用物准备　无菌手套、弯盘。无菌手套一般有两种类型：① 天然橡胶、乳胶手套。② 人工合成的非乳胶手套，如乙烯、聚乙烯手套。

3. 环境准备　环境清洁、宽敞、光线明亮。

【实施】

操作步骤	要点说明
1. 查对　检查并核对无菌手套袋外的号码、灭菌日期及包装是否完整	
2. 打开手套包装　将手套袋平放于清洁、干燥的桌面上打开，取出滑石粉包，涂擦双手	◆ 如有系带，应防止系带污染手套袋的内面
3. 戴手套	
● 分次提取法：一手掀开手套袋开口处，另一手捏住一只手套的反折部分（手套内面）取出手套，对准五指戴上；未戴手套的手掀起另一只袋口，再以戴好手套的手指插入另一只手套的反折内面（手套外面），取出手套，同法戴好	◆ 戴手套时，防止手套外面（无菌面）触及任何非无菌的物品 ◆ 戴好手套的手始终保持在腰部以上视线范围内的水平
● 一次性提取法：两手同时掀开手套袋开口处，分别捏住两只手套的反折部分，取出手套；将两手套五指对准，先戴一只手，再以戴好手套的手指插入另一只手套的反折内面，同法戴好	◆ 避免污染
4. 调整　双手调整手套位置，将手套的翻边扣套在工作服衣袖外面	
5. 冲洗　用无菌水冲净手套上的滑石粉	
6. 脱手套　一手捏住另一手套腕部外面，翻转脱下；再将脱下手套的手插入另一手套内，将其往下翻转脱下	◆ 注意勿使手套外面（污染面）接触到皮肤
7. 处置　将用过的手套放入医用垃圾袋内按医疗废物处置	◆ 弃置手套后清洁双手

【注意事项】

1. 注意修剪指甲以防刺破手套，选择合适手掌大小的手套尺码。

2. 未戴手套的手不可接触无菌手套的外面，已戴手套的手不可触及未戴手套的手及手套的内面。

3. 戴手套后如发现手套破损或不慎污染，应立即更换。

4. 戴手套后双手应始终保持在腰部或操作台面以上视线范围内的水平。

【评价】

1. 戴、脱手套时未强行拉扯手套边缘，没有污染。

2. 操作始终在腰部或操作台面以上水平进行。

附：无菌技术基本操作评分标准

无菌技术基本操作评分标准

序号	操作流程		分值	操作要点	标准分
1	操作前准备	护士	10	衣帽整洁，修剪指甲，洗手，戴口罩	5
		用物		用物齐备，用物摆放合理、在灭菌日期内	3
		环境		整洁、宽敞、干燥	2
2	操作过程	无菌持物钳的使用	10	① 检查无菌包有无破损、潮湿，灭菌有效期及灭菌指示胶带，打开后检查灭菌指示卡是否变色，取出持物缸；同时注明开包日期和时间，粘贴于镊缸口缘下 2 cm 处	6
				② 取放时钳端闭合向下，不可触及边缘，用后立即放容器内	4
		无菌容器的使用	10	① 检查名称、灭菌日期及有效期，打开容器盖，内面向上	2
				② 用无菌持物钳从无菌容器内夹取无菌物品	4
				③ 用毕立即将盖盖严；移动无菌容器时，手托底部	4
		无菌包的使用	10	① 检查无菌包名称，包布有无破损、潮湿，灭菌有效期，灭菌指示胶带是否变标准色	2
				② 先打开无菌治疗巾包一角（有系带者，卷好）；后打开其他三角使无菌物品暴露，检查灭菌指示胶带是否变标准色	2
				③ 取物 ● 取出部分物品　用无菌钳取出所需物品，按原折痕包好（有系带者系带扎好），在灭菌指示胶带上注明开包日期及时间 ● 取出全部物品　包托在手上，系带夹于指缝，打开包布并将四角抓住；将包内物品放在无菌区内后将包布折叠放妥	6
		无菌溶液取用法	15	① 清洁瓶身、查瓶签、药液质量	5
				② 开瓶塞方法正确，瓶签置于掌心，冲洗瓶口，原处倒出	5
				③ 消毒、盖瓶塞方法正确，注明开瓶日期、时间，放回原处	5
		铺无菌盘法	15	① 检查无菌包后打开，用无菌持物钳取治疗巾放治疗盘中	5
				② 铺盘 ● 单层底铺盘法　双手捏住无菌巾，双折铺于治疗盘上，将上层折成扇形，边缘向外，放入无菌物品，将开口处向上折两次，两侧边缘分别向下折一次，露出治疗盘边缘；记录 ● 双层底铺盘法　双手捏住无菌巾外面两角，3 折成双层底，上层呈扇形折叠，放入无菌物品，拉平，边缘对齐；记录	10
		戴无菌手套法	15	① 检查无菌手套灭菌日期、号码，包装是否完整	4
				② 戴手套 ● 分次提取法　一手取出手套，对准五指戴上；戴好手套的手指插入另一只手套的反折内面，取出手套，同法戴好 ● 一次性提取法　两手同时掀开手套袋开口处，分别取出手套；将两手套五指对准，先戴一只手，同法戴好另一只手	6
				③ 翻转手套口脱下手套，放入医用垃圾袋内按医疗废物处置	5
3	操作后	整理	5	整理用物，分类处理	5
4	评价	效果	10	无菌操作熟练、正确，操作环境整洁	3
		操作		操作流程正确，无菌观念强，无污染	3
		护士素质		护士整体素质良好，展现护士风采和素养	4
	总分		100		

（李燕晖）

项目任务二　隔离技术基本操作

一、手的清洁（洗手）

将双手涂满清洁剂并对其所有表面按序进行强有力的短时揉搓，然后用流水冲洗的过程称手的清洁（洗手）。有效地洗手可清除手上99％以上的各种暂住菌，切断通过手传播感染的途径。

【目的】　去除手上污垢和大部分暂居微生物。

【评估】　是否接触了感染患者或污物。

【准备】

1. 护士准备　衣帽整洁，修剪指甲，取下手表，卷袖过肘。

2. 用物准备　洗手池设备、清洁剂、擦手纸或毛巾或干手机、盛放擦手纸或毛巾的容器。

3. 环境准备　清洁、宽敞。

【实施】

操 作 步 骤	要 点 说 明
1. 准备　打开水龙头，调节合适水流和水温	◆ 水龙头最好是感应式或用肘、脚踏、膝控制的开关
2. 湿手　湿润双手，关上水龙头并取清洁剂涂抹	
3. 揉搓　按"七步洗手法"搓洗双手、手腕及腕上10 cm，持续15 s	◆ 注意指尖、指缝、拇指、指关节等处的清洗
4. 冲洗　打开水龙头，流水冲净	◆ 注意防止溅湿工作衣
5. 干手　关闭水龙头，以擦手纸或毛巾或在干手机下烘干双手	◆ 擦手巾保持清洁干燥，每日消毒

【注意事项】

1. 洗手方法正确，手的各个部位都需洗到、冲净。

2. 注意调节水温、水流，避免污染周围环境。

3. 洗手后，手上不能检出致病性微生物。

4. 洗手指征　① 进入或离开病房之前；② 在病室中由污染区进入清洁区之前；③ 处理清洁或无菌物品之前；④ 无菌操作前后；⑤ 手上有污物或被微生物污染的物品或体液接触后；⑥ 接触患者伤口前后；⑦ 手与任何患者接触前后；⑧ 在同一患者身上，当从污染部位操作转为清洁部位操作之间；⑨ 戴手套之前，脱手套之后；戴、脱口罩前后；穿、脱隔离衣前后；⑩ 上厕所前后。

【评价】

1. 未污染水龙头，工作衣未溅湿。

2. 洗手方法正确、有序。

二、手的消毒

医务人员接触污染物品或感染患者后，手常被大量细菌污染，一般洗手不能达到预防交叉感染的要求，必须在洗手后再进行手的消毒。

【目的】 清除致病性微生物，预防感染与交叉感染，避免污染无菌物品和清洁物品。

【评估】

1. 患者目前采取的隔离种类、隔离措施。

2. 是否接触了传染病患者或污物。

【准备】

1. 护士准备　衣帽整洁，取下手表，卷袖过肘，洗手。

2. 用物准备

（1）洗手池设备。

（2）消毒剂及盛放的容器、清洁干燥小毛巾或避污纸及盛放的容器。如用刷手法，另备刷手液、已消毒的手刷、盛用过刷子的容器。

3. 环境准备　清洁、宽敞，物品放置合理、取用方便。

【实施】

操 作 步 骤	要 点 说 明
● 涂擦消毒法	
1. 涂擦　用消毒剂依次涂擦双手，方法为：手掌对手掌、手背对手掌、指尖对手掌、两手指缝相对互擦，每一步骤来回三次，涂擦约 2 min	◆ 洗涤剂要求：作用速度快、不损伤皮肤 ◆ 注意指尖、拇指、指缝的涂擦
2. 干手　任其自干或用小毛巾自上而下擦干双手或用干手机吹干	
● 浸泡消毒法	
1. 浸泡　双手完全浸入消毒液的液面以下，按涂擦消毒法互相揉擦 2 min	◆ 消毒液要浸没肘部及以下
2. 干手　任其自干或用小毛巾自上而下擦干双手或用干手机吹干	
● 刷手法	
1. 刷法　用刷子蘸刷手液，按前臂、腕部、手背、手掌、手指、指缝、指甲顺序彻底刷洗	◆ 如用肥皂液，应每日更换一次；手刷应每日消毒 ◆ 刷洗范围应超过被污染的范围
2. 冲洗　刷半分钟，用流动水冲净泡沫，使污水从前臂流向指尖；换刷另一手，反复两次（共刷 2 min）	◆ 刷手时勿贴近水池，以免隔离衣污染水池或水溅到身上 ◆ 流动水洗手时，腕部要低于肘部，使污水从前臂流向指尖
3. 干手　用小毛巾自上而下擦干双手，或用干手机吹干	◆ 操作中应保持水龙头清洁

【注意事项】

1. 消毒前先洗手并保持手的干燥。

2. 按操作规程进行消毒，消毒过程中不可污染干净的刷子、水龙头，不可溅湿工作衣。

3. 消毒手的指征　① 实施侵入性操作之前；② 诊查、护理、治疗免疫功能低下的患者之前；③ 接触体液、血液、分泌物后；④ 接触特殊感染病原体后；⑤ 护理传染病患者后。

【评价】

1. 未污染干净的刷子、水龙头、消毒液及刷手液。

2. 刷洗有序、全面，隔离衣未溅湿。

附：手的清洁与消毒操作评分标准

手的清洁与消毒操作评分标准

序号	操作流程		分值	操作要点	标准分
1	操作前准备	护士	10	仪表、仪态自然、大方	5
		用物		齐全、性能良好	3
		环境		整洁、宽敞	2
2	操作过程	操作前准备	10	衣帽整洁，戴口罩，修剪指甲，取下手表，卷袖过肘，洗手	5
				物品放置合理、取用方便	5
		手的清洁	15	① 打开水龙头，调节合适水流和水温	2
				② 湿润双手，关上水龙头并取清洁剂涂抹	3
				③ 按"七步洗手法"搓洗双手、手腕及腕上 10 cm，持续 15 s	5
				④ 打开水龙头，流水冲净	3
				⑤ 关闭水龙头，以擦手纸或毛巾或干手机下烘干双手	2
		涂擦消毒法	15	① 涂擦　用消毒剂依次涂擦双手，方法为：手掌对手掌、手背对手掌、指尖对手掌、两手指缝相对互擦，每一步骤来回三次，涂擦约 2 min	10
				② 干手　任其自干或用小毛巾自上而下擦干双手或用干手机吹干	5
		浸泡消毒法	15	① 浸泡　双手完全浸入消毒液的液面以下，按涂擦消毒法互相揉擦 2 min（消毒液要浸没肘部及以下）	10
				② 干手　任其自干或用小毛巾自上而下擦干双手或用干手机吹干	5
		刷手法	15	① 用刷子蘸刷手液，按前臂、腕部、手背、手掌、手指、指缝、指甲顺序彻底刷洗	5
				② 冲洗　刷半分钟，用流动水冲净泡沫，使污水从前臂流向指尖；换刷另一手，反复两次（共刷 2 min）	5
				③ 干手　用小毛巾自上而下擦干双手，或用干手机吹干	5
3	操作后	整理	5	整理用物，分类处理	5
4	评价	效果	15	刷洗有序、全面，隔离衣未溅湿	5
		操作		操作流程正确，无菌观念强，无污染	5
		护士素质		护士整体素质良好，姿势稳重，展现护士风采和素养	5
总分			100		

（李燕晖）

三、穿、脱隔离衣

隔离衣一般用无纺布制作，应干燥、清洁、无尘、无霉斑、无破洞等。也有防水隔离衣、一次性隔离衣。

【目的】　保护工作人员和患者，防止病原微生物播散，避免交叉感染。

【评估】

1. 患者病情、临床表现、治疗和护理情况。

2. 患者目前采取的隔离种类、隔离措施。患者及家属对所患疾病有关防治知识、消毒隔离知识的了解程度及掌握情况。

【准备】

1. 护士准备　衣帽整洁、整齐，修剪指甲，取下手表，卷袖过肘，洗手。

2. 用物准备　隔离衣一件，刷手及泡手设备。

3. 环境准备　清洁、宽敞。

【实施】

操 作 步 骤	要 点 说 明
● 穿隔离衣	
1. 取衣　手持衣领取下隔离衣，双手将衣领的两端向外折，清洁面朝自己，露出衣袖内口	◆ 隔离衣长短合适，需完全遮盖内面工作服，并完好无损
2. 穿衣袖　右手持衣领，左手伸入袖筒内。右手上拉衣领，使左手露出袖口。左手持衣领，依上法穿好右袖	◆ 隔离衣的衣领和隔离衣内面视为清洁面
3. 系衣领　双手顺衣领边缘向后将领口（带）系好	◆ 系领口时，勿使衣袖触及面部、衣领及工作帽
	◆ 注意此时手已污染
4. 扎袖口　系好左、右两袖口	◆ 手不可触及清洁面
5. 系腰带　自一侧衣缝顺腰带下移约5 cm处将隔离衣后身向前拉，见到衣边捏住外侧，再依同法将另一边捏住。两手在背后将隔离衣的后开口边对齐，一边向另一边折叠，将腰带在背后左右交换，然后到前面系一活结	◆ 穿隔离衣后，只限在规定区域内活动，不得进入清洁区
● 脱隔离衣	◆ 避免袖口污染隔离衣的清洁面
1. 解腰带　解开腰带，在前面打一活结	
2. 解袖口　解开袖口，将衣袖轻轻上拉，在肘部将衣袖向内塞入工作服袖内	◆ 洗手时，隔离衣不得污染洗手设备
3. 消毒双手　消毒清洗双手，擦干	
4. 解领口　解开领口	◆ 注意保持衣领清洁
5. 脱衣袖　一手伸入另一侧袖口内，拉下衣袖过手（遮住手），再用衣袖遮住的手在外面拉下另一衣袖，两手在袖内使袖子对齐，双臂逐渐退出	◆ 双手不可触及隔离衣外面

操 作 步 骤	要 点 说 明
6. 挂衣钩　双手持衣领，将隔离衣两边对齐，挂在衣钩上；不再穿的隔离衣，脱下后清洁面向外，卷好投入污物袋内	◆ 挂隔离衣时，若在半污染区，不得露出污染面；若在污染区，不得露出清洁面

【注意事项】

1. 穿隔离衣前应准备好操作中所需物品。

2. 隔离衣长短合适，需完全遮盖内面工作服，并完好无损。

3. 穿隔离衣后，只限在规定区域内活动，不得进入清洁区；双臂保持在腰部以上视线范围内，避免接触清洁物品。

4. 系领口时，勿使衣袖触及面部、衣领及工作帽。

5. 洗手时，隔离衣不得污染洗手设备。

6. 隔离衣应每日更换，如有潮湿或被污染，应立即更换。

7. 挂隔离衣时，若在半污染区，清洁面向外；若在污染区，污染面向外面。

【评价】

1. 隔离衣长短合适。

2. 穿、脱隔离衣未污染。

3. 刷洗手时隔离衣未溅湿，也未污染水池。

附：穿、脱隔离衣操作评分标准

穿、脱隔离衣操作评分标准

序号	操作流程		分值	操作要点	标准分
1	操作前准备	护士	10	仪表、仪态自然、大方	5
		用物		齐全、性能良好，隔离衣干燥、清洁、无尘、无霉斑、无破洞	3
		环境		整洁、宽敞	2
2	操作过程	操作前准备	10	衣帽整洁、整齐，修剪指甲，取下手表，卷袖过肘	5
				用物齐备、摆放合理	5
		穿隔离衣	25	① 手持衣领取下隔离衣，双手将衣领的两端向外折，清洁面朝自己，露出衣袖内口	5
				② 右手持衣领，左手伸入袖筒内。右手上拉衣领，使左手露出袖口。左手持衣领，依上法穿好右袖	5
				③ 双手顺衣领边缘向后将领口（带）系好	5
				④ 系好左、右两袖口	5
				⑤ 自一侧衣缝顺腰带下移约 5 cm 处将隔离衣后身向前拉，见到衣边捏住外侧，再依同法将另一边捏住。两手在背后将隔离衣的后开口边对齐，一边向另一边折叠，将腰带在背后左右交换，然后到前面系一活结	5
		脱衣前	10	① 解开腰带，在前面打一活结	5
				② 解开袖口，将衣袖轻轻上拉，在肘部将衣袖向内塞入工作服袖内	5
		刷手	10	消毒双手，刷手两次，顺序正确，擦干	10
		脱衣后	15	① 解开领口	5
				② 一手伸入另一侧袖口内，拉下衣袖过手（遮住手），再用衣袖遮住的手在外面拉下另一衣袖，两手在袖内使袖子对齐，双臂逐渐退出	5
				③ 双手持衣领，将隔离衣两边对齐，挂在衣钩上；不再穿的隔离衣，脱下后清洁面向外，卷好投入污物袋内	5
3	操作后	整理	5	整理用物，分类处理、保存	5
4	评价	效果	15	衣着合适、平整，操作环境整洁、有序	5
		操作		操作流程正确，无菌观念强，无污染	5
		护士素质		护士整体素质良好，姿势稳重，展现护士风采和素养	5
总分			100		

（李燕晖）

模块五　患者的清洁卫生护理

项目任务一　口腔护理技术

口腔护理是根据患者病情和口腔情况，采用恰当的口腔护理溶液，运用特殊的护理手段，为患者清洁口腔的方法。常用于高热、昏迷、危重、禁食、鼻饲、口腔疾患、术后、生活不能自理的患者。一般每天2～3次，如病情需要，可酌情增加次数。

【目的】

1. 保持口腔清洁、湿润，预防口腔感染等并发症。

2. 预防或减轻口腔异味，清除牙垢，增进食欲，确保患者舒适。

3. 观察口腔黏膜、舌苔及口腔特殊气味的改变，提供病情变化的动态信息。

【评估】

1. 患者的病情、意识状态。

2. 患者的口腔情况

（1）口唇的色泽、湿润度，有无干裂、出血及疱疹等。

（2）口腔黏膜的颜色、完整性，有无溃疡、疱疹、出血、脓液等。

（3）牙齿及义齿的数量，有无龋齿、牙结石等。

（4）牙龈的颜色，有无出血、牙龈萎缩及牙周病等。

（5）舌的颜色、湿润度，有无溃疡、肿胀及舌面积垢，舌苔颜色及厚薄等。

（6）腭部、悬雍垂、扁桃体的颜色，有无肿胀、分泌物等。

（7）口腔内有无氨臭味、烂苹果味等特殊气味。

3. 患者的自理能力、心理接受程度及合作程度。

【准备】

1. 护士准备

（1）衣帽整洁，修剪指甲，洗手、戴口罩。

（2）向患者解释口腔卫生的重要性，特殊口腔护理的目的、方法、注意事项及配合要点。

2. 用物准备

（1）治疗盘铺无菌治疗巾，无菌口腔护理包，生理盐水，无菌石蜡油棉球，治疗巾（或毛巾），一次性水杯，吸水管，润滑油或唇膏，手电筒，必要时备开口器，根据需要备外用药，如新霉素、冰硼散、西瓜霜等。

（2）漱口溶液（根据口腔情况准备漱口溶液）。

3. 患者准备

（1）了解口腔护理的目的、方法、注意事项及配合要点。

（2）取舒适体位。

4. 环境准备　环境清洁，空气清新，光线充足。

【实施】

操作步骤	要点说明
1. 核对　备齐用物，携至床边，核对患者床号和姓名并解释	◆ 便于操作，确认患者
2. 体位　协助患者侧卧或仰卧，头偏向一侧，面向护士，将治疗巾围于患者颌下，弯盘置于口角旁，清点棉球数，用生理盐水棉球湿润口唇	◆ 铺治疗巾可以保护床上用物不被沾污
3. 口腔评估　嘱患者张口，一手持手电筒，一手用压舌板轻轻撑开颊部，观察口腔情况	◆ 昏迷或牙关紧闭者用开口器张口，观察口腔有无出血、溃疡和特殊气味 ◆ 长期应用抗生素、激素者，注意观察有无真菌感染 ◆ 有活动义齿者，协助取下，浸泡在冷水杯内
4. 漱口　协助清醒患者用吸水管吸漱口液漱口	◆ 昏迷患者禁用漱口液漱口，以防误吸
5. 按顺序擦拭　用生理盐水棉球再次擦拭口唇	◆ 棉球不可过湿，以防患者将溶液吸入呼吸道
(1) 嘱患者咬合上下齿，用压舌板轻轻撑开左侧颊部，用止血钳夹生理盐水棉球由内向外纵向擦洗左侧牙齿外侧面，从臼齿至门齿处。同法擦洗右侧	◆ 擦洗顺序一般为先上后下 ◆ 每次更换一个棉球，一个棉球擦洗一个部位 ◆ 擦洗动作应轻柔，防止碰伤黏膜及牙龈
(2) 嘱患者张口，依次擦洗牙齿的左上内侧面、左上咬合面、左下内侧面、左下咬合面，再弧形擦洗左侧颊部。同法擦洗右侧	
(3) 擦洗舌面、硬腭，清点棉球数	◆ 勿过深，以免触及咽部引起恶心
6. 再次漱口　协助清醒患者漱口，用纱布擦净口周及口唇	◆ 有义齿的患者协助清洁并佩戴义齿
7. 再次观察口腔情况　检查口腔是否清洁，酌情使用外用药	◆ 如有溃疡，涂药于溃疡处 ◆ 口唇干裂者涂唇膏或润滑油
8. 操作后处理	
(1) 撤去弯盘及治疗巾	
(2) 协助患者取舒适卧位，整理床单位	◆ 确保患者舒适、安全
(3) 清洁、整理用物	
(4) 洗手	◆ 减少致病菌的传播
(5) 记录	◆ 记录口腔的卫生状况并观察护理效果

【注意事项】

1. 擦洗时动作要轻，特别是对凝血功能差的患者，要防止碰伤黏膜及牙龈。

2. 昏迷患者禁忌漱口，需用开口器时，应从臼齿处放入，牙关紧闭者不可用暴力助其张口。

3. 擦洗口腔时需用弯止血钳夹紧棉球，每次一个，防止棉球遗留在口腔内；棉球蘸漱口液不可过湿，以防患者将溶液误吸入呼吸道。

4. 传染病患者的用物按消毒隔离原则处理。

【健康教育】

1. 向患者及家属讲解口腔卫生的重要性。

2. 介绍口腔护理的相关知识，如多饮水、餐后漱口以及应用牙线清除食物残渣的方法，使患者能够做到有效地保持口腔清洁卫生，预防各种口腔并发症的发生。

【评价】

1. 患者口唇润泽，自感舒适，口腔无异味。

2. 口腔内无溃疡和感染，牙龈无出血。

3. 患者及家属熟知口腔清洁方面的知识和技能。

附：口腔护理技术操作评分标准

口腔护理技术操作评分标准

序号	操作流程		分值	操作要点	同步沟通	标准分
1	操作前准备	护士	20	仪表、语言、态度、核对、解释	问候患者，自我介绍，解释口腔护理的目的，取得患者或家属同意	10
		用物		齐全、性能良好		4
		环境		安静、整洁、安全、光线适宜		2
		患者		患者准备已做并理解合作		4
2	操作过程	擦洗前	15	备齐用物，携至床边，核对床号、姓名并解释	再次核对患者床号、姓名 口腔护理没有痛苦，不用紧张 帮您湿润一下口唇 您是否有义齿 请将漱口水吐入弯盘内，不要咽下	2
				协助患者侧卧或平卧，头偏向一侧，面向护士		3
				将治疗巾围于患者颌下，弯盘置于口角旁		2
				清点棉球数，用生理盐水棉球湿润口唇		2
				观察口腔情况，有活动义齿者取下并刷洗干净		3
				协助清醒患者用吸水管吸漱口液漱口，再次擦拭口唇		3
		擦洗	35	① 嘱患者咬合上、下齿，用压舌板轻轻撑开左侧颊部，用止血钳夹生理盐水棉球由内向外纵向擦洗左侧牙齿外侧面	请咬合上、下齿 擦洗过程中如有不适请及时告知 请张口	5
				② 同法擦洗右侧		5
				③ 嘱患者张口，依次擦洗牙齿的左上内侧面、左上咬合面、左下内侧面、左下咬合面，再弧形擦洗左侧颊部		10
				④ 同法擦洗右侧		10
				⑤ 擦洗舌面、硬腭		5
		擦洗后	10	擦洗完毕，再次清点棉球数，协助患者漱口，用纱布擦净口周及口唇	现已擦洗完毕，请问感觉如何	5
				有义齿者协助清洁并佩戴		2
				检查口腔是否清洁，酌情使用外用药		3
3	操作后	整理记录	10	撤去弯盘及治疗巾	谢谢配合，现在我就要离开病房，请问还有什么需要	2
				协助患者取舒适卧位		3
				整理床单位，整理用物		3
				洗手、记录		2
4	评价	效果	10	患者口唇湿润，口腔清洁、舒适		4
		操作		动作轻巧、稳重、准确，操作时间合适		3
		护患沟通		沟通有效，患者积极配合		3
	总分		100			

（李燕晖）

项目任务二 床上洗头法

在梳头过程中，发现患者头皮屑过多、头皮油脂分泌旺盛、头发黏结污垢，应及时为患者洗发。长期卧床患者，根据病情，应每周给予床上洗发一次，患者如有头虱，须经过灭虱处理后，再将头发洗净。

【目的】

1. 清除头皮屑和污垢，保持头发清洁，减少感染机会。

2. 按摩头皮，促进血液循环及头发的生长和代谢。

3. 促进患者舒适，增进身心健康，建立良好的护患关系。

【评估】

1. 患者的病情，生命体征及意识的情况，情况允许方可操作。

2. 患者的自理能力和头发情况，个人的卫生习惯，有无头皮瘙痒、损伤及虱、虮传染等。

3. 患者的接受与合作程度。

【准备】

1. 护士准备

（1）衣帽整洁，修剪指甲，洗手。

（2）熟悉护发的相关知识和床上洗发的操作技术，向患者解释头发护理的重要性、床上洗发的目的和注意事项。

2. 用物准备

（1）治疗盘内备：大、小橡胶单，浴巾、纱布、毛巾、别针、不吸水棉球 2 个或耳塞、梳子、洗发液、量杯。

（2）治疗盘外备：橡胶马蹄形卷或自制马蹄形垫、水壶（内盛 40～45℃ 热水，或根据患者习惯调节）、脸盆或污水桶，需要时备电吹风机。

3. 患者准备

（1）了解洗发目的、方法、注意事项及配合要点。

（2）按需要给予便器，协助患者排便。

4. 环境准备　移开床头桌、椅，关好门窗，调节室温 22～26℃。

【实施】

操 作 步 骤	要 点 说 明
1. 核对　备齐用物携至床旁，核对并解释	◆ 便于操作
2. 体位　调节室温 22～26℃，必要时使用屏风，按需给予便盆。摇平床头，移开床旁桌、椅，协助患者取仰卧位，上半身斜向床边	◆ 冬季注意保暖，防止患者受凉
3. 围毛巾　松开患者衣领向内反折，将毛巾围于颈部，用别针固定	◆ 保护床单、枕头及盖被不被沾湿

操 作 步 骤	要 点 说 明
4. 铺橡胶单 将小橡胶单和浴巾铺于枕上,将枕垫于患者肩下。将大橡胶单围于马蹄形卷上形成水槽,置于患者后颈下	
5. 置头部于水槽中 协助患者颈部枕于马蹄形卷的突出处,头部置于水槽中,大橡胶单的下端置于面盆或污水桶中	
6. 保护眼睛 用棉球塞两耳,眼罩或纱布遮盖双眼	
7. 洗发 松开头发,将水壶中的温水倒入量杯中	
(1) 试水温,确定水温合适后,充分湿润头发	◆ 确保水温合适
(2) 将洗发液均匀涂抹在患者的头发上,用指腹揉搓头发和按摩头皮,方向由发际至脑后部	◆ 按摩可促进头部血液循环
(3) 一手抬起头部,另一手洗净脑后部头发	
(4) 用温水冲洗头发,至洗净为止	◆ 头发上残留洗发液,会刺激头发和头皮,使头发变得干燥
8. 擦干头发 解下颈部毛巾,擦去头发上的水分。除去耳内棉花及眼罩。用毛巾包住头发,擦干面部	◆ 及时擦干头发,避免患者着凉
9. 操作后处理	
(1) 撤去马蹄形卷和大橡胶单	
(2) 协助患者卧于床中央,将枕头、橡胶单、浴巾一并从肩下移至头部	
(3) 包头的毛巾揉搓头发,再用浴巾擦干或电吹风吹干,梳理成患者喜好的发型	◆ 及时擦干头发,防止患者受凉
(4) 撤去用物,协助患者取舒适卧位,整理床单位	◆ 确保患者舒适、整洁
(5) 洗手	◆ 减少致病菌的传播
(6) 记录 记录执行时间及护理效果	◆ 利于评价

【注意事项】

1. 注意保暖,同时避免水溅入眼、耳内。

2. 洗头时间不宜过久,以防头部充血和疲劳,引起不适。

3. 洗头过程中,随时观察病情变化,如面色、脉搏、呼吸等,如有异常,应立即停止操作,给予处理。

4. 极度衰弱患者,不宜洗发。

【健康教育】

1. 向患者讲解头发清洁的目的,以及头发的清洁可以保持良好的外观形象、身心舒畅、增强自信的意义。

2. 指导患者选择适宜的洗发液。

3. 指导家属掌握卧床患者洗发的知识与技能。

【评价】

1. 患者头发清洁，感觉舒适，个人形象良好。

2. 操作时动作轻稳，保证患者安全，正确运用省力原则。

3. 护患沟通有效，保护患者的自尊，满足患者身心需要。

附：床上洗头法操作评分标准

床上洗头法操作评分标准

序号	操作流程		分值	操作要点	同步沟通	标准分
1	操作前准备	护士	20	仪表、语言、态度、核对、解释	问候患者,自我介绍,解释床上洗发的目的,取得患者同意	10
		用物		齐全、性能良好		4
		环境		安静、整洁、安全、光线适宜		2
		患者		患者准备已做并理解合作		4
2	操作过程	洗发前	20	备齐用物携至床旁,核对并解释	再次核对患者床号、姓名 现在为您洗头,请您平躺,上半身斜向床边,洗头过程中如有不适请及时告知我	2
				摇平床头,移开床旁桌、椅,调节室温,必要时使用屏风,按需给予便盆		3
				取仰卧位,上半身斜向床边		3
				将毛巾围于颈部		4
				小橡胶单和浴巾铺于枕上,枕垫于患者肩下。大橡胶单围于马蹄形卷上形成水槽,置于患者后颈下		4
				置头部于水槽中		2
				用棉球塞两耳,眼罩或纱布遮盖双眼		2
		洗发	25	确定水温合适后,充分湿润头发	水温可以吗 有什么不适吗	5
				将洗发液均匀涂抹在患者的头发上,用指腹揉搓头发和按摩头皮,方向由发际至脑后部		10
				洗净脑后部头发		5
				温水洗净头发		5
		洗发后	15	擦头发	感觉舒服吗	2
				除去耳内棉花及眼罩		2
				用毛巾包头发,擦干面部		3
				撤去马蹄形卷和大橡胶单		3
				协助患者卧于床中央,将枕头、橡胶单、浴巾一起移至头部		3
				擦干头发,梳理发型		2
3	操作后	整理记录	10	撤去用物	谢谢配合,现在我就要离开病房,请问还有什么需要	2
				协助患者取舒适卧位		3
				整理床单位		3
				洗手、记录		2
4	评价	效果	10	患者感觉舒适、清洁		4
		操作		动作轻巧、稳重、准确,操作时间合适		3
		护患沟通		沟通有效,患者积极配合		3
	总分		100			

(李燕晖)

项目任务三　床上擦浴法

床上擦浴适用于制动、活动受限以及身体过于衰弱的患者，如使用石膏、牵引或必须卧床等无法自行沐浴的患者。

【目的】

1. 去除皮肤污垢，保持皮肤清洁，增进患者舒适，满足患者身心需要。

2. 刺激皮肤血液循环，增强皮肤排泄功能，预防感染和压疮等并发症的发生。

3. 促进患者身体放松，增加其活动的机会。

4. 为护理人员提供观察患者并与其建立良好护患关系的机会。

【评估】

1. 患者皮肤的清洁度、皮肤有无异常改变。

2. 患者的清洁习惯，对清洁的需求程度、清洁知识的了解程度。

3. 患者的病情状态、理解及合作能力。

4. 患者是否需要使用便器。

【准备】

1. 护士准备

（1）衣帽整洁，修剪指甲，洗手。

（2）向患者解释皮肤清洁的重要性、床上擦浴的目的、方法、注意事项及配合要点。

2. 用物准备

（1）治疗盘内备：浴巾2条、毛巾2条、浴皂1块、小剪刀2把、梳子1把、浴毯、50％乙醇、护肤用品（润肤剂、爽身粉）。

（2）治疗盘外备：脸盆2个、水桶2个（一桶盛50～52℃热水，另一桶接污水用）、清洁衣裤和被服1套、屏风，必要时备便盆、便盆巾。

3. 患者准备

（1）患者了解床上擦浴的目的、方法、注意事项及配合要点。

（2）病情稳定，全身状况良好。

4. 环境准备　调节病室温度24℃以上，拉上窗帘或使用屏风遮挡。

【实施】

操 作 步 骤	要 点 说 明
1. 核对　携带用物到病房，核对床号、姓名，并解释	◆ 确认患者，取得配合
2. 准备　关闭门窗，屏风遮挡，调节合适的室温，按需给予便盆	◆ 防止患者受凉，保护患者隐私
3. 体位　根据病情放平床头及床尾支架，松开床尾盖被，协助患者取舒适卧位，将浴毯盖在患者身上	

操 作 步 骤	要 点 说 明
4. 备水　将脸盆放于床旁桌上，倒温水入盆至 2/3 满，测试水温	◆ 以患者感觉舒适为宜
5. 擦洗　方法为先用涂浴皂的小毛巾擦洗各部位，再用湿毛巾擦去皂液，清洗毛巾后再次擦洗，最后用浴巾边按摩边擦干。擦洗顺序为：	◆ 动作要敏捷，适当用力按摩
(1) 擦洗脸部及颈部　将微湿小毛巾包在一手上，另一手扶托患者头部，为患者洗脸及颈部。先擦眼，由内眦向外眦擦拭，然后擦洗前额、面颊、鼻部、颈部、耳部，用较干毛巾再依次擦洗一遍	◆ 注意擦净耳廓、耳后及皮肤皱褶处
(2) 擦洗上肢及躯干　按更衣术协助患者脱下衣服，在擦洗部位下铺大毛巾，按顺序擦洗两上肢、胸腹部。温水泡手	◆ 先脱近侧，后脱远侧；如有外伤，先脱健侧，后脱患侧 ◆ 执行操作时，护士应站立于擦浴一侧，一侧擦洗后，转至另一侧，注意添加热水 ◆ 注意洗净腋窝、女患者乳房下部、指缝 ◆ 注意洗净脐部
(3) 擦洗背部　协助患者侧卧，背向护士，依次擦洗后颈部、背部、臀部，擦洗后进行背部按摩，为患者换上清洁衣物	◆ 先穿对侧，后穿近侧；先穿患侧，后穿健侧
(4) 擦洗下肢　协助患者平卧，脱裤，擦洗下肢、冲洗会阴；将盆移于足下，盆下垫大毛巾，洗净双足擦干，换上清洁裤	◆ 注意洗净腹股沟、趾间
6. 擦洗完毕处理　可在骨骼隆突处用 50% 乙醇作按摩，涂擦润肤剂；根据需要修剪指（趾）甲，为患者梳发	
7. 整理　整理床单位，按需更换床单。安置患者于舒适体位，开窗通风，清理用物，归还原处	
8. 洗手	◆ 减少致病菌的传播
9. 记录　记录执行时间及护理效果	◆ 利于评价

【注意事项】

1. 根据水温和擦洗部位，及时更换或添加热水，更换面盆和毛巾。

2. 擦洗过程中注意观察病情变化及皮肤有无异常，若患者出现寒战、面色苍白等情况时，应立即停止擦洗，给予适当处理。

3. 操作时，注意保护患者，维护患者自尊，尽可能减少暴露，应随时注意患者的保暖，为患者盖好浴毯，天冷时可在被内操作。一般擦浴应在 15～30 min 内完成。

4. 女患者会阴部应采用冲洗法。

【健康教育】

1. 向患者及家属讲解床上擦浴的意义和方法，进行床上擦浴时应注意的事项。

2. 经常观察皮肤状况，预防感染和压疮等并发症的发生。

【评价】

1. 患者皮肤清洁，感觉舒适，身心需要得到满足。

2. 护理措施恰当，未发生受凉、皮肤损伤等情况。

3. 患者及家属获得床上擦浴知识及技能，护患关系好。

附：床上擦浴法操作评分标准

床上擦浴法操作评分标准

序号	操作流程		分值	操作要点	同步沟通	标准分
1	操作前准备	护士	20	仪表、语言、态度、核对、解释	问候患者，自我介绍，解释床上擦浴的目的，取得患者同意	10
		用物		齐全、性能良好		4
		环境		安静、整洁、安全、光线适宜		2
		患者		患者准备已做并理解合作		4
2	操作过程	擦浴前	15	备齐用物携至床旁，核对并解释	再次核对患者床号、姓名 现在为您擦浴，需要排大、小便吗	2
				关闭门窗，屏风遮挡，调节合适的室温，按需给予便盆		3
				根据病情放平床头及床尾支架，松开床尾盖被		3
				协助患者取舒适卧位		4
				倒温水，试水温		3
		擦浴	40	① 擦洗脸部及颈部：用微湿小毛巾为患者洗脸及颈部。先擦眼，由内眦向外眦擦拭，然后擦洗前额、面颊、鼻部、颈部、耳部，用较干毛巾再依次擦洗一遍	请问水温合适吗	10
				② 擦洗上肢及躯干：协助患者脱下衣服，在擦洗部位下铺大毛巾，按顺序擦洗两上肢、胸腹部，温水泡手	我帮您脱去上衣 您感觉还好吗	10
				③ 擦洗背部：协助患者侧卧，背向护士。依次擦洗后颈部、背部、臀部，擦洗后进行背部按摩，为患者换上清洁衣物	请您向左侧翻身 我帮您穿好上衣，脱去裤子	10
				④ 擦洗下肢：协助患者平卧，脱裤，擦洗下肢，冲洗会阴；将盆移于足下，盆下垫大毛巾，洗净双足、擦干，换上清洁裤		10
		擦浴后	5	用50%乙醇在骨骼隆突处作按摩，涂擦润肤剂	这次擦浴您觉得舒服吗	3
				根据需要修剪指（趾）甲，为患者梳发		2
3	操作后	整理记录	10	撤去用物	谢谢配合，现在我就要离开病房，请问还有什么事需要帮忙	2
				协助患者取舒适卧位，开窗通风		3
				整理床单位，按需更换床单		3
				洗手、记录		2
4	评价	效果	10	患者感觉舒适、清洁		4
		操作		动作轻巧、稳重、准确，操作时间合适		3
		护患沟通		沟通有效，患者积极配合		3
总分			100			

（李燕晖）

项目任务四　背部护理法

背部护理可提供观察患者皮肤有无破损迹象的机会，并能促进患者皮肤的血液循环。

【目的】

1. 促进皮肤的血液循环，预防压疮等并发症。

2. 观察患者一般情况，满足身心需要。

3. 活动背部肌肉，减少劳累与酸痛。

【评估】

1. 患者的病情、意识状态、卧床时间、卧位、皮肤的状况等。

2. 患者的肢体活动能力、自理能力。

3. 皮肤的清洁度，患者对预防压疮知识的了解程度。

【准备】

1. 护士准备

(1) 衣帽整洁，修剪指甲，洗手。

(2) 向患者解释背部护理的目的、方法、注意事项及配合要点。

2. 用物准备　清洁衣裤1套、脸盆（内盛40～45℃水）1个、毛巾1条、浴巾1条、润滑剂、50%乙醇、屏风，必要时备便盆。

3. 患者准备

(1) 了解背部护理的重要性、目的和注意事项及配合要点。

(2) 病情平稳，机体状况良好。

4. 环境准备　调节病室温度24℃以上，拉上窗帘或使用屏风遮挡。

【实施】

操 作 步 骤	要 点 说 明
1. 核对　备齐用物至床旁，核对患者床号和姓名并解释	◆ 便于操作，确认患者
2. 备水　将盛有温水的脸盆放于床旁桌或椅子上	◆ 以患者感觉舒适为宜
3. 体位　协助患者俯卧或侧卧，背向护士	
4. 按摩	
● 俯卧位背部按摩	
(1) 铺浴巾　暴露患者背部、肩部、上肢和臀部，将身体的其他部位用盖被盖好。将浴巾纵向铺在患者的背部下面	◆ 减少不必要的身体暴露。防止液体过多溅湿床单
(2) 擦洗　用毛巾擦洗患者颈部、肩部、背部和臀部	
(3) 按顺序按摩　两手掌蘸少许50%乙醇或润滑剂，以手掌的大、小鱼际作按摩。从患者骶尾部开始，沿脊柱两侧向上按摩；至肩部时，以环状动作向下按摩至腰部。手再轻轻滑至臀部及尾骨处，按摩数次	◆ 温和、稳重的按摩可促进肌肉组织的放松

操 作 步 骤	要 点 说 明
（4）拇指指腹蘸 50％乙醇，由骶尾部沿脊柱按摩至肩部、颈部，继续按摩向下至骶尾部	
（5）用手掌的大、小鱼际蘸 50％乙醇紧贴皮肤按摩其他受压处	
（6）再进行 3 min 的背部轻叩	
● 侧卧位背部按摩	
（1）同俯卧位背部按摩（1）～（6）	
（2）协助患者转向另一侧卧位，以便按摩另一侧髋部	
5. 更换衣服 用浴巾将背部过多的乙醇擦干净。协助患者穿好衣服	
6. 操作后处理	
（1）协助患者取舒适卧位，整理床单位，拉开窗帘或撤去屏风	◆ 舒适卧位可增加背部按摩的效果
（2）清洁、整理用物	
（3）洗手	◆ 减少致病菌的传播
（4）记录	◆ 记录执行时间及护理效果，以利于评价

【注意事项】

1. 若局部出现压疮早期症状，按摩时不可在此处加压力，以防皮肤破损，造成感染。可用拇指指腹部以环形动作在压疮边缘正常皮肤处向外按摩。

2. 背部护理中，可与患者倾心交谈，分散其注意力，使其感觉自然、舒适，减少心理困扰。

3. 施力大小应适中，力太小达不到效果，力太大会损伤患者皮肤。

【健康教育】

1. 向患者及家属讲解背部按摩的意义和方法，进行背部按摩对预防压疮的重要性。

2. 经常观察背部皮肤状况，预防感染和压疮等并发症的发生。

【评价】

1. 患者背部皮肤清洁，背部肌肉酸痛感消失，感觉舒适。

2. 护理措施恰当，未发生受凉、皮肤损伤等情况。

3. 患者及家属获得背部按摩知识及技能，护患关系好。

附：背部护理法操作评分标准

背部护理法操作评分标准

序号	操作流程		分值	操作要点	同步沟通	标准分
1	操作前准备	护士	20	仪表、语言、态度、核对、解释	问候患者，自我介绍，解释背部护理的目的，取得患者同意	10
		用物		齐全、性能良好		4
		环境		安静、整洁、安全、光线适宜		2
		患者		患者准备已做并理解合作		4
2	操作过程	按摩前	15	备齐用物至床旁，核对并解释	再次核对患者床号、姓名，现在为您做背部护理，请您俯卧(或侧卧)，背部靠近我	5
				备水，调试温度		5
				协助患者俯卧或侧卧，背部靠近护士		5
		俯卧位背部按摩	15	(1) 浴巾纵向铺于患者的背部下面	水温还合适吗	3
				(2) 毛巾擦洗颈部、肩部、背部和臀部		3
				(3) 两手掌蘸少许乙醇或润滑剂按顺序按摩	按摩过程中如有不适请及时告知	3
				(4) 拇指指腹蘸乙醇按摩		3
				(5) 手掌大、小鱼际蘸乙醇按摩其他受压处		3
		侧卧位背部按摩	20	(1) 浴巾纵向铺于患者的背部下面		3
				(2) 毛巾擦洗背部、肩部、上肢和臀部		3
				(3) 两手掌蘸少许乙醇或润滑剂按顺序按摩	请问有什么不适吗	3
				(4) 拇指指腹蘸乙醇按摩		3
				(5) 手掌大、小鱼际蘸乙醇按摩其他受压处		3
				(6) 协助患者转向另一侧卧位，按摩另一侧髋部		5
		按摩后	10	浴巾将背部乙醇擦干净	请问感觉如何	5
				协助患者穿好衣服		5
3	操作后	整理记录	10	撤去用物	谢谢配合，现在我就要离开病房，请问还有什么需要	2
				协助患者取舒适卧位，开窗通风		3
				整理床单位，按需更换床单		3
				洗手、记录		2
4	评价	效果	10	患者感觉舒适，达到预防压疮的目的		4
		操作		动作轻巧、稳重、准确，操作时间合适		3
		护患沟通		沟通有效，患者积极配合		3
	总分		100			

（李燕晖）

模块六　生命体征的观察

项目任务一　生命体征测量技术

生命体征是体温、脉搏、呼吸和血压的总称，是机体内在活动的一种客观反映，是衡量机体身心状况的可靠指标。

【目的】　观察生命体征的变化，为预防、诊断、治疗及护理提供依据。

【评估】

1. 患者的年龄、病情、意识状态。

2. 患者的心理反应、合作程度及有无影响因素存在。

3. 测量部位的皮肤黏膜情况。

【准备】

1. 护士准备

（1）护士素质：衣帽整齐，修剪指甲，洗手，戴口罩。

（2）向患者解释生命体征测量的目的、方法、注意事项及配合要点。

2. 用物准备

（1）治疗盘内备：消毒好的体温计、消毒液纱布、弯盘（内垫纱布）、带秒针的表、笔、记录本、血压计、听诊器。

（2）测肛温时另备润滑剂、卫生纸，必要时备棉签。

3. 患者准备

（1）了解生命体征测量的目的、方法、注意事项及配合要点。

（2）测量前无影响因素存在或有影响因素已休息 30 min 以上。

（3）根据测量方法协助患者取舒适体位。

4. 环境准备　环境整洁、安静、光线充足，必要时屏风遮挡。

【实施】

操作步骤	要点说明
1. 备齐用物至床旁，核对、解释	◆ 确认患者，取得合作
2. 测量	
（1）体温测量	
① 选择测量方法	◆ 根据病情选择合适的测量方法
● 口腔测温法　口表水银端斜放于舌下热窝，嘱患者闭唇含住口表，用鼻呼吸，3 min 取出	◆ 避免体温计被咬碎，造成损失

操 作 步 骤	要 点 说 明
● 直肠测温法　取侧卧、俯卧或屈膝仰卧位，露出臀部，用润滑剂润滑肛表前端，轻轻插入肛门 3～4 cm，3 min 取出；婴幼儿取仰卧位，护士一手握住患儿双踝提起双腿，一手将肛表插入肛门（婴儿 1.25 cm，幼儿 2.5 cm），并用手掌、手指将双臀轻捏固定	◆ 若测肛温，用卫生纸擦净患者肛门处
● 腋下测温法　擦干腋下汗液，将体温计水银端放于患者腋窝深处并贴紧皮肤，屈臂过胸夹紧体温计，测 8～10 min 取出	◆ 需较长时间，才能使腋下人工体腔内的温度接近机体内部的温度
② 检视并记录体温值　体温计用消毒液纱布擦净后检视读数（肛表应先用软纸擦净），记录体温值于记录本上	◆ 评估体温是否正常，若与病情不符应重新测量，有异常及时处理
（2）脉搏测量	
① 将示指、中指、无名指指腹放于桡动脉搏动处测量计数；一般情况测 30s，将所测数值乘以 2 即为脉率。脉搏异常、危重患者应测 1 min。同时应注意脉搏的节律、强弱和动脉管壁的弹性，按压轻重以能清楚测得脉搏搏动为宜；绌脉的测量由两名护士同时测量，一人听心率，一人测脉率，由听心率者发出"开始"和"停止"口令，同时计数 1 min	◆ 心脏听诊部位可选择左锁骨中线内侧第 5 肋间处
② 记录测量结果	◆ 脉率记录为次/分，绌脉记录为心率/脉率
（3）呼吸测量	
① 测量脉搏后护士继续保持诊脉手势，观察患者胸部或腹部的起伏，一起一伏为一次呼吸	◆ 一般情况测 30s，将所测数值乘以 2 即为呼吸频率 ◆ 呼吸微弱不易观察时，可用少许棉花置于患者鼻孔前，观察棉花纤维被吹动的次数（计数 1 min）
② 记录测量结果	◆ 呼吸频率记录为次/分
（4）血压测量	
● 上肢测量法	
① 脱去测量侧衣袖或将衣袖卷至肩部	
② 准备测量　开血压计→开启水银槽开关→开输气球气门→缠袖带→戴听诊器并固定	
③ 关闭输气球阀门充气，一手握加压气球，充气至肱动脉搏动音消失再升高 20～30 mmHg	

操作步骤	要点说明
④ 放气，判断收缩压及舒张压	◆ 以 4 mmHg/s 的速度缓慢放气，闻及第一声搏动音时所指刻度为收缩压，随后搏动音逐渐增强，直到声音逐渐减弱或消失，此时所指刻度为舒张压
⑤ 记录测量结果	◆ 记录为收缩压/舒张压 mmHg，如为下肢血压，记录时应注明 ◆ 舒张压的变音和消失音之间差异较大时，记录两个读数，变音至消失音（如 180/90～40 mmHg）
● 下肢测量法	
① 安置患者取仰卧、俯卧或侧卧位	◆ 露出大腿部，必要时脱一侧裤子
② 将袖带缠于大腿下部	◆ 使袖带下缘距腘窝 3～5 cm，将听诊器胸件贴于腘动脉搏动明显处
③ 以下步骤同上肢测量法	
3. 协助患者取舒适体位，整理床单位	◆ 合理解释测量结果，感谢患者合作
4. 用物处理	◆ 血压计：驱尽袖带余气→关闭输气球阀门→平放盒内→血压计右倾 45°→关闭水银槽开关→关闭血压计盒盖 ◆ 体温计：消毒液浸泡→冲洗→检视 35℃以下→消毒浸泡→冷开水冲洗→擦干→存放
5. 规范洗手	
6. 绘制，记录	◆ 将测量数值绘制或记录在体温单上

【注意事项】

1. 婴幼儿、精神异常、昏迷、不合作、口鼻手术或呼吸困难者，不可测口温。进食、吸烟、面颊部做冷、热敷者，应推迟 30 min，方可测口温。

2. 腹泻、直肠或肛门手术、心肌梗死及某些心脏病患者，不可做直肠测温。坐浴或灌肠后需待 30 min，方可测直肠温度。

3. 对腋下有创伤、手术、炎症、腋下出汗较多、极度消瘦的患者，不适于腋下测温。沐浴后需待 20 min 再测腋下温度。

4. 发现体温和病情不相符合时，应重新测量体温，必要时可同时测量另一部位对照，以便得到更为准确的体温数据。

5. 为婴幼儿、意识不清或不合作的患者测量体温时，护士须守候在旁或用手托扶体温计，以免发生意外。

6. 肛表、腋表、口表应分别清洁消毒，切忌把体温计放在热水中清洗或沸水中煮，以防爆炸。

7. 如患者不慎咬碎体温计，应立即清除玻璃碎屑，再给予口服蛋清或牛奶延缓水银的吸收。病情允许者可服用粗纤维丰富的食物促使水银排泄。

8. 测量血压时若衣袖过紧或太多时，应当脱去衣服。保持测量者视线与血压计刻度平行。

9. 对需要长期密切观察血压的患者应做到"四定"即定时间、定部位、定体位、定血压计，以保证测得血压值的准确性与可比性。对偏瘫患者，应测量健肢。

10. 不可用拇指诊脉，因拇指小动脉搏动易与患者的脉搏相混淆。

11. 呼吸不规则患者及婴儿应测量1min。

12. 呼吸频率受意识影响，测量时不必告诉患者，也不可让患者觉察，以免影响结果。

【健康教育】

1. 告知患者及家属影响生命体征测量准确性的因素。

2. 指导患者学会监测生命体征的正确方法。

3. 提供体温过高、体温过低的护理指导。

4. 向患者讲解识别异常呼吸的观察方法及护理，提高自我保护能力。

5. 指导患者正确判断降压药物效果，及时调整药物。帮助其采用合理的生活方式，提高自我保健能力。

【评价】

1. 操作方法正确，测量结果准确。

2. 护患沟通有效，患者能很好地配合操作。

3. 测量过程中无意外发生，患者有安全感、舒适感。

4. 患者知晓生命体征正常值及注意事项。

附：生命体征测量技术操作评分标准

生命体征测量技术操作评分标准

序号	操作流程		分值	操作要点	同步沟通	标准分
1	操作前准备	护士	15	仪表、语言、态度，核对医嘱、患者，并告知	问候患者，自我介绍，解释生命体征监测的目的，取得患者同意	7
		用物		齐全、性能良好		2
		环境		安静、整洁、安全、舒适		3
		患者		患者理解合作		3
2	操作过程	测量前	5	协助取舒适体位，注意保暖	再次核对床号、姓名	2
				再次核对与解释		3
		体温测量	15	将水银端放于患者腋窝深处并贴紧皮肤，测8～10 min	请您屈臂过胸夹紧体温计	5
				取出体温计用消毒液纱布擦净后检视读数，记录数据		6
				将体温计水银柱甩至35℃，放于消毒液容器内		4
		脉搏测量	10	将示指、中指、无名指指腹放于桡动脉搏动处	请将衣袖上提，露出手腕部	5
				根据病情测量30 s（异常者测1 min）		3
				记录数据		2
		呼吸测量	10	观察患者胸部或腹部的起伏	昨天晚上休息好吗（分散患者注意力）	5
				测量30 s（异常者测1 min）		3
				记录数据		2
		血压测量	20	打开血压计，袖带平整缠，固定听诊器	请配合我将衣袖卷起或脱去一侧衣袖好吗	8
				快速平稳充气		5
				缓慢放气听肱动脉搏动音，判断收缩压和舒张压		5
				记录数据		2
3	操作后	整理	10	协助取舒适卧位，整理床单位	谢谢配合，您的生命体征测量数据均正常，现在我就要离开病房，请问还有什么需要	3
				记录测量数据		2
				清理用物，正确处理		3
				洗手，记录		2
4	评价	效果	15	患者舒适		5
		操作		方法正确，动作轻稳、熟练，数据准确		5
		护患沟通		沟通有效，患者积极配合		5
	总分		100			

（李燕晖）

模块七　维持呼吸功能的护理技术

项目任务一　氧气吸入技术

氧疗法是通过给氧，提高动脉血氧分压（PaO_2）和动脉血氧饱和度（SaO_2），增加动脉血氧含量（CaO_2），纠正各种原因造成的缺氧状态，促进组织的新陈代谢，维持机体生命活动的一种治疗方法。

【适应证】　适用于各种原因引起的 $PaO_2 < 50\,mmHg$、$SaO_2 < 80\%$ 的缺氧者。

1. 低张性缺氧　如慢性阻塞性肺部疾病、先天性心脏病等。

2. 血液性缺氧　如贫血、一氧化碳中毒、高铁血红蛋白血症等。

3. 循环性缺氧　如休克、心力衰竭、大动脉栓塞等。

4. 组织性缺氧　如氰化物中毒、大剂量放射线照射等。

【氧疗的种类】

1. 鼻导管给氧法　将鼻导管从患者一侧鼻腔插入鼻咽部吸入氧气的方法。

2. 鼻塞法　将鼻塞塞入鼻前庭内给氧方法。鼻塞是一种用塑料制成的球状物，有单侧和双侧鼻塞。此法刺激性小，患者舒适。

3. 面罩法　将面罩置于患者口鼻部，氧气自下端输入，呼出气从面罩两侧孔排出，氧流量要求 $6 \sim 8\,L/min$。这种给氧方法叫面罩法，用于病情较重患者。

4. 氧气头罩法　将患者头部置于头罩内，罩面上有多个孔，可以保持罩内一定的氧浓度、温度和湿度。头罩与颈部之间要保持适当的空隙，防止二氧化碳潴留及重复吸入。此法主要用于小儿患者。

5. 氧气枕法　氧气枕是一长方形橡胶枕，枕的一角有一橡胶管，上有调节器可调节氧流量，氧气枕充入氧气，接上湿化瓶即可使用。此法可用于家庭氧疗、危重患者的抢救或转运途中，以枕代替氧气装置。

【供氧装置】

1. 氧气筒及氧气表装置。

2. 管道氧气装置（中心供氧装置）。

【目的】　纠正各种原因造成的缺氧状态，促进组织新陈代谢，维持机体生命活动。

【评估】

1. 患者年龄、病情、意识、治疗等情况。

2. 患者的缺氧程度、血气分析等情况。

3. 患者鼻腔是否通畅、有无鼻中隔偏曲等情况。

4. 患者心理状态、合作程度。

【准备】

1. 护士准备

（1）衣帽整齐，洗手，戴口罩。

（2）熟练掌握氧疗的相关知识及操作流程，检查氧疗装置是否安全、有效。

2. 用物准备

（1）供氧装置　氧气筒、氧气表或中心供氧装置。

（2）治疗盘内备　鼻导管、玻璃接管、输氧管、胶布、棉签、纱布、治疗碗（内盛冷开水）；治疗盘外备弯盘、别针、扳手、用氧记录本、笔。

3. 患者准备

（1）解释　向患者及家属解释氧气吸入的目的和注意事项，患者愿意合作、有安全感。

（2）帮助患者取舒适体位。

4. 环境准备　整洁、安静，按吸氧要求舒适、安全。

【实施】

操 作 步 骤	要 点 说 明
1. 备齐用物推至床旁，核对患者床号、姓名并解释	◆ 确认患者，取得合作
2. 备胶布	◆ 2 条
3. 清洁鼻腔	◆ 检查鼻腔有无分泌物堵塞、有无异常，用湿棉签清洁鼻腔
4. 装表，连接输氧管和鼻塞或鼻导管	◆ 氧气筒法：吹尘→装表→接湿化瓶→检查是否漏气→连接输氧管和鼻导管 ◆ 中心供氧装置：右手持氧气表→插头对准插口插入→连接输氧管和鼻导管
5. 调节氧流量	◆ 根据缺氧程度或医嘱而定（先调流量，后插管）
6. 湿润鼻导管并检查是否通畅	◆ 减轻对黏膜的刺激，保证氧气供应
7. 测量长度、插入鼻腔	◆ 插入长度：鼻尖至耳垂距离的 2/3
8. 固定	◆ 胶布固定鼻导管于鼻翼、面颊，别针固定输氧管于被单上
9. 观察、记录	◆ 记录开始用氧时间和用氧效果
10. 停氧拔管	◆ 氧气筒法：先拔出鼻塞或鼻导管→关总开关→放尽余气后再关流量表开关 ◆ 中心供氧装置：拔出鼻导管，氧气表调至"0"，将氧气表从插孔取下
11. 安置患者，取舒适体位	◆ 擦净胶布痕迹
12. 洗手、记录、整理	◆ 洗手，记录停氧时间，整理用物

【注意事项】

1. 严格遵守操作规程，注意用氧安全，做好"四防"，即防火、防震、防油、防热。氧气筒应放在阴凉处，离暖气 1 m 以上，离火炉 5 m 以上；筒上应标有"严禁烟火"标志；搬运时，勿撞击；氧气表及螺旋口上勿涂油，以免燃烧；放有氧气筒的病房内严禁吸烟。

2. 使用氧气时，应先调节流量后应用；停用氧气时，先拔管后关氧气开关；中途改变流量时，先将氧气管和鼻导管分离，调好流量后再接上。以免一旦出错，大量氧气进入呼吸道，引起肺组织损伤。

3. 用氧过程中密切观察缺氧症状有无改善，呼吸是否通畅。

4. 鼻导管持续用氧者，每日更换 2 次以上，双侧鼻孔交替使用，并及时清除鼻腔内分泌物，防止导管堵塞。用鼻塞者，也需每日更换。使用面罩者，4～8 h 更换 1 次。

5. 氧气筒内氧勿用尽，压力表至少要保留 0.5 mPa（5 kg/cm²），以免灰尘进入筒内，再充气时引起爆炸。

6. 对已用空或未用的氧气筒，应分别标"空"或"满"标志，以免用时搬错。

【健康教育】

1. 根据患者病情，指导其进行有效呼吸。

2. 告知患者不要自行拔除吸氧管或者调节氧流量。

3. 告知患者如感到鼻咽部干燥不适或胸闷憋气时，应及时通知医护人员。

4. 告知患者有关用氧安全知识。

【评价】

1. 护士操作熟练，动作轻柔，未发生呼吸道损伤及其他意外。

2. 患者及家属了解用氧的相关知识，愿意配合，有安全感。

3. 患者缺氧症状改善，呼吸平稳。

附：1. 氧气筒——氧气吸入技术操作评分标准

2. 中心供氧——氧气吸入技术操作评分标准

氧气筒——氧气吸入技术操作评分标准

序号	操作流程		分值	操作要点	同步沟通	标准分
1	操作前准备	护士	20	仪表、语言、态度，核对医嘱、患者，并告知	问候患者，自我介绍，解释用氧的目的，取得患者同意	10
		用物		齐全、性能良好		4
		环境		安静、整洁、安全、无火源		2
		患者		患者理解合作		4
2	操作过程	吸氧前	25	推氧气筒至患者床旁	再次核对患者床号、姓名，现在为您吸氧，这个体位舒适吗 您有鼻塞或鼻部疾病吗	2
				协助患者选择正确卧位		4
				备胶布		1
				清洁鼻腔		4
				装表，接湿化瓶，检查是否漏气，连接鼻导管		7
				确定氧气流出通畅		3
				按需调节氧流量		4
		吸氧	20	湿润鼻导管前端	请问有什么不适吗 流量已调好，在吸氧过程中不可随意调节氧流量，氧气是易燃易爆气体，请您及您的家属在病房禁止抽烟或使用明火	2
				确认插入长度：鼻尖至耳垂的 2/3		4
				插入一侧鼻腔		
				固定鼻导管：鼻翼及面颊		4
				固定输氧管		
				记录用氧时间，告知注意事项		4
				观察用氧情况		6
3	操作后	整理	25	轻揭胶布	您的病情好转，根据医嘱现在给您停氧好吗 谢谢配合，请您休息，如感觉不适，请按床旁呼叫器	2
				取下鼻导管		2
				关总开关		3
				余氧放尽后，关流量调节阀		6
				擦去胶布痕迹		2
				记录停氧时间、病情有无改善		5
				整理床单位，协助患者于舒适卧位		2
				清理用物		3
4	评价	效果	10	患者舒适，缺氧症状改善		4
		操作		动作轻巧、稳重、准确，操作时间合适		3
		护患沟通		沟通有效，患者积极配合		3
	总分		100			

（李燕晖）

中心供氧——氧气吸入技术操作评分标准

序号	操作流程		分值	操作要点	同步沟通	标准分
1	操作前准备	护士	20	仪表、语言、态度，核对医嘱、患者并告知	问候患者，自我介绍，解释用氧的目的，取得患者同意	10
		用物		齐全、性能良好		4
		环境		安静、整洁、安全、无火源		2
		患者		理解合作		4
2	操作过程	吸氧前	25	将用物备齐，按使用顺序置于护理车上，推至患者床旁	再次核对患者床号、姓名，现在为您吸氧，这个体位舒适吗	3
				检查鼻腔有无分泌物及异常，手消毒		4
				用湿棉签清洁鼻腔		3
				手持氧气流量表，使其插头对准设备上的氧气出口插孔用力推入		5
				连接管道、鼻塞（或鼻导管），检查有无漏气	您有鼻塞或鼻部疾病吗	5
				根据医嘱或病情调节氧气流量，用鼻导管时，测量长度（鼻尖至耳垂的2/3）		5
		吸氧	20	将鼻塞（或鼻导管）轻插入患者鼻孔	请问有什么不适吗流量已调好，在吸氧过程中不可随意调节氧流量，氧气是易燃易爆气体，请您及您的家属在病房禁止抽烟或使用明火	4
				观察无呛咳后固定		3
				协助患者选择正确卧位		3
				整理床单位，手消毒		3
				填写吸氧记录卡		3
				观察用氧情况，告知注意事项		4
3	操作后	整理	25	向患者说明原因，取得配合	您的病情好转，根据医嘱现在给您停氧好吗谢谢配合，请您休息，如感觉不适，请按床旁呼叫器	2
				取下鼻塞（或鼻导管），用纱布清洁患者面部		2
				将流量表调至"0"刻度		3
				一手持表，一手将氧气出口座外环向下按压顺时针方向旋转取下		5
				协助患者于舒适卧位		4
				整理床单位，洗手		4
				记录停氧时间及吸氧效果		5
4	评价	效果	10	患者舒适，缺氧症状改善		4
		操作		动作轻巧、稳重、准确，操作时间合适		3
		护患沟通		沟通有效，患者积极配合		3

（李燕晖）

项目任务二　吸痰技术

吸痰法是指经口、鼻腔、人工气道将呼吸道的分泌物吸出，以保持呼吸道通畅，预防吸入性肺炎、肺不张、窒息等并发症的一种方法。

【适应证】　主要用于年老体弱、危重、昏迷、麻醉未清醒前等各种原因引起的不能有效咳嗽者。

【吸痰装置】

1. 电动吸引器。

2. 中心负压吸引装置。

【目的】　清除患者呼吸道分泌物，保持呼吸道通畅，保证有效的通气，预防并发症。

【评估】

1. 患者的年龄、病情、意识、治疗情况。

2. 患者的呼吸道分泌物的量、黏稠度及部位。

3. 清醒患者的心理状态、合作程度及排出呼吸道内分泌物的能力。

4. 使用呼吸机者参数设置情况。

【准备】

1. 护士准备

(1) 衣帽整齐，洗手、戴口罩。

(2) 熟悉吸痰器的原理及使用要求，检查设备是否完好。

2. 用物准备

(1) 吸引装置：电动吸引器或中心负压吸引装置一套。

(2) 治疗盘内备：100～200 ml 瓶子一个（内盛消毒液），无菌换药碗 2 个（一个盛生理盐水、一个盛干棉球及纱布），治疗巾、弯盘、消毒纱布、无菌血管钳或镊子（或一次性无菌手套），一次性吸引管。快速手消毒剂。

(3) 必要时备压舌板、舌钳、开口器、电插板等。

3. 患者准备

(1) 了解吸痰的目的、方法、注意事项及配合要点。

(2) 体位舒适，情绪稳定。

4. 环境准备　环境清洁、安静、安全，光线，温、湿度适宜。

【实施】

操作步骤	要点说明
1. 备齐用物至床旁，核对、解释	◆ 确认患者，清醒患者取得合作
2. 提高吸氧浓度	◆ 吸入高浓度氧 2～3 min，防止吸痰造成低氧血症
3. 协助患者取舒适卧位，检查患者气道情况	

74

操 作 步 骤	要 点 说 明
4. 接通电源，打开开关，戴手套	◆ 再次检查仪器性能，一手戴手套 ◆ 中心负压吸引装置：右手持压力表→插头对准插口插入→连接负压瓶和吸引器连接管，调整负压，连接吸痰管，试吸
5. 调整负压，连接吸痰管，试吸	◆ 检查导管是否通畅，一般成人调整负压为 150～200 mmHg，儿童＜100 mmHg
● 经口/鼻吸痰法 （1）吸咽喉部痰液　一手折叠吸痰管末端，另一手用无菌血管钳或用戴手套的手持吸痰管前端，轻柔插至咽喉部（10～15 cm），放松导管末端吸引	◆ 每吸一次用生理盐水抽吸冲洗
（2）更换吸痰管	
（3）插入气管抽吸　将吸痰管插入气管，从深部向上提拉，左右旋转边吸边退	◆ 痰液黏稠可叩背或配合雾化吸入，吸净痰液
● 气管插管吸痰法	
（1）停止吸氧，分离呼吸机与气管插管	◆ 用未戴手套的手断开呼吸机与气管导管，将呼吸机接头放于无菌纱布上
（2）吸口、咽部分泌物　一手折叠吸痰管末端，另一手用无菌血管钳或用戴手套的手持吸痰管前端，轻柔插至咽喉部，放松导管末端吸引先吸净口、咽部分泌物	◆ 每吸一次用生理盐水抽吸冲洗，随时擦净喷出的分泌物
（3）更换吸痰管	
（4）沿气管导管插入气道抽吸	◆ 动作轻柔，从深部向上提拉，左右旋转边吸边退，痰液黏稠可叩背或配合雾化吸入，吸净痰液
● 气管切开吸痰法	
（1）停止吸氧，使用呼吸机者，与气管插管分离	◆ 用没有戴手套的手分离，将呼吸机接头放于无菌纱布上
（2）一手折叠吸痰管末端，用戴手套的手持吸痰管前端，轻柔插入内套管，放松折叠吸痰管末端吸引	◆ 每吸一次用生理盐水抽吸冲洗，如需再吸，应更换吸痰管，随时擦净喷出的分泌物，从深部向上提拉，左右旋转边吸边退，痰液黏稠可叩背或配合雾化吸入
6. 吸痰过程观察	◆ 观察气道通畅情况、患者反应及痰液的量、性状、颜色
7. 吸痰完毕，关闭吸引器，分离吸痰管	◆ 中心负压吸引装置：关闭吸引器开关，分离吸痰管，取下负压吸引装置 ◆ 将连接管置于床旁盛有消毒液的瓶内

操 作 步 骤	要 点 说 明
8. 立即给予100%的氧气吸入2 min	◆ 气管切开者用无菌湿纱布覆盖气管套管口，待血氧饱和度正常再调至原来吸氧水平
9. 整理床单位，协助取舒适卧位并安慰	◆ 清洁患者气管插管周围皮肤
10. 整理用物	◆ 严格分类作无害化处理
11. 规范洗手并记录	

【注意事项】

1. 严格执行无菌原则，注意保持呼吸机接头不被污染，戴无菌手套使持吸痰管的手不被污染。治疗盘内的吸痰用物每天更换1～2次，吸痰导管每次更换。

2. 操作动作要轻柔、准确、快速，每次吸痰时间不超过15 s，连续吸痰不得超过3次，如痰液较多需要再次吸引，应间隔3～5 min，吸痰间隔可予以纯氧吸入。

3. 痰液黏稠可配合翻身叩背、雾化吸入，患者发生缺氧症状时，立即停止吸痰，休息后再吸。

4. 操作时动作轻柔、敏捷，吸痰过程中观察痰液性状、量、颜色，若痰液带新鲜血液，暂停吸痰。

5. 吸痰管插入遇到阻力时应分析原因，不可粗暴盲插。

6. 冲洗水瓶应分别注明吸引气管内、口鼻之用，不能混用。

7. 气管切开吸痰时吸痰管最大外径不能超过气管导管内径的1/2，负压不可过大，进吸痰管时不可给予负压，以免损伤患者气道。

8. 吸痰过程中要密切观察患者的病情变化，如有心率、血压、呼吸、血氧饱和度的明显改变时，应立即停止吸痰，连接呼吸机通气并给予纯氧吸入。

【健康教育】

1. 教会清醒患者吸痰时正确配合。

2. 宣传预防呼吸道感染及保健知识。

3. 指导患者及家属叩背、蒸汽吸入、雾化吸入等配合方法，提高分泌物排出效果。

【评价】

1. 护士表现出关心患者的态度。患者愿意配合，有安全感。

2. 患者呼吸道分泌物被及时吸出，气道通畅，缺氧得以缓解。

3. 操作熟练，动作敏捷，呼吸道黏膜无损伤。

附：1. 电动吸引装置——吸痰技术操作评分标准

2. 中心负压吸引装置——吸痰技术操作评分标准

电动吸引装置——吸痰技术操作评分标准

序号	操作流程		分值	操作要点	同步沟通	标准分
1	操作前准备	护士	20	仪表、语言、态度，核对医嘱、患者并对清醒患者或家属告知	问候患者，自我介绍，解释吸痰的目的，取得患者同意	8
		用物		齐全、性能良好		5
		环境		安静、整洁、安全、舒适，周围无电磁波干扰		4
		患者		患者理解合作		3
2	操作过程	吸痰前	20	协助患者取舒适卧位，检查患者口、鼻腔，取下义齿	再次核对患者床号、姓名，现在为您吸痰，吸痰过程中可能会有不适，我尽量动作轻柔减轻不适，请问您有义齿吗	3
				接通电源，打开开关，检查吸引器性能		5
				连接吸引器管		3
				调节负压，生理盐水试吸，检查导管		5
				戴手套，打开吸痰管		4
		吸痰	30	吸净口腔或鼻腔至咽喉部痰液	请张口	10
				更换吸痰管		3
				插入气管深部吸出痰液	若不适，请用手势告知我	10
				每次吸痰时间不超过15 s		4
				吸痰管退出后，用生理盐水抽吸冲洗		3
3	操作后	整理	20	关闭吸引器开关，分离吸痰管，将玻璃管置于床旁盛有消毒剂的瓶内	感觉还好吗谢谢配合，请您休息，如感觉不适，请及时按床旁呼叫器	5
				用纱布擦净患者面部，协助患者取舒适卧位，交待注意事项，整理床单位		10
				将手套、吸痰管置于备好的医用垃圾袋内进行无害化处理		3
				清理用物，按规范处理		2
4	评价	效果	10	患者无不良反应，缺氧症状改善		4
		操作		符合无菌操作原则，动作轻巧、稳重、准确，操作时间合适		3
		护患沟通		沟通技巧运用得当，患者积极配合		3
	总分		100			

（李燕晖）

中心负压吸引装置——吸痰技术操作评分标准

序号	操作流程		分值	操作要点	同步沟通	标准分
1	操作前准备	护士	20	仪表、语言、态度，核对医嘱、患者并对清醒患者或家属告知	问候患者，自我介绍，解释吸痰的目的，取得患者同意	8
		用物		齐全、性能良好		5
		环境		安静、整洁、安全、舒适		4
		患者		患者理解合作		3
2	操作过程	吸痰前	25	将用物备齐，推至患者床旁，核对患者的床号、姓名。评估患者的意识状态、生命体征。协助患者取舒适卧位	再次核对患者床号、姓名，现在为您吸痰，吸痰过程中可能会有不适，我尽量动作轻柔减轻不适 请问您有义齿吗	8
				连接中心负压吸引装置，检查吸引器的性能，调节负压，生理盐水试吸，将连接管头放入消毒液容器内		8
				检查患者口、鼻腔，取下义齿		4
				戴手套，取出吸痰管，生理盐水试吸		5
		吸痰	25	吸净口腔或鼻腔至咽喉部痰液	请张口 若不适，请用手势告知我	8
				更换吸痰管		2
				插入气管深部吸出痰液		8
				每次吸痰时间不超过 15 s		4
				吸痰管退出后，用生理盐水抽吸冲洗		3
3	操作后	整理	20	关闭吸引器开关，分离吸痰管，将玻璃管置于床旁盛有消毒剂的瓶内	感觉还好吗 谢谢配合，请您休息，如感觉不适，请及时按床旁呼叫器	5
				观察气道是否通畅、患者的反应及吸出痰液的性质、量、颜色等		7
				用纱布擦净患者面部，协助患者取舒适卧位，交待注意事项，取下负压吸引装置，整理床单位		6
				洗手，清理用物，按规范处理		2
4	评价	效果	10	患者无不良反应，缺氧症状改善		4
		操作		符合无菌操作原则，动作轻巧、稳重、准确，操作时间合适		3
		护患沟通		沟通技巧运用得当，患者积极配合		3
	总分		100			

（李燕晖）

模块八 患者的饮食护理

项目任务一 管饲饮食技术

对于昏迷患者，或因消化道疾病如肿瘤、食管狭窄，以及颅脑外伤等不能由口进食者，为保证其能摄入足够的蛋白质和热量，可通过导管供给营养丰富的流质饮食或营养液，此种方法称为管饲法。根据导管插入的途径，可分为：① 口胃管：导管由口插入胃内；② 鼻胃管：导管经鼻腔插入胃内；③ 鼻肠管：导管由鼻腔插入小肠；④ 胃造瘘管：导管经胃造瘘口插入胃内；⑤ 空肠造瘘管：导管经空肠造瘘口插入空肠内。下面主要以鼻胃管为例讲解管饲法的操作方法。

【目的】 通过鼻胃管（鼻饲法）供给食物和药物，保证患者摄入足够的热量、蛋白质等营养素，满足其对营养和治疗的需要，促进康复。

【适应证】

1. 昏迷患者。

2. 口腔疾患、口腔手术后的患者，上消化道肿瘤引起吞咽困难患者。

3. 不能张口的患者，如破伤风患者。

4. 其他患者，如早产儿、病情危重者、拒绝进食者等。

【评估】

1. 患者的病情及治疗情况，是否能承受插入导管的刺激。

2. 患者的心理状态与合作程度，如既往有无鼻饲的经历，是否紧张，是否了解插管的目的及是否愿意配合插管等。

3. 患者鼻腔黏膜有无肿胀、炎症，有无鼻中隔偏曲，有无鼻息肉等。

【准备】

1. 护士准备

（1）着装整齐，洗手，戴口罩。

（2）熟悉管饲法的操作程序，向患者解释管饲的目的、过程及操作中配合方法。

2. 用物准备

（1）无菌治疗巾内置 消毒胃管、压舌板、50 ml 注射器或灌食器、治疗碗 2 个（分别盛有鼻饲液和温开水，温度 38～40℃）、镊子或止血钳、纱布、棉签。

（2）无菌治疗巾外置 润滑油、胶布、别针、听诊器、调节夹或橡皮圈、弯盘、卫生纸、治疗巾或餐巾。

3. 患者准备 了解插管的目的、操作过程及配合的相关知识，愿意配合，鼻孔通畅。

4. 环境准备 整洁、安静、无异味。

【实施】

操 作 步 骤	要 点 说 明
● 插管	
1. 核对　用物携至患者床旁，核对姓名、床号	◆ 确认患者
2. 摆体位　有义齿者取下义齿，根据病情协助患者采取半坐卧位或坐位，无法坐起者取右侧卧位，昏迷患者取去枕平卧位，头向后仰	◆ 半坐卧位或坐位可减轻咽反射，利于胃管插入，右侧卧位可借助解剖位置使胃管易插入，头向后仰可避免误入气管
3. 保护床单位　治疗巾围于患者颌下，弯盘放置于方便取用处	
4. 鼻腔准备　观察清洁鼻腔，选择通畅侧插管	◆ 鼻腔通畅，便于插管
5. 标记胃管　测量胃管插入的长度，并作标记	◆ 成人插入长度为 45～55 cm，测量方法有两种：① 前额发际至胸骨剑突处；② 耳垂经鼻尖到胸骨剑突的距离 ◆ 小儿胃管插入的长度为眉间至剑突与脐中点的距离
6. 润滑胃管　将少许液体石蜡倒在纱布上，润滑胃管前段	◆ 减少插管时的摩擦阻力，有些患者接触润滑油会引起恶心，可用生理盐水润滑
7. 插入胃管	
（1）左手持纱布托住胃管，右手持镊子夹住胃管前端，沿选定侧鼻孔插入胃管	◆ 插管动作要轻柔，镊子尖端勿碰及患者鼻黏膜，以免造成损伤
（2）插入至 10～15 cm 处（咽喉部）时，根据患者具体情况进行插管	
清醒患者：嘱患者做吞咽动作，顺势将胃管向前推进，直至预定长度	◆ 吞咽动作可帮助胃管迅速进入食管，减轻不适感。必要时，可让患者饮少量温开水以助胃管顺利插入
昏迷患者：将患者头部托起，使下颌靠近胸骨柄，再缓缓插入胃管至预定长度	◆ 下颌靠近胸骨柄可增大咽喉部通道的弧度，便于胃管顺利通过 ◆ 若插管中出现恶心、呕吐，可暂停插管，并嘱患者深呼吸。深呼吸可分散患者注意力，缓解紧张 ◆ 如胃管误入气管，应立即拔出，休息片刻后重新插管 ◆ 插入不畅时应检查口腔，了解胃管是否盘在口咽部，或将胃管抽出少许再插入

操 作 步 骤	要 点 说 明
8. 确认　确认胃管是否在胃内	◆ 证实胃管在胃内的方法有：① 连接注射器于胃管末端回抽，抽出胃液即可证实胃管在胃内；② 置听诊器于患者胃区，快速经胃管向胃内注入 10 ml 空气，同时在胃部听到气过水声，即表示已插入胃内；③ 将胃管末端置于盛水的治疗碗内，无气泡逸出
9. 固定　将胃管固定于鼻翼及面颊部	◆ 防止胃管移动或滑出
10. 灌注食物	
（1）连接注射器于胃管末端，抽吸见有胃液抽出，再注入少量温开水	◆ 每次灌注食物前应抽吸胃液以确定胃管在胃内及胃管是否通畅 ◆ 温开水可润滑管腔，防止喂食溶液黏附于管壁
（2）缓慢灌注鼻饲液或药液等	◆ 鼻饲量不超过 200 ml，间隔时间大于 2 h，鼻饲液温度以 38～40℃ 为宜 ◆ 每次抽吸鼻饲液后应反折胃管末端，避免灌入空气，引起腹胀
（3）鼻饲完毕后，再次注入少量温开水	◆ 冲洗胃管，避免鼻饲液积存于胃管腔中而变质，造成胃肠炎或堵塞管腔
11. 处理胃管末端　将胃管末端反折，用纱布包好，橡皮圈系紧，别针将胃管固定于大单、枕旁或患者衣领处	◆ 防止灌入的食物反流 ◆ 防止胃管脱落
12. 整理用物	
（1）协助患者清洁口腔、鼻孔，整理床单位，嘱患者维持原卧位 20～30 min	◆ 维持原卧位可防止呕吐的发生
（2）整理用物，并清洗消毒，备用	
13. 记录　洗手、记录	◆ 记录插管时间、患者反应及鼻饲液种类及量等
● 拔管	◆ 一般在停止鼻饲或长期鼻饲需要更换胃管时进行拔管
1. 解释　携用物至床前，核对及说明拔管原因	
2. 拔管前准备　置弯盘于患者颌下，夹紧胃管末端放于弯盘内，揭去固定胶布	◆ 防拔管时管内液体反流
3. 拔出胃管　用纱布包裹近鼻孔处的胃管，嘱患者深呼吸，在患者呼气时拔管，到咽喉处快速拔出	◆ 到咽喉处快速拔出，以免胃管内残留液体滴入气管

操 作 步 骤	要 点 说 明
4. 整理用物	
（1）将胃管放入弯盘中，移出患者视线外	◆ 减少患者视觉刺激
（2）清洁患者口鼻、面部，擦去胶布痕迹，帮助患者漱口，采取舒适卧位	
（3）整理床单位，整理用物	◆ 可用松节油等消除胶布痕迹
5. 记录　洗手，记录	◆ 记录拔管时间和患者反应

【注意事项】

1. 插入胃管会给患者带来很大心理压力，护患之间必须进行有效的沟通，让患者及家属理解该操作的目的及安全性。

2. 插管时动作轻稳，避免损伤食管黏膜，尤其是通过 3 个狭窄部位（环状软骨水平处、平气管分叉处、食管通过膈肌处）时。

3. 插管过程中如患者出现剧烈恶心、呕吐，可暂停插入，嘱患者作深呼吸，如患者出现咳嗽、呼吸困难、发绀等现象，表明胃管插入气管，应立即拔出，休息后再重新插入；插入不畅时检查口腔，了解胃管是否盘在口咽部，或将胃管拔出少许，再缓慢插入。

4. 每次鼻饲量不应超过 200 ml，间隔时间不少于 2 h；鼻饲液的温度应保持在 38～40℃；药片应研碎，溶解后灌入。若灌入新鲜果汁，应与奶液分别灌入，防止产生凝块。

5. 每次鼻饲前应证实胃管在胃内且通畅，并用少量温水冲管后再进行喂食，鼻饲完毕后再次注入少量温开水，防止鼻饲液凝结。

6. 长期鼻饲者应每天进行口腔护理 2 次，并定期更换胃管，普通胃管每周更换一次，硅胶管每月更换 1 次。

7. 更换胃管时应于当晚最后一次灌食后拔出，翌日晨从另一侧鼻孔插入胃管。

8. 注入鼻饲液的速度不宜过快或过慢，以免引起患者的不适。

9. 食管静脉曲张、食管梗阻的患者禁忌使用鼻饲法。

【健康教育】

1. 向患者讲解鼻饲饮食的目的、操作过程，减轻患者焦虑。

2. 向患者讲解鼻饲液的温度、时间、量，胃管的冲洗、患者卧位等。

3. 向患者介绍更换胃管的知识。

4. 告知患者若鼻饲后有不适，应及时告知医护人员。

【评价】

1. 操作方法正确，动作轻柔，无黏膜损伤、出血及其并发症。

2. 患者理解插管意义并能主动配合。

3. 确保插管于正确位置，无脱出。

4. 管饲饮食清洁，温度适宜，保证患者基本营养、药物及水分的摄取。

5. 拔管后患者无不适反应。

附：鼻饲法操作评分标准

鼻饲法操作评分标准

序号	操作流程		分值	操作要点	同步沟通	标准分
1	操作前准备	护士	20	仪表、语言、态度、核对、解释	问候患者，自我介绍，解释鼻饲的目的，取得患者同意	10
		用物		齐全、性能良好		4
		环境		安静、整洁、安全、光线适宜		2
		患者		患者准备已做并理解合作		4
2	操作过程	插管	27	① 用物携至床旁，核对并解释	再次核对患者床号、姓名，为了保证鼻饲管插入顺利，需要取半坐位，头稍后仰，希望您配合 插管过程中可能会有不适，我会尽量动作轻柔的 请做吞咽动作	3
				② 协助患者取半卧位、坐位或仰卧位，头稍后仰，有义齿者取下义齿		3
				③ 治疗巾围颌下，弯盘放置于方便取用处		3
				④ 观察、清洁鼻腔，选择通畅侧插管		2
				⑤ 测量胃管插入的长度，并作标记		3
				⑥ 滑润胃管前段		3
				⑦ 持镊子夹住胃管前端，轻轻插入胃管		3
				⑧ 清醒患者做吞咽动作；昏迷者插入 15 cm，托起患者头部再插		2
				⑨ 插至适当深度，检查胃管是否在胃内		4
				⑩ 固定胃管		1
		灌食	18	① 连接注射器于胃管末端，抽吸见有胃液抽出，再注入少量温开水	请问有什么不适吗 请维持此卧位 20～30 min 请注意保护胃管，不要牵拉	4
				② 缓慢灌注鼻饲液或药液等		3
				③ 鼻饲完毕后，再次注入少量温开水		2
				④ 鼻饲后胃管末端反折，纱布包好夹紧		4
				⑤ 固定胃管		3
				⑥ 嘱患者维持原卧位 20～30 min，协助患者清洁口腔、鼻孔		2
		拔管	15	① 携用物至床前，核对及说明拔管原因	医嘱停止鼻饲，现在把您的鼻饲管拔去 请深呼吸 请问有什么不适	2
				② 置弯盘于患者颌下，夹紧胃管末端放于弯盘内，揭去固定胶布		3
				③ 嘱患者深呼吸，在患者呼气时拔管，到咽喉处快速拔出		5
				④ 清洁患者口鼻、面部，擦去胶布痕迹，帮助患者漱口，采取舒适卧位		5
3	操作后	整理记录	10	整理床单位，整理用物	谢谢配合，请您休息，如感觉不适，请及时按床旁呼叫器	5
				洗手、记录		5
4	评价	效果	10	患者能获得基本的营养及必需的药物		4
		操作		动作轻巧、稳重、准确，操作时间合适		3
		护患沟通		沟通有效，患者积极配合		3
	总分		100			

（周文静）

项目任务二　肠内营养输注泵的使用

【目的】　通过微电脑控制的肠内营养输注泵，准确为患者输注肠内营养液。

【评估】

1. 患者的病情及治疗情况，胃管通畅情况等。

2. 患者的心理状态与合作程度，对使用肠内营养输注泵的接受程度。

【准备】

1. 护士准备

(1) 着装整齐，洗手，戴口罩。

(2) 向患者解释使用肠内营养输注泵的目的、过程及操作中的配合方法。

2. 用物准备　肠内营养输注泵、电源线、专用泵管、肠内营养液等。

3. 患者准备　了解使用肠内营养输注泵的目的、操作过程及配合的相关知识，愿意配合。

4. 环境准备　整洁、安静、舒适。

【实施】

操作步骤	要点说明
1. 核对　用物携至患者床旁，核对姓名、床号	◆ 确认患者
2. 准备营养液　将配好的营养液连接输注泵管，排尽泵管内的气体，关闭泵管调节器	◆ 营养液温度合适
3. 连接输注泵　将输注泵固定在输液架上，接通电源，安装泵管	
4. 检查胃管　用注射器接胃管抽吸，见有胃液抽出，再用 20 ml 温开水冲洗胃管，将泵管与胃管连接	◆ 确认胃管在胃内
5. 调节速度　打开开关，调节输注总量及速度，启动输注泵	◆ 观察患者反应、滴速、输注泵运行情况
6. 输注完毕　关闭输注泵，关闭电源，将胃管与泵管分离，用 20 ml 温开水冲洗胃管，封闭胃管末端，取出泵管	
7. 整理 (1) 协助患者取舒适卧位，整理床单位 (2) 整理用物，按医疗废物处理要求分类处理，清洁输注泵	
8. 洗手　记录	◆ 记录患者反应、滴速、输注泵运行情况及输注营养液量

【注意事项】

1. 配制胃肠营养液时应注意无菌操作，胃肠营养液温度适宜。

2. 输注前应注意彻底排尽泵管内的空气。

3. 开始喂食前应检查胃管是否在胃内，确保在胃内方可喂食。

4. 喂食前后用温开水冲洗喂养导管。

5. 根据患者的胃肠功能及输注泵的要求调节输注模式（包括总量、速度等）。

6. 喂食过程中，应密切观察患者的情况及输注泵运行情况，及时处理各种报警，并做好记录。

7. 泵管每 24 h 更换。

【健康教育】

1. 向患者讲解使用肠内营养输注泵的目的、操作过程，减轻患者焦虑。

2. 向患者讲解肠内营养液的温度、时间、量，胃管的冲洗。

3. 告知患者若喂食后有不适，应及时告知医护人员。

【评价】

1. 操作方法正确，动作轻柔，输注泵设置符合要求，能正确处理报警。

2. 患者理解使用肠内营养输注泵的意义并能主动配合。

附：肠内营养输注泵的使用操作评分标准

肠内营养输注泵的使用操作评分标准

序号	操作流程		分值	操作要点	同步沟通	标准分
1	操作前准备	护士	20	仪表、语言、态度、核对、解释	问候患者，自我介绍，解释使用肠内营养输注泵的目的，取得患者同意	10
		用物		齐全、性能良好		4
		环境		安静、整洁、安全、光线适宜		2
		患者		患者准备已做并理解合作		4
2	操作过程	输注前	5	用物携至床旁，核对并解释	再次核对患者床号、姓名，现在将使用输注泵为您输注营养液，没有痛苦，希望您配合	2
				将配好的营养液连接输注泵管，排尽泵管内的气体，关闭泵管调节器		3
		输注	35	将输注泵固定在输液架上，接通电源，安装泵管	请不要自行调节滴速输注过程中如报警器响，请不用紧张，我们会及时处理	5
				用注射器接胃管抽吸，见有胃液抽出，再用 20 ml 温开水冲洗胃管，将泵管与胃管连接		10
				打开开关，调节输注总量及速度，启动输注泵		10
				观察患者反应、滴速、输注泵运行情况		5
				及时处理各种报警		5
		输注完毕	15	关闭输注泵，关电源	请问有什么不适吗	5
				将胃管与泵管分离，用 20 ml 温开水冲洗胃管		5
				封闭胃管末端，取出泵管		5
3	操作后	整理记录	15	协助患者取舒适卧位，整理床单位	谢谢配合，请您休息，如感觉不适，请及时按床旁呼叫器	5
				整理用物，按医疗废物处理要求分类处理，清洁输注泵		5
				记录患者反应、滴速、输注泵运行情况及输注营养液量		5
4	评价	效果	10	患者能获得基本的营养		4
		操作		动作轻巧、稳重、准确，操作时间合适		3
		护患沟通		沟通有效，患者积极配合		3
	总分		100			

(周文静)

模块九　患者排泄的护理

项目任务一　大量不保留灌肠法

【目的】

1．解除便秘、肠胀气。

2．清洁肠道。为肠道手术、检查或分娩作准备。

3．稀释并清除肠道内的有害物质，减轻中毒。

4．灌入低温液体，为高热患者降温。

【评估】

1．患者的病情、临床诊断、意识状态、心理状况、排便情况、理解配合能力。

2．对灌肠的理解配合能力。

3．患者肛周皮肤、黏膜情况。

【准备】

1．护士准备

（1）着装整齐，修剪指甲，洗手，戴口罩。

（2）向患者解释大量不保留灌肠的目的、操作方法、注意事项和配合要点。

2．用物准备

（1）治疗车上层备：灌肠筒一套（橡胶管全长约 120 cm、玻璃接管、筒内盛灌肠液），肛管，血管钳（或液体调节开关），润滑剂，棉签，卫生纸，手套，橡胶或塑料单，治疗巾，弯盘，水温计。

（2）治疗车下层备：便器，便器巾。

（3）输液架。

（4）灌肠溶液：常用 0.1％～0.2％肥皂液、0.9％氯化钠溶液。成人每次用量为 500～1000 ml，小儿 200～500 ml。溶液温度一般为 39～41℃，用于降温时为 28～32℃，用于中暑时为 4℃。

3．患者准备　了解灌肠的目的、过程和注意事项，并配合操作，灌肠前协助患者排尿。

4．环境准备　酌情关闭门窗，屏风遮挡患者。保持适宜的室温，光线充足或有足够的照明。

【实施】

操作步骤	要点说明
1. 核对 将用物携至患者床旁，核对患者床号、姓名及灌肠溶液	◆ 确认患者 ◆ 正确选用灌肠溶液，掌握溶液的温度、浓度和量，肝昏迷患者禁用肥皂水灌肠；充血性心力衰竭和水、钠潴留患者禁用 0.9% 氯化钠溶液灌肠；妊娠、急腹症、消化道出血、严重心血管疾病等患者禁忌灌肠
2. 准备体位 协助患者取左侧卧位，双腿屈膝，裤褪至膝部，臀部移至床沿。不能自我控制排便的患者可取仰卧位，臀下垫便器	◆ 该姿势使乙状结肠、降结肠处于下方，利用重力作用使灌肠液顺利流入乙状结肠和降结肠
3. 垫巾 垫橡胶单和治疗巾于臀下，置弯盘于臀边	
4. 盖好被子，暴露臀部	◆ 保暖，维护患者隐私，使其放松
5. 准备灌肠管、戴手套 将灌肠筒挂于输液架上，筒内液面高于肛门 40～60 cm。戴手套	◆ 保持一定灌注压力和速度。如灌肠筒液面过高，压力过大，液体流入速度过快，不易保留，而且易造成肠道损伤。伤寒患者灌肠时溶液量不得超过 500 ml，灌肠筒内液面不得高于肛门 30 cm
6. 连接润滑肛管、排气 连接肛管，润滑肛管前端，排尽管内气体，夹管	◆ 防止气体进入直肠
7. 插肛管 一手垫卫生纸分开肛门，暴露肛门口，嘱患者深呼吸，一手将肛管轻轻插入直肠 7～10 cm，固定肛管	◆ 患者放松，便于插入肛管 ◆ 顺应肠道解剖结构，勿用力，以防损伤肠黏膜。如插入受阻，可退出少许，旋转后缓慢插入。小儿插入深度为 4～7 cm
8. 灌液 开放管夹，使液体缓缓流入	
9. 观察 密切观察灌肠筒内液面下降速度和患者的情况	◆ 下降过慢或停止，多由于肛管前端孔道被阻塞，可移动肛管或挤捏肛管使堵塞管腔的粪便脱落 ◆ 如患者感觉腹胀或有便意，可嘱其张口深呼吸以放松腹部肌肉，并降低灌肠筒的高度以减慢流速或暂停片刻，以转移患者的注意力，减轻腹压，同时减少灌入溶液的压力 ◆ 如患者出现脉速、面色苍白、出冷汗、剧烈腹痛、心慌气促，此时可能发生肠道剧烈痉挛或出血，应立即停止灌肠，与医生联系，给予及时处理
10. 拔管 待灌肠液即将流尽时夹管，用卫生纸包裹肛管轻轻拔出放入弯盘内，擦净肛门	◆ 避免拔管时空气进入肠道及灌肠液和粪便随肛管流出，保持患者的清洁和舒适

操 作 步 骤	要 点 说 明
11. 保留灌肠液 取下手套，协助患者取舒适卧位，嘱其尽量保留 5～10 min 后再排便	◆ 使灌肠液在肠中有足够的作用时间，以利粪便充分软化容易排出 ◆ 降温灌肠，液体要保留 30 min，排便后 30 min，测量体温并记录
12. 排便 对不能下床的患者，给予便器，将卫生纸、呼叫器放于易取处，辅助能下床的患者上厕所排便	
13. 操作后处理 （1）整理用物：排便后及时取出便器，擦净肛门，协助患者穿裤，整理床单位，开窗通风 （2）采集标本：观察大便性状，必要时留取标本送检 （3）按相关要求处理用物 （4）洗手，在体温单相应栏内记录灌肠结果	◆ 保持病房的整齐，去除异味 ◆ 防止病原微生物传播 ◆ 灌肠后解便一次为 1/E；灌肠后无大便为 0/E

【注意事项】

1. 妊娠、急腹症、严重心血管疾病等患者禁灌肠。

2. 伤寒患者灌肠时溶液量不得超过 500 ml，压力要低（液面不得超过肛门 30 cm）。

3. 为肝昏迷患者灌肠时，禁用肥皂水，以减少氨的产生和吸收；充血性心力衰竭和水、钠潴留患者禁用 0.9%氯化钠溶液灌肠。

4. 准确掌握溶液的温度、浓度、流速、压力和量。

5. 灌肠时患者如有腹胀或便意时，应嘱患者作深呼吸，以减轻不适。

6. 灌肠过程中应随时注意观察患者的病情变化，如发现脉速、面色苍白、出冷汗、剧烈腹痛、心慌气急时，应立即停止灌肠并及时与医生联系，采取急救措施。

【健康教育】

1. 向患者及家属讲解维持正常排便习惯的重要性。

2. 指导患者及家属保持健康生活习惯以维持正常排便。

3. 指导患者灌肠时的配合方法。

【评价】

1. 操作方法和步骤正确、熟练。

2. 灌肠液选择正确，灌肠筒的高度及肛管插入的深度合适。

3. 注意关心和保护患者。

附：大量不保留灌肠法操作评分标准

大量不保留灌肠法操作评分标准

序号	操作流程		分值	操作要点	同步沟通	标准分
1	操作前准备	护士	20	仪表、语言、态度、核对、解释	问候患者，自我介绍，解释灌肠的目的，取得患者同意请在灌肠前排空膀胱	10
		用物		齐全、性能良好		4
		环境		安静、整洁、安全、光线适宜		2
		患者		患者准备已做并理解合作		4
2	操作过程	准备体位	10	取左侧卧位，双腿屈膝，裤褪至膝部，臀部移至床沿	再次核对患者床号、姓名，现在为您灌肠，请取左侧卧位，双腿屈膝，灌肠没有什么痛苦，请不要紧张	5
				不能自我控制排便的患者可取仰卧位，臀部下垫便器		5
		灌肠前	15	垫橡胶单和治疗巾于臀部下，置弯盘于臀边	灌肠过程中如有不适请及时告知 请脱裤子暴露臀部 请放松	4
				盖好被子，暴露臀部		3
				准备灌肠筒，戴手套		4
				连接肛管，润滑肛管前端，排尽管内气体，夹管		4
		灌肠	25	插肛管：一手垫卫生纸分开肛门，一手将肛管轻轻插入直肠 7～10 cm，固定肛管	请深呼吸，尽量放松	7
				开放管夹，使液体缓缓流入		7
				观察灌肠筒内液面下降速度和患者的情况		6
				灌肠液即将流尽时夹管，用卫生纸包裹肛管轻轻拔出放入弯盘内，擦净肛门	请问有什么不适吗	5
		灌肠后	10	取下手套，协助患者取舒适卧位	请尽量保留5～10min后再排便	5
				对不能下床的患者，将卫生纸、呼叫器放于易取处，辅助能下床的患者上厕所排便		5
3	操作后	整理记录	10	排便后及时取出便器，擦净肛门，协助患者穿裤，整理床单位，开窗通风，协助患者取舒适卧位	谢谢配合，请您休息，如感觉不适，请及时按床头呼叫器	4
				观察粪便性状，必要时留取标本送检		2
				洗手、记录		4

序号	操作流程		分值	操作要点	同步沟通	标准分
4	评价	效果	10	无肠黏膜损伤，达到灌肠目的		4
		操作		动作轻巧、稳重、准确，操作时间合适		3
		护患沟通		沟通有效，患者积极配合		3
	总分		100			

（周文静）

项目任务二　小量不保留灌肠法

适用于腹部或盆腔手术后的患者、危重患者、年老体弱、小儿及孕妇等。

【目的】

1. 软化粪便，解除便秘。

2. 排除肠道内的气体，减轻腹胀。

【评估】

1. 患者的病情、临床诊断、意识状态、心理状况和排便情况。

2. 对灌肠的理解、配合能力。

3. 患者肛周皮肤、黏膜情况。

【准备】

1. 护士准备

（1）着装整齐，修剪指甲，洗手，戴口罩。

（2）向患者解释小量不保留灌肠的目的、操作程序和配合要点。

2. 用物准备

（1）治疗车上层备：注洗器、量杯或小容量灌肠筒、肛管、温开水 5～10 ml，遵医嘱准备灌肠液、止血钳、润滑剂、棉签、弯盘、卫生纸、橡胶单、治疗巾、手套、水温计。

（2）治疗车下层备：便器、便器巾。

（3）常用灌肠液："1、2、3" 溶液（50％硫酸镁 30 ml、甘油 60 ml、温开水 90 ml）；甘油 50 ml 加等量温开水；各种植物油 120～180 ml。溶液温度为 38℃。

3. 患者准备　同大量不保留灌肠法。

4. 环境准备　同大量不保留灌肠法。

【实施】

操作步骤	要点说明
1. 核对　用物携至患者床旁，核对患者床号、姓名及灌肠溶液	◆ 确认患者
2. 准备体位　协助患者取左侧卧位，双腿屈膝，裤褪至膝部，臀部移至床沿	◆ 利用重力作用使灌肠液顺利流入乙状结肠
3. 垫巾　垫橡胶单和治疗巾于臀下，置弯盘于臀边	
4. 盖好被子，暴露臀部	◆ 保暖，维护患者隐私，使其放松
5. 连接、润滑肛管　戴手套，用注洗器抽吸灌肠液，连接肛管，润滑肛管前端，排尽管内气体，夹管	◆ 减少插管时的阻力和对黏膜的刺激
6. 插肛管　一手垫卫生纸分开肛门，暴露肛门，嘱患者深呼吸，一手将肛管轻轻插入直肠 7～10 cm	◆ 患者放松，便于插入肛管

操 作 步 骤	要 点 说 明
7. 注入灌肠液　固定肛管，松开血管钳，缓缓注入溶液，注毕夹管，取下注洗器再吸取溶液，松夹后再行灌注。如此反复直至灌肠溶液全部注入完毕	◆ 注入速度不得过快过猛，以免刺激肠黏膜，引起排便反射 ◆ 如用小容量灌肠筒，液面距肛门不能超过 30 cm ◆ 注意观察患者反应
8. 拔管　血管钳夹闭肛管尾端或反折肛管尾端，用卫生纸包住肛管轻轻拔出，放入弯盘内	
9. 保留灌肠液　擦净肛门，取下手套，协助患者取舒适卧位，嘱其尽量保留 10～20 min 后，再排便	◆ 充分软化粪便，利于排便
10. 排便　对不能下床的患者，将卫生纸、呼叫器放于易取处，辅助能下床的患者上厕所排便	
11. 操作后处理	
（1）整理床单位，清理用物	◆ 记录灌肠时间，灌肠液的种类、量，患者的反应
（2）洗手，记录	

【注意事项】

1. 灌肠时插管深度为 7～10 cm，压力宜低，灌肠液注入的速度不得过快。

2. 每次抽吸灌肠液时应反折肛管尾端，防止空气进入肠道，引起腹胀。

【健康教育】　同大量不保留灌肠法。

【评价】　同大量不保留灌肠法。

附：小量不保留灌肠法操作评分标准

<h1 style="text-align:center">小量不保留灌肠法操作评分标准</h1>

序号	操作流程		分值	操作要点	同步沟通	标准分
1	操作前准备	护士	20	仪表、语言、态度、核对、解释	问候患者，自我介绍，解释灌肠的目的，取得患者同意，请在灌肠前排空膀胱	10
		用物		齐全、性能良好		4
		环境		安静、整洁、安全、光线适宜		2
		患者		患者准备已做并理解合作		4
2	操作过程	准备体位	5	取左侧卧位，双腿屈膝，裤褪至膝部，臀部移至床沿	再次核对患者床号、姓名 现在为您灌肠，请取左侧卧位，双腿屈膝	5
		灌肠前	15	垫橡胶单和治疗巾于臀下，置弯盘于臀边	没有什么痛苦，请不要紧张 请脱裤子暴露臀部 灌肠过程中如有不适请及时告知	4
				盖好被子，暴露臀部		3
				连接润滑肛管、戴手套		4
				用注洗器抽吸灌肠液，连接肛管，润滑肛管前端，排尽管内气体，夹管		4
		灌肠	30	插肛管：一手垫卫生纸分开肛门，暴露肛门口，嘱患者深呼吸，一手将肛管轻轻插入直肠7～10 cm	请深呼吸，尽量放松 请问有什么不适吗？	7
				注入灌肠液：固定肛管，松开血管钳，缓缓注入溶液，注毕夹管，取下注洗器再吸取溶液，松夹后再行灌注。如此反复直至灌肠溶液全部注入完毕		16
				拔管：血管钳夹闭肛管尾端或反折肛管尾端，用卫生纸包住肛管轻轻拔出，放入弯盘内		7
		灌肠后	10	擦净肛门，取下手套，协助患者取舒适卧位	请尽量保留10～20 min后再排便	5
				对不能下床的患者，将卫生纸、呼叫器放于易取处，辅助能下床的患者上厕所排便		5
3	操作后	整理记录	10	整理床单位，清理用物	谢谢配合，请您休息，如感觉不适，请及时按床旁呼叫器	5
				洗手，记录灌肠时间，灌肠液的种类、量，患者的反应		5
4	评价	效果	10	无肠黏膜损伤，达到灌肠目的		4
		操作		动作轻巧、稳重、准确，操作时间合适		3
		护患沟通		沟通有效，患者积极配合		3
	总分		100			

（周文静）

项目任务三　保留灌肠法

将药液灌入到直肠或结肠内，通过肠黏膜吸收达到治疗疾病的目的。

【目的】　镇静、催眠及治疗肠道感染。

【评估】

1. 患者的病情、临床诊断、意识状态、生命体征、心理状况、排便情况、理解配合能力。

2. 患者的肠道病变部位。

【准备】

1. 护士准备

(1) 着装整齐，修剪指甲，洗手，戴口罩。

(2) 向患者解释保留灌肠目的、操作程序和配合要点。

2. 用物准备

(1) 治疗盘内备：小容量灌肠筒或注洗器、量杯（内盛灌肠液）、肛管（20号以下）、温开水5～10 ml，遵医嘱备灌肠液、止血钳、润滑剂、棉签、清洁手套。

(2) 治疗盘外备：弯盘、卫生纸、橡胶或塑料单、治疗巾、小垫枕、水温计。

(3) 常用溶液：药物及剂量遵医嘱准备，灌肠溶液量不超过200 ml。溶液温度38℃。① 镇静、催眠用10%水合氯醛，剂量按医嘱准备。② 抗肠道感染用2%小檗碱，0.5%～1%新霉素或其他抗生素溶液。

3. 患者准备　了解保留灌肠的目的、过程和注意事项，排尽大小便，配合操作。

4. 环境准备　关闭门窗，屏风遮挡。

【实施】

操 作 步 骤	要 点 说 明
1. 核对　用物携至患者床旁，核对患者床号、姓名及灌肠溶液	◆ 确认患者 ◆ 保留灌肠以晚上睡眠前灌肠为宜，因为此时活动减少，药液易于保留吸收
2. 准备体位　根据病情选择不同的卧位	◆ 慢性细菌性痢疾，病变部位多在直肠或乙状结肠，取左侧卧位；阿米巴痢疾病变多在回盲部，取右侧卧位，以提高疗效
3. 抬高臀部　垫小垫枕、橡胶单和治疗巾于臀部下，使臀部抬高约10 cm	◆ 防止药液溢出
4. 插管　戴手套，润滑肛管前端，排尽管内气体后轻轻插入肛门15～20 cm，缓慢注入药液	

操 作 步 骤	要 点 说 明
5. 拔管 药液注入完毕，再注入温开水 5～10 ml，抬高肛管尾端，使管内溶液全部注完，拔出肛管，擦净肛门，取下手套，嘱患者尽量忍耐，保留药液在 1 h 以上	◆ 使药液充分被吸收，达到治疗目的 ◆ 注意观察患者反应
6. 操作后处理	
（1）整理床单位，清理用物	
（2）洗手，记录	◆ 记录灌肠时间，灌肠液的种类、量，患者的反应

【注意事项】

1. 保留灌肠前嘱患者排便，使肠道排空有利于药液吸收。了解灌肠目的和病变部位，以确定患者的卧位和插入肛管的深度。

2. 保留灌肠时肛管选择要细且插入要深，液量不宜过多，压力要低，灌入速度宜慢，以减少刺激，使灌入的药液能保留较长时间，有利于肠黏膜的吸收。

3. 肛门、直肠、结肠手术的患者及排便失禁的患者，不宜做保留灌肠。

【健康教育】 向患者及家属讲解有关的疾病知识和保留灌肠的方法，正确配合治疗。

【评价】

1. 操作方法和步骤正确、熟练。

2. 灌肠筒的高度、肛管插入的深度、注入药液的速度合适。

3. 与患者沟通有效，能正确配合，达到治疗效果，肠道感染症状减轻。

附：保留灌肠法操作评分标准

保留灌肠法操作评分标准

序号	操作流程		分值	操作要点	同步沟通	标准分
1	操作前准备	护士	20	仪表、语言、态度、核对、解释	问候患者，自我介绍，解释灌肠的目的，取得患者同意 请在灌肠前排空大、小便	10
		用物		齐全、性能良好		4
		环境		安静、整洁、安全、光线适宜		2
		患者		患者准备已做并理解合作		4
2	操作过程	准备体位	5	根据病情选择不同的卧位	再次核对患者床号、姓名，现在为您灌肠，为了提高药效，请侧身向左侧	5
		灌肠前	15	抬高臀部：垫小垫枕、橡胶单和治疗巾于臀部下，使臀部抬高约 10 cm	请脱裤子暴露臀部 请不要紧张	7
				盖好被子，暴露臀部		4
				戴手套		4
		灌肠	30	润滑肛管前端，排尽管内气体后轻轻插入肛门 15～20 cm	请深呼吸，尽量放松 请问有什么不适吗	7
				缓慢注入灌肠液		16
				药液注入完毕，再注入温开水 5～10 ml，抬高肛管尾端，使管内溶液全部注完		7
		灌肠后	10	擦净肛门，取下手套	请尽量忍耐，保留药液在 1 h 以上	5
				协助患者取舒适卧位		5
3	操作后	整理记录	10	整理床单位，清理用物	谢谢配合，请您休息，如感觉不适，请及时按床旁呼叫器	5
				洗手、记录灌肠时间、灌肠液的名称、量，患者的反应		5
4	评价	效果	10	无肠黏膜损伤，达到治疗目的		4
		操作		动作轻巧、稳重、准确，操作时间合适		3
		护患沟通		沟通有效，患者积极配合		3
	总分		100			

（周文静）

项目任务四　肛管排气法

肛管排气法是将肛管从肛门插入直肠，以排出肠腔内积气的方法。

【目的】　帮助患者解除肠腔积气，减轻腹胀。

【评估】

1. 患者的腹胀情况、临床诊断、意识状态、生命体征。

2. 患者的心理状况、合作理解程度、配合能力。

【准备】

1. 护士准备

(1) 着装整齐，修剪指甲，洗手，戴口罩。

(2) 向患者解释肛管排气的目的、操作程序和配合要点。

2. 用物准备　治疗盘内备：肛管、玻璃接头、橡胶管、玻璃瓶（内盛水 3/4 满，瓶口系带）；治疗盘外备：润滑油、棉签、胶布（1 cm×15 cm）、清洁手套。

3. 患者准备　了解肛管排气的目的、过程和注意事项，配合操作。

4. 环境准备　关闭门窗，屏风遮挡。

【实施】

操 作 步 骤	要 点 说 明
1. 核对　用物携至患者床旁，核对患者姓名、床号	◆ 确认患者
2. 准备体位　协助患者取左侧卧位，注意遮盖患者，暴露肛门	◆ 此体位有利于肠腔内气体排出 ◆ 保暖，维护患者自尊
3. 连接排气装置　将玻璃瓶系于床边，橡胶管一端插入玻璃瓶液面下，另一端与肛管相连	◆ 防止空气进入直肠内，加重腹胀
4. 插管　戴手套，润滑肛管，嘱患者张口呼吸，将肛管轻轻插入直肠 15～18 cm，用胶布将肛管固定于臀部，橡胶管留出足够长度用别针固定在床单上	◆ 减少肛管对直肠的刺激 ◆ 便于患者翻身
5. 观察　观察排气情况，如排气不畅，帮助患者更换体位或按摩腹部	◆ 若有气体排出，可见瓶内液面下有气泡逸出 ◆ 变换体位或按摩腹部可以促进排气
6. 拔管　保留肛管不超过 20 min，拔出肛管，清洁肛门，取下手套	◆ 长时间留置肛管，会降低肛门括约肌的反应，甚至导致肛门括约肌永久性松弛 ◆ 需要时，2～3 h 后再行肛管排气
7. 操作后处理	
(1) 协助患者取舒适体位，询问患者腹胀有无减轻	
(2) 整理床单位，清理用物	
(3) 洗手，记录	◆ 记录排气时间及效果、患者的反应

【健康教育】

1. 向患者及家属讲解避免腹胀的方法，如增加活动，正确选择饮食类型等。

2. 向患者及家属解释肛管排气的意义。

3. 指导患者保持健康的生活习惯。

【评价】

1. 操作方法和步骤正确、熟练。

2. 肛门插入的深度合适，留置时间正确，患者感觉舒适。

3. 无过多暴露患者。

附：肛管排气法操作评分标准

肛管排气法操作评分标准

序号	操作流程		分值	操作要点	同步沟通	标准分
1	操作前准备	护士	20	仪表、语言、态度、核对、解释	问候患者，自我介绍，解释排气的目的，取得患者同意	10
		用物		齐全、性能良好		4
		环境		安静、整洁、安全		2
		患者		患者准备已做并理解合作		4
2	操作过程	准备体位	5	协助患者取左侧卧位，暴露肛门，双腿屈膝，裤褪至膝部，注意遮盖患者	再次核对患者床号、姓名 现在为您肛管排气，请侧身向左侧，双腿屈膝，脱裤子暴露臀部	5
		排气前	15	连接排气装置：将玻璃瓶系于床边，橡胶管一端插入玻璃瓶液面下，另一端与肛管相连	肛管排气没有痛苦，请不要紧张	10
				润滑肛管，戴手套		5
		排气	30	插肛管：一手垫卫生纸分开肛门，暴露肛门口	请深呼吸，尽量放松 请适当变换体位或按摩腹部可以促进排气	8
				将肛管轻轻插入直肠 15～18 cm，用胶布将肛管固定于臀部，橡胶管留出足够长度用别针固定在床单上		15
				观察排气情况，如排气不畅，帮助患者更换体位或按摩腹部		7
		排气后	10	拔出肛管，保留肛管不超过 20 min	请问腹胀是否减轻	5
				擦净肛门，取下手套，协助患者取舒适卧位		5
3	操作后	整理记录	10	整理床单位，清理用物	谢谢配合，请您休息，如感觉不适，请及时按床旁呼叫器	5
				洗手，记录排气时间及效果、患者的反应		5
4	评价	效果	10	无肠黏膜损伤，达到排气目的		4
		操作		动作轻巧、稳重、准确，操作时间合适		3
		护患沟通		沟通有效，患者积极配合		3
	总分		100			

（周文静）

项目任务五　导尿技术

导尿术是在严格无菌操作下，用无菌导尿管经尿道插入膀胱引流尿液的方法。

【目的】

1. 为尿潴留患者引流出尿液，减轻其痛苦。

2. 协助临床诊断，如留取未受污染的尿标本作细菌培养；测量膀胱容量、压力及检查残余尿；进行尿道或膀胱造影等。

3. 为膀胱肿瘤患者进行膀胱化疗。

【评估】

1. 患者的病情、临床诊断、意识状态、生命体征、导尿的目的。

2. 患者的卧位、膀胱充盈度及会阴部皮肤、黏膜情况。

3. 患者的合作程度、心理状况、生活自理能力。

【准备】

1. 护士准备

（1）着装整齐，修剪指甲，洗手，戴口罩。

（2）向患者及家属解释导尿的目的、方法、注意事项和配合要点。根据患者的自理能力，嘱其清洁外阴。

2. 用物准备　无菌导尿包、外阴初步消毒用物或一次性导尿包。

（1）无菌导尿包　内有弯盘2个、粗、细尿管各1根、小药杯1个（内盛4个棉球）、血管钳2把、润滑油棉签或棉球瓶1个、标本瓶1个、洞巾1块、纱布1块、治疗巾1块、包布1块。

（2）外阴初步消毒用物　治疗碗1个（内盛消毒液棉球十余个、弯血管钳1把）、弯盘1个、手套1只或指套2只，男患者需准备清洁纱布1块。

（3）其他　无菌持物钳和容器1套、无菌手套1双、消毒溶液、治疗车1辆、小橡胶单和治疗巾1套、浴巾1条、便器及便器巾、屏风。

（4）导尿管的种类　一般分为单腔导尿管（用于一次性导尿）、双腔气囊导尿管（用于留置导尿）、三腔导尿管（用于膀胱冲洗或向膀胱内滴药）三种。

3. 患者准备　患者和家属了解导尿的目的、意义、过程和注意事项，并了解如何配合操作。导尿前清洗外阴。如患者不能配合时，请人协助维持适当的姿势。

4. 环境准备　酌情关闭门窗，屏风遮挡患者。保持适宜的室温。光线充足或有足够的照明。

【实施】

操作步骤	要点说明
1. 核对　携用物至患者床旁，核对患者床号、姓名	◆ 确认患者
2. 准备	
（1）关闭门窗，屏风遮挡患者，请无关人员回避	◆ 维护患者隐私

操作步骤	要点说明
（2）移床旁椅至操作同侧的床尾。将便器放于床尾的床旁椅上，打开便盆巾	◆ 便于操作，节省时间、体力
（3）松开床尾盖被，帮助患者脱去对侧裤腿，盖在近侧腿部，并盖上浴巾，对侧腿用盖被遮盖	◆ 防止受凉
3. 体位　协助患者取仰卧屈膝位，两腿略外展，露出外阴	◆ 利于操作
4. 垫巾　将小橡胶单和治疗巾垫于患者臀部下，弯盘置于近外阴处，治疗碗放于患者两腿之间	◆ 保护床单不被污染
5. 根据男、女患者尿道的解剖特点进行消毒、导尿	
● 女性患者导尿	
（1）初步消毒：护士一手戴手套或指套，另一手持血管钳夹取消毒液棉球消毒阴阜、大阴唇，接着以戴手套的手分开大阴唇，消毒小阴唇和尿道口；污棉球置弯盘内；消毒完毕，脱下手套置弯盘内，将碗及弯盘移至床尾处	◆ 每个棉球限用一次 ◆ 血管钳不可接触肛门区域 ◆ 消毒顺序是由外向内、自上而下
（2）打开导尿包：在患者两腿之间，打开导尿包包布，按无菌技术操作打开治疗巾，用无菌持物钳取小药杯；倒消毒液于药杯内，浸湿棉球	◆ 嘱患者勿动肢体。保持安置的体位，避免无菌区域污染
（3）戴无菌手套，铺洞巾	◆ 使洞巾和治疗巾内层形成一较大无菌区，扩大无菌区域，利于无菌操作，避免污染
（4）摆放用物，润滑尿管：按操作顺序整理好用物，选择一根合适的导尿管，用润滑液棉球润滑导尿管前端	◆ 尿管过粗容易损伤尿道黏膜，过细则尿液自尿道口流出，达不到导尿的目的。润滑尿管可减轻尿管对黏膜的刺激和插管时的阻力
（5）消毒尿道口：小药杯置于外阴处，一手分开并固定小阴唇，一手持血管钳夹取消毒液棉球，分别消毒尿道口、小阴唇、尿道口。污棉球、血管钳、小药杯放床尾弯盘内	◆ 再次消毒顺序是内→外→内，自上而下。每个棉球限用一次，避免已消毒的部位污染 ◆ 消毒尿道口时稍停片刻，使消毒液发挥消毒效果
（6）将无菌弯盘置于洞巾口旁，嘱患者张口呼吸，用另一血管钳夹持导尿管对准尿道口轻轻插入尿道 4～6 cm，见尿液流出再插入 1 cm 左右，松开固定小阴唇的手下移固定导尿管，将尿液引入弯盘内	◆ 插管时，患者张口呼吸，使肌肉和尿道括约肌松弛，有助于插管 ◆ 插管时，动作要轻柔，避免损伤尿道黏膜

操 作 步 骤	要 点 说 明
● 男性患者导尿	
（1）初步消毒：护士一手戴手套，另一手持血管钳夹消毒液棉球进行初步消毒，依次为阴阜、阴茎、阴囊。然后戴手套的手用无菌纱布裹住阴茎将包皮向后推，暴露尿道口。自尿道口向外向后旋转擦拭尿道口、龟头及冠状沟。污棉球、纱布置弯盘内；消毒完毕，将弯盘移至床尾	◆ 每个棉球限用一次 ◆ 自阴茎根部向尿道口消毒 ◆ 包皮和冠状沟易藏污垢，应注意仔细擦拭，预防感染
（2）打开导尿包：在患者两腿之间打开导尿包包布。按无菌技术操作打开治疗巾，用无菌持物钳取小药杯；倒消毒液于药杯内，浸湿棉球	◆ 嘱患者勿动肢体。保持安置的体位，避免无菌区域污染
（3）戴无菌手套，铺洞巾	◆ 使洞巾和治疗巾内层形成一较大无菌区，扩大无菌区域，利于无菌操作，避免污染
（4）摆放用物，润滑尿管：按操作顺序整理好用物，选择一根合适的导尿管，用润滑液棉球润滑导尿管前端	◆ 尿管选择要合适
（5）消毒尿道口：一手用纱布包住阴茎将包皮向后推，暴露尿道口，另一手持血管钳夹消毒液棉球再次消毒尿道口、龟头及冠状沟。污棉球、小药杯、血管钳放床尾弯盘内	◆ 由内向外，每个棉球只用一次，避免已消毒的部位再污染
（6）一手用无菌纱布固定阴茎并提起，使之与腹壁呈60°，将弯盘置于洞巾口旁，嘱患者张口呼吸，用另一血管钳夹持导尿管对准尿道口轻轻插入尿道 20～22 cm，见尿液流出再插入 1～2 cm，将尿液引入弯盘内	◆ 使耻骨前弯消失，利于插管 ◆ 插管时，动作要轻柔，男性尿道有三个狭窄，切忌用力过快、过猛而损伤尿道黏膜
6. 夹管、倒尿　当弯盘内盛 2/3 满尿液时，用血管钳夹住导尿管尾端，将尿液倒入便器内，再打开导尿管继续放尿	◆ 注意观察患者的反应及询问其感觉
7. 取标本　若需作尿培养，用无菌标本瓶接取中段尿 5 ml，盖好瓶盖，放置合适处	◆ 避免碰洒或污染
8. 操作后处理	◆ 使患者舒适
（1）导尿完毕，轻轻拔出导尿管，撤下洞巾，擦净外阴，脱去手套置弯盘内，撤出患者臀部下的小橡胶单和治疗巾放治疗车下层。协助患者穿好裤子。整理床单位	◆ 保护患者隐私
（2）清理用物，测量尿量，尿标本贴标签后送检	◆ 标本及时送检，避免污染
（3）洗手，记录	◆ 记录导尿的时间、导出的尿量、患者的反应

【注意事项】

1. 在操作过程中注意保护患者的隐私，注意保暖，防止着凉。

2. 严格执行无菌技术操作原则。

3. 对膀胱高度膨胀且极度虚弱的患者，第一次放尿不得超过 1000 ml。因为大量放尿可使腹腔内压急剧下降，血液大量滞留在腹腔内，导致血压下降而虚脱；又因为膀胱内压突然降低，导致膀胱黏膜急剧充血，发生血尿。

4. 老年女性尿道口回缩，插管时应仔细观察、辨认，避免误入阴道。

5. 为女患者插尿管时，如导尿管误入阴道，应另换无菌导尿管重新插管。

6. 为避免损伤和导致泌尿系统的感染，必须掌握男性和女性尿道的解剖特点。

【健康教育】

1. 向患者讲解导尿的目的和意义。

2. 教会患者如何配合操作，减少污染。

3. 介绍相关疾病的知识。

【评价】

1. 用物齐备，操作方法和步骤正确、熟练。

2. 无菌观念强，操作过程无污染。

3. 患者主动配合，顺利完成导尿术。

附：导尿技术操作评分标准

导尿技术操作评分标准

序号	操作流程		分值	操作要点	同步沟通	标准分
1	操作前准备	护士	20	仪表、语言、态度、核对、解释	问候患者，自我介绍，解释导尿的目的，取得患者同意	10
		用物		齐全、性能良好		4
		环境		安静、整洁、安全、光线适宜		2
		患者		患者准备已做且理解合作		4
2	操作过程	导尿前	10	关闭门窗，屏风遮挡，移床旁椅至操作同侧的床尾，将便器放床尾床旁椅上，打开便器巾	再次核对患者床号、姓名，现在为您导尿，请脱下右侧裤腿，平躺，双腿屈曲分开	3
				松开床尾盖被，帮患者脱裤腿，盖被		2
				取仰卧屈膝位，两腿外展，露出外阴		2
				患者臀部下垫巾，弯盘、治疗碗放妥当		3
		女性患者导尿	25	① 初步消毒	请不要紧张，尽量放松	5
				② 打开导尿包		3
				③ 戴无菌手套，铺洞巾方法正确，无污染		5
				④ 摆放用物，润滑尿管		2
				⑤ 消毒尿道口	请张口呼吸 请问有什么不适吗	5
				⑥ 血管钳夹持导尿管对准尿道口插入尿道 4～6 cm，见尿液流出再插入 1 cm 左右，固定导尿管将尿液引入弯盘内		5
		男性患者导尿	25	① 初步消毒	请不要紧张，尽量放松	5
				② 打开导尿包		3
				③ 戴无菌手套，铺洞巾方法正确，无污染		5
				④ 摆放用物，润滑尿管		2
				⑤ 消毒尿道口		5
				⑥ 一手用无菌纱布固定阴茎并提起，使之与腹壁呈 60°，用另一血管钳夹持导尿管对准尿道口轻轻插入尿道 20～22 cm，见尿液流出再插入 1～2 cm，将尿液引入弯盘内	请张口呼吸 请问有什么不适吗	5
						3
		导尿后	5	血管钳夹住尿管，将尿液倒入便器内		3
				根据需要留取标本		2
3	操作后	整理记录	5	导尿毕，拔尿管，撤巾，擦净外阴，脱手套，协助患者穿衣，整理床单位	谢谢配合，请您休息，如感觉不适，请及时按床旁呼叫器	2
				清理用物，测量尿量，尿标本送检		2
				洗手、记录		1
4	评价	效果	10	泌尿系无损伤，达到导尿目的		4
		操作		动作轻巧、稳重、准确		3
		护患沟通		沟通有效，患者积极配合		3
	总分		100			

（周文静）

项目任务六　留置导尿技术

留置导尿术是在导尿后,将导尿管保留在膀胱内引流尿液的方法。

【目的】

1. 抢救危重、休克患者时正确记录每小时尿量、测量尿比重,以观察患者的病情变化。

2. 避免盆腔手术过程中误伤,需排空膀胱,保持膀胱空虚。

3. 某些泌尿系统疾病手术后留置导尿管,便于引流和冲洗,并减轻伤口张力,促进伤口的愈合。

4. 为尿失禁或会阴部有伤口的患者引流尿液,保持会阴部的清洁、干燥。

5. 为尿失禁患者行膀胱功能训练。

【评估】

1. 患者的病情、临床诊断、意识状态、生命体征、留置导尿的目的。

2. 患者的心理状态、合作理解程度。

3. 患者的膀胱充盈及局部皮肤情况。

【准备】

1. 护士准备

(1) 着装整齐,修剪指甲,洗手,戴口罩。

(2) 向患者解释留置导尿的目的、方法、注意事项和配合要点。根据患者的自理能力,嘱其清洁外阴。

2. 用物准备　除导尿用物外,另备无菌双腔气囊导尿管 1 根、10 ml 无菌注射器 1 副、0.9%氯化钠溶液 10~40 ml,无菌集尿袋 1 个,安全别针 1 个。普通导尿管需备蝶形胶布。

3. 患者准备　患者及家属了解留置导尿的目的、过程和注意事项,学会在活动时如何防止尿管脱落等。必要时,请他人协助维持合适的体位。

4. 环境准备　酌情关闭门窗,屏风遮挡。

【实施】

操 作 步 骤	要 点 说 明
1. 解释　携用物至患者床旁,核对患者并解释操作的目的和注意事项	◆ 确认患者
2. 导尿　同导尿术消毒后,插入导尿管	◆ 严格按无菌技术操作进行,防止泌尿系统感染
3. 固定　排尿后,夹住导尿管尾端,固定导尿管	
● 双腔气囊导尿管固定法 同导尿术插入导尿管,见尿后再插入 7~10 cm。根据导尿管上注明的气囊容积向气囊注入等量的 0.9%氯化钠溶液,轻拉导尿管有阻力感,即证实导尿管固定于膀胱内	◆ 双腔气囊导尿管采用硅胶制成,与组织有较好的相容性,对组织刺激性小,因导尿管前端有一气囊,当注入一定量的气体或液体后可将导尿管固定于膀胱内

操 作 步 骤	要 点 说 明
● 普通导尿管胶布固定法 女性：移开洞巾，脱下手套，将一块长 12 cm，宽 4 cm 的胶布上 1/3 固定于阴阜上，下 2/3 剪成三条，中间一条螺旋形粘贴在导尿管上，其余两条分别交叉粘贴在对侧的大阴唇上	◆ 女性尿道短，尿管易滑出，要妥善固定尿管
男性：取长 12 cm，宽 2 cm 的胶布，在一端的 1/3 处两侧各剪一小口，折叠成无胶面，制成蝶形胶布。将 2 条蝶形胶布的一端粘贴在阴茎两侧，再用两条细长胶布作半环形固定蝶形胶布于阴茎上，开口处向上。在距离尿道口 1 cm 处用胶布环形固定蝶形胶布的折叠端于导尿管上	◆ 有粘胶面的胶布不能直接贴在龟头上，以免损伤龟头表皮，给患者带来痛苦
4. 连接集尿袋　导尿管末端与集尿袋的引流管接头处相连，用橡皮圈和安全别针将集尿袋的引流管固定在床单上，集尿袋妥善地固定在低于膀胱的高度，开放导尿管	◆ 别针固定要稳妥，既避免伤害患者，又不能使引流管滑脱 ◆ 引流管要留出足够的长度，防止因翻身牵拉使尿管脱出 ◆ 防止尿液逆流造成泌尿系感染
5. 操作后处理 （1）取舒适卧位，整理床单位，清理用物 （2）洗手，记录	◆ 记录留置导尿的时间、患者的反应

【注意事项】

1. 双腔气囊导尿管固定时要注意膨胀的气囊不能卡在尿道内口，以免气囊压迫膀胱壁，造成黏膜的损伤。

2. 留置尿管如果采用普通导尿管，女患者在操作前应剃去阴毛，便于胶布固定。

3. 男患者留置尿管采用胶布加固蝶形胶布时，不得作环形固定以免影响阴茎的血液循环，导致阴茎的充血、水肿甚至坏死。

【健康教育】

1. 向患者及家属解释留置导尿的目的和护理方法。

2. 解释在病情允许的情况下多饮水和适当活动的重要性，每天尿量应维持在 2000 ml 左右，以产生足够的尿液冲洗尿道，预防泌尿系统感染和尿路结石的形成。

3. 向患者及家属说明避免导尿管和引流管受压、扭曲、堵塞等的意义，以保持尿液引流通畅，避免感染的发生。

4. 下床活动时注意引流管的固定、通畅，集尿袋不得超过膀胱高度并避免挤压，防止尿液反流。

【留置尿管患者的护理】

1. 防止泌尿系统感染的措施

（1）保持尿道口清洁。女患者用消毒液棉球擦拭外阴及尿道口，男患者用消毒液棉球擦拭尿道口、龟头及包皮，每天 1～2 次。

（2）每日定时更换集尿袋，及时排空集尿袋，并记录尿量。

（3）每周更换导尿管一次，硅胶导尿管可酌情延长更换时间。

（4）在病情允许的情况下，鼓励患者多饮水以增加尿量，达到自然冲洗尿道的目的。

2. 训练膀胱反射功能，可采用间歇性夹管方式。夹闭导尿管，每 3～4 h 开放一次，使膀胱定时充盈排空，促进膀胱功能的恢复。

3. 注意倾听患者的主诉并观察尿液情况，发现尿液浑浊、沉淀、有结晶时，应及时处理，每周尿常规检查一次。

【评价】

1. 操作正确、熟练，有较强的无菌观念，操作中无污染。

2. 操作中注意关心、保护患者。

3. 正确的健康教育。

4. 患者留置导尿后护理措施及时、有效，无并发症的发生。

附：留置导尿技术操作评分标准

留置导尿技术操作评分标准

序号	操作流程		分值	操作要点	同步沟通	标准分
1	操作前准备	护士	20	仪表、语言、态度、核对、解释	问候患者，自我介绍，解释留置导尿的目的，取得患者同意	10
		用物		齐全、性能良好		4
		环境		安静、整洁、安全、光线适宜		2
		患者		患者准备已做并理解合作		4
2	操作过程	导尿	30	关闭门窗，屏风遮挡，移床旁椅至操作同侧的床尾，将便器放床尾床旁椅上，打开便器巾	再次核对患者床号、姓名，现在为您导尿，请脱下右侧裤腿，平躺，双腿屈曲分开，导尿过程中如有不适要及时告知	3
				松开床尾盖被，帮患者脱裤腿，盖被		2
				取仰卧屈膝位，两腿外展，露出外阴		2
				患者臀下垫巾，弯盘、治疗碗放妥当		3
				根据男、女患者特点进行消毒、导尿，见尿后再插入 7～10 cm	不要紧张，请张口呼吸	20
		固定	20	排尿后，夹住导尿管尾端	请问有什么不适吗？	
				根据导尿管上注明的气囊容积向气囊注入等量的 0.9％氯化钠溶液，轻拉导尿管有阻力感，即证实导尿管固定于膀胱内		20
		连接集尿袋	15	导尿管末端与集尿袋的引流管处相连	已成功导尿，请注意保护导尿管，勿牵拉、扭折，下床活动时请注意集尿袋应低于膀胱的高度	5
				集尿袋的引流管固定在床单上，集尿袋固定在低于膀胱的高度，开放导尿管		10
3	操作后	整理记录	5	取舒适卧位，整理床单位，清理用物	谢谢配合，请多饮水，以防泌尿系感染，请您休息，如有需要请按床旁呼叫器	3
				洗手、记录		2
4	评价	效果	10	泌尿系统无损伤，达到导尿目的		4
		操作		动作轻巧、稳重、准确，操作时间合适		3
		护患沟通		沟通有效，患者积极配合		3

（周文静）

项目任务七　集尿袋更换法

集尿袋更换法是按照无菌技术原则为留置导尿后的患者更换集尿袋，达到预防尿路感染、导尿管管腔堵塞的目的。

【目的】　预防尿路感染、尿盐沉积堵塞管腔。

【评估】

1. 患者的病情、心理状态、合作理解程度。

2. 患者尿道口有无分泌物，尿液的性质、量。

【准备】

1. 护士准备

（1）着装整齐，修剪指甲，洗手，戴口罩。

（2）向患者解释集尿袋更换的目的、方法及注意事项。

2. 用物准备　护理盘、无菌棉球或棉签、消毒液、一次性垫巾、无菌集尿袋、一次性手套、止血钳1把、无菌换药包1个（镊子2把）、手消毒液，必要时备安全别针。

3. 患者准备　患者及家属了解集尿袋更换的目的、过程和注意事项。

4. 环境准备　酌情关闭门窗，屏风遮挡。

【实施】

操 作 步 骤	要 点 说 明
1. 解释　携用物至患者床旁，核对患者并解释操作目的和方法，取得患者配合	◆ 确认患者
2. 准备　检查尿道口有无分泌物	
（1）关闭门窗，必要时屏风遮挡，评估患者病情及尿液的性质及量	
（2）协助患者取舒适体位，检查尿道口有无分泌物	
3. 手消毒，检查集尿袋及换药包名称、包装有无破损、灭菌有效期等并按无菌包使用法打开	
4. 铺垫巾于尿管下，戴手套，以无菌棉球（或棉签）蘸消毒液擦洗尿道口及会阴部	◆ 女性患者擦洗顺序：分开小阴唇先环行擦洗尿道口—小阴唇—大阴唇—阴阜；男性患者擦洗顺序：环行消毒尿道口、龟头、冠状沟
5. 夹闭尿管，分离尿管与集尿袋	
6. 脱去手套，洗手或更换手套，消毒尿管外口端，再消毒尿管内口端	
7. 将导尿管尾端与集尿袋的引流管接头连接，开放导尿管	◆ 挤压导尿管确定导尿管是否通畅

操 作 步 骤	要 点 说 明
9. 操作后处理 （1）取舒适卧位，整理床单位，清理用物 （2）交代注意事项，洗手，记录	◆ 防止尿液反流造成泌尿系统感染 ◆ 撤去垫巾及原集尿袋，置于护理车下层医用废物袋内

【注意事项】

1. 无菌集尿袋固定的高度应低于耻骨联合，防止尿液倒流。

2. 定时放出集尿袋中的尿液，每周更换一次连接管和集尿袋。

3. 集尿袋固定要妥善，要留出一定的长度，便于患者活动；防止牵拉和滑脱、引流管打折、扭曲、受压。

4. 根据留置导尿管的目的，定时夹闭或开放引流，随时观察尿液的性质和量。

【健康教育】

1. 向患者及家属解释定期更换集尿袋的目的和护理方法。

2. 解释在病情允许的情况下多饮水和适当活动的重要性，每天尿量应维持在 2000 ml 左右，以产生足够的尿液冲洗尿道，预防泌尿系统感染和减少尿盐沉积堵塞管腔的机会。

3. 下床活动时注意引流管的固定、通畅，集尿袋不得超过膀胱高度并避免挤压，防止尿液反流。

【评价】

1. 操作正确、熟练，有较强的无菌观念，操作中无污染。

2. 操作中注意关心、保护患者。

3. 正确的健康教育。

附：集尿袋更换法操作评分标准

集尿袋更换法操作评分标准

序号	操作流程		分值	操作要点	同步沟通	标准分
1	操作前准备	护士	20	仪表、语言、态度	问候患者，自我介绍，解释更换集尿袋的目的，取得患者同意	10
		用物		齐全、性能良好		4
		环境		安静、整洁、安全		2
		患者		患者准备已做并理解合作		4
2	操作过程	准备	20	将用物携至床旁，核对患者，解释并取得配合	再次核对患者床号、姓名，现在为您更换集尿袋，请平躺，双腿屈曲分开	5
				关闭门窗，必要时屏风遮挡		2
				评估患者病情及尿液的性质及量		3
				协助患者取舒适卧位		4
				检查尿道口有无分泌物		6
		消毒及更换	40	手消毒，检查并打开集尿袋包装及换药包，戴手套	将为您消毒尿道口及会阴，请勿紧张 请问有什么不舒服吗？ 已更换好集尿袋，请注意保护导尿管，勿牵拉、扭折，下床活动时请注意集尿袋应低于膀胱的高度	5
				铺垫巾于尿管下，以无菌棉球（或棉签）蘸消毒液擦洗尿道口及会阴部		10
				夹闭导尿管，分离导尿管与集尿袋		2
				脱去手套洗手或更换手套		5
				消毒导尿管外口端，再消毒导尿管内口端		8
				将导尿管尾端与集尿袋的引流管接头连接，开放导尿管，挤压尿管是否通畅		5
				固定集尿袋的引流管，将集尿袋固定在低于耻骨联合的高度		5
3	操作后	整理记录	10	撤去治疗巾，将用物置于护理车下层	谢谢配合，请多饮水，以冲洗尿道，以防泌尿系感染 请您休息，如感觉不适，请及时按床旁呼叫器	4
				协助患者取舒适卧位，整理床单位		3
				规范洗手，记录		3
4	评价	效果	10	关心患者，注意保护患者隐私，床单位整洁、无污染		4
		操作		无菌观念强，操作熟练		3
		护患沟通		沟通有效，患者满意、主动配合操作		3
总分			100			

（周文静）

模块十 给药技术

项目任务一 口服给药法

口服给药是将药物经口服后通过胃肠道黏膜吸收进入血液循环到达局部或全身,达到治疗疾病的一种方法,是临床上最常用、最方便,又较经济、安全的给药方法。

【目的】 通过口服给药,达到减轻症状,治疗疾病,维持正常生理功能,协助诊断、预防疾病的目的。

【评估】

1. 患者年龄、性别、诊断、病情、意识状态。

2. 患者吞咽能力、胃肠功能、肝肾功能、饮食习惯。

3. 患者对计划用药的认识水平、合作程度、心理反应。

4. 计划用药的目的、药理作用、用法用量、禁忌证和不良反应。

【准备】

1. 护士准备

(1) 着装整齐、整洁,仪表端庄,姿势规范,展示护士职业良好形象。

(2) 洗手、戴口罩。

2. 用物准备

(1) 发药用物:药盘、饮水管、服药本、小药卡、治疗巾、水壶(内盛温开水)等。

(2) 药物:按医嘱备药。

(3) 配药用物:药杯、药匙、量杯、滴管、研钵、湿纱布、包药纸。

3. 患者准备 向患者解释用药的目的及相应的注意事项。患者理解用药目的并能积极配合。

4. 环境准备 环境安静、整洁、光线适宜。

【实施】

操 作 步 骤	要 点 说 明
1. 备药	
(1) 填写小药卡	◆ 按照服药本上患者房床号、姓名、计划用药填写小药卡,字迹要清晰
(2) 核对小药卡与服药本,然后按顺序插入发药盘内	◆ 严格查对
(3) 依据不同药物对照服药本配药	◆ 配固体药→配水剂→油剂
(4) 整理用物,将药品放回原处	◆ 用湿纱布擦净瓶口,保持瓶签清晰、干燥

操　作　步　骤	要　点　说　明
(5) 全部配取完毕，查对后备用	◆ 依据服药本和小药卡请另一护士再次逐一核对，确保准确无误
2. 发药	
(1) 洗手，核对药物	◆ 依据服药本，按照房床号顺序逐一核对服药盘内的小药卡和药物，如有不符，必须核对医嘱
(2) 推服药车发药	◆ 一般按床号顺序发药
(3) 核对患者、床头卡、服药本、小药卡、药物	◆ 严格"三查七对"，确认无误方可发药
(4) 解释	◆ 消除顾虑，取得患者合作
(5) 协助患者服药，确认服下方可离开	◆ 同一患者的药物应一次取出，避免发生差错。鼻饲患者、婴幼儿须将药溶解后，协助服用
(6) 用药指导	◆ 说明预期效果、不良反应先兆症状和自护措施
(7) 再次核对	
(8) 清理用物，洗手	◆ 按规定对药杯、药盘进行清洁或消毒处理，防止交叉感染
(9) 观察用药后反应	◆ 若有异常，及时与医生联系，酌情处理

【注意事项】

1. 粉剂、含化片用纸包好放入药杯；需要鼻饲或溶化服用的药物，在研钵中研碎后，包好备用。

2. 液体药用量杯量取，量取时视线与所取药物剂量刻度在同一水平，保证剂量准确；倒取溶液时，瓶签向上对掌心，以免瓶签被沾污而模糊不清。

3. 油剂、按滴计算的药液或药量不足 1 ml 时用滴管吸取（以 15 gtt/ml 计算），注药前在药杯中加入冷开水，防止药液附着杯壁，影响剂量准确。

4. 发药前应收集患者有关资料，如因特殊检查或手术而需禁食的患者，暂不发药；如果患者不在或因故暂不能服药者，应将药物带回保管，适时再发或交班。

5. 需吞服的药物用 40～60℃的温开水送下，避免用茶水送服。

6. 发药时，患者如提出疑问，应虚心听取，重新核实医嘱，确认无误后给予解释再服用。

7. 发药后，密切观察药疗效果及不良反应，为合理安全用药提供动态信息。

8. 加强健康教育，尤其是慢性病患者和出院后需继续服药者。

【健康教育】

1. 指导患者依据不同药物性质、药理作用，采用不同的给药时间、方法，以提高疗效，减少不良反应。

(1) 对牙齿有腐蚀作用或使牙齿染色的药物，应避免与牙齿接触，如酸类、铁剂及碘剂。服用铁剂还应避免饮茶水。

(2) 止咳糖浆对呼吸道黏膜起安抚作用，服后不宜立即饮水；同时服用多种药物时，应最后服用。

（3）磺胺类药和发汗药，服后应多饮水。

（4）增加食欲的健胃药应在饭前服用；助消化药以及对胃黏膜有刺激性的药物应在饭后服。

（5）服用强心苷类药物时，应学会观察脉率（心率）和心律，若有异常应及时停药并和医生联系。

（6）缓释片、肠溶片、胶囊药物不可嚼碎。

2. 饮酒会影响药物疗效的发挥，服药前后禁忌饮酒。

3. 根据药物与饮食的相互影响，指导患者在用药期间的饮食调理。

4. 向患者讲解遵医嘱按时正确服药的重要性。

【评价】

1. 患者能主动配合，合作良好。

2. 患者安全、正确地服药，达到治疗目的。

3. 患者能叙述所服药物的有关知识及注意要点。

附：口服给药法操作评分标准

口服给药法操作评分标准

序号	操作流程		分值	操作要点	同步沟通	标准分
1	操作前准备	护士	20	仪表、语言、态度、核对、解释	问候患者，自我介绍，核对，解释口服给药的目的，取得患者同意	10
		用物		齐全、性能良好		4
		环境		安静、整洁、安全、舒适		2
		患者		卧位选择正确，理解合作		4
2	操作过程	备药	15	填写小药卡，核对小药卡与服药本，然后按顺序插入发药盘内。取药后核查标示并检查药物有效期		5
						6
				依据不同药物对照服药本配药，取药方法正确		2
						2
				整理用物，将药品放回原处		2
				全部配取完毕，查对后备用		
		发药	35	洗手，推车到患者床旁，再次查对，解释	告知药物的预期效果、不良反应，指导患者服药的配合事项	13
				发药并指导服药		10
				帮助服药（老人、小儿、病重者、鼻饲者和不能自理者）		10
				因故暂不能服药者做好交接班		
3	操作后	整理	20	观察用药后反应，交待注意事项	请多休息，感觉不适及时按床旁呼叫器	6
				再次查对，协助患者取舒适卧位，整理床单位		4
				回收药杯，清洁消毒		5
				清理用物，分类处理，洗手，记录		5
4	评价	效果	10	指导服药方法正确，患者满意		5
		操作		动作轻巧、节力、准确，操作时间合适		3
		护患沟通		沟通有效，患者主动配合		2
总分			100			

（范福玲）

项目任务二　皮内注射技术

皮内注射是将少量药物或生物制剂注入表皮与真皮之间的方法。

【目的】　实施药物过敏试验、预防接种、协助诊断及局部麻醉的前驱步骤。

【部位选择】

1. 药物过敏试验和结核菌素试验　选择前臂掌侧下段正中。该处皮肤较薄，角化程度低，颜色浅，感觉神经末梢分布较少，痛感较轻；易于注射和辨认局部反应。

2. 预防接种　一般选择左上臂三角肌中央或下缘。此处活动度小，摩擦机会少，便于定位观察和确认接种效果。

3. 局部麻醉的前驱步骤　选择麻醉的中心部位，易于控制浸润范围。

【评估】

1. 患者病情、诊断、治疗情况、用药史、药物过敏史、家族史。

2. 患者意识状态、心理状态、对用药的认知合作能力。

3. 患者注射部位皮肤的颜色、感觉，有无皮疹等异常改变。

【准备】

1. 护士准备

（1）着装整齐、整洁，仪表端庄，姿势规范，展示护士职业良好形象。

（2）修剪指甲、洗手、戴口罩。

2. 用物准备

（1）基础注射盘　2%碘酊、70%乙醇、无菌镊子、无菌棉签、治疗巾、砂轮、弯盘、开瓶盖器、小垫枕、快速手消毒剂等。

（2）注射用物　1ml注射器、4½号针头、注射卡。

（3）药物　按医嘱准备。

（4）按需另备0.1%盐酸肾上腺素1支、2ml注射器、6号针头。

3. 患者准备

（1）解释：向患者解释皮内注射的目的及注意事项。患者理解并能积极配合，有安全感。

（2）协助患者取舒适体位并暴露注射部位。

4. 环境准备　按无菌操作要求进行；注射环境安静、整洁、光线适宜。

【实施】

操 作 步 骤	要 点 说 明
1. 洗手，戴口罩，按医嘱备药，放置于治疗盘内	◆ 严格执行查对制度和无菌操作原则
2. 备齐用物推至床旁，核对患者、注射卡和药物，解释	◆ 确认患者，予以解释（真皮内神经分布较多，注射时较为疼痛），取得合作
3. 协助取舒适卧位，选择注射部位	◆ 选择前臂掌侧下段正中

操 作 步 骤	要 点 说 明
4. 手消毒，消毒穿刺部位皮肤，待干	◆ 70％乙醇消毒，禁用碘酒，避免混淆试验结果和损伤
5. 再次核对，排气	◆ 调整针头斜面与刻度在同一平面，保证给药剂量准确
6. 左手绷紧前臂内侧皮肤，右手持注射器，示指固定针栓，针尖斜面向上与皮肤呈5°角刺入皮内，待针头斜面完全进入皮内后，放平注射器	◆ 嘱患者勿紧张
7. 左手拇指固定针栓，右手推注药物	◆ 推注时阻力较大，速度不宜过快，局部可呈现颜色苍白、毛孔变大的半球形隆起，剂量为 0.1 ml
8. 注射毕，迅速拔出针头	◆ 拔针时避免用棉签按压，以保证推注剂量和试验结果的准确性
9. 再次核对，询问患者反应	◆ 做药物过敏试验时应及时记录皮试的部位和时间
10. 用药指导	◆ 皮试局部勿摩擦、碰压，接受药物过敏试验时暂时不能离开，如有不适应立即告知
11. 整理用物	◆ 将废弃物按规定放入收集容器内
12. 规范洗手	
13. 观察用药后反应，记录	◆ 若做药物过敏试验，观察 20 min 结果

【注意事项】

1. 严格执行查对制度和无菌操作原则，遵守消毒隔离制度。

2. 药物过敏试验忌用碘酊、碘伏消毒，以免影响对局部反应的观察。

3. 注意进针的角度和深度，以免将药液注入皮下或药液漏出。

4. 如做药物过敏试验，应备好急救物品，以防发生意外。

【健康教育】

1. 告知患者用药目的、可能出现的反应及注意事项。

2. 给患者做药物过敏试验后，需观察 20 min。如有不适，立即通知护理人员，以便及时处理。

3. 做药物过敏试验时，拔针后告知患者切勿按揉皮丘或揉擦局部，以免影响结果的观察。

【评价】

1. 注射部位选择正确，操作过程严格无菌，无污染。

2. 操作规范，推注剂量准确，达到预期给药效果。

3. 患者合作良好，有协助监测不良反应的能力。

附：皮内注射技术操作评分标准

皮内注射技术操作评分标准

序号	操作流程		分值	操作要点	同步沟通	标准分
1	操作前准备	护士	20	仪表、语言、态度、核对、解释	问候患者，自我介绍，核对，解释皮内注射的目的，询问患者有无药物过敏史，征求患者同意	10
		用物		齐全、性能良好，摆放便于操作		4
		环境		安静、整洁、安全、舒适		2
		患者		卧位选择正确、理解合作		4
2	操作过程	注射前	22	洗手，戴口罩，按医嘱备药，放置于治疗盘内	再次核对床号、姓名

请伸出您的左/右臂 | 10 |
				携用物至患者处，核对（七对内容）与解释，选择合适注射部位		3
				手消毒，常规消毒注射部位皮肤		3
				取出注射器，再次查对		2
				排气方法正确，不浪费药液		4
		注射	28	左手绷紧前臂内侧皮肤，右手持注射器，示指固定针栓，针尖斜面向上与皮肤呈5°角刺入皮内，待针头斜面完全进入皮内后，放平注射器	请不要紧张，可能会稍微有点疼，我会尽量动作轻柔，请配合	13
				用左手拇指固定针栓，右手轻轻推注药液0.1 ml，使局部隆起呈一半球状皮丘，迅速拔出针头	有什么不适吗	15
3	操作后	整理	20	再次核对，做药物过敏试验者记录时间	皮试局部不要摩擦、碰压；现在接受药物过敏试验，暂时不能离开护士监督范围，如有不适立即告知，以便及时处理	3
				协助患者取舒适卧位，向患者交待注意事项		5
				整理床单位		2
				清理用物，规范洗手，记录		3
				做药物过敏试验者，20 min判断结果并记录		7
4	评价	效果	10	用药有效，患者满意		3
		操作		动作轻巧、稳重、准确，操作时间合适		4
		护患沟通		沟通有效，患者积极配合		3
	总分		100			

（范福玲）

项目任务三　皮下注射技术

皮下注射法是将少量药物或生物制品注入皮下组织的方法。

【目的】　需迅速达到药效和某些药物不宜或不能口服给药；预防接种；局部麻醉用药。

【部位选择】　常用的注射部位有上臂三角肌下缘、两侧腹壁、后背、大腿前侧和外侧。

【评估】

1. 患者病情、治疗情况、用药史。

2. 患者意识状态、肢体活动能力，对给药计划的了解、认识及合作程度。

3. 患者注射部位的皮肤及皮下组织状况。

【准备】

1. 护士准备

（1）着装整齐、整洁，仪表端庄，姿势规范，展示护士职业良好形象。

（2）修剪指甲，洗手，戴口罩。

2. 用物准备

（1）基础注射盘内备：1～2 ml 注射器、5½～6 号针头、注射卡。

（2）药物：按医嘱准备药液。

3. 患者准备

（1）解释：向患者解释皮下注射的目的、注意事项及配合要点，使患者理解注射目的，能积极配合。

（2）协助患者取舒适体位并暴露注射部位。

4. 环境准备　按无菌操作要求进行；注射环境安静、整洁、光线适宜，必要时遮挡患者。

【实施】

操作步骤	要点说明
1. 洗手，戴口罩，按医嘱抽吸药液	◆ 严格执行查对制度和无菌操作原则
2. 备齐用物至床旁，核对患者（床号、姓名）、注射卡、药物、解释	◆ 执行"三查七对"
3. 协助取舒适卧位，选择注射部位，手消毒	◆ 需要时遮挡患者，保护隐私。环境温度较低时，注意保暖
4. 常规消毒，待干	◆ 消毒范围直径在 5 cm 以上
5. 再次核对，排气	◆ 操作中查对
6. 一手绷紧注射部位皮肤，一手示指固定针栓，针头斜面向上与皮肤呈 30°～40°角快速穿刺	◆ 控制刺入针梗的 1/2～2/3，避免进针过深刺入肌内组织
7. 回抽活塞柄无回血，缓慢推注药液	◆ 确认无回血，防止注入静脉，注意观察患者反应

操 作 步 骤	要 点 说 明
8. 注射完毕，快速拔出针头	◆ 立即用棉签按压注射点，防止药液外渗和出血，压迫至不出血为止
9. 再次核对，询问患者反应	◆ 操作后查对
10. 协助穿衣，取舒适卧位，整理床单位	
11. 清理用物，洗手	◆ 严格按照消毒隔离原则处理用物
12. 观察用药后反应，记录	◆ 记录注射时间、药名、剂量及患者反应

【注意事项】

1. 严格执行查对制度和无菌操作原则，遵守消毒隔离制度。

2. 进针角度不超过 45°，对于消瘦的患者，注射时可捏起局部组织或减小注射角度，避免误入肌层。皮下脂肪丰富的患者，可适当增加进针角度和深度。

3. 推药前回抽时如有回血，应立即拔针，更换针头和部位重新注射，防止药液直接注入静脉。

4. 注射的药物剂量小于 1 ml 时，应选用 1 ml 注射器，以保证注入的药物剂量准确无误。

5. 对局部组织有刺激性的药物或剂量较大的药物不宜做皮下注射。

【健康教育】

1. 告知患者用药目的、可能出现的反应及注意事项。

2. 告知长期皮下注射患者，建立轮流使用注射部位的计划，使其明白注射部位经常更换是促进药物充分吸收。

3. 适当时候教会长期注射患者皮下注射方法。

【评价】

1. 患者理解皮下注射的目的，愿意接受注射并配合。

2. 注射过程严格按注射原则进行，注射部位未出现硬结、未发生感染。

3. 护患沟通有效，达到预期效果，长期注射患者学会注射知识及技术。

附：皮下注射技术操作评分标准

皮下注射技术操作评分标准

序号	操作流程		分值	操作要点	同步沟通	标准分
1	操作前准备	护士	20	仪表、语言、态度，核对、解释	问候患者，自我介绍，核对、解释皮下注射的目的，询问用药史，征求患者同意	10
		用物		齐全、性能良好，物品摆放便于操作		4
		环境		安静、整洁、安全、舒适		2
		患者		卧位选择正确、理解合作		4
2	操作过程	注射前	25	洗手，戴口罩，按医嘱备药，放置于治疗盘内，药物正确、剂量准确	再次核对床号、姓名 现在给您皮下注射，让我观察您的上臂注射部位好吗	10
				携用物到患者处，核对（七对内容）与解释，选择合适注射部位		7
				手消毒，常规消毒，待干		4
				取出注射器，再次查对		2
				排气方法正确，不浪费药液		2
		注射	35	一手绷紧注射部位皮肤，一手示指固定针栓，穿刺针头斜面向上与皮肤呈30°～40°角快速穿刺，控制刺入针梗的1/2～2/3，手法正确，刺入深度准确	请放松 您有什么不适吗	15
				回抽活塞柄无回血，缓慢推注药液		15
				注射完毕，快速拔出针头		5
3	操作后	整理	10	再次核对	还有其他需要吗？若有不适，请及时按床旁呼叫器，谢谢配合	2
				协助患者取舒适卧位，整理床单位，向患者交待注意事项		5
				清理用物，规范洗手，记录		3
4	评价	效果	10	患者满意，用药有效		3
		操作		动作轻巧、稳重、准确，操作时间合适		4
		护患沟通		沟通有效，患者积极配合		3
	总分		100			

（范福玲）

项目任务四　肌内注射技术

肌内注射法是将一定量的药物或生物制剂注入骨骼肌组织内的方法。

【目的】

1. 注射剂量较大、刺激性较强的药物。

2. 要求比皮下注射更迅速发挥疗效，不宜口服或静脉给药。

3. 预防接种。

【部位选择】　最常选用的部位为臀大肌，其次为臀中肌、臀小肌、股外侧肌和上臂三角肌。

1. 臀大肌注射区定位方法

（1）十字法：从臀裂顶点向左或向右作一水平线，从髂嵴最高点向下作一垂线，将一侧臀部划分为四个象限，其外上 1/4 象限避开内角为注射区。

（2）连线法：从髂前上棘至尾骨作一连线，其外上 1/3 处为注射部位。

2. 臀中肌、臀小肌注射区定位方法

（1）二指定位法：将食指和中指指尖尽量分开，分别放在髂前上棘和髂嵴的下缘，食指、中指和髂嵴构成的三角区域为注射区。

（2）三指定位法：髂前上棘后三横指处为注射区域。以患者自己的手指宽度为准。

3. 上臂三角肌注射区定位法

（1）九分法：用水平线和垂直线将三角肌长、宽三等分后，形成九个区域。上、中 1/3 中区肌肉相对较厚，没有大血管和神经通过，为注射的绝对安全区。

（2）指测法：上臂外侧，肩峰下 2～3 横指处。

【评估】

1. 患者的年龄、病情、治疗情况、意识状态。

2. 患者的用药史，对给药计划的了解、认识及合作程度。

3. 患者的肢体活动能力，注射部位的皮肤及肌肉组织状况。

【准备】

1. 护士准备

（1）着装整齐、整洁，仪表端庄，姿势规范，展示出护士良好的职业风采。

（2）修剪指甲、洗手、戴口罩。

2. 用物准备

（1）基础注射盘内备：2～5 ml 注射器、6～7 号针头、注射卡。

（2）药物：按医嘱准备药液。

3. 患者准备

（1）解释：向患者解释肌内注射的目的、注意事项及配合要点，使患者愿意配合，有安全感。

（2）协助患者取舒适体位并暴露注射部位。

4. 环境准备　按无菌操作要求进行；注射环境安静、整洁、光线适宜，必要时遮挡患者。

【实施】

操 作 步 骤	要 点 说 明
1. 洗手，戴口罩，按医嘱抽吸药液	◆ 严格执行查对制度和无菌操作原则
2. 携用物至患者处，核对患者、注射卡单和药物，解释	◆ 确认患者，解释注意事项以消除顾虑，取得合作
3. 协助取合适体位	◆ 需要时遮挡患者，保护隐私，注意保暖
4. 选择注射部位	◆ 根据年龄、病情、药物性质、药量选择部位，避开血管和神经
5. 洗手，注射部位皮肤常规消毒，待干	◆ 消毒范围直径在 5 cm 以上
6. 再次核对，排气	◆ 操作中查对
7. 一手拇、示指绷紧注射部位皮肤，一手中指固定针栓，持注射器垂直进针	◆ 注射器针头与皮肤呈 90°，刺入针梗的 2/3，手法正确，用力适度，避免针头全部刺入
8. 回抽活塞柄，如无回血，缓慢注药	◆ 确认针头未刺入血管，同时注意观察患者反应
9. 注射完毕，快速拔出针头	◆ 体现"两快一慢"，拔针后用棉签轻压注射点 2～3 min，防止药液外渗和出血
10. 再次核对，询问患者反应	◆ 操作后查对
11. 协助穿衣，安排舒适卧位，整理床单位	
12. 清理用物，洗手	◆ 将废弃物分类放入规定的收集容器内
13. 观察用药后反应，记录	

【注意事项】

1. 严格执行查对制度和无菌技术操作，遵守消毒隔离原则。

2. 正确选择注射部位，长期进行注射的患者，应当更换注射部位。

3. 注射时切勿将针梗全部刺入，以防针梗从根部折断。

4. 同时注射两种或两种以上药物时，注意配伍禁忌。

【健康教育】

1. 告知患者用药目的、可能出现的反应及注意事项。

2. 指导患者采用正确的注射姿势如侧卧位时上腿伸直、放松，下腿稍弯曲；俯卧位时足尖相对，足跟分开，头偏向一侧；危重患者采用仰卧位，用臀中肌、臀小肌注射法。

3. 注射后短时间内局部避免热敷和按摩，防止造成皮下出血。

【评价】

1. 患者理解肌内注射的目的，愿意接受并配合。

2. 注射过程严格按注射原则进行，定位准确，给药正确，无不良反应。

3. 护患沟通有效，达到预期效果。

附：肌内注射技术操作评分标准

肌内注射技术操作评分标准

序号	操作流程		分值	操作要点	同步沟通	标准分
1	操作前准备	护士	20	仪表、语言、态度、核对、解释	问候患者，自我介绍，核对，解释肌内注射的目的，征求患者同意	10
		用物		齐全、性能良好		4
		环境		安静、整洁、安全、舒适、温暖		2
		患者		卧位选择正确，患者理解合作		4
2	操作过程	注射前	25	洗手，戴口罩，按医嘱抽吸药液	再次核对床号、姓名，我协助您取合适体位，可减轻注射时疼痛	10
				携用物到患者处，核对（七项内容）与解释		2
				选择注射部位		5
				皮肤消毒，直径 5 cm 以上		3
				再次查对		2
				排气方法正确，不浪费药液		3
		注射	30	一手拇、示指绷紧注射部位皮肤	请放松，不要紧张	3
				一手中指固定针栓，持注射器垂直进针		5
				进入针梗的 2/3		4
				固定针栓		4
				回抽注射器检查无回血		4
				缓慢注药		5
				注射完毕，迅速拔针，用棉签按压针眼处 2～3 min	有什么不适吗	5
3	操作后	整理	15	观察患者用药后反应	局部短时间不可热敷，如果感觉不适，请及时告知，谢谢配合	4
				再次查对		3
				协助患者取舒适卧位，整理床单位		5
				清理用物，用物处理符合要求，洗手，记录		3
4	评价	效果	10	用药准确、安全，满足患者的身心需要，患者满意		4
		操作		方法正确、无污染，动作轻稳、熟练，做到"两快一慢"		3
		护患沟通		沟通有效，患者积极配合		3
总分			100			

（范福玲）

项目任务五　静脉注射技术

静脉注射法是将药物直接注入静脉的方法。常用的静脉注射法有四肢浅静脉注射法及静脉注射泵注射法。

一、四肢浅静脉注射法

是指通过四肢表浅静脉注入药物的方法。

【目的】

1. 使药物直接进入血液循环而迅速生效，如治疗急重症患者时。

2. 注入药物作某些诊断检查，如肾功能试验。

【评估】

1. 患者病情、治疗情况、用药史、药物过敏史。

2. 患者意识状态、肢体活动能力，对静脉注射的认识及合作程度。

3. 患者穿刺部位的皮肤状况、静脉充盈度及管壁弹性。

【准备】

1. 护士准备

(1) 着装整齐、整洁，仪表端庄，姿势规范，展示出护士良好的职业风采。

(2) 洗手、戴口罩。

2. 用物准备

(1) 基础注射盘内备：注射器（规格视药量而定）、4½～9 号针头或头皮针头、止血带、输液贴、注射卡。

(2) 药物：按医嘱准备药液。

3. 患者准备

(1) 解释：向患者解释静脉注射目的、注意事项、配合要点，使患者理解，能积极配合。

(2) 协助患者取舒适体位并暴露注射部位。

4. 环境准备　注射环境安静、整洁、光线适宜，符合无菌操作要求。

【实施】

操作步骤	要点说明
1. 洗手，戴口罩，按医嘱抽取药液	◆ 严格执行查对制度和无菌操作原则
2. 携用物至患者处，查对并解释	
3. 选择合适静脉	◆ 上肢静脉选择：手背静脉网、头静脉、贵要静脉、肘正中静脉；下肢静脉选择：足背静脉、大隐静脉、小隐静脉
4. 垫小枕，手消毒，穿刺部位皮肤消毒（第一次）	◆ 在穿刺部位的下方

操 作 步 骤	要 点 说 明
5. 扎止血带	◆ 在穿刺部位上方（近心端）约 6 cm 处扎紧止血带，止血带末端向上
6. 再次消毒皮肤，待干	
7. 再次查对，排尽空气	◆ 操作中查对
8. 穿刺	◆ 以一手拇指绷紧静脉下端皮肤，使其固定；另一手持注射器，示指固定针栓，针头斜面向上，与皮肤呈 20°～30°角自静脉上方或侧方刺入皮下，再刺入静脉
9. 松开止血带，固定针头	◆ 见回血，视情况再顺静脉进针少许后再固定
10. 缓慢推注药液	◆ 根据药物性质、治疗目的及患者病情控制注药速度
11. 注射完毕，快速拔出针头	◆ 将干棉签放于穿刺点上方按压片刻
12. 再次核对	◆ 操作后查对
13. 协助患者取舒适卧位，整理床单位	
14. 清理用物	◆ 用物处理严格按消毒隔离原则进行
15. 洗手并记录	◆ 记录用药时间，药物名称、浓度、剂量，患者反应等

【注意事项】

1. 严格执行查对制度和无菌技术操作，遵守消毒隔离原则。

2. 选择走行较直、充盈度好、易于固定的静脉，同时应避开关节和静脉瓣；对需长期注射者，应有计划地由远心端到近心端选择静脉。

3. 药物刺激性较强时，先用 0.9％氯化钠注射液穿刺，成功后更换药物，防止药液渗漏至皮下组织。

4. 注药过程中要缓慢地试抽回血，以检查针头是否仍在静脉内，如有局部疼痛或肿胀隆起，抽无回血，应拔出针头，更换部位，重新注射。

5. 如穿刺失败应立即拔针，更换针头和注射部位，重新穿刺。

【健康教育】

1. 告知患者用药目的、可能出现的反应、注意事项及配合要求。

2. 向患者介绍有计划使用静脉的意义。

【评价】

1. 患者理解注射目的，积极配合静脉注射。

2. 操作过程严格按注射原则进行，穿刺一次成功，注射部位无渗出、肿胀，未发生感染。

3. 护患沟通有效，达到预期疗效。

附：静脉注射技术操作评分标准

静脉注射技术操作评分标准

序号	操作流程		分值	操作要点	同步沟通	标准分
1	操作前准备	护士	20	仪表、语言、态度、核对、解释	问候患者，自我介绍，核对，解释静脉注射目的，取得患者同意	10
		用物		齐全、性能良好		4
		环境		安静、整洁、光线适宜		2
		患者		患者理解合作		4
2	操作过程	注射前	24	洗手，戴口罩，按医嘱抽取药液	再次核对床号、姓名 您这样躺舒适吗 请问注射哪侧肢体 请握拳，不用紧张	8
				携用物到患者处，核对（七对内容）与解释，协助患者取舒适卧位，选择静脉血管		4
				手消毒，穿刺部位皮肤第一次消毒		3
				扎止血带，第二次消毒皮肤并嘱患者握拳		3
				再次核对，排出注射器内气体		3
				绷紧皮肤，固定血管		3
		注射	31	针尖与皮肤呈 20°～30°角进针，见回血再顺静脉进针少许	请松拳，有什么不适吗 请按压棉签到不出血为止	6
				松止血带，松拳，固定针头		5
				缓慢注药		10
				推注过程中试抽回血并密切观察		5
				迅速拔针，用棉签按压止血为止		5
3	操作后	整理	15	再次核对	您还需要其他帮助吗？如果身体感觉不适，请及时按床旁呼叫器，谢谢配合	2
				协助患者取舒适体位，整理床单位		5
				清理用物，处理符合要求		4
				洗手，记录		4
4	评价	效果	10	用药准确、安全，静脉穿刺一次成功，患者满意		4
		操作		方法正确，无污染，动作轻稳、熟练		3
		护患沟通		沟通有效，患者积极配合		3
	总分		100			

二、静脉注射泵注射法

又称微量注射泵注射法，是通过微量注射泵装置将小剂量药液持续、均匀、定量输入人体静脉的一种方法。

【目的】 准确控制注射速度，按需要提供患者单位时间所需药物剂量。

【评估】

1. 患者病情、治疗情况、使用药物。

2. 患者意识状态，对静脉注射泵的认识及合作程度。

3. 患者穿刺部位的皮肤状况、静脉充盈度及管壁弹性。

【准备】

1. 护士准备

(1) 着装整齐、整洁，仪表端庄，姿势规范，展示出护士良好的职业风采。

(2) 洗手、戴口罩。

(3) 熟练掌握注射泵的操作技能。

2. 用物准备

(1) 注射装置：静脉注射泵、注射泵延长管。

(2) 基础注射盘内备：注射器（抽 5～10 ml 生理盐水）、4½～9 号头皮针、止血带、输液贴。

(3) 药物：按医嘱备药。

3. 患者准备

(1) 解释：向患者解释使用静脉注射泵的目的、注意事项及配合要点，使患者理解，愿意配合，有安全感。

(2) 协助患者取舒适卧位。

4. 环境准备 按无菌操作要求进行；注射环境安静、整洁、光线适宜。

【实施】

操作步骤	要点说明
1. 洗手，戴口罩，按医嘱准备药液	◆ 用注射器抽吸药液备好，注明药物名称及浓度
2. 注射器固定在注射泵上	
3. 携用物至患者处，查对并解释	◆ 确认患者，取得合作
4. 连接电源，打开开关，手消毒	
5. 根据医嘱设定注射量及速度	◆ 一般 10 ml 注射器速度为 0.1～200.0 ml/h，20～50 ml 注射器为 0.1～300.0 ml/h
6. 根据病情选择静脉按四肢浅静脉注射穿刺	
7. 注射器与静脉穿刺针连接	
8. 穿刺成功后，注射开始	◆ 按"启动"键，注意用胶布固定好穿刺针头
9. 注射完毕，拔出针头	◆ 按"停止"键，用干棉签放于穿刺点上方，快速拔出针头

操 作 步 骤	要 点 说 明
10. 取下注射器，关闭注射泵，切断电源	
11. 协助患者取舒适卧位，整理床单位	
12. 清理用物	◆ 用物处理严格按消毒隔离原则进行
13. 洗手并记录	◆ 记录用药时间，药物名称、浓度、剂量，患者反应等

【注意事项】

1. 严格执行查对制度和无菌技术操作，遵守消毒隔离原则。

2. 严格控制药物推注速度，密切观察用药反应。

3. 药液配制后，应在注射器上标示患者的姓名、房床号，药物名称、浓度或剂量及配制时间，以便查对和定时更换，确保安全、有效用药。

4. 妥善固定延长管，避免受压、打折，保证静脉通路畅通。延长管 24 h 更换一次，防止交叉感染。

5. 在使用过程中，当出现不同报警指示时，应及时查明原因，妥善处理。

6. 定时检查注射器残留量，评价实际推注速率与设置推注速率的符合程度，防止注射器固定不当或泵失灵造成的无效推注。

【健康教育】

1. 告知患者用药目的、可能出现的反应。

2. 对清醒患者应进行安全指导，避免随意调节功能键，以防发生意外。

【评价】

1. 患者理解注射目的，积极配合。

2. 操作过程严格执行注射原则。

3. 治疗有效，无不良反应。

附：静脉注射泵使用技术操作评分标准

静脉注射泵使用技术操作评分标准

序号	操作流程		分值	操作要点	同步沟通	标准分
1	操作前准备	护士	25	仪表、语言、态度，核对、解释	问候患者，自我介绍，核对，解释使用注射泵的目的，征求患者同意	10
		用物		用物齐全、性能良好，按医嘱抽吸药液		10
		环境		安静、整洁、光线适宜，周围无电磁波干扰		2
		患者		患者理解合作		3
2	操作过程	注射前	15	洗手，戴口罩，将配好药液的注射器与专用延长管连接	再次核对床号、姓名 您这样躺舒服吗 请问注射哪侧肢体	3
						4
				固定注射器，接通注射泵电源		3
				再次核对，排气		2
				打开注射泵电源开关		3
				选择注射部位，进行手消毒		
		注射	35	按静脉注射操作程序建立静脉通道，与头皮针连接后再次排气	现在注射速度我已经为您调好，请不要随意调节注射泵，如果有什么不适随时按床旁呼叫器	10
				根据医嘱设定注液量、注液速度及其他需要的参数		6
				再次核对治疗卡，检查注射器		4
				打开泵入开关，按设定速度泵入		3
				再次查对		2
				观察注射情况，向患者交待注意事项		10
3	操作后	整理	15	关闭电源开关，协助患者取舒适卧位	请问有什么不适吗 谢谢配合	6
				整理床单位		5
				清理用物，按规范处理，洗手，记录		4
4	评价	效果	15	症状改善，患者舒适		5
		操作		动作轻巧、稳重、准确，操作时间合适		5
		护患沟通		沟通有效，患者积极配合		5
总分			100			

（范福玲）

项目任务六　动脉注射技术

【目的】

1. 加压注入血液或高渗葡萄糖液，迅速增加有效循环血量，用于抢救重度休克尤其是创伤性休克患者。

2. 注入造影剂，用于施行某些特殊检查，如血管造影等。

3. 注射抗癌药物作区域性化疗。

【评估】

1. 患者病情、治疗情况、用药史、过敏史，所用药物的药理作用。

2. 患者意识状态、肢体活动能力，对动脉给药的认识及合作程度。

3. 患者穿刺部位的皮肤及血管状况。

4. 患者的辅助检查结果。

【准备】

1. 护士准备

（1）着装整洁，仪表端庄，姿势规范，展示出护士良好的职业风采。

（2）修剪指甲，洗手，戴口罩。

（3）熟练掌握动脉注射的操作技能。

2. 用物准备

（1）基础注射盘内加备：注射器（规格视药量而定）、6～9号针头、无菌纱布、无菌手套、注射卡。

（2）药物：按医嘱备药。

（3）按需备沙袋、无菌洞巾。

3. 患者准备

（1）解释：向患者解释动脉注射的目的、配合要求，使患者愿意配合，有安全感。

（2）协助取合适体位并暴露注射部位。

4. 环境准备　按无菌操作要求进行；注射环境安静、整洁、光线适宜，必要时遮挡患者。

【实施】

操作步骤	要点说明
1. 洗手，戴口罩，按医嘱抽吸药液	◆ 严格执行查对制度和无菌操作原则
2. 携用物至患者处，查对并解释	◆ 确认患者，取得合作
3. 协助患者取适当体位，显露穿刺部位	◆ 股动脉穿刺患者取仰卧位，下肢伸直略外展外旋，以充分暴露穿刺部位
4. 选择穿刺血管	◆ 桡动脉穿刺的穿刺点为前臂掌侧腕关节上2 cm，动脉搏动明显处；股动脉穿刺点在腹股沟股动脉搏动明显处

操 作 步 骤	要 点 说 明
5. 手消毒，常规消毒皮肤	◆ 直径范围大于5 cm，必要时铺无菌洞巾
6. 再次查对并排气	
7. 戴无菌手套	
8. 穿刺并固定针头	◆ 在穿刺动脉搏动最明显处固定动脉于两指间，一手持注射器，在两指间垂直或与动脉走向呈40°角刺入动脉，见有鲜红色血液涌进注射器，固定穿刺针的方向和深度
9. 推注药液	◆ 快速推注药液
10. 注射完毕，迅速拔出针头	◆ 局部用无菌纱布加压止血5~10 min；也可用沙袋加压止血
11. 再次查对	
12. 安置患者，整理床单位，清理用物	◆ 严格按消毒隔离原则清理用物
13. 洗手并记录	

【注意事项】

1. 严格执行查对制度和无菌操作原则，严格遵守消毒隔离原则。

2. 有出血倾向者，慎用动脉穿刺。

3. 推注药液过程中随时听取患者主诉，观察局部情况及病情变化。

4. 拔针后局部用无菌纱布或沙袋加压止血，以免出血或形成血肿。

【健康教育】

1. 告知患者用药目的、可能出现的反应、配合要点。

2. 向患者讲解加压止血的意义及注意事项。

【评价】

1. 患者理解注射目的，有安全感，愿意接受动脉注射。

2. 操作过程顺利，严格执行注射原则，注射部位无血肿。

3. 护患沟通有效，达到预期效果。

附：动脉注射技术操作评分标准

动脉注射技术操作评分标准

序号	操作流程		分值	操作要点	同步沟通	标准分
1	操作前准备	护士	20	仪表、语言、态度，核对、解释	问候患者，自我介绍，核对，解释动脉注射的目的，征求患者同意	10
		用物		齐全、性能良好		4
		环境		安静、整洁、光线适宜、舒适		2
		患者		患者理解合作		4
2	操作过程	注射前	20	洗手，戴口罩，按医嘱抽吸药液	再次核对床号、姓名	7
				携用物至床旁，核对（七项内容）、解释		3
				协助患者取舒适卧位，选择动脉血管	请您平卧，下肢伸直，请配合	1
				手消毒，消毒穿刺部位皮肤，铺无菌洞巾		4
				再次核对患者和药物，检查并排出注射器内气体	再次核对	2
				戴无菌手套		3
		注射	30	绷紧皮肤，固定血管	穿刺时请保持体位，不要活动不要紧张，请问有什么不适吗	5
				在穿刺动脉搏动最明显处固定动脉于两指间，持注射器，在两指间垂直或与动脉走向呈40°角刺入动脉，见有鲜红色血液涌进注射器，固定穿刺针的方向和深度		12
				快速推注药液		8
				迅速拔针，局部用无菌纱布加压止血5～10 min，也可用沙袋加压止血	请按压5～10 min	5
3	操作后	整理	15	再次核对	再次核对	2
				帮助患者取舒适体位，观察患者用药后反应，告知注意事项	谢谢配合，请休息，如感觉不适，请及时按床旁呼叫器	5
				整理床单位，洗手		3
				清理用物，用物处理符合要求		5
4	评价	效果	15	用药准确、安全，静脉穿刺一次成功，患者满意		5
		操作		方法正确，无污染，动作轻稳、熟练		5
		护患沟通		沟通有效，患者积极配合		5
	总分		100			

（范福玲）

项目任务七　超声雾化吸入技术

　　超声雾化吸入技术是应用超声波声能将药液变成细微的气雾,随患者吸气进入呼吸道,以达到改善呼吸道通气功能和防治呼吸道疾病的治疗技术。具有雾量大小可以调节、雾滴小而均匀、药液可到达终末支气管和肺泡、气雾温暖、舒适等优点。

【目的】

1. 消炎、镇咳、祛痰。

2. 减轻或解除支气管痉挛,改善通气功能。

3. 胸部围术期预防和控制呼吸道感染。

4. 配合人工呼吸机,湿化呼吸道或间歇雾化吸入药物。

5. 肺癌局部化疗。

【评估】

1. 患者病情、意识状态、呼吸道通畅情况、口腔黏膜状况。

2. 计划用药的性质、作用、禁忌证和不良反应。

3. 患者对吸入治疗的认识、心理反应和合作程度。

【准备】

1. 护士准备

(1) 着装整齐,仪表端庄,姿势规范,展示出护士良好的职业风采。

(2) 洗手,戴口罩。

(3) 熟练使用超声雾化吸入器。

2. 用物准备

(1) 超声雾化器装置:超声雾化器、螺纹管、口含嘴或面罩。

(2) 药物:按医嘱备药。

(3) 弯盘、冷蒸馏水、治疗巾。

(4) 按需备电源插座。

3. 患者准备

(1) 解释:向患者解释雾化吸入的目的和方法,使患者愿意配合,有安全感。

(2) 协助患者取舒适体位。

4. 环境准备　环境安静、整洁、光线、温度适宜。

【实施】

操 作 步 骤	要 点 说 明
1. 洗手,戴口罩,检查并连接雾化器,水槽内注入冷蒸馏水	◆ 一般加入 250 ml,浸没雾化罐底部透声膜
2. 配制药液,注入雾化罐	◆ 通常稀释 30~50 ml
3. 备齐用物携至床旁,核对,解释	◆ 确认患者,取得合作

操 作 步 骤	要 点 说 明
4. 协助患者取舒适体位，铺治疗 　于患者颌下	
5. 打开雾化器，设定数值，连接 　雾化管道	◆ 接通电源→打开开关→设定时间→设置雾量→连 　接螺纹管→连接面罩 ◆ 雾量过小影响疗效，雾量过大引起患者不适
5. 协助并指导患者雾化吸入	◆ 将面罩或口含嘴放置合适、稳妥，嘱患者紧闭口 　唇深吸气，增强疗效
7. 监护吸入过程	◆ 及时巡视，调整雾量，必要时更换水槽蒸馏水
8. 治疗完毕，关闭雾化器	◆ 取下面罩或口含嘴→关闭雾化开关→关电源开关
9. 擦干患者面部，协助取舒适卧 　位，整理床单位	
10. 清理用物	◆ 用物按规定分类处理，防止交叉感染
11. 洗手、记录	◆ 记录雾化时间、效果等

【注意事项】

1. 严格执行查对制度，遵守消毒隔离原则。

2. 使用前检查雾化器各部件是否完好，有无松动、脱落等异常情况。

3. 水槽底部的晶体换能器和雾化罐底部的透声膜质薄性脆，操作时应动作轻稳，避免损坏。

4. 水槽和雾化罐中切忌加温水或热水。

5. 根据需要调节雾量大小，雾量过小达不到治疗效果，过大会使患者不适。

6. 一般治疗时间为 15～20 min，连续使用时，应间歇 30 min 后再开机使用。

7. 使用中发现水槽内水温超过 60℃，应关闭机器后换水。

8. 如雾化罐内液体过少，可从加药小孔注入药液，不必关机。

【健康教育】

1. 向患者及家属介绍雾化吸入的相关知识，指导正确吸入药物的呼吸方式，使药液充分到达病患部位，更好地发挥疗效。

2. 指导雾化后正确的咳嗽方法，以帮助痰液的排出，避免或减轻呼吸道感染。

3. 向患者和家属讲解预防呼吸道疾病发生的相关知识。

【评价】

1. 患者感觉舒适，合作良好。

2. 痰液较易咳出，呼吸道痉挛缓解，治疗作用明显。

3. 操作规范，机器性能良好，达到预期效果。

附：超声雾化吸入技术操作评分标准

超声雾化吸入技术操作评分标准

序号	操作流程		分值	操作要点	同步沟通	标准分
1	操作前准备	护士	20	仪表、语言、态度，核对、解释	问候患者，自我介绍，核对，解释雾化吸入的目的，征求患者同意	10
		用物		齐全、性能良好		5
		环境		安静、整洁、安全、舒适		2
		患者		卧位选择正确，理解合作		3
2	操作过程	雾化吸入前	20	洗手，戴口罩，核对，查检并连接雾化器，遵医嘱配制雾化吸入药物	再次核对床号、姓名	5
				协助患者取舒适卧位，铺治疗巾于颌下		3
				接通电源，打开电源开关，预热	我来帮您取舒适体位，以免雾化过程中身体疲劳	6
				连接螺纹管，打开开关，调节雾量		6
		雾化吸入	35	协助患者将口含嘴或面罩放好	请用口深吸气，用鼻慢呼气	5
				指导患者用口吸气，鼻呼气	雾量已经调好，您不要随意调节雾量，有什么不适，请及时告之医护人员	15
				观察雾化吸入反应		5
				协助患者取舒适卧位并交待注意事项		10
3	操作后	整理	15	取下口含嘴或面罩，关闭电源开关	谢谢配合，请休息	5
				擦干患者面部，协助患者取舒适卧位，整理床单位		4
				清理用物，按规范处理		3
				洗手，记录		3
4	评价	效果	10	患者舒适，症状改善		4
		操作		动作轻巧、稳重、准确，操作时间合适		3
		护患沟通		沟通有效、得体，患者积极配合		3
	总分		100			

（范福玲）

项目任务八　氧气雾化吸入技术

氧气雾化吸入法是借助氧气高速气流，破坏药液表面张力，使药液形成雾状，随吸气进入呼吸道的方法。常用氧气雾化吸入器为射流式雾化器。

【目的】

1. 改善通气功能，解除支气管痉挛。

2. 预防、控制呼吸道感染。

3. 稀释痰液，促进咳嗽。

【评估】

1. 患者病情、意识状态、呼吸道通畅情况、口腔黏膜状况。

2. 计划用药的性质、作用、禁忌证和不良反应。

3. 患者对吸入治疗的认识、心理反应和合作程度。

【准备】

1. 护士准备

(1) 着装整齐，仪表端庄，姿势规范，展示出护士良好的职业风采。

(2) 洗手，戴口罩。

(3) 熟练使用氧气雾化吸入器。

2. 用物准备

(1) 氧气雾化吸入器装置：射流式雾化器、氧气装置。

(2) 药物：按医嘱备药。

(3) 弯盘、治疗巾。

3. 患者准备　同超声雾化吸入技术。

4. 环境准备　环境安静、整洁、安全，光线适宜，温、湿度适宜。

【实施】

操作步骤	要点说明
1. 洗手，戴口罩，遵医嘱配制药液，注入雾化器的药杯内	◆ 使用前检查雾化吸入器连接是否完好，有无漏气
2. 连接雾化器装置	◆ 安装T形管、吸嘴
3. 携用物至患者处，查对并解释	◆ 确认患者，取得合作
4. 协助患者取舒适体位，铺治疗巾于患者颌下	
5. 将氧气装置和雾化器相连接，调节氧流量	◆ 一般氧流量为6~8L/min；氧气湿化瓶内勿放水，以免液体进入雾化吸入器内稀释药液
6. 指导患者吸入	◆ 手持雾化器将吸嘴放入口中，紧闭嘴唇深吸气，屏气1~2s，用鼻呼气，如此反复直至药液吸完为止

操 作 步 骤	要 点 说 明
7. 治疗完毕，取出雾化器，关闭氧气开关	
8. 协助清洁口腔，整理床单位	
9. 清理用物	◆ 按消毒隔离原则处理用物
10. 洗手并记录	◆ 记录治疗效果及患者反应

【注意事项】

1. 严格执行查对制度，遵守消毒隔离原则。

2. 使用前检查雾化器各部件是否完好，有无松动、脱落等异常情况。

3. 用氧前湿化瓶内勿放水；用氧过程中注意安全，严禁接触烟火和易燃品。

【健康教育】

1. 指导患者正确的雾化吸入呼吸方式。

2. 向患者讲解并协助痰液黏稠者叩背排痰。

【评价】

1. 患者理解氧气雾化吸入的目的，愿意接受并正确配合治疗。

2. 患者感觉轻松、舒适，痰液较易咳出，症状缓解。

3. 操作规范，机器性能良好，达到预期效果。

附：氧气雾化吸入技术操作评分标准

氧气雾化吸入技术操作评分标准

序号	操作流程		分值	操作要点	同步沟通	标准分
1	操作前准备	护士	20	仪表、语言、态度，核对、解释	问候患者，自我介绍，核对，解释氧气雾化吸入的目的，征求患者同意	10
		用物		齐全、性能良好		5
		环境		安静、整洁、安全、舒适		2
		患者		卧位选择正确、理解合作		3
2	操作过程	吸入前	15	洗手，戴口罩，核对，遵医嘱配制雾化吸入药物，连接雾化装置	再次核对床号、姓名，我帮您取舒适体位，以免雾化过程中身体疲劳	6
				协助患者取舒适卧位		3
				将氧气装置和雾化器相连接，调节氧流量		6
		吸入	35	协助患者将雾化器吸嘴放入口中	请用口深吸气，屏气片刻，用鼻慢呼气 氧流量已经调好，您不要随意调节氧流量 请问有什么不适吗，若有不适，请及时告知医护人员	5
				指导患者紧闭嘴唇深吸气，屏气1~2s，用鼻呼气，如此反复直至药液吸完为止		15
				观察雾化吸入反应		5
				协助患者取舒适卧位并交待注意事项		10
3	操作后	整理	15	取出雾化器，关闭氧气开关	请休息，谢谢配合	5
				协助患者取舒适卧位，整理床单位		4
				清理用物，按规范处理		3
				洗手，记录		3
4	评价	效果	15	患者舒适，症状改善		5
		操作		动作轻巧、稳重、准确，操作时间合适		5
		护患沟通		沟通有效、得体，患者积极配合		5
	总分		100			

（范福玲）

项目任务九　压缩雾化吸入技术

压缩雾化吸入法是利用压缩雾化吸入器压缩空气将药液变成细微的气雾（直径 3 μm 以下），使药物直接被吸入呼吸道的方法。常用的有压缩式雾化吸入器和手压式雾化吸入器。

【目的】　湿化气道，改善通气功能，控制或预防呼吸道感染。

【评估】

1. 患者病情、治疗、意识状态、合作态度。

2. 患者有无呼吸道感染、支气管痉挛。

3. 用药史、所用药物的药理作用。

【准备】

1. 护士准备

（1）着装整齐，仪表端庄，姿势规范，展示出护士良好的职业风采。

（2）洗手，戴口罩。

2. 用物准备

（1）压缩式雾化吸入器。

（2）药物：按医嘱备雾化药物。

（3）治疗巾、纱布、弯盘。

（4）必要时备配电盘。

3. 患者准备　同超声雾化吸入技术。

4. 环境准备　环境安静、整洁，温、湿度适宜。

【实施】

操　作　步　骤	要　点　说　明
1. 洗手，戴口罩，携用物至患者床旁，查对、解释	◆ 确认患者，取得合作
2. 铺治疗巾于患者颌下	
3. 选择雾化吸入方法	
● 压缩式雾化吸入	
（1）连接雾化器	
（2）水槽内加冷蒸馏水	◆ 加水量至浸没雾化罐底部的透声膜
（3）将配制药液注入雾化器的药杯内	◆ 一般药量为 30～50 ml
（4）将喷雾器与压缩机相连	
（5）接通电源，设定数据	◆ 接通电源→打开电源开关→设定时间→调节雾量→连接口含嘴
（6）雾化吸入	◆ 嘱患者包紧口含嘴，缓慢地深吸气，屏息片刻，再慢慢地轻呼气

操 作 步 骤	要 点 说 明
● 手压式雾化吸入	
(1) 充分摇匀药液，取下保护盖	
(2) 将雾化器倒置，让患者口含接口端，平静呼气	◆ 紧闭口唇
(3) 吸气开始按压气雾瓶顶部，使之喷药	◆ 让患者深吸气、屏气、呼气，尽可能延长屏气时间
4. 雾化结束	◆ 压缩式雾化吸入 取下口含嘴→关闭雾化开关→关闭电源开关 ◆ 手压式雾化吸入 取出雾化器
5. 协助清洁面部、口腔，取舒适卧位，整理床单位，清理用物	◆ 用物处理按消毒隔离原则进行
6. 洗手并记录	

【注意事项】

1. 使用前检查电源电压是否与压缩机吻合，雾化器各部件是否完好。

2. 治疗过程中密切观察患者病情变化，出现不适可适当休息。通常雾化时间 10～15 min。

3. 定期检查压缩机的空气过滤内芯，以防喷嘴堵塞。

4. 手压式雾化吸入时深吸气后尽可能延长屏气时间，然后呼气。每次 1～2 喷，两次使用时间间隔不少于 3～4 h。雾化器使用后放在阴凉处保存（30℃以下）。

【健康教育】

1. 指导患者正确吸入方法，使药液更好发挥作用。

2. 指导患者雾化后正确咳嗽，促进痰液排出。

3. 讲解预防呼吸道疾病发生的相关知识。

4. 手压式雾化吸入疗效不满意时，不可随意增加或减少用药次数或量。

5. 分析、解释发生支气管痉挛的原因和诱因并给予指导。

【评价】

1. 患者理解雾化吸入目的，愿意接受并正确配合治疗。

2. 患者感觉轻松、舒适，痰液较易咳出，症状缓解。

附：压缩雾化吸入技术操作评分标准

压缩雾化吸入技术操作评分标准

序号	操作流程		分值	操作要点	同步沟通	标准分
1	操作前准备	护士	20	仪表、语言、态度，核对、解释	问候患者，自我介绍，核对，解释雾化吸入的目的，征求患者同意	10
		用物		齐全、性能良好		5
		环境		安静、整洁、安全、舒适		2
		患者		卧位选择正确、理解合作		3
2	操作过程	吸入前	20	洗手，戴口罩，遵医嘱配制雾化吸入药物	再次核对床号、姓名	5
				协助患者取舒适卧位		3
				将喷雾器与压缩机相连，接通电源，打开电源开关	我帮您取舒适体位，以免雾化过程中身体疲劳	6
				连接螺纹管，打开开关，调节雾量		6
		吸入	35	协助患者将口含嘴或面罩放好	请用口深吸气，用鼻慢呼气	5
				指导患者包紧口含嘴，缓慢地深吸气，屏息片刻，再慢慢地轻呼气	雾量已经调好，您不要随意调节雾量	15
				观察雾化吸入反应	请问有什么不适吗？若有不适，请及时告知医护人员	5
				协助患者取舒适卧位并交待注意事项		10
3	操作后	整理	15	取下口含嘴或面罩，关闭电源开关	谢谢配合，请休息	5
				擦干患者面部，协助患者取舒适卧位，整理床单位		4
				清理用物，按规范处理		3
				洗手，记录		3
4	评价	效果	10	患者舒适，症状改善		4
		操作		动作轻巧、稳重、准确，操作时间合适		3
		护患沟通		沟通有效、得体，患者积极配合		3
	总分		100			

（范福玲）

项目任务十　药物过敏试验技术

　　药物过敏试验是在使用高致敏性药物前，通过皮肤、静脉注射或口服小剂量高致敏性药物，根据局部皮肤反应、全身症状，判断过敏性休克反应发生的可能性，为临床应用高致敏性药物提供参考依据的一种方法。为防止过敏反应，应详细询问患者用药史、过敏史，并做药物过敏试验。

　　【适应证】　未用或曾用过高致敏性药物、未发生过敏反应者。

　　【需做过敏试验的药物】　常见的有青霉素、链霉素、头孢菌素、破伤风抗毒素、碘、普鲁卡因等。

　　【目的】

　　1. 预测高致敏性药物发生过敏反应的可能性，筛选高危患者。

　　2. 指导临床合理用药，保证治疗安全。

　　【评估】

　　1. 用药史

　　（1）是否使用过该类药物。

　　（2）用药的间隔时间。

　　（3）当前使用的该类药物批号。

　　（4）当前使用的其他药物（免疫抑制剂）。

　　2. 过敏史

　　（1）对该类药物是否过敏（药物过敏试验和用药）。

　　（2）有无其他药物、食物过敏史。

　　（3）有无变态反应性疾病、当前状况。

　　3. 家族过敏史　家族成员中有无对该类药物过敏者。

　　4. 患者病情、意识状态、合作能力、心理状态、对过敏试验的认知程度。

　　5. 试验部位皮肤颜色、感觉、有无皮疹等异常改变。

　　【准备】

　　1. 护士准备

　　（1）着装整齐，仪表端庄，姿势规范，展示出护士良好的职业风采。

　　（2）洗手，戴口罩。

　　（3）掌握该类药物皮试结果的观察，熟悉其过敏反应的急救处理。

　　2. 用物准备

　　（1）基础注射盘内加 5 ml 注射器、6～7 号针头、1 ml 注射器、4½ 号针头。

　　（2）皮试药物：按医嘱备皮试药物、0.9％氯化钠溶液。

　　（3）抢救用物：0.1％盐酸肾上腺素、氧气、吸痰器等。

　　3. 患者准备

　　（1）解释：向患者解释药物过敏试验的目的及注意事项，使患者积极配合，有安全感。

　　（2）协助患者暴露注射部位。

4. 环境准备　注射环境安静、整洁、光线适宜。

【实施】

操 作 步 骤	要 点 说 明
1. 试验液配制	
● 青霉素试验液配制	◆ 以青霉素 80 万 U/支为例，用生理盐水（NS）作溶剂配制
（1）80 万 U＋NS 4 ml	◆ 20 万 U/ml（每毫升药液青霉素含量）
（2）取（1）液 0.1 ml＋NS 0.9 ml	◆ 2 万 U/ml（每毫升药液青霉素含量）
（3）取（2）液 0.1 ml＋NS 0.9 ml	◆ 2000 U/ml（每毫升药液青霉素含量）
（4）取（3）液 0.1～0.25 ml＋NS 0.9～0.75 ml	◆ 200～500 U/ml（每毫升药液青霉素含量）标准皮试液
● 链霉素试验液配制	◆ 以链霉素 100 万 U/支为例，用 NS 作溶剂配制
（1）100 万 U＋NS 3.5 ml	◆ 25 万 U/ml（每毫升药液链霉素含量）
（2）取（1）液 0.1 ml＋NS 0.9 ml	◆ 2.5 万 U/ml（每毫升药液链霉素含量）
（3）取（2）液 0.1 ml＋NS 0.9 ml	◆ 2500 U/ml（每毫升药液链霉素含量）标准皮试液
● 破伤风抗毒素（TAT）试验液配制 取原液 0.1 ml＋NS 0.9 ml	◆ 以 TAT 1500 IU/支为例，用 NS 作溶剂配制 ◆ 150 IU/ml 标准皮试液
● 头孢菌素类试验液配制	◆ 以头孢唑啉钠 0.5 g/支为例，用 NS 作溶剂配制
（1）0.5 g＋NS 2 ml	◆ 250 mg/ml（每毫升药液头孢唑啉钠含量）
（2）取（1）液 0.2 ml＋NS 0.8 ml	◆ 50 mg/ml（每毫升药液头孢唑啉钠含量）
（3）取（2）液 0.1 ml＋NS 0.9 ml	◆ 5 mg/ml（每毫升药液头孢唑啉钠含量）
（4）取（3）液 0.1 ml＋NS 0.9 ml	◆ 500 μg/ml（每毫升药液头孢唑啉钠含量）标准皮试液
● 普鲁卡因试验液	◆ 0.25％普鲁卡因溶液　标准皮试液
2. 配制完毕，换接 4½ 号针头	◆ 放治疗盘内
3. 备齐用物推至床旁，核对、解释	◆ 确认患者，取得合作
4. 按皮内注射技术穿刺操作	◆ 皮内注射 0.1 ml（含 20～50 U）
5. 拔出针头再次核对，询问患者反应	
6. 用药指导	◆ 皮试局部勿摩擦、碰压，接受药物过敏试验时暂时不能离开，如有不适立即告知
7. 整理用物	◆ 将废弃物放入规定的收集容器内
8. 规范洗手，记录	◆ 记录皮试时间
9. 观察用药后反应	◆ 皮试后 20 min 观察结果
10. 皮试结果判断及处理	
● 青霉素、链霉素、头孢菌素、普鲁卡因	

操 作 步 骤	要 点 说 明
阴性：皮丘大小无改变，局部不红肿，全身无自觉不适	
阳性：皮丘隆起，红晕硬结，直径大于1 cm 或红晕周围有伪足、有痒感，严重者可发生过敏性休克	◆ 如皮试结果不能确认（可疑阳性），应作对照试验：在对侧肢体相同部位，皮内注射 NS 0.1 ml，20 min 后对照观察反应
● TAT	◆ 试验结果阳性，不能使用。但 TAT 结果阳性，又必须用药时，采用脱敏注射法，方法如下：
阴性：皮丘大小无改变，局部不红肿，全身无自觉不适	（1）TAT 原液 0.1 ml＋NS 0.9 ml，im，观察 20 min，记录患者反应
阳性：皮丘增大、红肿，硬结直径大于1.5 cm，红晕直径大于 4 cm，或皮丘周围有伪足或有痒感。严重者可出现过敏性休克症状	（2）TAT 原液 0.2 ml＋NS 0.8 ml，im，观察 20 min，记录患者反应
	（3）TAT 原液 0.3 ml＋NS 0.7 ml，im，观察 20 min，记录患者反应
	（4）TAT 原液余量＋NS 至 1 ml，im，观察 20 min，记录患者反应
11. 记录皮试结果	◆ 按规定要求在相应表格做阴性或阳性标示

【注意事项】

1. 做药物过敏试验前，要询问过敏史、用药史、家族史，已知过敏者忌做过敏试验。

2. 凡初次用药、停药 3 天以上再用者、更换青霉素批号，曾用过 TAT 但超过 1 周者，如需再用，均须按常规做过敏试验。

3. 初次注射高致敏性药物后至少观察 30 min，无异常反应方可离开。部分患者可能出现迟发型过敏反应，用药后应继续实施监护计划。

4. 如过敏试验为阳性，应在体温单药物过敏史栏内、医嘱单、注射卡和门诊病历的相应位置，用红墨水笔注明标记，并告知患者和家属，不能用药。

5. 药物溶解充分，每次稀释前都应充分摇匀。

6. 青霉素应现配现用，防止发生过敏反应或使药效降低，影响治疗效果。

7. 链霉素的增容量约为 0.5 ml，所以在配制时首次用 NS 3.5 ml 进行稀释。发生过敏性休克时，盐酸肾上腺素和钙剂并列首选。

8. TAT 过敏试验阳性，但需使用该药时应进行脱敏注射，注射前作好一切抢救准备，脱敏注射过程中密切监护用药后反应，发现有气促、发绀、荨麻疹等不适，或发生过敏性休克时应立即停止注射，并迅速处理。若反应轻微，可延长间隔时间，待症状消失后，减少每次注射剂量，酌情增加注射次数，以顺利注入全部剂量。

9. 碘过敏试验方法

（1）皮内试验法　取造影剂 0.1 ml 皮内注射，20 min 后观察结果。局部有红肿、硬块，直径超过 1 cm 为阳性。

（2）静脉注射法　按静脉注射法，缓慢推注造影剂 1 ml，5～10 min 后观察结果。血压、脉搏、呼吸等有改变为阳性。

【健康教育】

1. 告知患者及家属药物过敏试验可能出现的反应、自我监护等相关知识。

2. 告知患者皮试前不宜空腹，以防发生头晕、恶心等反应，影响结果判断。

3. 嘱患者注射局部勿摩擦、按压，20 min 内不要离开监护视线，如有不适立即告知。

4. 试验结果为阳性者，对患者及家属进行自护指导，避免再次接触同种抗原发生意外。

【评价】

1. 患者合作良好，陈述安全指导正确，并正确配合。

2. 试验液配制准确，结果分析、判断正确，未发生意外情况。

附：药物过敏试验技术操作评分标准

药物过敏试验技术操作评分标准

序号	操作流程		分值	操作要点	同步沟通	标准分
1	操作前准备	护士	20	仪表，语言，态度，核对，解释	问候患者，自我介绍，核对，解释用药目的，询问三史，征求患者同意	10
		用物		齐全、性能良好、摆放便于操作		4
		环境		安静、整洁、舒适、光线适宜		2
		患者		患者理解合作		4
2	操作过程	注射前	30	洗手，戴口罩，核对并检查药物	再次核对床号、姓名 请伸出左/右前臂	3
				用 0.9％NaCl 注射溶解、配制标准皮试液（青霉素 200～500 U/ml，破伤风抗毒素 150 U/ml，普鲁卡因 0.25％，细胞色素 C 0.75 mg/ml，头孢唑啉钠 500 μg/ml，链霉素 2500 U/ml）		16
				携用物至患者床旁，核对，解释，选择合适、准确的注射部位		3
				手消毒，常规消毒注射部位皮肤		2
				取出注射器，再次查对		2
				排气方法正确，不浪费药液		4
		注射	20	绷紧前臂内侧皮肤，针尖斜面向上与皮肤呈 5°角刺入	请不要紧张	10
				固定针栓，推注药液 0.1ml，使局部呈半球状皮丘，迅速拔出针头	有什么不适吗	10
3	操作后	整理	20	再次核对，记录时间	再次核对 请不要摩擦、按揉注射部位，暂勿离开护士监督范围，观察20 min后判断结果，在此期间，如有不适请立即告知护士 有什么不适吗 您的皮试结果为阴/阳性，谢谢配合	3
				协助患者取舒适卧位，交待注意事项		5
				整理床单位		2
				清理用物，规范洗手		3
				做药物过敏试验者，20 min 判断结果并记录		7
4	评价	效果	10	患者满意		3
		操作		动作轻巧、稳重、准确，操作时间合适		4
		护患沟通		沟通有效，患者积极配合		3
	总分		100			

（范福玲）

模块十一 静脉输液与输血

项目任务一 密闭式静脉输液技术

【目的】

1. 补充水分及电解质，维持酸碱平衡　常用于脱水、酸碱代谢紊乱的患者，如剧烈呕吐、腹泻、大手术后患者。

2. 补充营养，供给热能　常用于慢性消耗性疾病，不能经口进食及胃肠道吸收障碍的患者，如昏迷、口腔疾病等患者。

3. 输入药物，治疗疾病　常用于中毒、各种感染、脑及组织水肿等需经静脉输入药物治疗的患者。

4. 补充血容量，改善微循环，维持血压　常用于严重烧伤、大出血，休克等患者的抢救。

【评估】

1. 患者的年龄、病情、意识及营养状况等。

2. 患者对输液的认识、心理状态及配合程度。

3. 患者穿刺部位的皮肤、血管状况及肢体活动度。

4. 患者用药史及输注药物的质量、有效期、作用、不良反应、配伍禁忌等。

【准备】

1. 护士准备

（1）洗手，戴口罩，着装整洁。

（2）进行评估后向患者解释静脉输液的目的及注意事项。

2. 用物准备　注射盘1套（皮肤消毒液、无菌棉签）、输液器1套、加药用一次性注射器、无菌敷贴或无菌纱布、胶布、止血带、小垫枕、启瓶器、砂轮、瓶套、输液瓶签、液体及药物、输液卡及输液架，必要时备小夹板及绷带。

3. 患者准备　了解输液目的及注意事项，排空大、小便，取舒适卧位。

4. 环境准备　符合无菌操作原则；安静、整洁、舒适、安全、光线适宜。

【实施】

操 作 步 骤	要 点 说 明
1. 洗手，戴口罩，备齐用物	
2. 根据医嘱转抄输液卡，准备药物。擦净药液瓶，核对患者和药液，并检查药液质量。将输液卡倒贴于输液瓶瓶身无瓶签侧，套上瓶套。去除液体瓶盖中心部分，常规消毒瓶塞，根据医嘱加入药物	◆ 严格执行无菌操作和查对制度，预防感染及差错事故的发生 ◆ 检查药液是否过期，瓶盖有无松动，瓶身有无裂痕。对光检查药液有无浑浊、沉淀和絮状物等。输液卡写明床号、姓名，加入药物名称、剂量、浓度 ◆ 注意配伍禁忌
3. 检查并打开输液器包装袋，将输液管针头插入瓶塞至针头根部，关闭调节器	◆ 检查输液器型号、包装是否完好、是否在有效期内 ◆ 严格执行无菌操作，保持针头无菌
4. 携用物至床旁，再次核对患者及药液无误，评估患者并取得患者的理解及配合。洗手，准备胶布或敷贴	
5. 将输液瓶倒挂于输液架，反折并提高滴管下端输液管，挤压滴管，使溶液流至滴管 1/3～1/2 满，同时缓慢放低滴管下端输液管，稍松调节器，使液体顺输液管缓慢下降直至排尽输液管和穿刺针头内的空气，关闭调节器备用	◆ 输液前排尽输液管及针头内的空气，防止发生空气栓塞 ◆ 折叠滴管下端，可防止空气进入滴管下端输液管内造成排气困难。如下端输液管内有小气泡不易排出时，可轻弹气泡下端输液管，将气泡弹至滴管内
6. 选择静脉 肢体下垫小枕，枕上铺治疗巾，在穿刺点上方约 6 cm 处扎止血带，评估并选择合适的静脉。松开止血带，洗手，常规消毒皮肤一次，待干。再次扎止血带，常规消毒皮肤（再一次），待干。再次核对，嘱患者握拳，取下护针帽，再次排气后行静脉穿刺，见回血后将针头再平行送入少许。固定针柄，松止血带，嘱患者松拳，松调节器，待液体滴入通畅、患者感觉无不适后，用胶布或敷贴固定	◆ 选择静脉时应选择粗、直、弹性好的静脉，避开关节和静脉瓣 ◆ 对需长期输液者应有计划地合理选择静脉 ◆ 再次扎止血带时注意避免污染穿刺点 ◆ 穿刺前确保滴管下端输液管内无气泡 ◆ 使针头斜面全部进入静脉内 ◆ 必要时用夹板绷带固定肢体
7. 调节输液滴速，再次核对	◆ 根据患者病情、年龄，药物性质调节输液滴速，保证药物疗效，减少或避免发生输液反应
8. 整理用物，协助患者取舒适卧位。将呼叫器置于易取处	◆ 向患者交待输液中的注意事项，不可随意调节滴速，注意保护输液部位，如有异常及时呼叫
9. 洗手，再次核对，记录输液时间、滴速、患者情况并签名	

操 作 步 骤	要 点 说 明
10. 如需更换液体瓶，应严格核对药液及患者，常规消毒瓶塞，从上瓶中拔出输液管插入下一输液瓶中，观察输液通畅，调节滴速后方可离去。每次换瓶后及时记录	◆ 持续输液时应及时更换输液瓶，以防空气进入发生空气栓塞。更换时应注意严格无菌操作，防止污染
11. 输液完毕，关闭调节器，轻揭开胶布，取干棉签或小纱布沿血管走向轻压于穿刺点上方，快速拔针后按压片刻至无出血	◆ 加压输液时及时拔针，以防空气进入血管形成栓塞 ◆ 拔针时按压力量不可过大，以免损伤血管内膜引起疼痛；按压部位稍靠近皮肤穿刺点以压迫静脉进针处，防止皮下出血
12. 整理床单位，清理用物，洗手，脱口罩，记录	

【注意事项】

1. 严格执行无菌操作原则和查对制度，杜绝感染及差错事故的发生。

2. 根据病情需要，有计划地安排输液顺序，如需加入药物应注意药物的配伍禁忌。

3. 需长期输液者，要注意保护和合理选用静脉，一般从远心端小静脉开始。

4. 输液前排尽输液管及针头内的空气，连续输液应及时更换输液瓶，输液完毕及时拔针，严防造成空气栓塞。

5. 根据患者病情、年龄，药物性质等调节输液速度。一般成人 40～60 滴/分，儿童 20～40 滴/分，对年老体弱，婴幼儿，心、肺、肾功能不良者及输注刺激性较强的药物时速度宜慢；对严重脱水、血容量不足、心肺功能良好者输液速度适当加快。

6. 输液过程中加强巡视，耐心听取患者的主诉，注意观察患者有无输液反应及输液故障的发生，发现异常及时处理。

7. 持续输液 24 h 以上者，应每日更换输液器。

【健康教育】

1. 向患者及家属说明药物的作用、可能出现的不良反应、处理办法及自我监护的内容。

2. 嘱患者及家属在输液过程中不可擅自调整输液速度，以保证输液效果，避免发生输液反应。

【评价】

1. 严格执行无菌操作和查对制度，无差错事故的发生。

2. 操作规范，静脉穿刺一次成功，达到治疗的目的。

3. 穿刺局部无肿胀、疼痛，未出现输液反应。

4. 患者能理解输液的目的，了解有关用药知识，配合良好。

附：密闭式静脉输液技术操作评分标准

密闭式静脉输液技术操作评分标准

序号	操作流程		分值	操作要点	同步沟通	标准分
1	操作前准备	护士	20	仪表，语言，态度，核对，解释	问候患者，自我介绍，解释输液的目的，询问患者用药史，征求患者同意，请患者排空膀胱	10
		用物		齐全、性能良好		4
		环境		安静、整洁、安全、光线适宜		2
		患者		患者准备已做并理解合作		4
2	操作过程	输液前准备	15	洗手，戴口罩，备齐用物		2
				转抄输液卡，核对患者和药液，检查药液质量		3
				将输液瓶签倒贴，套上瓶套		3
				常规消毒瓶塞，加入药物		3
				检查并打开输液器包装并插入瓶塞，关闭调节器，再次洗手并核对		4
		密闭式输液法	40	① 再次查对、解释、评估，调节输液架高度	再次核对床号、姓名，现在给您输液，您准备好了吗	4
				② 洗手，准备胶布，输液瓶倒挂于输液架		3
				③ 排气方法正确（一次成功），关闭调节器，针头放置稳妥	请问输哪侧肢体请握拳请不要紧张	6
				④ 垫枕铺巾，扎止血带选静脉，松止血带		3
				⑤ 洗手，消毒穿刺点皮肤第一次，待干，扎止血带，消毒第二次，待干	请松拳滴速已调好，不要自行调节，我会随时巡视，有事请呼叫，谢谢配合	4
				⑥ 再次核对，再次排气，绷紧皮肤进针		8
				⑦ 见回血后平行进针少许，"三松"		4
				⑧ 固定针头，观察输液通畅后敷贴胶布固定		4
				⑨ 协助患者取舒适卧位，洗手，记录输液卡并签字，整理用物		4
		输液完毕	5	解释，核对，除去胶布敷贴，关调节器	核对床号、姓名输液已完毕，现在为您拔针，请按压棉签到不出血为止	2
				拔针，沿血管走向按压穿刺点		3
3	操作后	整理记录	10	取舒适体位，整理用物与床单位	谢谢配合，如有不适，及时按床旁呼叫器	5
				洗手，记录		5
4	评价	效果	10	输液顺利，无输液反应发生		4
		操作		动作轻巧、稳重、准确，操作时间合适		3
		护患沟通		沟通有效，患者积极配合，患者及家属对操作及解释表示满意		3
	总分		100			

（陈　蕾）

项目任务二 密闭式静脉留置针输液技术

【目的】

1. 保护静脉，减少因反复穿刺而造成的痛苦和血管损伤。

2. 保持静脉通道畅通，利于抢救和治疗，适用于长期输液、静脉穿刺较困难者。

【评估】

1. 患者的年龄、病情、意识及营养状况等。

2. 患者对静脉留置针输液的认识、心理状态及配合程度。

3. 患者穿刺部位的皮肤、血管状况及肢体活动度。

4. 患者用药史及输注药物的质量、有效期、作用、不良反应、配伍禁忌等。

【准备】

1. 护士准备

（1）洗手，戴口罩，着装整洁。

（2）进行评估后向患者解释静脉输液及使用静脉留置针的目的和注意事项。

2. 用物准备 注射盘一套（皮肤消毒液、无菌棉签）、静脉留置针、透明贴膜、肝素帽、输液器、加药用一次性注射器、生理盐水、胶布、止血带、小垫枕、启瓶器、砂轮、瓶套、输液瓶签、液体及药物、输液卡及输液架，必要时备一次性三通、延长管、小夹板及绷带。

3. 患者准备 了解输液及使用静脉留置针的目的和注意事项，排空大、小便，取舒适卧位。

4. 环境准备 符合无菌操作原则；环境安静、整洁、舒适、安全、光线适宜。

【实施】

操作步骤	要点说明
1. 洗手，戴口罩，备齐用物	
2. 同密闭式输液技术准备、检查、核对药液并插好输液器，携至床旁，核对，排尽空气	◆ 严格执行无菌操作和查对制度，预防感染及差错事故的发生
3. 检查并打开静脉留置针、透明贴膜	◆ 检查静脉留置针和透明贴膜的型号、有效期及包装是否完好
4. 选择穿刺部位，肢体下垫小枕，在穿刺点上方约 10 cm 处扎止血带，常规消毒皮肤，直径为 6～8 cm	◆ 选择弹性好、走向直、清晰的血管 ◆ 能下床活动者应避免在下肢穿刺，以免因重力作用造成回血堵塞留置针
5. 取出静脉留置针，将输液器上的头皮针插入留置针的肝素帽内至针头根部，取下留置针针套，旋转针芯、松动外套管，调整针尖斜面，排尽留置针内的空气	◆ 检查静脉留置针的包装有无破损，是否在有效期内 ◆ 检查针尖斜面及套管边缘，斜面无倒钩、边缘无毛刺方可使用 ◆ 避免空气进入血管内

操 作 步 骤	要 点 说 明
6. 嘱患者握拳，绷紧皮肤，持留置针（针尖斜面向上），与皮肤呈20°进针，见回血后，降低穿刺角度，顺静脉走向将穿刺针推进0.2 cm，固定留置针后撤针芯0.5 cm，同时将外套管送入静脉，再撤出全部针芯，松止血带，嘱患者松拳，松开调节器	◆ 确保外套管在静脉内 ◆ 避免针芯刺破血管 ◆ 嘱患者尽量避免置管肢体下垂，防止回血堵塞针头
7. 用透明贴膜密闭式固定外套管，并在透明膜上记录留置时间，用胶布将留置针延长管固定	◆ 避免穿刺点及周围被污染，便于观察穿刺点的情况
8. 调节滴速，再次查对，洗手，记录。协助患者取舒适卧位，清理用物	◆ 根据患者年龄、病情，药物性质调节滴速
9. 输液将要完毕时，抽取封管液备用。输液完毕，关闭调节器，拔出部分输液针头，仅留下针尖斜面在肝素帽内将抽有封管液的注射器与输液针头相连，向静脉内推注封管液，边推注边退针确保正压封管，直至针头完全退出	◆ 常用封管液有两种：0.9％氯化钠溶液和肝素稀释液。正压封管可以保持静脉输液通道的通畅，还可以将残留的药液冲入到血液中，减少对局部静脉的刺激
10. 再次输液时常规消毒肝素帽胶塞，将静脉输液针插入肝素帽内，先推注5～10 ml无菌生理盐水冲管，再进行输液	◆ 每次输液前后检查置管局部静脉有无红、肿、热、痛、硬化，倾听患者主诉，如有异常反应及时拔管，遵医嘱处理局部
11. 停止输液时，揭开胶布和透明贴膜，关闭调节器，将无菌棉球（签）放于穿刺点上方，迅速拔出套管针，按压穿刺点至无出血为止	◆ 避免穿刺点出血
12. 协助患者取舒适体位，整理用物与床单位。一次性用物按消毒隔离原则处理，洗手，记录	◆ 避免院内感染

【注意事项】

1. 严格执行无菌操作原则和查对制度，杜绝感染及差错事故的发生。

2. 根据病情需要，有计划地安排输液顺序，如需加入药物应注意药物的配伍禁忌。

3. 每次输液前后，均应检查穿刺部位及静脉走行方向有无红肿，并询问患者有无疼痛与不适，如有异常情况，应及时拔出导管并做相应处理。对仍需输液者应更换肢体重新穿刺。

4. 对使用留置针的肢体应妥善固定，尽量减少肢体活动，避免被水沾湿、负重造成回血，堵塞导管。

5. 每次输液前先抽回血，再用无菌生理盐水冲洗导管。若无回血，冲洗有阻力时，应考虑留置针导管堵塞，此时应拔出留置针，切忌用注射器推注，以免将凝固的血栓推进血管造成栓塞。

6. 输液过程中加强巡视，耐心听取患者的主诉，注意观察患者有无输液反应及输液故障的发生，发现异常及时处理。

7. 留置针一般可保留 3～5 天，不超过 7 天。

【健康教育】

1. 向患者及家属说明药物的作用、可能出现的不良反应、处理办法及自我监护的内容。

2. 嘱患者注意保护有留置针的肢体，在不进行输液时，也应避免肢体呈下垂姿势。

【评价】

1. 严格执行无菌操作和查对制度，无差错事故的发生。

2. 操作规范，静脉穿刺一次成功，达到治疗目的。

3. 穿刺局部无肿胀、疼痛，未出现输液反应。

4. 患者理解输液及使用静脉留置针的目的和注意事项，了解有关用药知识，配合良好。

附：密闭式静脉留置针输液技术操作评分标准

密闭式静脉留置针输液技术操作评分标准

序号	操作流程		分值	操作要点	同步沟通	标准分
1	操作前准备	护士	20	仪表，语言，态度，核对，解释	问候患者，自我介绍，解释输液及使用留置针的目的，询问患者用药史，征求患者同意，请患者排空膀胱	10
		用物		齐全、性能良好		4
		环境		安静、整洁、安全、光线适宜		2
		患者		患者准备已做并理解合作		4
2	操作过程	输液前准备	15	洗手，戴口罩，备齐用物		2
				转抄输液卡，核对，检查药液质量		3
				将输液瓶签倒贴，套上瓶套		3
				常规消毒瓶塞，加入药物		3
				检查并打开输液器包装插入瓶塞，关闭调节器，再次洗手并核对		4
		密闭式静脉留置针输液法	40	① 再次查对、解释、评估，调节输液架高度	核对床号、姓名	4
				② 洗手，准备胶布，输液瓶挂输液架	现在给您输液，您准备好了吗	3
				③ 排气方法正确（一次成功），关闭调节器，针头放置稳妥		5
				④ 检查并打开留置针、透明贴膜		2
				⑤ 垫枕铺巾，扎止血带选静脉，松止血带	请问输哪侧肢体	3
				⑥ 取出静脉留置针，连接输液器并排气		2
				⑦ 消毒穿刺点皮肤第一次，待干，扎止血带，消毒第二次，待干。再次核对，再次排气	不要紧张	6
				⑧ 绷紧皮肤，持留置针针尖斜面向上进针见回血后，将外套管送入静脉，再撤出针芯，松止血带，嘱患者松拳，松开调节器	请握拳 请松拳	7
				⑨ 观察输液通畅后透明贴膜固定外套管，并记录留置时间，调节滴速，再次查对	滴速已调好，不要自行调节，我会随时巡视，有事请呼叫，谢谢配合	4
				⑩ 协助患者取舒适卧位，清理用物，洗手，记录		4
		输液完毕	5	解释，核对，除去胶布敷贴，关调节器	核对床号、姓名输液已完毕，现在为您拔针，按压至无出血	2
				拔套管针，沿血管走向按压穿刺点		3

序号	操作流程		分值	操作要点	同步沟通	标准分
3	操作后	整理记录	10	协助患者取舒适体位，整理用物与床单位	谢谢配合，现在我就要离开病房，请问还有什么需要	5
				洗手，记录		5
4	总分	效果	10	输液顺利，无输液反应发生，记录及时、准确		4
		操作		动作轻巧、稳重、准确，操作时间≤12 min		3
		护患沟通		沟通有效，患者积极配合，患者及家属对操作及解释表示满意		3
	总分		100			

（陈　蕾）

项目任务三　经外周静脉置入中心静脉导管（PICC）输液技术

经外周静脉置入中心静脉导管（PICC）输液技术是一种经外周静脉穿刺置管且导管末端位于中心静脉的深静脉置管技术。此法具有适应证广、创伤小、操作简单、保留时间长、并发症少的优点。常用于中、长期静脉输液及治疗的患者，保留时间可长达1年。

【适应证】

1. 中心静脉压（CVP）监测。

2. 需要完全胃肠外营养（TPN）输入高渗性液体患者。

3. 广泛应用于静脉化疗输入强刺激性药物的患者，可保护血管不受损伤。

【评估】

1. 患者年龄、性别、病情、生命体征、意识状态、营养状况、血液循环状况及自理能力。

2. 患者的用药史和目前用药情况。

3. 患者的心理、社会因素。

4. 穿刺部位皮肤有无瘢痕、感染等，肢体活动度，血管状况（如静脉弹性、粗细、长短、静脉瓣等）。

常选择的静脉有贵要静脉、肘正中静脉、头静脉等。

（1）贵要静脉：该静脉直、粗、静脉瓣较少，当手臂与躯干垂直时，为最直和最直接的途径，经腋静脉、锁骨下无名静脉到达上腔静脉，为PICC输液的首选静脉。

（2）肘正中静脉：此静脉粗、直，但个体差异较大，静脉瓣较多。理想情况下，肘正中静脉加入贵要静脉，形成最直接的途径，经腋静脉、锁骨下无名静脉到达上腔静脉，为PICC输液的次选静脉。

（3）头静脉：此静脉前粗后细，且高低起伏。在锁骨下方汇入腋静脉，进入腋静脉处有较大角度，可能有分支与颈静脉或锁骨下静脉相连，使患者的手臂与躯干垂直将有助于导管插入。为PICC输液的第三选择静脉。

【准备】

1. 护士准备

（1）洗手，戴口罩。

（2）熟悉操作程序及要点，了解患者用药史并向患者解释PICC输液的操作目的及注意事项。

2. 用物准备

（1）PICC导管1套、输液器1套、皮尺、20 ml注射器、0.9%氯化钠溶液。

（2）注射盘1套，另备加药用一次性注射器、无菌敷贴或无菌纱布、止血带、胶布、小垫枕、启瓶器、无菌手套、密闭无针正压接头1个或肝素帽1个。

（3）遵医嘱准备液体及药物。

（4）输液卡、输液架。

3. 患者准备　患者理解置管目的，能积极配合，并做好置管的准备。

4. 环境准备　准备专用操作间，环境整洁、安静，光线明亮，符合无菌操作要求。

【实施】

操 作 步 骤	要 点 说 明
1. 洗手，戴口罩，备齐用物	
2. 同密闭式输液法检查，核对药液并备好输液器和药液	◆ 防止差错事故的发生
3. 协助患者进入操作间，再次查对、向患者解释后，按常规消毒液体瓶，将输液器插入液体瓶内挂于输液架上排尽空气	◆ 操作间在操作前用消毒机进行空气消毒 30 min
4. 患者取平卧位，手臂外展呈 90°	◆ 充分暴露注射部位
5. 打开穿刺包，取出皮尺，用皮尺测量置管所需的长度。测量臂围，方法为肘关节上四横指处	◆ 从穿刺点沿静脉走向至右胸锁关节处再向下测至第 3 肋间
6. 护士穿好手术衣，打开无菌包，戴无菌手套，铺治疗巾于患者手臂下，75% 乙醇以穿刺点为中心环形消毒皮肤范围 20 cm ×20 cm，再用碘伏消毒，待干	◆ 消毒范围要大，避免感染
7. 更换手套，铺无菌孔巾及治疗巾，扩大无菌区	
8. 抽吸 0.9% 氯化钠溶液，预冲导管以润滑亲水性导丝。撤出导丝至比预计长度短 0.5~1 cm 处	
9. 按预计导管长度剪去多余部分导管	◆ 注意剪切导管时不可切到导丝，否则导丝将损坏导管，伤害患者
10. 剥开导管护套 10 cm 左右以方便使用	◆ 操作中勿用双手直接接触导管，防止手套上的滑石粉等异物进入血管
11. 请助手扎止血带，使静脉充盈	
12. 将保护套从穿刺针上去掉，活动套管，以 15°~30°进针，见回血后降低穿刺角度推入导入针 3~6 mm，确保导引套管的尖端进入静脉内	◆ 如果穿刺未成功，不可将穿刺针再引入导引套管，否则将导致套管断裂
13. 从导引套管内取出穿刺针，左手示指固定导引套管，避免移位，中指压在套管尖端所处的血管上，减少血液流出，松开止血带	
14. 用平镊夹住导管尖端将导管逐渐送入静脉	◆ 用力要均匀缓慢，注意不要过紧夹住导管，以免损坏聚硅酮导管。当导管进入肩部时，嘱患者头转向穿刺侧下颌靠肩以防导管误入颈静脉

操 作 步 骤	要 点 说 明
15. 置入导管 10～15 cm 之后退出套管，指压套管端静脉以固定导管。继续缓慢送导管至预计长度（上腔静脉），拔出导丝，连接注射器，抽回血，注入 0.9% 氯化钠，确定导管是否通畅	◆ 注意禁止暴力抽去导丝，动作要轻柔、缓慢 ◆ 使用 10 ml 以上的注射器，小于 10 ml 的注射器可能造成高压，使导管破裂
16. 连接输液装置，观察点滴通畅后，再次消毒导管入口及周围皮肤，固定导管，覆盖无菌敷料	◆ 注意禁止在导管外贴胶布，否则将危及导管强度和导管完整
17. 整理用物，观察患者无不适反应后，送患者回房间休息	
18. 记录	◆ 记录导管名称、型号、编号、置入长度；穿刺过程是否顺利及穿刺日期等
19. 输液完毕进行正压封管，用 3～5 ml 封管液，接输液头皮针，边缓慢推注边退出。每次用毕务必封管。不输液的患者每 3 天封管 1 次	◆ 使针头在退出过程中导管内始终保持正压状态 ◆ 输入黏稠性大的药物应选用 0.9% 氯化钠溶液 10 ml 缓慢推注后再封管
20. 拔管时应沿静脉走向轻柔拔出，并对照穿刺记录以确定有无残留，导管尖端常规送细菌培养	◆ 防止导管残留静脉内引起栓塞等

【注意事项】

1. 送管过程中，如遇送管不畅，表明静脉有阻塞或导管位置有误，勿强行置入，可向后撤导丝导管少许再继续送管。

2. 穿刺后第一个 24 h 更换敷料，以后每周按常规更换敷料 2～3 次，揭去敷料时应顺管的方向向上撕，以免将导管拔出。

3. 注意观察密封情况，有无导管堵塞和导管破裂等异常情况。

4. 穿刺侧肢体要避免剧烈运动及用力过度，睡眠时，注意不要压迫穿刺的血管。在不输液时，也尽量避免肢体下垂姿势以免由于重力作用造成回血堵塞导管。

5. 注意观察有无并发症的发生，PICC 常见的并发症有静脉炎、导管感染、过敏反应等。

【健康教育】

1. 向患者及家属解释 PICC 置管的必要性与意义。如无需麻醉，穿刺成功率高，不影响活动，感觉较舒适。该置管术创伤程度小，用药广泛，可减少长期、频繁的静脉穿刺，避免静脉遭到破坏等。

2. 介绍 PICC 应注意的问题、可能出现的反应、处理办法及自我监护等相关知识。

【评价】

1. 患者理解 PICC 的目的及药物作用的相关知识，了解 PICC 的优点，接受治疗，积极配合。

2. 插管顺利，无并发症发生。

附：PICC 输液技术操作评分标准

PICC 输液技术操作评分标准

序号	操作流程		分值	操作要点	同步沟通	标准分
1	操作前准备	护士	20	仪表，语言，态度，核对，解释	问候患者，自我介绍，解释置管的目的、过程，询问患者用药史，征求患者同意，请排空膀胱	10
		用物		齐全、性能良好		4
		环境		安静、整洁、安全、光线适宜		2
		患者		患者准备已做并理解合作		4
2	操作过程	置管前准备	10	洗手，戴口罩，备齐用物	核对床号、姓名，现在给您置管，您准备好了吗？不要紧张 这侧肢体置管好吗	2
				检查并核对药液，备好输液器和药液		3
				协助患者进入操作间，再次查对、解释		2
				按常规消毒液体瓶，将输液器插入液体瓶内挂于输液架上排尽空气		3
		置管	45	患者取平卧位，手臂外展呈90°	请平卧，手臂外展呈90°	5
				打开穿刺包，用皮尺测量置管所需的长度并测量臂围		3
				护士穿手术衣，打开无菌包，戴无菌手套，铺治疗巾于患者手臂下，消毒待干	请保持体位，不要活动 不要紧张	5
				更换手套，铺无菌孔巾及治疗巾		3
				抽吸生理盐水冲导管以润滑导丝		3
				剪去多余导管，剥开导管护套10 cm		2
				助手扎止血带，使静脉充盈		2
				保护套从穿刺针上去掉，活动套管，进针，见回血后推入导入针3～6 mm	请问有什么不适吗	10
				取出穿刺针，固定导引套管，中指压在血管上，松开止血带		3
				用平镊夹导管尖端将导管送入静脉		4
				置入导管后退出套管，送导管至预计长度，拔出导丝，接注射器，抽回血，注入生理盐水，确定导管是否通畅		5
		置管后	10	连接输液装置，点滴通畅后，再次消毒，固定导管，覆盖无菌敷料	滴速已调好，不要自行调节，我会随时巡视，有事请呼叫	5
				整理用物，观察患者无不适反应后，送患者回房间休息		5
3	操作后	整理记录	5	取舒适体位，整理床单位	谢谢配合，不要剧烈活动，穿刺点严禁沾水	3
				洗手，记录		2
4	评价	效果	10	插管顺利，无并发症发生		4
		操作		动作轻巧、稳重、准确，操作时间合适		3
		护患沟通		沟通有效，患者积极配合，患者及家属对操作及解释表示满意		3
	总分		100			

（陈 蕾）

项目任务四　颈外静脉插管输液技术

颈外静脉为颈部最大浅静脉，由下颌后静脉的后支、耳后静脉和枕静脉汇合而成，沿胸锁乳突肌表面下行，越过胸锁乳突肌后缘，于锁骨上方穿过深筋膜，而后汇入锁骨下静脉。颈外静脉行径表浅，位置较固定，易于穿刺。

【目的】

1. 用于长期输液，周围静脉不易穿刺者。

2. 周围循环衰竭，需监测中心静脉压者。

3. 长期静脉内输注高浓度或刺激性强的药物或需采用静脉内高营养治疗的患者。

【评估】

1. 患者病情、意识状态、活动能力，询问普鲁卡因过敏史，并做过敏试验。

2. 患者心理状态、对疾病的认识、合作程度。

3. 穿刺部位皮肤、血管情况。

【准备】

1. 护士准备

(1) 着装整洁，洗手，戴口罩。

(2) 熟悉颈外静脉插管的操作方法，向患者及家属解释颈外静脉插管的目的及注意事项。

2. 用物准备

(1) 无菌穿刺包：内置穿刺针 2 根（长 6.5 cm、内径 2 mm、外径 2.6 mm）、硅胶管 2 条（长 25～30 cm、内径 1.2 mm、外径 1.6 mm）、5 ml 与 10 ml 注射器各 1 个、6 号针头 2 个、尖刀片、镊子、纱布、洞巾、弯盘。

(2) 注射盘 1 套，另加 1% 普鲁卡因注射液、0.9% 氯化钠溶液、无菌手套、无菌敷贴、肝素帽。

(3) 按医嘱准备液体及药物。

(4) 输液卡、输液架。

3. 患者准备　患者理解颈外静脉插管目的、部位，排空大、小便，卧位舒适。

4. 环境准备　环境整洁、安静，光线明亮。

【实施】

操 作 步 骤	要 点 说 明
1. 洗手，戴口罩，备齐用物。同密闭式输液法检查、核对药液并准备好输液器。携用物至患者处，再次查对、向患者解释后将输液器挂于输液架上排尽空气	◆ 严格执行无菌操作及查对制度
2. 协助患者去枕平卧，头偏向对侧，肩下垫一薄枕	◆ 使患者头低肩高，颈部平直，充分暴露穿刺部位

操 作 步 骤	要 点 说 明
3. 护士站于穿刺部位对侧或头侧，选择穿刺点并定位。常规消毒皮肤，直径大于 10 cm。打开无菌穿刺包，戴无菌手套，铺洞巾	◆ 穿刺点为下颌角与锁骨上缘中点连线的上 1/3 处，颈外静脉外侧缘
4. 抽吸 1‰普鲁卡因液，在穿刺部位行局部麻醉，用 10 ml 注射器吸取 0.9%氯化钠溶液，以平针头连接硅胶管，排尽空气备用	
5. 左手绷紧穿刺点上方皮肤，右手持穿刺针与皮肤呈 45°进针，入皮肤后呈 25°沿颈外静脉走行向心方向刺入	◆ 穿刺前可用刀片尖端在穿刺部位刺破皮肤作引导，以减少进针时皮肤阻力 ◆ 穿刺时，助手用手指按压颈静脉三角处，使颈外静脉充盈
6. 见回血后立即用一手拇指按住针栓孔，另一手经针栓孔快速插入硅胶管 10 cm 左右。插管时，由助手一边抽回血一边缓慢注入等渗盐水。确定硅胶管在血管内后，退出穿刺针，再次抽回血确认在血管内，无误后移去洞巾，连接输液器及肝素帽，输入液体	◆ 插管动作要轻柔，以防盲目插入使硅胶管在血管内打折或硅胶管过硬刺破血管发生意外
7. 用无菌透明敷贴覆盖穿刺点并固定针栓与肝素帽	◆ 固定要牢固，防止导管脱出
8. 调节滴速	◆ 同周围静脉输液法
9. 暂停输液时，同密闭式静脉留置针输液法封管，并固定妥当	
10. 再次输液时，先确认导管在静脉内，常规消毒肝素帽，连接输液器即可	◆ 输液前应检查导管是否在静脉内，防止意外发生
11. 拔管时，硅胶管末端接注射器，边抽吸边拔出硅胶管，切忌将血凝块推入血管。拔管后局部加压数分钟，用 75%乙醇消毒穿刺局部，无菌纱布覆盖	◆ 边抽边拔防止残留小血块和空气进入血管，造成栓塞 ◆ 拔管动作应轻柔，避免折断硅胶管

【注意事项】

1. 严格执行无菌操作和查对制度。

2. 硅胶管内如有回血，应及时用肝素稀释液冲注，以免血凝块堵塞硅胶管。

3. 输液过程中应加强巡视，如发现滴入不畅，应检查硅胶管是否弯曲或滑出血管外。

4. 每天更换敷料，碘伏消毒穿刺点与周围皮肤。

【健康教育】

1. 向患者及家属解释颈外静脉输液的目的、注意事项及自我监护的内容。

2. 说明病情、年龄、药物性质与输液速度的关系。

【评价】

1. 患者理解颈外静脉插管的目的，接受治疗并积极配合。

2. 插管顺利，无并发症发生。

附：颈外静脉插管输液技术操作评分标准

颈外静脉插管输液技术操作评分标准

序号	操作流程		分值	操作要点	同步沟通	标准分
1	操作前准备	护士	20	仪表，语言，态度，核对，解释	问候患者，自我介绍，解释颈外静脉插管的目的、过程，征求患者同意，请排空膀胱	10
		用物		齐全、性能良好		4
		环境		安静、整洁、安全、无火源		2
		患者		患者准备已做并理解合作		4
2	操作过程	插管前准备	10	洗手，戴口罩，备齐用物	核对床号、姓名，现在给您插管，您准备好了吗？请去枕平卧，头偏向对侧	2
				检查、核对药液并准备好输液器		2
				携用物至患者处，再次查对解释		2
				输液瓶挂于输液架上排尽空气		2
				患者去枕平卧，头偏向对侧，肩下垫枕		2
		插管	40	① 护士站于穿刺部位对侧或头侧，选择穿刺点并定位	请不要随便活动 会有些疼，不要紧张	5
				② 常规消毒皮肤，直径大于 10 cm。打开无菌穿刺包，戴无菌手套，铺洞巾		8
				③ 在穿刺部位行局部麻醉，用注射器吸取生理盐水，针头连接硅胶管，排尽空气备用	请放松	8
				④ 绷紧皮肤，右手持穿刺针进针，入皮肤后沿颈外静脉走行向心方向刺入		9
				⑤ 见回血后用一手拇指按住针栓孔，另一手经针栓孔插入硅胶管 10 cm 左右。确定硅胶管在血管内后，退出穿刺针，再次抽回血确认在血管内，无误后移去洞巾	请问有什么不适吗	10
		插管后	15	接输液器及肝素帽，输入液体	滴速已调好，勿自行调节，我会随时巡视，有事请呼叫	4
				用无菌透明敷贴覆盖穿刺点并固定针栓与肝素帽		4
				调节滴速，整理用物		4
				观察患者有无不适反应		3
3	操作后	整理记录	5	取舒适体位，整理床单位	颈部避免剧烈活动，谢谢配合	3
				洗手、记录		2
4	评价	效果	10	插管顺利，无并发症发生		4
		操作		动作轻巧、稳重、准确，操作时间合适		3
		护患沟通		沟通有效，患者积极配合		3
	总分		100			

（陈　蕾）

项目任务五　密闭式静脉输血技术

【目的】

1. 补充血容量　增加有效循环血量，改善全身血液灌注与心肌功能，提升血压，促进循环。用于失血、失液所致的血容量减少或休克患者。

2. 纠正贫血　增加血红蛋白含量，促进携氧能力。用于血液系统疾病引起的严重贫血和慢性消耗性疾病的患者。

3. 补充血小板和各种凝血因子　改善凝血功能，有助于止血。用于凝血功能障碍者。

4. 补充抗体、补体　增强机体免疫力。用于严重感染的患者。

5. 补充白蛋白　维持血浆胶体渗透压，减轻组织渗出与水肿，保持有效循环血量。用于低蛋白血症以及大出血、大手术的患者。

6. 排除有害物质　改善组织器官的缺氧状况。用于一氧化碳、苯酚等化学物质中毒者。

【评估】

1. 病情、治疗情况（作为合理输血的依据）。

2. 患者的血型、输血史及过敏史（作为输血时查对、用药的参考）。

3. 心理状态及对输血相关知识的了解程度等（为心理护理和健康教育提供依据）。

4. 穿刺部位的皮肤、血管状况　根据病情、输血量、患者年龄选用静脉，并避开破损、发红、硬结、皮疹等部位的血管（一般采用四肢浅静脉；急需输血时多采用肘部的静脉；周围循环衰竭时，可采用颈外静脉或锁骨下静脉）。

【准备】

1. 护士准备

（1）洗手，戴口罩。

（2）熟悉备血、取血和输血的操作程序和方法，向患者解释输血的目的及注意事项。

2. 用物准备　注射盘 1 套、输血器 1 套（滴管内有滤网，可去除大的细胞碎屑和纤维蛋白等微粒，而血细胞、血浆等均能通过滤网；静脉穿刺针为 9 号针头）、无菌敷贴或无菌纱布、胶布、止血带、小垫枕、启瓶器、瓶套、输液瓶签、液体、输液卡及输液架。静脉留置输液器另备静脉留置针 1 套，必要时备小夹板及绷带。

3. 患者准备

（1）了解输血目的、方法、注意事项和配合要点。

（2）签写知情同意书。

（3）采集血标本以验血型和做交叉配血试验。

（3）排空大、小便，取舒适体位并暴露注射部位。

4. 环境准备　整洁、安静、安全、光线充足。

【实施】

操 作 步 骤	要 点 说 明
1. 再次核对、检查　携用物至患者床旁，与另一位护士一起再次核对和检查	◆ 严格执行查对制度，避免差错事故的发生 ◆ 按"三查八对"的内容逐项进行核对和检查，确保无误
2. 建立静脉通道　按密闭式输液法建立静脉通道，先输入少量 0.9%氯化钠溶液	◆ 输入少量 0.9%氯化钠溶液，冲洗输血器管道
3. 摇匀血液　以手腕旋转动作将血袋内的血液轻轻摇匀	◆ 避免剧烈震荡，以防止红细胞破坏
4. 连接血袋进行输血　戴手套，打开贮血袋封口，常规消毒开口处塑料管，将输血器针头从氯化钠溶液瓶上拔下，插入输血器塑料管内，缓慢将血袋倒挂到输液架上，开始输血	◆ 戴手套是为了保护医务人员自身的安全 ◆ 血液内不得加入其他药品，并避免和其他溶液相混，以防血液变质
5. 控制和调节滴速　输血开始时速度宜慢，观察 10～15 min 无不良反应后，再按年龄及病情需要调节滴速	◆ 开始滴速少于 20 滴/分 ◆ 成人一般 40～60 滴/分，儿童酌减。如急性失血性休克患者滴速应较快，老人和儿童患者、心脏功能差者滴速宜慢
6. 操作后处理	
(1) 脱手套，协助患者取舒适卧位，将呼叫器置于易取处，向患者或家属交待输血过程中的有关注意事项	◆ 嘱患者勿随便调节滴速，如有不适及时呼叫
(2) 整理用物，洗手	◆ 输血过程中加强巡视，严密观察
(3) 记录	◆ 在输血卡上记录输血的时间、滴速、患者的全身及局部情况，并签全名
7. 续血时的处理　如果需要输入 2 袋以上的血液时，应在上一袋血液即将滴尽时，常规消毒氯化钠溶液瓶塞，然后将针头从贮血袋中拔出，插入氯化钠溶液瓶中，输入少量 0.9%氯化钠溶液，然后再按与输第一袋血相同的方法连接下一袋血继续输血	◆ 输两袋血之间用 0.9%氯化钠溶液冲洗是为了避免两袋血之间发生溶血反应
8. 输血完毕后的处理	
(1) 用上述方法继续滴入 0.9%氯化钠溶液，直至将输血器内的血液全部输入体内再拔针，局部按压 1～2 min（至无出血为止）	
(2) 协助患者取舒适体位，整理用物与床单位	

操 作 步 骤	要 点 说 明
（3）医疗垃圾分类处理	◆ 空血袋装入原塑料袋中，再置纸盒内于4℃冰箱内保存24 h。患者无输血反应后再放入有黄色标记的污物袋中按有关规定集中处理
（4）洗手，记录	◆ 记录输血时间、种类、量，血型，血袋号及有无输血反应等

【注意事项】

1. 根据输血申请单正确采集血标本，禁止同时采集两个患者的血标本。

2. 在取血和输血过程中，严格执行查对制度和无菌操作规程，输血前，由两名护士根据需查对的项目再次进行查对，避免差错事故的发生。

3. 输血前后及输两袋血之间需要滴注少量 0.9％氯化钠溶液，以防发生不良反应。

4. 血液内不可随意加入其他药物，如钙剂、酸性及碱性药品、高渗和低渗液体，以防发生凝集或溶解。

5. 输血过程中，应加强巡视，观察有无输血反应的征象，认真听取患者主诉，如出现异常情况应立刻停止输血，并按输血反应进行处理。

6. 严格掌握输血速度，对年老体弱、严重贫血、心力衰竭患者应谨慎，滴速宜慢。

7. 输入成分血时须注意　如全血与成分血同时输注，应首先输入成分血（尤其是浓缩血小板），其次为新鲜血，最后为库存血，保证成分血新鲜输入。成分血除红细胞外须在 24 h内输完（从采血开始计时）；除血浆、白蛋白制剂外均需做交叉配血试验。一次输入多个供血者的成分血时，按医嘱给予抗过敏药物，以防发生过敏反应。

【健康教育】

1. 向患者及家属说明输血速度的调节依据，告知患者及家属勿擅自调节滴速。

2. 向患者介绍常见输血反应的症状和防治方法，并告知患者，一旦出现不适症状，应及时使用呼叫器。

3. 向患者介绍输血的适应证和禁忌证。

4. 向患者介绍有关血型的知识及做血型鉴定及交叉配血试验的意义。

【评价】

1. 患者理解输血目的，有安全感，愿意接受。

2. 正确执行无菌操作和查对制度，操作规范，静脉穿刺一次成功。输血部位无渗出、肿胀，未发生感染及其他输血反应。

3. 输血过程中无血制品浪费现象。

附：密闭式静脉输血技术操作评分标准

密闭式静脉输血技术操作评分标准

序号	操作流程		分值	操作要点	同步沟通	标准分
1	操作前准备	护士	20	仪表、语言、态度、核对、解释	问候患者，自我介绍，解释输血的目的和注意事项，请问有无输血史，知否血型，征求患者同意，请排空膀胱	10
		用物		齐全、性能良好		4
		环境		安静、整洁、安全、光线适宜		2
		患者		患者准备已做并理解合作		4
2	操作过程	输血前准备	20	洗手、戴口罩，备齐用物	同静脉输液	2
				核对患者、检查药液质量		2
				将输液卡倒贴，套上瓶套		2
				常规消毒瓶塞		2
				检查并打开输血器并插入瓶塞		2
				建立静脉通道，先输入少量生理盐水		10
		输血	30	两人再次核对，检查血液质量，摇匀血液	核对床号、姓名 您的血型是 A/B/AB/O 型	3
				戴手套，打开贮血袋封口，常规消毒开口处塑料管，将输血器针头从氯化钠溶液瓶上拔下，插入输血器塑料管内，将血袋倒挂到输液架上，开始输血		7
				输血开始时速度宜慢，观察 10~15 min 无不良反应后，再根据病情需要及年龄调节滴速	滴速已调好，不要自行调节，请问有什么不适吗 我会随时巡视，有事请呼叫，谢谢配合	5
				脱手套，协助患者取舒适卧位		5
				将呼叫器置于易取处，向患者及家属交待输血过程中的有关注意事项		5
				清理用物，洗手，记录		5
		输血完毕	10	解释、核对，输入少量生理盐水冲管，除去胶布敷贴，关调节器	核对床号、姓名，输血已完毕，现在为您拔针，按压至不出血	5
				拔针，沿血管走向按压穿刺点		5
3	操作后	整理记录	10	取舒适体位，整理床单位	谢谢配合，如有不适，请及时按床旁呼叫器	5
				洗手、记录		5
4	评价	效果	10	输血顺利，无输血反应发生，记录及时、准确		4
		操作		动作轻巧、稳重、准确，操作时间合适		3
		护患沟通		沟通有效，患者积极配合，患者及家属对操作及解释表示满意		3
总分			100			

（陈　蕾）

168

模块十二 冷、热疗护理

项目任务一 局部冷疗技术

【目的】

1. 降低体温，局部消肿、止血、阻止发炎或化脓，减轻疼痛。

2. 头部降温，防治脑水肿，减轻脑细胞损害。

3. 降温，止血，早期扭伤、挫伤的消肿、止痛。

【评估】

1. 患者的年龄、病情、体温及治疗情况。

2. 患者局部皮肤状况，如颜色、温度、有无硬结、瘀血等，有无感觉障碍及对冷过敏等。

3. 患者的意识状况、活动能力及合作程度等。

4. 患者头部状况，注意有无伤口。

【准备】

1. 护士准备

（1）着装整齐，修剪指甲，洗手、戴口罩。

（2）熟悉冰帽（冰槽）、冰袋（冰囊）、冷湿敷的用法，向患者解释用冷的目的及使用中的注意事项。

2. 用物准备 冰帽（冰槽）、冰袋（冰囊）及布套、帆布袋（木箱）、冰、木槌、盆及冷水、勺、毛巾、海绵垫3块、水桶、肛表、冰槽降温时备不脱脂棉球及凡士林纱布2块、治疗碗；盆内盛冰水，治疗盘内放弯盘、纱布、敷布2块、钳子2把，外放凡士林、棉签、一次性治疗巾、干毛巾，酌情备屏风，如有伤口，应准备换药盘。

3. 患者准备 了解冷疗的意义，并接受局部冷疗；了解使用冰帽（冰槽）、冰袋（冰囊）、冷湿敷的正确方法。

4. 环境准备 无对流风直吹患者或关闭门窗，必要时用屏风遮挡。

【实施】

操 作 步 骤	要 点 说 明
1. 核对 携用物至患者床旁，核对患者床号、姓名	◆ 确认患者
2. 向患者和家属解释冷疗的目的和方法	
3. 常用局部冷疗技术	

操 作 步 骤	要 点 说 明
● 冰袋的用法	
(1) 准备冰袋	
① 洗手,将用物准备齐全	
② 将冰块放入帆布袋(木箱)内,用木槌敲成核桃大小,放入盆中用冷水冲去棱角	◆ 避免冰块棱角损坏冰袋发生漏水
③ 用勺将冰块装入冰袋至 1/2 满,驱出空气后扎紧袋口,擦干冰袋外壁水迹	◆ 空气可加速冰的融化 ◆ 排气后可使冰袋外壁紧贴患者皮肤
④ 倒提冰袋,检查无漏水后装入布套内备用	◆ 布套可避免冰袋与患者皮肤直接接触
(2) 放置冰袋　高热患者降温置冰袋于患者前额、头顶部和体表大血管分布处;扁桃体摘除术后将冰囊置于颈前颌下	
(3) 放置时间　不超过 30 min	◆ 以防产生继发效应
● 冰帽的用法	
(1) 准备冰帽(同冰袋法)	
(2) 降温　戴冰帽的患者后颈部和双耳廓用海绵垫保护。戴上冰帽,将冰帽的引水管置于水桶中,注意水流情况	◆ 防冻伤,防冰水流入患者耳内
● 冷湿敷法	
(1) 暴露患处　在受敷部位下垫治疗巾,受敷部位涂凡士林后盖一层纱布	◆ 保护皮肤及床单位 ◆ 保护皮肤免受过冷的刺激 ◆ 必要时用屏风遮挡,保护患者隐私
(2) 拧湿敷布　将敷布浸入冰水盆中,双手各持一把钳子(卵圆钳)将浸在冰水中的敷布拧干至不滴水,抖开敷布,折叠后敷在患处	◆ 敷布需浸透,拧至不滴水为度
(3) 冷敷患处　每 2～3 min 更换一次敷布,一般冷湿敷的时间为 15～20 min,冷湿敷结束后,撤掉敷布和纱布,擦去凡士林	◆ 保证冷敷效果,防止产生继发效应 ◆ 冷湿敷过程中注意观察局部皮肤变化 ◆ 如有伤口应按照无菌技术操作原则进行冷湿敷并更换伤口敷料
4. 观察　观察患者体温、局部皮肤情况、全身反应及病情变化	◆ 每 30 min 测量体温一次并记录
5. 操作后处理	
(1) 擦干冷敷部位,协助患者躺卧舒适,整理床单位	
(2) 用物处理	◆ 清洁、消毒后备用
(3) 洗手,记录	◆ 记录用冷的时间、效果和患者的反应

【注意事项】

1. 用冷的时间正确，最长不得超过 30 min，休息 60 min 后再使用，给予局部组织复原时间。

2. 冰袋使用时注意观察局部皮肤变化，每 10 min 查看一次局部皮肤颜色，确保患者局部皮肤无发紫、麻木及冻伤发生。如物理降温，应在用冷 30 min 后测量体温并记录。

3. 使用过程中，检查冰块融化情况，及时更换与添加。

4. 注意心率变化，无心房颤动、心室纤颤与房室传导阻滞的发生。

5. 使用湿敷过程中，及时更换敷布。如冷敷部位为开放性伤口，须按无菌技术处理伤口。

【健康教育】

1. 使用冰袋、冰帽、冷湿敷前，向患者介绍使用方法和过程。

2. 说明局部冷疗的影响因素和禁忌使用冷疗的部位。

3. 向患者讲解局部冷疗所产生的生理效应、治疗作用和继发效应。

【评价】

1. 冰袋完整、无漏水，布套干燥。

2. 操作方法正确，用冷的时间正确，患者未发生不良反应。

3. 患者感觉舒适，无损伤发生，达到冷疗目的。

4. 患者局部皮肤颜色无变化。

5. 护患沟通有效，得到患者的理解和配合。

附：局部冷疗技术操作评分标准

局部冷疗技术操作评分标准

序号	操作流程		分值	操作要点	同步沟通	标准分
1	操作前准备	护士	20	仪表，语言，态度，核对，解释	问候患者，自我介绍，解释局部冷疗的目的，取得患者同意	10
		用物		齐全、性能良好		4
		环境		安静、整洁、安全、室温适宜		2
		患者		患者准备已做并理解配合		4
2	操作过程	冷疗前	5	携用物至床旁，核对患者床号、姓名	再次核对床号、姓名，现在给您做冷疗	2
				向患者和家属解释冷疗的方法		3
		冰袋的用法	15	① 准备冰袋	你的头部放有冰袋，请不要随便活动 有什么不适吗	7
				② 放置冰袋 高热患者降温置冰袋于患者前额、头顶部和体表大血管分布处；扁桃体摘除术后将冰囊置于颈前颌下		8
		冰帽的用法	15	① 准备冰帽	戴冰帽过程中如有不适请及时告知我	7
				② 戴冰帽的患者后颈部和双耳廓用海绵垫保护，戴上冰帽		8
		冷湿敷法	20	① 在受敷部位下垫治疗巾，受敷部位涂凡士林后盖一层纱布	冷敷过程中如有不适请及时告知我	5
				② 拧干湿敷布		5
				③ 冷敷患处 每2~3 min 更换一次敷布，一般冷湿敷的时间为 15~20 min，冷湿敷结束后，撤掉敷布和纱布，擦去凡士林		10
		冷疗后	5	观察患者体温、局部皮肤情况、全身反应及病情变化	现在冷敷完毕，感觉怎么样	3
				擦干冷敷部位		2
3	操作后	整理记录	10	撤去用物	谢谢配合，请您休息，30 min 后给您测量体温	2
				协助患者取舒适卧位		3
				整理床单位，按需更换床单		3
				洗手，记录		2
4	评价	效果	10	患者感觉舒适，无损伤发生，达到冷疗目的		4
		操作		动作轻巧、稳重、准确，操作时间合适		3
		护患沟通		沟通有效，患者积极配合		3
	总分		100			

（刘淑霞）

项目任务二　全身冷疗技术

【目的】　为高热患者降温。

【评估】

1. 患者的年龄、病情、体温及治疗情况。

2. 患者的意识状况、活动能力及合作程度。

3. 患者身上有无伤口。

【准备】

1. 护士准备

(1) 着装整齐，修剪指甲，洗手、戴口罩。

(2) 熟悉温水（乙醇）擦浴的作用及用法，向患者解释用温水（乙醇）擦浴的目的及注意事项。

2. 用物准备　盆内盛 32～34℃ 温水 2/3 满（乙醇擦浴需准备 25％～35％ 乙醇 200～300 ml，温度 32～34℃）、大纱布垫（小毛巾）2 块、大浴巾、热水袋（内装 60～70℃ 热水，装入布套中）、冰袋（内装冰块，装入布套中），酌情备衣物、大单、便器及屏风。

3. 患者准备　了解温水（乙醇）擦浴的作用，并接受温水（乙醇）擦浴降温；了解温水（乙醇）擦浴的方法。必要时排尿。

4. 环境准备　关闭门窗，必要时用屏风遮挡。

【实施】

操 作 步 骤	要 点 说 明
1. 核对、解释　备齐用物携至患者床旁，向患者和家属解释温水擦浴的目的和方法	◆ 使患者建立安全感并给予合作 ◆ 温水无刺激、不过敏。患者感觉舒服，尤其对新生儿、婴幼儿的降温更适宜
2. 准备　必要时协助患者排尿，关闭门窗，遮挡	
3. 松被脱衣　松开床尾盖被，协助患者脱去上衣，松解裤带；置冰袋于患者头部，放热水袋于足下	◆ 冰袋置于头部以防擦浴时表皮血管收缩、充血 ◆ 热水袋置于足下使患者感觉舒服，并减轻头部充血 ◆ 尽量减少暴露患者
4. 擦拭方法　暴露擦拭部位，将大浴巾垫于擦拭部位下，以浸湿的纱布垫包裹手掌、挤干，边擦边按摩，最后以浴巾擦干	
5. 擦拭顺序	
(1) 双上肢：侧颈→肩→上臂外侧→前臂外侧→手背；侧胸→腋窝→上臂内侧→肘窝→前臂内侧→手心。同法擦拭对侧上肢	◆ 腋窝、肘窝、手心、腹股沟、腘窝处稍用力擦拭，并延长擦拭时间，以促进散热

操作步骤	要点说明
（2）背部：帮助患者侧卧，擦拭颈下肩部→背部→臀部。穿好上衣，脱去裤子 （3）双下肢：髋部→下肢外侧→足背；腹股沟→下肢内侧→内踝；臀下沟→下肢后侧→腘窝→足跟。同法擦拭对侧下肢	
6. 取热水袋　擦浴完毕，撤掉热水袋	◆ 擦浴全过程不宜超过 20 min
7. 观察　患者有无异常	◆ 有无寒战、面色苍白，脉搏、呼吸异常
8. 整理归位　协助患者穿裤子并安置舒适卧位，整理床单位、用物，清洁、消毒后放原处	
9. 取下冰袋　擦浴后 30 min 测体温，若体温降至 39℃以下，取下头部冰袋	
10. 洗手，记录	◆ 记录温水擦浴时间、效果、反应
11. 将降温后的体温绘制于体温单上	

【注意事项】

1. 因全身冷疗面积较大，在给患者实施的过程中，护士应密切观察患者反应。

2. 安全擦浴全过程不要超过 20 min，避免患者着凉。

3. 禁忌擦拭胸前区、腹部、后颈部、足心部。

4. 注意患者的耐受性，擦浴后，应注意观察患者的皮肤表面有无发红、苍白、出血点及患者是否感觉异常。半小时后测量患者体温，如有下降则视为有效。

5. 血液病患者和新生儿禁忌使用擦浴降温。

【健康教育】

1. 温水擦浴前，向患者介绍擦浴方法。

2. 说明影响温水擦浴的因素。

3. 向患者说明温水擦浴所产生的治疗作用。

【评价】

1. 患者自觉身体舒适，心情舒畅。

2. 用冷的时间正确，患者达到冷疗目的，无不适反应。

附：全身冷疗技术操作评分标准

全身冷疗技术操作评分标准

序号	操作流程		分值	操作要点	同步沟通	标准分
1	操作前准备	护士	20	仪表，语言，态度，核对，解释	问候患者，自我介绍，解释擦浴目的及方法，询问有无乙醇过敏史，取得患者同意	10
		用物		齐全、性能良好		4
		环境		安静、整洁、安全、室温适宜		2
		患者		患者准备已做并理解配合		4
2	操作过程	擦浴前	15	携用物至床旁，核对患者床号、姓名	再次核对患者床号、姓名 现在为您擦浴，我帮您脱去上衣	3
				向患者和家属解释冷疗的方法		3
				必要时协助患者排尿，关闭门窗，遮挡		4
				松开床尾盖被，协助患者脱去上衣，松解裤带；置冰袋于患者头部，放热水袋于足下		5
		擦浴	35	① 暴露擦拭部位，将大浴巾垫于擦拭部位下，以浸湿的纱布垫包裹手掌、挤干，边擦边按摩，最后以大浴巾包裹擦干	擦拭力度可以吗	5
				② 双上肢：侧颈→肩→上臂外侧→前臂外侧→手背；再侧胸→腋窝→上臂内侧→肘窝→前臂内侧→手心。同法擦拭对侧上肢		9
				③ 背部：帮助患者侧卧，擦拭颈下肩部→背部→臀部。穿好上衣，脱去裤子	请你向左侧翻身 我帮您穿好上衣，脱去裤子	9
				④ 双下肢：髋部→下肢外侧→足背；腹股沟→下肢内侧→内踝；臀下沟→下肢后侧→腘窝→足跟。同法擦拭对侧下肢		9
				⑤ 擦浴完毕，撤掉热水袋		3
		擦浴后	10	观察有无出现寒战、面色苍白、脉搏、呼吸异常	帮您穿衣，请您休息，30 min后给您测量体温，谢谢配合	3
				协助患者穿裤子并安置舒适卧位		2
				整理床单位，整理用物		2
				擦浴后 30 min 测体温，若体温降至39℃以下，取下头部冰袋		3
3	操作后	整理记录	10	撤去用物，清洁、消毒后放原处		3
				洗手，记录		3
				将降温后的体温绘制于体温单上		4
4	评价	效果	10	患者感觉舒适，达到冷疗目的		4
		操作		动作轻巧、稳重、准确，操作时间合适		3
		护患沟通		沟通有效，患者积极配合		3
	总分		100			

（刘淑霞）

项目任务三　干热疗技术

【目的】

1. 保暖、舒适、解痉、镇痛。

2. 消炎、促进创面干燥结痂、保护上皮、利于伤口愈合。用于感染的伤口、压疮、臀红、神经炎、关节炎等症状。

【评估】

1. 患者的年龄、病情、治疗情况。

2. 患者局部皮肤状况，如颜色、温度、有无硬结、瘀血及开放伤口等，有无感觉障碍及对热的耐受情况等。

3. 患者局部皮肤及开放伤口情况，有无感觉障碍等。

4. 患者的意识状况、活动能力及合作程度等。

【准备】

1. 护士准备

（1）着装整齐，修剪指甲，洗手，戴口罩。

（2）熟悉热水袋、烤灯的使用方法和作用，向患者解释用热水袋、烤灯的目的及使用中的注意事项。

2. 用物准备　烤灯、热水袋及布套、水温计、量杯、热水（60～70℃）、毛巾。必要时备屏风。

3. 患者准备　了解热水袋、烤灯的热疗作用，同意并会正确使用烤灯。

4. 环境准备　室内无对流风直吹患者。

【实施】

操 作 步 骤	要 点 说 明
1. 核对、解释　携用物至患者床旁，再次核对患者，做好解释	◆ 确认患者
2. 干热疗	
● 热水袋的使用	
（1）备热水袋	◆ 热水袋也可提前备好
① 备 1000～1500 ml 的热水，水温 60～70℃	◆ 成人 60～70℃，对老年人、小儿和昏迷、用热部位知觉麻痹、麻醉未清醒者，水温应调至 50℃
② 放平热水袋，去掉塞子，一手持热水袋袋口的边缘，另一手灌入热水至热水袋体积的1/2～2/3 满	◆ 边灌边提高热水袋口端以防热水外溢

操 作 步 骤	要 点 说 明
③ 将热水袋逐渐放平，见热水达到袋口即排尽袋内空气	◆ 排尽空气，防止影响热传导，旋紧塞子
④ 擦干热水袋外壁水迹，倒提热水袋并轻轻抖动，无漏水后装入布套内	◆ 擦干热水袋外壁水迹 ◆ 倒提热水袋并轻轻抖动，无漏水后装入布套内，严格检查热水袋无漏水现象，避免烫伤患者
（2）放热水袋 热水袋外面可用毛巾包裹，将热水袋放至所需部位	◆ 注意观察用热部位的皮肤状况
（3）用热时间 用热 30 min 后，撤掉热水袋	◆ 防止产生热的继发效应 ◆ 如为保暖，应注意及时更换热水
（4）归位 将热水袋倒空，倒挂晾干后吹气旋紧塞子，热水袋布套清洁后晾干备用	◆ 以防热水袋的两层橡胶粘连
● 烤灯的使用	
（1）准备、检查烤灯，确认其性能	◆ 确认烤灯功能正常
（2）暴露治疗部位，协助患者躺卧舒适	◆ 注意保暖 ◆ 必要时以屏风遮挡
（3）放置烤灯 以烤灯对准治疗部位，调节灯距及温度	◆ 烤灯距离治疗部位 30～50 cm，另可根据厂家说明调节距离
（4）时间 每次照射时间为 20～30 min	◆ 照射胸前和颈部时，让患者戴有色眼镜或用纱布遮盖
（5）观察 照射过程中注意观察局部皮肤颜色和患者反应	◆ 若有异常，应停止照射 ◆ 必要时行床旁交接班
（6）整理 照射完毕，关闭开关，协助患者穿好衣服，躺卧舒适，整理患者床单位	◆ 嘱患者须在室内休息 15 min 后方可外出，防止感冒
（7）归位 将烤灯切断电源，放回原处备用	
3. 洗手，记录	◆ 记录热疗部位、时间、效果、反应 ◆ 烤灯照射部位、时间、效果、局部反应及患者反应

【注意事项】

1. 检查用热局部皮肤的变化（特别是意识障碍者）。

2. 连续使用热水袋保暖者，每 30 min 检查水温一次，及时更换热水。

3. 严格执行交接班制度。

4. 烤灯距离治疗部位 30～50 cm，每次照射 20～30 min。

5. 密切观察患者有无心悸、过热、头晕感觉，照射部位皮肤状况。

6. 以皮肤出现桃红色均匀红斑为宜。照射局部皮肤呈紫红色时，应立即停止照射，局部可涂凡士林，以保护皮肤。

7. 治疗完毕，须在室内休息 15 min 再外出，避免受凉。

【健康教育】

1. 使用热水袋、烤灯前，向患者详细介绍使用方法，说明使用时的注意事项。

2. 向患者解释使用热水袋热疗机体所产生的生理反应、继发效应和治疗作用。

3. 向患者说明影响热水袋热疗作用的因素和禁忌使用热疗的部位和疾病。

4. 向患者解释使用烤灯热疗对机体产生的治疗作用、可能出现的反应。

【评价】

1. 达到热疗的目的，患者感觉舒适、安全，无过热、心慌、头晕等。

2. 照射患者颈部和胸前时，患者眼睛未受伤害。

3. 护患沟通有效，配合良好。

附：干热疗技术操作评分标准

干热疗技术操作评分标准

序号	操作流程		分值	操作要点	同步沟通	标准分
1	操作前准备	护士	20	仪表，语言，态度，核对，解释	问候患者，自我介绍，解释干热疗法的目的，取得患者同意	10
		用物		齐全、性能良好		4
		环境		安静、整洁、无对流风		2
		患者		患者准备已做并理解合作		4
2	操作过程	干热疗前	5	携用物至床旁，核对患者床号、姓名	再次核对患者床号、姓名，现在给您做热疗	2
				向患者和家属解释干热疗的方法		3
		热水袋的使用	25	① 备热水袋	热水袋放在热敷部位，如有不适请及时告知我	
				测量、调节水温		5
				灌袋		3
				排尽袋内空气		3
				倒提、检查		4
				② 放热水袋　热水袋外面可用毛巾包裹，将热水袋放至所需部位		5
				③ 用热 30 min 后，撤掉热水袋		5
		烤灯的使用	20	① 准备、检查烤灯，确认其性能	热疗过程中如有心悸、过热、头晕请及时告知我	5
				② 暴露治疗部位，协助患者躺卧舒适		5
				③ 放置烤灯		5
				④ 每次照射时间为 20～30 min		5
		干热疗后	10	观察局部皮肤颜色和患者的反应	谢谢配合，为防止感冒在室内休息 15 min 后方可外出	5
				照射完毕，关闭开关，协助患者穿好衣服，躺卧舒适，整理患者床单位		5
3	操作后	整理记录	10	将热水袋倒空，倒挂晾干后吹气，旋紧塞子，热水袋布套清洁后晾干备用		4
				将烤灯切断电源，放回原处备用		3
				记录热疗部位、时间、效果、局部反应及患者反应		3
4	评价	效果	10	患者感觉舒适，无损伤发生，达到热疗目的		4
		操作		动作轻巧、稳重、准确，操作时间合适		3
		护患沟通		沟通有效，患者积极配合		3
总分			100			

（刘淑霞）

项目任务四　湿热疗技术

【目的】

1. 促进局部血液循环、消炎、消肿、止痛。

2. 消炎、镇痛、消毒伤口，用于手、足、前臂、小腿部位的感染早期，使炎症局限；感染晚期伤口破溃，促进伤口愈合。

3. 止痛、消肿、消炎、清洁伤口，用于肛门、会阴、外生殖器疾患、手术后及盆腔充血、水肿等。

【评估】

1. 患者的年龄、病情、治疗情况。

2. 患者局部皮肤状况，如颜色、温度、有无硬结、瘀血及开放伤口等，有无感觉障碍及对热的耐受情况等。

3. 患者局部皮肤及开放伤口情况，有无感觉障碍等。

4. 患者的意识状况、活动能力及合作程度等。

【准备】

1. 护士准备

（1）着装整齐，修剪指甲，洗手，戴口罩。

（2）熟悉热湿敷、温水浸泡的作用及用法，向患者解释用热湿敷的目的及操作中的注意事项。

2. 用物准备

（1）小水盆（内盛热水）、水温计、热水瓶或热源。治疗盘内放弯盘、纱布、敷布 2 块、长把钳子 2 把、凡士林、棉签、小橡胶单、治疗巾、毛巾。必要时备热水袋、屏风，有伤口者需备换药用物。

（2）盆内盛 43～46℃ 热水（根据医嘱添加药物）1/2 满，纱布 2 块，弯盘内放镊子 1 把，纱布数块，必要时备屏风。

（3）坐浴椅、无菌坐浴盆、药液（按医嘱备）、热水瓶。治疗盘内放水温计、毛巾、无菌纱布。按需备屏风、换药用物。

3. 患者准备　了解热湿敷、温水浸泡、热水坐浴的治疗作用，同意采用温水浸泡，并了解正确的浸泡方法；清洗浸泡部位皮肤；排空膀胱。

4. 环境准备　安静、整洁，温、湿度适宜，室内无对流风直吹患者，必要时用屏风遮挡。

【实施】

操 作 步 骤	要 点 说 明
1. 携用物至患者床旁，再次核对、解释	◆ 必要时以屏风遮挡
2. 湿热疗法	
● 热湿敷法	

操 作 步 骤	要 点 说 明
(1) 暴露热敷部位，在热敷部位下垫小橡胶单和治疗巾；热敷部位涂凡士林后盖一层纱布	◆ 凡士林可减缓热传导，防止烫伤患者，并使热疗效果持久
(2) 将敷布浸入热水中，双手各持一把钳子，将浸在热水中的敷布拧至不滴水，抖开敷布，折叠后敷在患处	◆ 水温为 50～60℃，护士可用手腕掌侧皮肤试温，应无烫感 ◆ 敷布上可加盖毛巾以维持热敷温度 ◆ 治疗部位不忌受压者，可在敷布上加热水袋，再盖上毛巾或棉垫以维持热敷温度 ◆ 患者感到烫热，可揭开一角散热 ◆ 有伤口者，按无菌技术操作进行湿热敷
(3) 热湿敷 15～20 min 后，撤掉敷布和纱布，擦去凡士林；盖好治疗部位；协助患者躺卧舒适，整理患者床单位	◆ 热湿敷过程中注意局部皮肤变化 ◆ 每 3～5 min 更换一次敷布，维持热疗适当的温度
● 温水浸泡	
(1) 配药、调温　配制药液置于浸泡盆内 1/2 满，调节水温	◆ 水温 43～46℃
(2) 暴露患处，取坐姿	◆ 便于操作，舒适
(3) 嘱患者将浸泡肢体慢慢放入盆内浸泡液中。护士可酌情调节水温	◆ 浸泡液的温度可依据患者习惯调节，但应防止烫伤患者
(4) 用镊子夹取纱布反复清洗创面，使之清洁	◆ 镊子尖端勿接触创面 ◆ 浸泡 30 min ◆ 注意保持浸泡液的温度
(5) 浸泡完毕，用纱布擦干肢体，有伤口者行外科换药；协助患者躺卧舒适，整理患者床单位	
● 热水坐浴	
(1) 将药液和热水倒入坐浴盆内至 1/2 满，调节水温	◆ 水温 40～45℃
(2) 用窗帘或屏风遮挡；协助患者脱裤至膝部，暴露患处，臀部坐于盆内，坐姿舒适	◆ 腿部用大毛巾遮盖 ◆ 随时调节水温，保证治疗效果
(3) 坐浴时间为 15～20 min，随时观察患者面色、脉搏、呼吸等有无异常	
(4) 坐浴完毕，用纱布擦干臀部，协助患者穿好衣裤	◆ 坐浴部位有伤口者，应行换药
(5) 整理其他用物，清洁、消毒后放于原处备用	
3. 洗手，记录	◆ 记录时间、效果、反应

【注意事项】

1. 在患者坐浴时，应观察其面色、呼吸、脉搏，如有异常，应立即停止坐浴并处理。

2. 女患者月经期、妊娠后期、产后 2 周内、阴道出血和急性盆腔炎时不宜坐浴，避免感染。

3. 热湿敷过程中注意局部皮肤变化，每 3～5 min 更换一次敷布，维持适当的温度。

4. 热湿敷后，检查患者治疗局部的炎症和疼痛情况。必要时，行换药治疗。

5. 温水浸泡过程中，及时听取患者对用热的反映，检查热水的温度及患者皮肤颜色，随时调节水温，了解患者有无不适感觉，避免烫伤发生。必要时行换药治疗。

【健康教育】

1. 向患者及家属介绍热湿敷、温水浸泡、热坐浴方法及注意事项、治疗作用。

2. 向患者解释机体对热湿敷所产生的生理反应、继发效应和热湿敷的治疗作用。

【评价】

1. 达到湿热疗的目的，患者感觉舒适，无烫伤发生。

2. 局部的炎症和疼痛状况减轻。

3. 护患沟通有效，未发生烫伤和感染。

附：湿热疗技术操作评分标准

<h1>湿热疗技术操作评分标准</h1>

序号	操作流程		分值	操作要点	同步沟通	标准分
1	操作前准备	护士	20	仪表、语言、态度、核对、解释	问候患者，自我介绍，解释湿热疗法的目的，取得患者同意	10
		用物		齐全、性能良好		4
		环境		安静，整洁，温、湿度适宜		2
		患者		患者准备已做并理解合作		4
2	操作过程	湿热疗前	5	携用物至床旁，核对患者床号、姓名	再次核对患者床号、姓名	2
				向患者和家属解释湿热疗法的方法		3
		热湿敷法	15	① 暴露热敷部位	水温合适吗 热敷过程中如有过热、头晕、心慌请及时告知我	3
				② 将敷布浸入热水中，将浸在热水中的敷布拧至不滴水，抖开敷布，折叠后敷在患处		5
				③ 热湿敷 15～20 min 后，撤掉敷布和纱布，擦去凡士林；盖好治疗部位		7
		温水浸泡	15	① 加药，调温	浸泡过程中如有心慌、头晕请及时告知我 水温合适吗	3
				② 暴露患处，取坐姿		3
				③ 浸泡		3
				④ 反复清洗		3
				⑤ 浸泡完毕，用纱布擦干肢体，有伤口者行外科换药		3
		热水坐浴	15	① 加药，调温	坐浴过程中如有心慌、头晕请及时告知我	5
				② 屏风遮挡，暴露患处，臀部坐于盆内，坐姿舒适		5
				③ 坐浴时间为 15～20 min，随时观察患者面色、脉搏、呼吸等有无异常		5
		湿热疗后	10	观察效果及患者反应	谢谢配合，休息一会儿再离开病房，如感觉不适，请及时通知医务人员	5
				擦干热敷部位，协助患者穿好衣服，卧床休息，整理患者床单位		5
3	操作后	整理记录	10	整理用物，清洁、消毒后放于原处备用		5
				洗手，记录		5
4	评价	效果	10	患者感觉舒适，无损伤发生，达到热疗目的		4
		操作		动作轻巧、稳重、准确，操作时间合适		3
		护患沟通		沟通有效，患者积极配合		3
总分			100			

（刘淑霞）

模块十三　标本采集技术

项目任务一　静脉血标本采集技术

【目的】　协助临床诊断疾病，为临床治疗提供依据。

【评估】

1. 患者的一般情况、诊断和目前治疗情况、理解和接受能力、合作程度。
2. 患者需作的检查项目，决定采血量及是否需要特殊准备，如使用抗凝剂等。
3. 患者是否了解检查项目及其注意事项。
4. 患者穿刺部位的皮肤及静脉状况。

【准备】

1. 护士准备
(1) 着装整齐，洗手、戴口罩。
(2) 熟悉血液标本采集的方法和原则，向患者解释静脉血标本采集的目的及注意事项。

2. 用物准备　注射盘内放止血带、一次性注射器、标本容器（抗凝管、干燥试管或血培养瓶）、检验单、酒精灯和火柴（采集血培养标本时用）等。

3. 患者准备　采血局部皮肤清洁，患者明确采血的目的及相关的注意事项，并做好了相应的准备。如采集生化检验的血标本，须在早晨空腹时采集。

4. 环境准备　整洁、宽敞、光线适宜，符合静脉穿刺的环境要求。

【实施】

操作步骤	要点说明
1. 选择适当容器　查对医嘱，贴检验单附联于标本容器上，注明科别、床号、姓名、检验目的和送检日期	◆ 根据不同的检验目的选择标本容器并计算所需采血量
2. 核对　携用物至床旁，核对患者并向其解释抽血目的和配合方法	◆ 取得患者的合作
3. 选择合适静脉　在穿刺点上方约 6 cm 处扎止血带，常规消毒皮肤	◆ 扎好的止血带尾端应远离穿刺点，避免穿刺点被污染 ◆ 使静脉充盈，便于穿刺、抽血
4. 穿刺　戴手套，按静脉穿刺法穿刺血管，见回血后抽取所需血量	
5. 两松一拔一按压　松止血带，嘱患者松拳，迅速拔出针头，用干棉签按压穿刺点 1～2 min	◆ 注意按压部位和时间，避免出现皮下血肿

操作步骤	要点说明
6. 将血液注入标本容器 ● 血培养标本：血培养瓶为密封瓶时，瓶口除橡胶塞外另加铝盖密封。使用时将铝盖中心部分除去，常规消毒瓶盖，更换针头将抽出的血液注入瓶内，轻轻摇匀。注入三角瓶时，先松开瓶口纱布，取出瓶塞，迅速在酒精灯火焰上消毒瓶口后，取下针头，将血液注入瓶内，轻轻摇匀，再将瓶口、瓶塞消毒后塞好，扎紧封瓶纱布	◆ 同时采集不同种类的血标本时，应先将血液注入血培养瓶，然后注入抗凝管，最后注入干燥管 ◆ 一般血培养血标本采集量为 5 ml，亚急性细菌性心内膜炎患者，为提高细菌培养阳性率，采血量可增至 10～15 ml ◆ 标本应在使用抗生素前采集，如已使用，应在检验单上注明
● 全血标本：取下针头，将血液沿管壁缓慢注入盛有抗凝剂的试管内，轻轻摇动，使血液与抗凝剂充分混匀	◆ 勿将泡沫注入 ◆ 防止血液凝固
● 血清标本：取下针头，将血液沿管壁缓慢注入干燥试管内	◆ 避免震荡，以防红细胞破裂溶解
7. 操作后处理	
(1) 协助患者取舒适卧位，整理床单位	
(2) 将标本连同检验单及时送检	◆ 以免影响检验结果。特殊标本须注明采集时间
(3) 用物按消毒、隔离原则处理，洗手	◆ 预防医院内交叉感染

【注意事项】

1. 若需要抽取空腹血，应该提前告知患者禁食。

2. 采集血清标本须用干燥注射器、针头和干燥试管。

3. 采集全血标本时，需加入抗凝剂，血液注入容器后，立即轻轻旋转摇动试管，使血液和抗凝剂混匀，避免血液凝固，影响检验结果。

4. 采集血培养标本时，应防污染。除严格执行无菌技术操作外，抽血前应检查培养基是否符合要求，瓶塞是否干燥，培养液不宜太少。

5. 若同时需采集不同种类的血标本，应先注入血培养瓶，再注入抗凝管，最后注入干燥管，动作应迅速准确。

6. 严禁在输液、输血肢体上采集血标本，须另换肢体采集。

【健康教育】

1. 向患者说明抽血的目的和配合事项。

2. 注意与患者之间的沟通，消除其恐惧心理。

【评价】

1. 严格按照无菌操作采集标本。

2. 采集的血标本符合检查项目要求。

3. 能与患者有效沟通，取得配合。

附：静脉血标本采集技术操作评分标准

静脉血标本采集技术操作评分标准

序号	操作流程		分值	操作要点	同步沟通	标准分
1	操作前准备	护士	20	仪表，语言，态度，核对，解释	问候患者，自我介绍，解释静脉采血的目的、过程，取得患者同意	10
		用物		齐全、性能良好		4
		环境		安静、整洁、安全、光线适宜		2
		患者		患者准备已做并理解合作		4
2	操作过程	采血前准备	15	查对医嘱，贴检验单附联于标本容器上，注明科别、床号、姓名、检验目的和送检日期	再次核对患者床号、姓名	10
				携用物至床旁，核对患者并向其解释抽血配合方法	现在给您抽血，请您配合	5
		采血	35	① 选择合适静脉，扎止血带，常规消毒皮肤	请握拳	5
				② 戴手套，按静脉穿刺法穿刺血管，见回血后抽取所需血量		5
				③ 松止血带，嘱患者松拳，迅速拔出针头，用干棉签按压穿刺点 1～2 min	请松拳，有什么不适吗请按压棉签到不出血为止	5
				④ 将血液注入标本容器		
				● 血培养标本：将铝盖中心部分除去，常规消毒瓶盖，更换针头将抽出的血液注入瓶内，轻轻摇匀。注入三角瓶时，先松开瓶口纱布，取出瓶塞，迅速在酒精灯火焰上消毒瓶口后，取下针头，将血液注入瓶内，轻轻摇匀，再将瓶口、瓶塞消毒后塞好，扎紧封瓶纱布		10
				● 全血标本：取下针头，将血液沿管壁缓慢注入盛有抗凝剂的试管内，轻轻摇动，使血液与抗凝剂充分混匀		5
				● 血清标本：取下针头，将血液沿管壁缓慢注入干燥试管内		5
		采血后处理	10	协助患者取舒适卧位	谢谢配合，请您休息，如感觉不适，请及时按床旁呼叫器	4
				整理床单位		4
				将标本连同检验单及时送检		2
3	操作后	整理记录	10	整理用物并按消毒、隔离原则处理		5
				洗手，记录		5
4	评价	效果	10	采集的血标本符合检查项目要求		4
		操作		动作轻巧、稳重、准确，操作时间合适		3
		护患沟通		沟通有效，患者积极配合		3
总分			100			

（刘淑霞）

项目任务二　动脉血标本采集技术

【目的】　采集动脉血标本，作血液气体分析。

【评估】

1. 患者病情及治疗情况。
2. 患者意识状态、肢体活动能力、对动脉血标本采集的认知和合作程度。
3. 患者穿刺部位的皮肤及血管情况。

【准备】

1. 护士准备

(1) 着装整齐，洗手，戴口罩。

(2) 熟悉血液标本采集的方法和原则，向患者解释动脉血标本采集的目的及注意事项。

2. 用物准备　注射盘内放一次性注射器、无菌纱布、无菌手套（必要时）、肝素适量、无菌软木塞或橡胶塞。

3. 患者准备　采血局部皮肤清洁，患者明确采血的目的及相关的注意事项，并做好了相应的准备。

4. 环境准备　整洁、宽敞、光线适宜，符合动脉穿刺的环境要求。

【实施】

操 作 步 骤	要 点 说 明
1. 核对　携用物至床旁，核对患者并向其解释抽血目的和配合方法	◆ 取得患者的合作
2. 体位　协助患者取适当体位，暴露穿刺部位	◆ 桡动脉穿刺点为前臂掌侧腕关节上的2 cm、动脉搏动明显处 ◆ 股动脉穿刺点在腹股沟股动脉搏动明显处，穿刺时患者取仰卧位，下肢伸直，略外展外旋，以充分暴露穿刺部位
3. 消毒　常规消毒皮肤，直径大于5 cm；常规消毒护士左手示指和中指或戴无菌手套	
4. 穿刺　在欲穿刺动脉搏动最明显处固定动脉于两指间，右手持注射器，在两指间垂直或与动脉走向呈40°角刺入动脉	◆ 穿刺前先抽吸肝素0.5 ml，湿润注射器管腔，以防血液凝固
5. 抽血　见有鲜红色血液涌进注射器，即以右手固定穿刺针的方向和深度，左手抽取血液至所需量	◆ 血气分析采血量一般为0.1~1 ml
6. 拔针、按压　采血毕，迅速拔出针头，局部用无菌纱布加压止血5~10 min	◆ 直至无出血为止

操作步骤	要点说明
7. 插入软木塞 采血作血气分析时，针头拔出后立即刺入软木塞或橡胶塞，以隔绝空气，并轻轻搓动注射器使血液与肝素混匀	◆ 注射器内不可留有空气，以免影响检验结果
8. 操作后处理 （1）协助患者取舒适卧位，整理床单位 （2）将标本连同检验单及时送检 （3）用物按消毒、隔离原则处理，洗手	

【注意事项】

1. 严格执行无菌操作原则。

2. 新生儿宜选择桡动脉穿刺，因股动脉穿刺垂直进针时易伤及髋关节。

3. 拔针后局部用无菌纱布或沙袋加压止血，以免出血或形成血肿。

【健康教育】

1. 向患者说明抽血的目的和配合事项。

2. 注意与患者之间的沟通，消除其恐惧心理。

【评价】

1. 严格按照无菌操作采集标本。

2. 采集的血标本符合检查项目要求。

3. 能与患者有效沟通，取得配合。

附：动脉血标本采集技术操作评分标准

动脉血标本采集技术操作评分标准

序号	操作流程		分值	操作要点	同步沟通	标准分
1	操作前准备	护士	20	仪表，语言，态度，核对，解释	问候患者，自我介绍，解释动脉采血的目的、过程，取得患者同意	10
		用物		齐全、性能良好		4
		环境		安静、整洁、安全、光线适宜		2
		患者		患者准备已做并理解合作		4
2	操作过程	采血前准备	10	携用物至床旁，核对患者并向其解释抽血配合方法	再次核对患者床号、姓名，现在给您抽血，请平躺，下肢伸直略外展	5
				协助患者取适当体位，暴露穿刺部位		5
		采血	25	常规消毒皮肤，直径大于 5 cm；常规消毒护士左手示指和中指或戴无菌手套	请不要紧张，稍微有点疼，采血过程中如有不适要及时告知	5
				在欲穿刺动脉搏动最明显处固定动脉于两指间，右手持注射器，在两指间垂直或与动脉走向呈 40°角刺入动脉		7
				见有鲜红色血液涌进注射器，即以右手固定穿刺针的方向和深度，左手抽取血液至所需量	有什么不适吗	7
				采血毕，迅速拔出针头，局部用无菌纱布加压止血 5～10 min	请加压止血10 min以上，直到无出血为止	6
		采血后处理	15	协助患者取舒适卧位	谢谢配合，请休息，如感觉不适，请及时按床旁呼叫器	5
				整理床单位		5
				将标本连同检验单及时送检		5
3	操作后	整理记录	10	整理用物并按消毒、隔离原则处理		5
				洗手，记录		5
4	评价	效果	10	采集的血标本符合检查项目要求		4
		操作		动作轻巧、稳重、准确，操作时间合适		3
		护患沟通		沟通有效，患者积极配合		3
总分			100			

（刘淑霞）

项目任务三　痰标本采集技术

痰液是气管、支气管和肺泡的分泌物，正常情况下分泌很少。当呼吸道黏膜受到刺激时，分泌物增多，产生痰液。痰液主要由黏液和炎性渗出物组成。临床上为协助诊断呼吸系统的某些疾病，如肺部感染、肺结核、肺癌、支气管哮喘、支气管扩张等，常采集痰标本作细胞、细菌、寄生虫等检查，并观察其颜色、性质、气味和量，协助诊断。

临床上常用的痰标本有三种：常规痰标本、痰培养标本和 24 h 痰标本。

【目的】

1. 常规痰标本　检查痰的一般性状，涂片查细胞、细菌、虫卵。

2. 痰培养标本　检查痰液中的致病菌，为选择抗生素确定依据。

3. 24 h 痰标本　检查 24 h 痰量及性状，协助诊断疾病。

【评估】

1. 患者的一般情况、临床诊断、病情和治疗情况。

2. 患者的神志状况、理解和接受能力、合作程度。

3. 检查目的、采集标本的种类。

【准备】

1. 护士准备

（1）着装整齐，洗手，戴口罩。

（2）熟悉痰标本采集的方法和原则，向患者解释痰标本采集的目的及注意事项。

2. 用物准备

（1）常规痰标本：痰盒、检验单（标明病室、床号、姓名）。

（2）痰培养标本：无菌痰盒、漱口溶液、检验单（标明病室、床号、姓名）。

（3）24 h 痰标本：容积约 500 ml 的清洁广口集痰容器、检验单（标明病室、床号、姓名）。

（4）患者无力咳痰或不合作者：集痰器、吸痰用物（吸引器、吸痰管）、0.9％氯化钠溶液、一次性手套。痰培养标本需备无菌用物。

3. 患者准备　患者明确收集痰液的目的、方法和注意事项。

4. 环境准备　温度适宜、光线充足、环境安静。

【实施】

操作步骤	要点说明
1. 选择适当容器　将检验单附联注明科别、病室、床号、姓名，贴于标本容器上	◆ 防止差错的发生
2. 核对　携用物至床旁，核对患者床号、姓名，解释留取痰液的目的和方法	◆ 取得患者的合作，保证正确收集痰液
3. 收集痰标本	
● 常规痰标本	
（1）患者能自行留取痰液	
① 时间：晨起并漱口	◆ 用清水漱口，去除口腔中的杂质

操 作 步 骤	要 点 说 明
② 方法：深呼吸数次后用力咳出气管深处的痰液，置于痰盒中	◆ 有效的深呼吸可帮助患者咳出痰液，如痰液不易咳出，可配合雾化吸入等方法
（2）无法咳痰或不合作患者	
① 体位：合适体位，叩击患者背部	◆ 使痰液松动
② 方法：戴好手套，集痰器分别连接吸引器和吸痰管。按吸痰法吸入 2～5ml 痰液于集痰器内	◆ 集痰器开口高的一端接吸引器，低的一端接吸痰管 ◆ 护士戴手套，注意自我保护
● 痰培养标本	
（1）患者能自行留取痰液	
① 时间：晨起并漱口	◆ 先用漱口溶液漱口，再用清水漱口
② 方法：深呼吸数次后用力咳出气管深处的痰液，置于无菌痰盒中	◆ 无菌操作，防止污染
（2）无法咳痰或不合作患者 同常规痰标本收集	◆ 物品均需无菌
● 24h 痰标本	
（1）时间：晨起（7时）未进食前、漱口后第一口痰开始留取，至次日晨（7时）未进食前，漱口后第一口痰结束	◆ 在广口集痰瓶内加少量清水，避免痰液黏附在容器壁上
（2）方法：24h 的全部痰液吐入集痰瓶内	◆ 正常人痰液量很少，每日约 25ml 或无痰液
4. 洗手	◆ 防止交叉感染者
5. 观察	◆ 痰液的色、质、量
6. 记录	◆ 记录痰的外观和性状 ◆ 24h 痰标本应记录总量，扣除加入水的量
7. 送检	
8. 用物按消毒、隔离要求处理	

【注意事项】

1. 检查癌细胞，用 10％甲醛溶液或 95％乙醇溶液固定痰液后立即送检。

2. 不可将唾液、漱口水、鼻涕混入痰标本中。

3. 如患者伤口疼痛无法咳嗽，可用软枕或手掌压迫伤口，减轻伤口张力，减少咳嗽时的疼痛。

4. 收集痰液时间应选择在清晨，因此时痰量较多，痰内细菌也较多，以提高阳性率。

【健康教育】

1. 采集前向患者介绍留取痰标本的方法及注意事项。

2. 说明正确留取痰标本对检验结果的重要性。

3. 教会患者进行有效咳痰的方法，清除呼吸道分泌物，改善通气功能。

【评价】

1. 根据检查项目的目的，正确采集痰标本。

2. 痰培养标本严格执行无菌操作。

3. 能与患者进行沟通，取得合作。

附：痰标本采集技术操作评分标准

痰标本采集技术操作评分标准

序号	操作流程		分值	操作要点	同步沟通	标准分
1	操作前准备	护士	20	仪表，语言，态度，核对，解释	问候患者，自我介绍，解释采集痰标本的目的，取得患者同意	10
		用物		齐全、性能良好		4
		环境		安静、整洁、安全、光线充足		2
		患者		患者准备已做并理解合作		4
2	操作过程	收集标本前准备	10	选择适当容器　将检验单附联注明科别、病室、床号、姓名贴于标本容器上	再次核对患者床号、姓名	5
				携用物至床旁，核对患者床号、姓名，解释留取痰液的方法		5
		常规痰标本	15	①患者能自行留取痰液　晨起并漱口，深呼吸数次后用力咳出气管深处的痰液，置于痰盒中	请用清水漱口，然后深呼吸数次后用力咳出气管深处的痰液	5
				②无法咳痰或不合作患者　合适体位，叩击患者背部，戴好手套，集痰器分别连接吸引器和吸痰管。按吸痰法吸入2～5 ml痰液于集痰器内	请张口	10
		痰培养标本	17	①患者能自行留取痰液　晨起并漱口，深呼吸数次后用力咳出气管深处的痰液，置于无菌痰盒中	请用漱口溶液漱口，再用清水漱口，深呼吸数次后用力咳出气管深处的痰液	7
				②无法咳痰或不合作患者　同常规痰标本收集		10
		24 h痰标本	8	晨起（7时）未进食前，漱口后第一口痰开始留取，至次日晨（7时）未进食前，漱口后第一口痰结束，24 h的全部痰液吐入集痰瓶内	每次留取痰液前一定要漱口	8
		收集后处理	10	协助患者取舒适卧位	谢谢配合，祝您早日康复	4
				整理床单位		4
				将标本连同检验单及时送检		2
3	操作后	整理记录	10	整理用物		5
				洗手，记录		5
4	评价	效果	10	收集的痰标本符合检查项目要求		4
		操作		动作轻巧、稳重、准确，操作时间合适		3
		护患沟通		有效，患者积极配合		3
	总分		100			

（刘淑霞）

192

项目任务四　咽拭子标本采集技术

【目的】　取咽部和扁桃体分泌物作细菌培养或病毒分离，以协助诊断疾病。

【评估】

1. 患者的临床诊断和目前的病情、治疗情况。

2. 取咽拭子培养的目的。

3. 患者的一般情况、理解接受能力及合作程度。

4. 患者的进食时间，避免在进食后 2 h 内采集标本，以免引起呕吐。

【准备】

1. 护士准备

(1) 着装整齐，洗手、戴口罩。

(2) 熟悉咽拭子标本采集的方法和原则，向患者解释标本采集的目的及注意事项。

2. 用物准备　无菌咽拭子培养管、酒精灯、火柴、压舌板、手电筒、手套、检验单（标明病室、床号、姓名）。

3. 患者准备　了解咽拭子标本采集的方法、目的和配合要点。

4. 环境准备　温度适宜、光线充足、环境安静。

【实施】

操作步骤	要点说明
1. 检查、填单　检查培养管有无破损，将检验单附联注明科别、病室、床号、姓名贴于咽拭子培养管上	◆ 防止差错的发生
2. 核对　携用物至床旁，核对患者床号、姓名，解释取咽拭子标本的目的和方法，戴手套	◆ 取得患者的合作，顺利完成操作
3. 暴露咽喉部　点燃酒精灯，嘱患者张口发"啊"音	◆ 必要时可使用压舌板轻压舌部
4. 方法　用培养管内的无菌长棉签擦拭腭弓两侧和咽、扁桃体上的分泌物	◆ 动作敏捷而轻柔
5. 消毒　试管口在酒精灯火焰上消毒，然后将棉签插入试管，塞紧	◆ 防止标本污染
6. 洗手	◆ 防止交叉感染
7. 记录，送检	

【注意事项】

1. 采集时，为防止呕吐，应避免在患者进食后 2 h 内进行。动作轻、快、稳，防止患者不适。

2. 作真菌培养时，须在口腔溃疡面采集分泌物。

3. 注意棉签不要触及其他部位，防止污染标本，影响检验结果。

【评价】

1. 采集标本方法正确。

2. 患者无恶心、呕吐等不适。

附：咽拭子标本采集技术操作评分标准

<h1>咽拭子标本采集技术操作评分标准</h1>

序号	操作流程		分值	操作要点	同步沟通	标准分
1	操作前准备	护士	20	仪表、语言、态度、核对、解释	问候患者，自我介绍，解释采集标本的目的、过程，询问2h内有无进食，取得患者同意	10
		用物		齐全、性能良好		4
		环境		安静、整洁、安全、光线充足		2
		患者		患者准备已做并理解合作		4
2	操作过程	采集前准备	20	检查培养管有无破损，将检验单附联注明科别、病室、床号、姓名贴于咽拭子培养管上	再次核对患者床号、姓名	8
				携用物至床旁，核对患者床号、姓名，解释取咽拭子标本的目的和方法		8
				戴手套		4
		采集标本	25	暴露咽喉部，点燃酒精灯，嘱患者张口发"啊"音	请张口发"啊"	8
				用培养管内的无菌长棉签擦拭腭弓两侧和咽、扁桃体上的分泌物		8
				试管口在酒精灯火焰上消毒，然后将棉签插入试管，塞紧		9
		采集后处理	15	协助患者取舒适卧位	谢谢配合，现在我就要离开病房，请问还有事需要帮忙	5
				整理床单位		5
				将标本连同检验单及时送检		5
3	操作后	整理记录	10	整理用物并按消毒、隔离原则处理		5
				洗手，记录		5
4	评价	效果	10	采集标本方法正确，患者无恶心、呕吐等不适		4
		操作		动作轻巧、稳重、准确，操作时间合适		3
		护患沟通		沟通有效，患者积极配合		3
	总分		100			

（刘淑霞）

项目任务五　尿液标本采集技术

尿液是由血液经肾小球滤过，肾小管和集合管的重吸收、排泄、分泌产生的终末代谢产物。尿液的组成和性状不仅与泌尿系统疾病相关，而且受机体各系统功能状态的影响，反映机体的代谢状况。临床上常采集尿标本作物理、化学、细菌学等检查，以了解病情，协助诊断和观察疗效。

尿标本分为三种：常规标本、培养标本和 12 h 或 24 h 标本。

【目的】

1. 尿常规标本　用于检查尿液的颜色、透明度，测定比重，有无细胞和管型，并作尿蛋白和尿糖定性检测等。

2. 尿培养标本　用于细菌培养或细菌敏感试验，以了解病情，协助临床诊断和治疗。

3. 12 h 或 24 h 尿标本　用于各种尿生化检查或尿浓缩查结核杆菌等检查。

【评估】

1. 患者病情、诊断和治疗情况。

2. 需作的检查项目、目的。

3. 患者的意识状态、排尿情况。

4. 患者的心理状态、理解能力及合作程度。

【准备】

1. 护士准备

（1）着装整齐，洗手、戴口罩。

（2）熟悉尿标本采集的方法和原则，向患者解释尿标本采集的目的及注意事项。

2. 用物准备　检验单，根据检验目的准备。

（1）尿常规标本：一次性尿常规标本容器，必要时备便器或尿壶。

（2）尿培养标本：无菌标本试管、无菌手套、无菌棉签、消毒液、长柄试管夹、便器、火柴、酒精灯、屏风，必要时备导尿包。

（3）12 h 或 24 h 尿标本：集尿瓶（容量 3000～5000 ml）、防腐剂。

3. 患者准备　能理解采集尿标本的目的和方法，协作配合。

4. 环境准备　宽敞、安静、安全、隐蔽。

【实施】

操　作　步　骤	要　点　说　明
1. 贴检验单　查对医嘱，根据检验目的，选择适当容器，在检验单附联上注明科别、病室、床号、姓名并将附联贴于容器上	◆ 防止发生差错 ◆ 保证检验结果准确
2. 核对　携用物至床旁，核对患者并向其解释留取尿标本的目的和方法	◆ 消除患者的紧张情绪，取得合作
3. 收集尿标本	

操作步骤	要点说明
● 常规尿标本	
（1）能自理的患者，给予标本容器，嘱其将晨起第一次尿留于容器内	◆ 晨尿浓度较高，未受饮食影响。除测定尿比重需留取 100 ml 以外，其余检验留取 30～50 ml 即可
（2）行动不便的患者，协助在床上使用便器或尿壶，收集尿液于标本容器中	◆ 注意用屏风遮挡，保护患者隐私 ◆ 卫生纸勿丢入便器内
（3）留置导尿的患者，于集尿袋下方引流孔处打开橡胶塞收集尿液	◆ 婴儿或尿失禁患者可用尿套或尿袋协助收集
● 尿培养标本	
（1）中段尿留取法	
① 屏风遮挡，协助患者取适宜的卧位，放好便器	◆ 注意保护患者隐私
② 按导尿术清洁、消毒外阴	◆ 防止外阴部细菌污染标本，消毒从上至下，一次一个棉球
③ 嘱患者排尿，弃去前段尿，用试管夹夹住试管于酒精灯上消毒试管口后，接取中段尿 5～10 ml	◆ 应在患者膀胱充盈时留取，前段尿起到冲洗尿道的作用
④ 再次消毒试管口和盖子，立即盖紧试管，熄灭酒精灯	◆ 留取标本时勿触及容器口
⑤ 清洁外阴，协助患者穿好裤子，整理床单位，清理用物	◆ 使患者舒适
（2）导尿术留取法 　　按照导尿术插入导尿管将尿液引出，留取尿标本	
● 12 h 或 24 h 尿标本	
（1）将检验单附联贴于集尿瓶上，注明留取尿液的起止时间	◆ 必须在医嘱规定的时间内留取，不可多于或少于 12 h 或 24 h，以得到正确的检验结果
（2）留取 12 h 尿标本，于晚 7 时排空膀胱后留取尿液至次晨 7 时留取最后一次尿液；若留取 24 h 尿标本，嘱患者于晨 7 时排空膀胱后，开始留取尿液，至次晨 7 时留取最后一次尿液	◆ 此次尿液为检查前存留在膀胱内，不应留取
（3）嘱患者将尿液先排在便器或尿壶内，然后再倒入集尿瓶内	◆ 方便收集尿液
（4）留取最后一次尿液后，将 12 h 或 24 h 的全部尿液盛于集尿瓶内，测总量	
4. 操作后处理	
（1）洗手，记录	◆ 记录尿液总量、颜色、气味等
（2）标本及时送检	◆ 保证检验结果的准确性
（3）用物按消毒、隔离要求处理	

【注意事项】

1. 女患者月经期不宜留取尿标本。

2. 会阴部分泌物过多时，应先清洁或冲洗，再收集。

3. 做早孕诊断试验应留取晨尿。

4. 留取尿培养标本时，应注意执行无菌操作，防止标本污染，影响检验结果。

5. 留取 12 h 或 24 h 尿标本时，集尿瓶应放在阴凉处，根据检验要求在瓶内加防腐剂。

【健康教育】

1. 留取前根据检验目的不同向患者介绍所留取尿标本的方法及注意事项。

2. 说明正确留取尿标本对检验结果的重要性，教会留取方法，确保检查结果的准确。

3. 提供安全、隐蔽的环境，消除患者紧张情绪。

【评价】

1. 根据检查的项目，正确采集尿标本。

2. 与患者进行良好的沟通，取得合作。

附：尿液标本采集技术操作评分标准

尿液标本采集技术操作评分标准

序号	操作流程		分值	操作要点	同步沟通	标准分
1	操作前准备	护士	20	仪表，语言，态度，核对，解释	问候患者，自我介绍，解释留取尿液标本的目的、过程，取得患者同意	10
		用物		齐全、性能良好		4
		环境		安静、整洁、安全、隐蔽		2
		患者		患者准备已做并理解合作		4
2	操作过程	采集前准备	15	查对医嘱，根据检验目的，选择容器，检验单附联贴于容器上并注明项目	再次核对患者床号、姓名	10
				携用物至床旁，核对患者并向其解释		5
		常规尿标本	10	能自理的患者：给予标本容器，嘱其将晨起第一次尿留于容器内	请留取尿液30～50 ml 卫生纸不要丢入便器内	2
				行动不便的患者：协助在床上使用便器或尿壶，收集尿液于标本容器中		4
				留置导尿的患者：于集尿袋下方引流孔处打开橡胶塞收集尿液		4
		尿培养标本	20	中段尿留取法 ① 屏风遮挡，取适宜的卧位，放好便器	请放松，不要紧张 请排尿	2
				② 按导尿术清洁、消毒外阴		2
				③ 嘱患者排尿，弃去前段尿，接中段尿		2
				④ 再次消毒试管口和盖子，立即盖紧试管，熄灭酒精灯		2
				⑤ 清洁外阴，协助患者穿好裤子		2
				导尿术留取法：按照导尿术插入导尿管将尿液引出，留取尿标本		10
		12 h 或 24 h 尿标本	10	① 集尿瓶上贴标签，注明留取起止时间	请留取尿液不可多于或少于12 h 或24 h	2
				② 正确留取 12 h 尿标本和 24 h 尿标本		5
				③ 将尿液先排在便器内再倒入集尿瓶，取最后一次尿液后，全盛于集尿瓶内测总量		3
		采集后	5	取舒适体位	谢谢配合，现在我就要离开病房，请问还有什么需要	2
				标本及时送检		3
3	操作后	整理记录	10	用物按消毒、隔离要求处理		5
				洗手，记录		5
4	评价	效果	10	根据检查的项目，正确采集尿液标本		4
		操作		动作轻巧、稳重、准确，操作时间合适		3
		护患沟通		沟通有效，患者积极配合		3
总分			100			

（刘淑霞）

项目任务六　粪便标本采集技术

　　正常粪便由已消化和未消化的食物残渣、消化道分泌物、大量细菌和水分组成。粪便标本的检验结果有助于评估患者的消化系统功能，协助诊断、治疗疾病。根据不同的检验目的，其标本的留取方法不同。粪便标本分四种：常规标本、细菌培养标本、隐血标本和寄生虫或虫卵标本。

【目的】

　　1. 常规标本　用于检查粪便的性状、颜色、细胞等。

　　2. 培养标本　用于检查粪便中的致病菌。

　　3. 隐血标本　用于检查粪便内肉眼不能查见的微量血液。

　　4. 寄生虫或虫卵标本　用于检查粪便中的寄生虫、幼虫以及虫卵计数检查。

【评估】

　　1. 患者的临床诊断、病情和治疗情况。

　　2. 留取标本的目的，明确要收集的粪便标本的种类及注意事项。

　　3. 患者的意识状态、排便状况及自理能力。

　　4. 患者的理解能力、合作程度。

【准备】

　　1. 护士准备

　　（1）着装整齐，洗手，戴口罩。

　　（2）熟悉粪便标本采集的方法和原则，向患者解释标本采集的目的及注意事项。

　　2. 用物准备　检验单、手套。根据检验目的的不同，另备：

　　（1）常规标本：检便盒（内附棉签或检便匙）、清洁便器。

　　（2）培养标本：无菌培养瓶、无菌棉签、消毒便器。

　　（3）隐血标本：检便盒（内附棉签或检便匙）、清洁便器。

　　（4）寄生虫或虫卵标本：检便盒（内附棉签或检便匙）、透明胶带及载玻片（查找蛲虫）、清洁便器。

　　3. 患者准备　了解收集标本的目的和方法。

　　4. 环境准备　安静、安全、隐蔽。

【实施】

操作步骤	要点说明
1. 贴检验单　查对医嘱，根据检验目的，选择适当容器，在检验单附联上注明科别、病室、床号、姓名并将附联贴于容器上	◆ 防止发生差错
2. 核对　携用物至床旁，核对患者并向其解释留取粪便标本的目的和方法，屏风遮挡，嘱患者排空膀胱	◆ 消除患者的紧张情绪，取得合作

操 作 步 骤	要 点 说 明
	◆ 避免排便时尿液排出，大、小便混合，影响检验结果
3. 收集粪便标本	
● 常规标本	
(1) 嘱患者排便于清洁便器内	
(2) 用检便匙取中央部分或黏液脓血部分约 5 g，置于检便盒内送检	
● 培养标本	
(1) 嘱患者排便于消毒便器内	◆ 保证检验结果准确
(2) 用无菌棉签取中央部分粪便或黏液脓血部分 2～5 g 置于培养瓶内，塞紧瓶塞送检	
● 隐血标本 按常规标本留取	
● 寄生虫及虫卵标本	
(1) 检查寄生虫卵 嘱患者排便于便器内，用检便匙取不同部位带血或黏液粪便 5～10 g 送检	
(2) 检查蛲虫 嘱患者睡觉前或清晨未起床前，将透明胶带贴在肛门周围处。取下并将已粘有虫卵的透明胶带面贴在载玻片上或将透明胶带对合，立即送检验室作显微镜检查	◆ 蛲虫常在午夜或清晨爬到肛门处产卵 ◆ 有时需要连续采集数天
(3) 检查阿米巴原虫 将便器加热至接近人的体温。排便后标本连同便器立即送检	◆ 保持阿米巴原虫的活动状态，因阿米巴原虫在低温环境下失去活力而难以查到 ◆ 及时送检，防止阿米巴原虫死亡
4. 操作后护理	
(1) 用物按消毒、隔离要求处理	◆ 避免交叉感染
(2) 洗手，记录	◆ 记录粪便的形状、颜色、气味等

【注意事项】

1. 采集培养标本，如患者无便意时，用长无菌棉签蘸 0.9% 氯化钠溶液，由肛门插入 6～7 cm，顺一个方向轻轻旋转后退出，将棉签置于培养瓶内，盖紧瓶塞。

2. 采集隐血标本时，嘱患者检查前 3 天禁食肉类、动物肝、血和含铁丰富的药物、食物、绿叶蔬菜，三天后收集标本，以免造成假阳性。

3. 采集寄生虫标本时，如患者服用驱虫药或作血吸虫孵化检查，应该留取全部粪便。

4. 检查阿米巴原虫，在采集标本前几天，不应给患者服用钡剂、油质或含金属的泻剂，以免金属制剂影响阿米巴虫卵或胞囊的显露。

5. 患者如有腹泻，水样便应盛于容器中送检。

【健康教育】

1. 留取标本前根据检验目的不同向患者介绍所留粪便标本的方法及注意事项，提供安全、隐蔽的环境，消除紧张情绪。

2. 说明正确留取标本对检验结果的重要性。

3. 教会患者留取方法，确保检验结果的准确。

【评价】

1. 根据检验项目和目的，正确采集粪便标本。

2. 能与患者有效沟通，取得配合。

附：粪便标本采集技术操作评分标准

粪便标本采集技术操作评分标准

序号	操作流程		分值	操作要点	同步沟通	标准分
1	操作前准备	护士	20	仪表，语言，态度，核对，解释	问候患者，自我介绍，解释留取粪便标本的目的、过程，取得患者同意	10
		用物		齐全、性能良好		4
		环境		安静、整洁、安全、隐蔽		2
		患者		患者准备已做并理解合作		4
2	操作过程	采集前准备	15	查对医嘱，根据检验目的，选择容器，检验单附联贴于容器上并注明项目	再次核对患者床号、姓名，为避免尿液与粪便混合影响检验结果，请排空膀胱	10
				携用物至床旁，核对患者并向其解释		5
		常规标本	9	① 嘱患者排便于清洁便器内	请排便于清洁便器内	2
				② 用检便匙取中央部分或黏液脓血部分约5g，置于检便盒内送检		7
		培养标本	9	① 嘱患者排便于消毒便器内	请排便于消毒便器内	2
				② 用无菌棉签取中央部分粪便或黏液脓血部2～5g置于培养瓶内，塞紧瓶塞送检		7
		隐血标本	7	按常规标本留取		7
		寄生虫及虫卵标本	15	① 检查寄生虫卵：嘱患者排便于便器内，用检便匙取不同部位带血或黏液粪便5～10g送检	请排便于便器内	5
				② 检查蛲虫：嘱患者睡觉前或清晨未起床前，将透明胶带贴在肛门周围处。取下并将已粘有虫卵的透明胶带面贴在载玻片上或将透明胶带对合，立即送检验室作显微镜检查	睡觉前或清晨未起床前，将透明胶带贴在肛门周围处	5
				③ 检查阿米巴原虫：将便器加热至接近人的体温。排便后标本连同便器立即送检		5
		采集后	5	取舒适体位	请您休息，谢谢配合	2
				标本及时送检		3
3	操作后	整理记录	10	用物按消毒、隔离要求处理		5
				洗手、记录		5
4	评价	效果	10	根据检查的项目，正确采集粪便标本		4
		操作		动作轻巧、稳重、准确、操作时间合适		3
		护患沟通		沟通有效，患者积极配合		3
	总分		100			

（刘淑霞）

模块十四 尸体护理

项目任务一 尸体护理技术

尸体护理是对患者实施完整临终关怀的最后步骤，是整体护理的具体表现，也是临终关怀的重要内容之一。做好尸体护理不仅是对死者人格的尊重，而且更是对死者家属心灵上的安慰，体现了人道主义精神和高尚的护士职业道德。尸体护理应在确认患者死亡，医生开出死亡诊断书后立即进行，既可防止尸体僵硬，也可避免对其他患者的不良影响。护理人员应以唯物主义死亡观和严肃认真的态度尽心尽力地做好尸体护理工作，尊重患者的遗愿，满足家属的合理要求。

【目的】

1. 维持良好的尸体外观，易于辨认。

2. 家属得到安慰，减轻哀痛。

【评估】

1. 患者诊断、治疗、抢救过程、死亡原因及时间。

2. 尸体清洁程度、有无伤口、引流管等。

3. 家属对死亡的态度。

【准备】

1. 护士准备

(1) 衣帽整齐，洗手，戴口罩、手套。

(2) 熟悉尸体护理操作程序。

(3) 根据医生开出的死亡通知单，填写尸体识别卡。

2. 用物准备

(1) 治疗盘内备衣裤1套、血管钳1把、不脱脂棉球适量、剪刀1把、尸体识别卡3张、梳子1把、松节油适量、绷带适量。

(2) 擦洗用具、屏风。

(3) 有伤口者备换药敷料，必要时备隔离衣。

3. 环境准备 请其他人员回避，用屏风遮挡，安静、肃穆。

【实施】

操 作 步 骤	要 点 说 明
1. 备齐用物携至床旁，用屏风遮挡	◆ 用物准备齐全，减少多次进出病室引起家属的不安 ◆ 维护死者的隐私
2. 劝慰家属，请家属暂离病房	
3. 撤去一切治疗用物（如输液管、氧气管、导尿管等）	◆ 便于尸体护理，防止尸体受压，引起皮肤损伤

操作步骤	要点说明
4. 将床放平，使尸体仰卧，头下置一枕头，脱去衣裤，留一大单遮盖	◆ 尸体仰卧、垫枕，可防止面部瘀血变色
5. 洗脸，有义齿者代为装上，闭合口、眼。若眼睑不能闭合，可用毛巾湿敷或于上眼睑下垫少许棉花，使上眼睑下垂闭合。嘴不能闭合者，轻揉下颌或用四头带托起下颌	◆ 装上义齿可避免脸型改变，使脸部稍显丰满。口、眼闭合维持尸体外观，符合习俗，对家属也是一种心理安慰
6. 取适量棉花用血管钳塞于口、鼻、耳、肛门、阴道等孔道	◆ 防止体液外溢，但棉花勿外露 ◆ 如为传染病患者应用消毒液浸泡的棉花填塞孔道
7. 擦净全身，梳理头发。用松节油擦净胶布痕迹，有伤口者更换敷料，有引流管者应拔出后缝合伤口或用蝶形胶布封闭并包扎	
8. 穿上衣裤，撤去大单，将第一张尸体识别卡系在尸体右手腕部	
9. 用尸单包裹尸体，先用尸单的上、下角遮盖头部和脚，再用左、右角将尸体裹严，用绷带在胸、腰及踝部牢固固定，将第二张尸体识别卡系在尸体胸前的尸单上	◆ 传染病患者的尸体用一次性裹尸单包裹，装入不透水的袋子中，作传染性标记
10. 移尸体于平车上，盖上大单，将第三张尸体识别卡交与太平间工作人员	
11. 由太平间工作人员将尸体送往太平间，置于停尸屉内，将第三张尸体识别卡系在尸屉外面	
12. 处理床单位	
13. 填写死亡通知单，完成各项记录，整理病历、归档，按出院手续办理结账	◆ 体温单上记录死亡时间，注销各种执行单（治疗、药物、饮食卡等）
14. 整理死者遗物交与家属	

【注意事项】

1. 尸体护理应在死亡后尽快进行，以防僵硬。

2. 进行尸体护理前先用屏风遮挡，以维护死者的隐私及避免影响病室其他患者的情绪。

3. 对非传染病患者，床单位按一般出院患者方法处理；对传染病患者，床单位按传染病患者要求进行终末消毒处理。

4. 清理患者遗物时，若家属不在，应由两人清点后，列出清单交护士长保管。

5. 护理时态度要严肃认真，尊重死者，尽量满足丧亲者的合理要求。

【评价】

1. 尸体整洁，无渗液，外观良好，表情安详，易于辨认。

2. 对死者家属进行有效的劝慰，减轻其哀痛。

3. 家属对尸体护理满意。

附：尸体护理技术操作评分标准

尸体护理技术操作评分标准

序号	操作流程		分值	操作要点	标准分
1	操作前准备	护士	10	衣帽整洁，动作迅速，表情严肃	3
		用物		齐全、性能良好	2
		环境		请其他人员回避，用屏风遮挡，安静、肃穆	2
		尸体		放平、仰卧、垫枕	3
2	操作过程	操作前准备	15	备齐用物携至床旁，用屏风遮挡	4
				劝慰家属，请家属暂离病房	3
				撤去一切治疗用物	3
				将床放平，尸体仰卧，头下垫枕，脱去衣裤，大单遮盖	5
		尸体护理	45	洗脸，有义齿者代为装上，闭合口、眼。若眼睑不能闭合，可用毛巾湿敷或于上眼睑下垫少许棉花，使上眼睑下垂闭合。嘴不能闭合者，轻揉下颌或用四头带托起下颌	15
				取适量棉花用血管钳塞于口、鼻、耳、肛门、阴道等孔道	10
				擦净全身，梳理头发。用松节油擦净胶布痕迹，有伤口者更换敷料，有引流管者应拔出后缝合伤口或用蝶形胶布封闭并包扎	10
				穿上衣裤，撤去大单，将第一张尸体识别卡系在尸体右手腕部	10
		包尸单	5	用尸单包裹尸体，先用尸单的上、下角遮盖头部和脚，再用左、右角将尸体裹严，用绷带在胸、腰及踝部牢固固定，将第二张尸体识别卡系在尸体胸前的尸单上	5
		送太平间	5	移尸体于平车上，盖上大单，将第三张尸体识别卡交与太平间工作人员	2
				由太平间工作人员将尸体送往太平间，置于停尸屉内，将第三张尸体识别卡系在尸屉外面	3
3	操作后	整理	10	处理床单位	5
				填写死亡通知单，完成各项记录，整理病历、归档，按出院手续办理结账	3
				整理患者遗物交与家属	2
4	评价	效果	10	尸体整洁，无渗液，外观良好，表情安详；家属对尸体护理满意	4
		操作		方法正确，动作轻稳、熟练	3
		护士素质		护士整体素质良好，展现护士风采和素养	3
总分			100		

（刘淑霞）

第二部分

专科护理技术

模块一　急救护理技术

项目任务一　心肺复苏术（CPR）

基本生命支持技术（BLS）是对发生呼吸、心搏骤停患者实施心肺复苏的基本急救的初始技术，其目的是能够维持人体重要脏器的基本血氧供应，直至延续到建立高级生命支持或恢复自主心跳和呼吸。

【适应证】

1. 导致心搏骤停的心脏疾病　心源性猝死、心律失常、心功能不全、急性心肌梗死、心血管肿瘤、心脏大血管损伤。

2. 导致呼吸骤停的呼吸系统疾病　肺栓塞、成人呼吸窘迫综合征、呼吸衰竭、呼吸道异物、肺及呼吸道外伤。

3. 导致心搏、呼吸骤停的其他疾病　严重感染，损伤，肿瘤，内分泌紊乱，水、电解质、酸碱平衡失调，中毒，药物过敏，淹溺，电击，自缢，麻醉及手术意外等。

【禁忌证】

1. 胸壁开放性损伤、胸廓畸形、心脏压塞、肋骨骨折等。

2. 凡已明确心、肺、脑等重要器官功能衰竭无法逆转者，如晚期癌症、其他严重慢性疾病病情恶化、高龄寿终正寝或生物死亡者可不进行复苏。

【目的】

1. 通过实施 BLS，促进建立患者的循环、呼吸功能。

2. 保证重要脏器的血液循环。

【评估】

1. 患者家属对基本生命支持技术的认知及配合程度。

2. 患者的意识、呼吸、心跳是否存在及停止时间。

【准备】

1. 护士准备

（1）着装整洁，戴好帽子。动作迅速，有抢救意识，表情严肃。

（2）正确判断患者呼吸、心搏骤停；熟悉操作和抢救程序。

2. 用物准备　纱布2块、弯盘2个、手电筒；治疗盘内放血压计、听诊器；必要时备木板、脚踏凳、除颤器。

3. 患者准备　患者仰卧于硬板床或地上，去枕，头后仰，解开领扣及腰带。

4. 环境准备　就地抢救，现场空气新鲜、流通。

【实施】

操 作 步 骤	要 点 说 明
1. 判断意识　抢救者跪于患者身体右侧胸部，轻拍患者双肩并在其耳边大声呼唤，判定患者有无意识	◆ 判断正确，动作敏捷 ◆ 10 s 内完成判断
2. 立即呼救　在原地高声呼救，寻求他人帮助，拨打急救电话	◆ 求救于专业急救人员，启动急诊医疗服务系统（EMS）
3. 判断脉搏　抢救者右示指及中指先触及气管正中部位，然后向外滑向甲状软骨和胸锁乳突肌之间的凹陷处，稍加力度触摸颈动脉搏动（数 1001，1002，1003，1004，1005…判断 5 s 以上 10 s 以下），告之无搏动	◆ 检查时间不超过 10 s，如在 10 s 内不能确定脉搏，应立即开始施救 ◆ 禁忌同时触摸两侧颈动脉，避免用力过大，以免头部供血中断
4. 安置体位　使患者仰卧于硬板床或地上，去枕，两臂放于身体两侧	◆ 头、颈、躯干在同一纵轴上 ◆ 解松衣领及腰带，解开胸部衣扣，暴露胸部或内衣
5. 心脏按压 （1）用靠近患者足侧的手的示指和中指沿患者肋弓下缘上移至胸骨下切迹处，另一手示指及中指两横指放在胸骨下切迹上方，中指上方的胸骨正中部即为按压部位	◆ 按压部位在胸骨中、下 1/3 交界处
（2）以靠近患者足侧的手的掌根部（与患者胸骨长轴一致），放于按压部位，另一手掌根部置于此手的手背上，两手手指交叉抬起，使手指上翘脱离胸壁	◆ 按压方法正确，按压间隙放松期，掌根勿离开胸壁 ◆ 按压频率为 ≥100 次/分 ◆ 按压深度为 5 cm 以上
（3）双肘关节伸直，两臂位于患者胸骨正上方垂直向下用力按压，成人胸骨下压 5 cm 以上，然后迅速放松，放松时手掌根部不离开胸部	◆ 连续按压 30 次
6. 清除气道内异物，开放气道　用手迅速清除口中污物及呕吐物，有活动义齿者取下义齿，开放气道，保持呼吸道通畅	◆ 仰面抬颌法　抢救者一手置于患者前额，手掌用力向后压使其头部后仰，另一手手指置于患者的下颌骨下方，将颌部向前抬起 ◆ 仰面抬颈法　抢救者一手置于患者颈部，另一手以小鱼际肌侧按患者前额，使其头后仰，颈部抬起 ◆ 托下颌法　抢救者双肘置患者头部两侧，将双手示、中、环指放在患者下颌角后方，向前抬起下颌，双手拇指推开患者口唇，用手掌根部及腕部使头后仰

操 作 步 骤	要 点 说 明
7. 人工呼吸（口对口人工呼吸） 通过一看、二听和三感觉来判断患者呼吸停止 （1）在患者口鼻处盖纱布 （2）抢救者用保持头后仰的拇、示指捏闭患者鼻孔 （3）深吸一口气，双唇紧贴并包绕患者口部形成一个封闭腔，用力吹气，使胸廓扩张 （4）吹气毕，松开鼻翼部压迫，抢救者头稍抬起，侧转换气，观察患者被动呼气情况 （5）连续进行 2 次吹气 （6）胸外心脏按压与人工呼吸交替进行，按压与吹气之比为 30∶2，操作 5 个周期	◆ 判断时间不超过 10 s，如在 10 s 内没检测到有效呼吸，应立即开始人工呼吸 ◆ 防止交叉感染 ◆ 成人吹气频率为 10～12 次 / 分，儿童为 15～20 次/分 ◆ 连续吹气 2 次 ◆ 吹气量适当，每次 500～600 ml ◆ 吹气时间超过 1 s，占一次呼吸周期的 1/3 ◆ 观察患者被动呼气情况
8. 效果评价 ① 能触及大动脉搏动；② 收缩压≥60 mmHg；③ 面色转红润；④ 呼吸恢复；⑤ 瞳孔缩小，光反应恢复；⑥ 患者出现躁动或意识恢复	◆ 判断有效指标方法正确
9. 操作后处理 整理患者，送往就近医院继续抢救	◆ 争分夺秒，越早越好

【注意事项】

1. 现场抢救必须争分夺秒，以免延误时机。宜将患者置于地面或硬板床上。

2. 胸外心脏按压术只能在患（伤）者心脏停止跳动下才能施行。

3. 禁忌同时触摸两侧颈动脉，避免用力过大，以免头部供血中断。

4. 胸外心脏按压部位、姿势要正确。患者需要平躺在地板或硬板上。胸外按压时，不宜对胃部施以持续性的压力，以免造成呕吐。手指不可压于肋骨上，以免造成肋骨骨折。

5. 胸外心脏按压用力要均匀，不可过猛。按压和放松所需时间相等。每次按压后必须完全解除压力，胸部回到正常位置；心脏按压节律、频率不可忽快、忽慢；按压时，观察患者反应及面色的改变。

6. 胸外心脏按压必须配合人工呼吸，施救时先胸外心脏按压 30 次，连续口对口吹气 2 次，然后交替进行。

7. 进行人工呼吸吹气时，用眼睛余光观察患者胸廓，视其隆起为止。

8. 人工呼吸一定要在气道开放的情况下进行，向患者肺内吹气不能太急、太多，仅需胸廓略有隆起即可，吹气量不能过大，以免引起胃扩张。吹气时间以占一次呼吸周期的 1/3 为宜。

【评价】

1. 患者出现有效的心肺复苏指征。

2. 复苏过程中无并发症发生。

3. 操作熟练，手法正确，程序规范，动作敏捷。

附：心肺复苏术操作评分标准

心肺复苏术操作评分标准

序号	操作流程		分值	操作要点	同步语言	标准分
1	操作前准备	护士	10	衣帽整洁，动作迅速，有抢救意识，表情严肃		3
		用物		齐全、性能良好		2
		环境		安静、整洁、安全		2
		患者		体位选择正确		3
2	操作过程	判断意识	5	抢救者靠近患者跪地，双手轻拍患者双肩，在其耳边大声呼唤，判定其意识和反应	喂！喂！你怎么了？患者无反应	5
		立即呼救	5	高声呼救，寻求帮助，启动EMS	快来抢救患者，请帮助拨打急救电话	5
		判断脉搏	5	抢救者右手示指及中指先触及气管正中部位，然后向外滑向甲状软骨和胸锁乳突肌之间的凹陷处，稍加力度触摸颈动脉搏动（判断5s以上10s以下）	1001，1002，1003，1004，1005⋯⋯无颈动脉搏动	5
		摆放体位	8	使患者仰卧于硬板床或地上		3
				去枕，头颈躯干在同一纵轴上		3
				解松衣领及腰带，解开胸部衣扣，暴露胸部		2
		胸外心脏按压	25	抢救者位置　站或跪于患者右肩侧胸部	1，2，3，4，5⋯28，29，30	2
				按压部位　胸骨中、下1/3交界处		5
				按压频率　至少100次/分		5
				按压深度　胸骨下陷大于5cm		5
				按压姿势　肩、肘、腕在同一条直线上		5
				按压时观察　患者面部反应和循环迹象		3
		开放气道	15	清除口中污物及呕吐物		5
				取下活动义齿，保持呼吸道通畅		5
				用仰面举颌法（或其他方法）开放气道		5
		人工呼吸	15	通过一看、二听、三感觉评估患者是否存在呼吸	无胸廓起伏，无气流拂面，呼吸停止	5
				盖纱布，捏鼻孔，吹气		4
				吹气毕，抢救者头转向一侧观察患者胸廓是否隆起，放松捏鼻手		4
				吹气频率　成人10～12次/分		2

序号	操作流程		分值	操作要点	同步语言	标准分
3	操作后	评估复苏效果	7	整理患者	大动脉搏动恢复,自主呼吸恢复,瞳孔缩小,面色红润,意识恢复。抢救成功	1
				能触及大动脉搏动		1
				呼吸恢复		1
				收缩压≥60 mmHg		1
				瞳孔缩小,对光反应恢复		1
				面色转红润		1
				意识恢复		1
4	评价	效果	5	心跳、呼吸恢复		4
		操作		方法正确,动作轻稳、熟练		3
		护士素质		护士整体素质良好,展现护士风采和素养,有抢救意识		3
	总分		100			

（徐　琳）

项目任务二　心脏电除颤技术

心脏电除颤是用一定量的电流使全部或绝大部分心肌在瞬间同时发生除极，并均匀一致地进行复极，然后由窦房结或房室结发放冲动，从而恢复有规律的、协调一致的收缩。电击除颤是心脏复苏最有效的手段。除颤每延误 1 min，复苏成功率下降 7%～10%。迅速除颤是心室颤动患者能否存活的重要因素。

【适应证】　包括两大类：各种严重的、危及生命的恶性心律失常；各种持续时间较长的快速型心律失常。

（1）快速室性心动过速伴血流动力学改变。

（2）心室扑动。

（3）心室颤动（室颤）。

【禁忌证】

1. 洋地黄中毒所致的的各种心律失常、慢性心房颤动。

2. 室上性心律失常伴完全性房室传导阻滞。

3. 病态窦房结综合征、严重心肌损害、严重低钾血症。

【目的】　纠正患者心律失常。

【评估】

1. 了解患者病情状况。

2. 评估患者意识、心电图状况以及是否有室颤波。

【准备】

1. 护士准备　着装整齐，洗手，戴口罩。

2. 患者准备　向患者解释操作的目的，使患者有信赖感、安全感，愿意配合。

3. 用物准备　除颤器、导电糊、除颤电极片。

4. 环境准备　整洁、安静、安全。

【实施】

操 作 步 骤	要 点 说 明
1. 衣帽整齐，洗手，戴口罩	
2. 备齐用物，携至床旁，核对患者，判断病情，解释操作目的	◆ 先连接好心电图机及示波器，术前作全导心电图，选 R 波较大的导联测试同步性能
3. 检查及调试除颤器	
4. 使患者仰卧于硬板床上，松开衣领，取下义齿，开放静脉通道	
5. 用地西泮 15～30 mg 缓慢静脉注射，至患者处于昏迷状态	◆ 意识丧失或病情危急时无需使用镇静剂。麻醉过程中严密观察呼吸，有呼吸抑制时，面罩给氧

操 作 步 骤	要 点 说 明
6. 暴露前胸，确定患者除颤部位无潮湿、无敷料	
7. 按病情选择同步或非同步方式设置除颤能量，将除颤电极板均匀涂抹导电糊或以生理盐水浸湿的纱布包裹，分别置于锁骨下胸骨右缘第2～3肋间和左腋前或腋中线第5肋间，并与皮肤紧密接触	◆ 对于心搏骤停的患者，应选择非同步电除颤，首次能量设置为单向波 360 J，双向波 200 J ◆ 导电糊或生理盐水不可经胸壁外流
8. 按下充电按钮，充电完毕后，嘱其他人员不要接触患者及病床，然后双手同时按下除颤按钮进行放电	◆ 电极板紧贴患者胸壁，同时按下两个电极板的充电按钮
9. 立即从示波器中观察心律、心电图改变，若一次除颤不成功，可重复进行	◆ 心室颤动的除颤可重复多次，但同步电复律一般连续电击不超过 3 次
10. 除颤间隙遵医嘱给予复苏用药	
11. 观察心电监护（或心电图）	◆ 观察心律是否恢复正常
12. 为患者擦干胸部皮肤	
13. 记录除颤时间、病情变化	
14. 整理用物和床单位	

【注意事项】

1. 术前作好准备，向患者及家属解释电除颤的方法、过程及注意事项，以消除其紧张情绪，取得患者的合作，家属签字。

2. 患者持续吸氧，以免心肌缺氧诱发室颤。

3. 检查复律器的性能，导电糊涂抹要均匀。

4. 所有人员不得接触患者或病床，彻底清除两电极之间皮肤上的一切导电物质，以免放电时电流通过皮肤形成短路而影响效果。

5. 放电后立即将电极板归位并记录心电图，监测血压，并持续心电监测 24 h 以上，持续吸氧，绝对卧床休息 2～3 天。

【评价】

1. 操作熟练、规范，过程安全。

2. 心脏电除颤指征掌握准确，充电量正确。

3. 电极板位置正确，用后处理及时，并用乙醇擦拭消毒。

自动体外除颤器除颤

自动体外除颤器（AED）是一种便携式、易于操作，稍加培训即能熟练使用，专为现场急救设计的设备。从某种意义上讲，AED 不仅是急救设备，更是一种急救新观念，一种由现场目击者最早进行有效急救的观念。AED 有别于传统除颤器，可以经内置电脑分析确定发病者是否需要予以除颤。除颤过程中，AED 的语音提示和屏幕显示式操作更为简便易行。AED 非常直观，对多数人来说，只需几个小时的培训便能操作。

使用 AED 需抢救者逐步操作，首先在除颤前必须确定被抢救者具有"三无征"，即无意识、无脉搏、无呼吸。具体操作步骤是：打开电源开关，将两个电极固定在患者胸前，机器自动采集和分析心律失常，抢救者可获得机器提供的语音或屏幕信息。一经明确为致命性心律失常（室性心动过速、心室颤动），语音即提示抢救者按动除颤键钮，如不经判断并按除颤键钮，机器不会自行除颤，以免误电击。

附：心脏电除颤技术操作评分标准

心脏电除颤技术操作评分标准

序号	操作流程		分值	操作要点	同步语言	标准分
1	操作前准备	护士	20	仪表，语言，态度，核对，解释	核对床号、姓名、除颤电流率	10
		用物		齐全、性能良好		4
		环境		安静、整洁、安全、无火源		2
		患者		卧位选择正确		4
2	操作过程	除颤前	35	检查及调试除颤器	再次核对患者发生室颤，需要立即电除颤，请帮助移开患者身边的干扰物	3
				核对患者，判断病情		2
				使患者仰卧于硬板床上，松开衣领，取下义齿，开放静脉通道		5
				用地西泮15～30 mg缓慢静脉注射，至患者处于昏迷状态，神志丧失或病情危急时无需使用镇静剂		5
				暴露前胸，确定患者除颤部位无潮湿、无敷料，将电极板均匀涂抹导电糊或以生理盐水浸湿的纱布包裹，电极板位置安放正确，并与皮肤紧密接触		10
				打开除颤器电源，按病情选择同步或非同步位置		5
				设置除颤能量并充电		5
		除颤	20	再次观察心电示波，确定周围人员无直接或间接与患者接触	请离开患者	4
				进行放电		4
				放电完毕后将电极板归位		4
				立即从示波器中观察心律、心电图改变，若除颤不成功，可重复进行		4
				除颤间隙遵医嘱给予复苏用药		4
		除颤毕	10	观察心电监护（或心电图），心律恢复正常		5
				为患者擦干胸部皮肤		2
				记录复律时间、病情变化		3
3	操作后	整理	5	整理床单位，协助患者取舒适卧位	（神志清醒者）刚才我们对您实施了除颤，现在病情稳定，您需要绝对卧床休息，如有不适请及时告知	2
				清理用物		3

214

序号	操作流程		分值	操作要点	同步语言	标准分
4	总分	效果	10	电极板位置放置正确，与皮肤连接紧密；患者缺氧症状改善		4
		操作		动作轻巧、稳重、准确，操作时间合适		3
		护士素质		护士整体素质良好，动作迅速，有抢救意识		3
	总分		100			

（徐 琳）

215

项目任务三　气管插管技术

气管内插管是通畅气道的最有效方法，也是建立人工气道的可靠途径。不仅便于清除呼吸道分泌物，维持气道通畅，还为给氧、人工通气、气管内给药等提供条件。因此，在危重患者的治疗和抢救中具有极其重要的作用。

【适应证】

1. 呼吸功能不全或呼吸困难综合征、需行人工加氧和辅助呼吸者。
2. 呼吸、心搏骤停行心肺脑复苏者。
3. 呼吸道分泌物不能自行咳出，需行气管内吸引者。
4. 各种全麻或静脉复合麻醉手术者。
5. 颌面部、颈部等部位大手术、呼吸道难以保持通畅者。
6. 婴幼儿气管切开前需行气管插管定位者。
7. 新生儿窒息的复苏。

【禁忌证】

1. 喉头水肿、急性喉炎、喉头黏膜下血肿、插管创伤引起的严重出血等。
2. 咽喉部烧灼伤、肿瘤或异物存留者。
3. 主动脉瘤压迫气管者，插管可导致主动脉瘤破裂。
4. 下呼吸道分泌物潴留所致呼吸困难、难以从插管内清除者，应做气管切开。
5. 颈椎骨折脱位者。

【目的】

1. 手术前麻醉　适用于全身麻醉或术中应用肌肉松弛药物的患者。
2. 打开呼吸道　心搏、呼吸骤停的复苏抢救、急性呼吸衰竭等各种原因引起的通气障碍。

【评估】

1. 患者及家属对气管插管技术的认知及配合程度。
2. 了解患者的心律、血压、呼吸、意识、牙齿及一般状态。
3. 对清醒患者应当进行解释，取得患者配合。

【准备】

1. 护士准备
（1）着装整洁，戴好帽子；动作迅速，有抢救意识；表情严肃。
（2）熟悉气管插管的操作技术。

2. 用物准备　无菌盘内备：喉镜1套、气管导管（根据患者选择不同型号）、导管芯、10 ml注射器、治疗碗内盛石蜡油纱布2块、牙垫1个。另备简易呼吸器、听诊器、手套、压舌板、弯盘（内放无菌纱布2块）、氧气、胶布、小枕。

3. 患者准备　对意识清醒者，给予必要的解释、安慰和鼓励，取得患者的合作。对家属说明插管的必要性，履行签字手续。

4. 环境准备　整洁、安静、空气流通、光线充足。

【实施】

操 作 步 骤	要 点 说 明
1. 核对　携用物至患者床旁，核对患者并解释	◆ 确认患者
2. 准备体位　拉开床头使之离墙 40～60 cm，护士位于患者头顶侧，松开患者衣领扣，头部去枕，肩部垫一小枕	◆ 使口、咽、喉在一直线上
3. 插管前准备	
(1) 检查口腔，用吸引器吸净口鼻分泌物，除去义齿	
(2) 检查简易呼吸器是否漏气，选择合适的气管导管	
(3) 戴手套	
(4) 安装好喉镜片，检查喉镜各部位	◆ 用石蜡油纱布润滑导管前端及喉镜末端
(5) 向导管气囊内注入 3～5 ml 空气，检查无漏气后，抽出气囊内空气，插入导管芯	◆ 管芯前端距管口约 1 cm，不可露出管口，以免划伤黏膜
4. 插管	◆ 意识清楚者需作咽喉部表面麻醉
(1) 用右手拇、示、中指分开患者上唇及下唇，使嘴张开，左手持喉镜柄，沿口角右侧置入口腔，用镜片侧翼将舌体左推，使喉镜片移至正中位，然后左臂用力上提暴露咽腔	◆ 不能以患者的门齿作为支点，以免损伤牙齿
(2) 看到咽腔后镜片继续向前，可见如小舌样会厌，用镜片前端挑起会厌，暴露声门	
(3) 右手持气管导管，前端对准声门，将导管插入气管，导管前端过声门后，迅速抽出导管芯，再继续插至所需深度。退出喉镜	◆ 成年女性插管深度距门齿约 22 cm，男性约 24 cm
(4) 迅速连接简易呼吸器，挤压呼吸气囊，观察并用听诊器听两肺呼吸音；证实导管已准确插入气管后，置入牙垫，固定导管，用注射器向气囊注入空气 3～5 ml 以封闭气道	◆ 挤压气囊，14～18 次/分 ◆ 不可注气过多，以免压力过大压迫气管黏膜，引起局部组织坏死，注入空气量以不漏气为准
5. 操作后处理	
(1) 协助患者取舒适体位，整理床单位，清理	
(2) 洗手并记录	◆ 记录插管时间及患者的反应

【注意事项】

1. 插管前检查用物是否齐全，喉镜灯泡是否明亮，气囊有无漏气等。

2. 插管动作要轻柔，操作迅速准确，勿使缺氧时间过长，以免引起反射性心搏、呼吸骤停。

3. 插管时用力上提喉镜手柄，使着力点在镜片前端。切忌以门牙作为支点，以免造成门齿脱落。

4. 导管插入气管后，应检查两肺呼吸音是否正常，防止误入一侧支气管。

5. 对意识清醒或浅昏迷反射较强的患者，插管前应行咽喉部表面麻醉。

6. 插管后吸痰时，必须严格无菌操作，每次吸痰时间不超过 30 s，必要时吸氧后吸痰；导管留置时间不宜超过 72 h，72 h 后病情不见改善，可考虑气管切开术。

【评价】

1. 患者及家属了解气管插管术的目的，能够配合。

2. 动作轻巧、稳重、有条不紊。

3. 气管插管顺利，呼吸道通畅，达到预期目的。

附：气管插管技术操作评分标准

气管插管技术操作评分标准

序号	操作流程		分值	操作要点	同步沟通	标准分
1	操作前准备	护士	20	仪表、语言、态度、核对、解释	核对,清醒者问候,自我介绍,解释插管的目的,征得患者同意	10
		用物		齐全、性能良好		4
		环境		安静、整洁、安全		2
		患者		卧位选择正确、理解合作		4
2	操作过程	准备体位	10	床头离墙40~60 cm	再次核对床号、姓名 我来帮您取平卧位,取下枕头(清醒患者)	3
				护士位于患者头顶侧		2
				松开患者衣领扣,头部去枕,肩部垫一小枕		5
		插管前准备	20	检查口腔,吸净口鼻分泌物,除去活动义齿	我现在给您插管,插管过程中会出现恶心、呕吐等不适,请不要紧张	4
				检查简易呼吸器是否漏气		3
				戴手套,选择气管导管,安装好喉镜片并检查		3
				检查气囊是否漏气,放气囊		5
				插入导管芯,用石蜡油纱布润滑导管前端及喉镜末端		5
		插管	35	喉镜使用得当,手柄握位恰当	请不要说话,尽量放松,深呼吸,有什么特殊不适请用手示意	3
				镜片深度适中		4
				不能有撬动门齿的声音		2
				声门暴露充分		3
				气管导管进入深度适当		4
				气管导管准确进入气管		4
				听诊双肺尖呼吸音一致,确认导管位置正确		3
				正确放置牙垫,并撤出喉镜		3
				正确固定导管		4
				充气气囊压力适中		5
3	操作后	整理记录	5	整理床单位,协助患者取舒适卧位	现在已经插管成功,请您不要过度活动头部,以免脱管,如有不适及时手势告知,以便及时处理,谢谢配合	2
				清理用物,洗手,记录		3

序号	操作流程		分值	操作要点	同步沟通	标准分
4	评价	效果	10	患者缺氧症状改善		4
		操作		动作轻巧、稳重、准确，操作时间合适		3
		护患沟通		沟通有效，患者积极配合		3
	总分		100			

（徐　琳）

项目任务四　简易呼吸器使用技术

简易呼吸器是进行人工通气的简易工具。与口对口呼吸比较供氧浓度高，且操作简便。尤其是病情危急，来不及气管插管时，可利用加压面罩直接给氧，使患者得到充足氧气供应，改善组织缺氧状态。

【适应证】

1. 呼吸突然停止或即将停止。

2. 在吸入 100％氧气的情况下，动脉血氧分压低于 50～60 mmHg。

3. 严重缺氧和二氧化碳潴留而引起意识和循环功能障碍。

【目的】

1. 维持和增加机体通气量。

2. 纠正威胁生命的低氧血症。

【评估】

1. 患者有无自主呼吸、呼吸型态、呼吸道是否通畅。

2. 患者的意识、脉搏、血压、血气分析等情况。

3. 患者及家属对人工呼吸器的了解程度。

【准备】

1. 护士准备

（1）仪表端庄，衣帽整齐。

（2）熟悉使用简易呼吸器的操作技术。

2. 用物准备　纱布 2 块、弯盘 1 个、简易呼吸器及麻醉面罩 1 套、60 ml 注射器 1 个、治疗盘 1 个。必要时备氧气、吸引器、吸痰管、四头带、听诊器。

3. 患者准备　患者及家属知道使用简易呼吸器的目的。

4. 环境准备　整洁、安静、安全。

【实施】

操 作 步 骤	要 点 说 明
1. 核对并判断　携用物至患者床旁，核对患者并解释。判断患者是否符合使用简易呼吸器的指征	◆ 确认患者，判断正确
2. 准备体位　将患者去枕平卧	
3. 疏通气道　站在患者右侧，将患者头偏向一侧，清除患者口鼻咽污物，取出活动义齿	
4. 打开气道	
（1）仰面抬颏法：左手置于患者的前额，掌根向后方施加压力，右手中指、示指向上向前提起下颏，使患者口张开	◆ 打开气道方法正确

操作步骤	要点说明
（2）抬颌法：一手将患者头向后仰起，另一手拇指、示指分别放于患者下颌角处同时向上提起	
5. 检查用物　打开面罩充气，连接呼吸气囊	
6. 辅助呼吸　将连接好简易呼吸气囊的面罩完全覆盖患者的口鼻，一手用力将面罩紧贴患者皮肤使之密闭，另一手挤压呼吸气囊将气体压入肺内，见胸廓抬起后松开气囊，如此反复进行，频率：16～20次/分	◆ 一次送气500～1000 ml ◆ 面罩与患者口鼻连接紧密，无漏气
7. 观察与记录　观察并记录治疗效果与反应	◆ 判断自主呼吸是否恢复，方法正确（用颊部感受气流或看胸部是否有呼吸动作）
8. 操作后处理	
（1）整理患者床单位	
（2）做好呼吸器接口、面罩等的消毒工作	◆ 消毒方法正确

【注意事项】

1. 挤压呼吸气囊时，压力不可过大，以挤压呼吸气囊的1/3～2/3为宜；挤压速度均匀，不可时快时慢，以免损伤肺组织。

2. 发现患者有自主呼吸时应按患者的呼吸动作加以辅助，以免影响患者的自主呼吸。

3. 对清醒患者做好心理护理，解释应用呼吸器的目的和意义，缓解紧张情绪，使其主动配合，并边挤压呼吸气囊边指导患者"吸……""呼……"。

4. 呼吸器使用后，拆开呼吸活瓣、接头、面罩，用肥皂水擦洗，清水冲净，再用1∶500含氯消毒液浸泡30 min，凉水冲干净，晾干，装配好备用。

【评价】

1. 患者能有效地进行呼吸，低氧血症得到纠正。

2. 患者及家属知道使用简易呼吸器的目的。

附：简易呼吸器使用技术操作评分标准

简易呼吸器使用技术操作评分标准

序号	操作流程		分值	操作要点	同步沟通	标准分
1	操作前准备	护士	20	仪表、动作迅速，有抢救意识	核对，清醒者问候，自我介绍，解释使用简易呼吸器的目的	10
		用物		齐全、性能良好		4
		环境		安静、整洁、安全、无火源		2
		患者		卧位选择正确、理解合作		4
2	操作过程	核对解释	4	携用物至病床旁，核对并作解释以取得合作	再次核对床号、姓名	4
		开放气道	11	清除口中污物及呕吐物	（清醒患者）请不要紧张，尽量放松	3
				取下活动义齿		2
				保持呼吸道通畅		6
		辅助呼吸	35	一只手将面罩罩住患者口鼻，另一只手挤压气囊	请不要紧张，请配合我的口令进行"吸……""呼……"	10
				挤压力量大小合适		10
				频率：16～20 次/分		8
				贮气囊后面的接头可连接氧气瓶，氧流量最多可给 10 L/min 左右，一般 5～6 L/min 即可		7
		观察	10	生命体征、意识、瞳孔、大动脉搏动（判断自主呼吸是否恢复）	您缺氧症状已经改善，不用担心	10
3	操作后	整理记录	10	整理床单位，协助患者取舒适卧位，清理用物	谢谢配合，您现在需要休息，有什么不适请按呼叫器	4
				呼吸器使用后拆开，消毒，待用		3
				记录治疗效果与反应		3
4	评价	效果	10	面罩与患者口鼻连接紧密，无漏气，挤压气囊时胸廓能抬起		4
		操作		动作轻巧、稳重、准确，操作时间合适		3
		护患沟通		沟通有效，患者理解并配合		3
	总分		100			

（徐　琳）

项目任务五　呼吸机使用技术

呼吸机是利用机械力量，将气体送入肺内，以改善肺通气和肺换气，防止缺氧和二氧化碳潴留，有效治疗呼吸衰竭和抢救呼吸停止患者的强有力工具。

【适应证】

1. 急性、慢性呼吸衰竭，呼吸频率>40 次/分或<5 次/分。

2. 呼吸性酸碱平衡失调。

3. 心、胸、腹部及神经外科手术中的麻醉。

4. 应用呼吸机进行呼吸道药物和气溶胶治疗。

5. 心源性或非心源性肺水肿。

6. 呼吸中枢控制失调、神经肌肉疾患。

7. 急性呼吸窘迫综合征（ARDS）。

【禁忌证】

1. 呼吸衰竭并有肺大疱患者。

2. 大咯血或严重误吸引起的窒息。

3. 重度活动性肺结核。

4. 未经引流的气胸或纵隔气肿、大量胸腔积液。

5. 张力性气胸。

【目的】

1. 维持和增加机体通气量。

2. 纠正威胁生命的低氧血症。

【评估】

1. 患者有无自主呼吸、呼吸型态、呼吸道是否通畅。

2. 患者的意识、脉搏、血压、血气分析等情况。

3. 患者及家属对人工呼吸机的了解程度。

【准备】

1. 护士准备

（1）衣帽整齐，洗手，戴口罩。

（2）熟悉呼吸机的使用技术。

2. 用物准备　呼吸机 1 台、蒸馏水 1 瓶、模拟肺 1 个，必要时备吸氧装置。

3. 患者准备　对意识清醒者，给予必要的解释、安慰和鼓励，取得患者的合作。对家属说明使用呼吸机的必要性。

4. 环境准备　安静、整洁，定期进行空气消毒。

【实施】

操 作 步 骤	要 点 说 明
1. 核对 携用物至患者床旁，核对患者并解释	◆ 确认患者
2. 操作前准备	
（1）使患者仰卧于床上，去枕，头后仰	
（2）解开领扣、领带及腰带等束缚物	
（3）清除患者上呼吸道的分泌物或呕吐物	◆ 如有活动义齿应取下
3. 调试呼吸机	
（1）加蒸馏水至所需位置	
（2）接氧气管道及电源，开呼吸机及湿化瓶	
（3）选择呼吸机模式	
（4）调节参数：呼吸次数 12 次/分、氧浓度 60％、潮气量 8 ml/kg、吸呼比 （1：1.5）～2	◆ 成人 8～12 次/分，儿童 20～30 次/分
（5）调节上、下报警线 每分通气量：设定目标每分通气量±10％～±15％ 呼吸潮气量：设定目标潮气量±10％～±15％ 气道压力上限＞平均气道峰压力 10 cmH$_2$O 气道压力下限＜平均气道峰压力 5～10 cmH$_2$O	◆ 不超过 0.98 kPa（10 cm H$_2$O）
（6）调节完毕后，接模拟肺试机	
4. 呼吸机与患者气道相连	
（1）面罩法 面罩盖住患者口、鼻后与呼吸机连接	◆ 适用于神志清楚、能合作，间断用呼吸机的患者
（2）气管插管法 气管内插管后与呼吸机连接	◆ 适用于神志不清楚的患者
（3）气管切开法 气管切开放置套管后与呼吸机连接	◆ 适用于长期使用呼吸机的患者
5. 观察病情及呼吸机运行情况	
6. 撤离呼吸机	
（1）脱管给患者吸氧，呼吸机待机备用	
（2）符合拔管指征，充分吸痰后拔管	
（3）关闭呼吸机及湿化瓶开关，拔除电源及氧气管道	◆ 观察呼吸情况并在 30 min 后抽血查血气分析
7. 操作后处理	
（1）整理床单位	
（2）撤除呼吸机管道，消毒待用	◆ 消毒方法正确
（3）洗手，记录	

【注意事项】

1. 严格掌握使用呼吸机的适应证及禁忌证。

2. 神志清醒患者应加强沟通，可采用文字书写、打手势来表达和交流。

3. 密切观察患者的生命体征，保持呼吸道通畅，加强护理。

4. 呼吸机使用后做好保养、消毒与监测。呼吸机使用完毕后应立即消毒，悬挂待干后再将管道连接于呼吸机上放置备用。

【评价】

1. 患者及家属理解使用呼吸机的目的，能尽力配合。

2. 以患者为中心，与患者交流时语言简练、表述清楚。

3. 操作过程顺利，达到预期目的。

附：呼吸机使用技术操作评分标准

呼吸机使用技术操作评分标准

序号	操作流程		分值	操作要点	同步沟通	标准分
1	操作前准备	护士	20	仪表，语言，态度，核对，解释	核对，清醒者问候，自我介绍，解释使用呼吸机的目的	10
		用物		齐全、性能良好		4
		环境		安静、整洁、安全、无火源		2
		患者		卧位选择正确、理解合作		4
2	操作过程	安置患者	15	核对，解释 使患者仰卧于床上，去枕，头后仰	再次核对床号、姓名，我来帮您取平卧位，取下枕头（清醒患者）	5
				清除患者上呼吸道的分泌物或呕吐物		3
				解开领扣、领带及腰带等束缚物		2
		调试呼吸机	30	湿化瓶内注入蒸馏水，不超过加水线	请不要紧张，我会小心操作的，尽可能地减轻您的痛苦	5
				接氧气管道及电源，开呼吸机及湿化瓶		5
				选择呼吸机模式		5
				调节参数正确		5
				调节上、下报警线合适		5
				调节完毕后，接模拟肺试机		5
		呼吸机辅助通气	5	呼吸机与患者气道相连	呼吸机已经连接好，您的头部不能过度活动，以防脱管，如果有什么不适请及时用手势表达	2
				观察病情及呼吸机运行情况		2
				听诊呼吸音与呼吸机同步		1
		撤离呼吸机	15	脱管给患者吸氧，呼吸机待机备用	您现在病情好转，根据医嘱需撤去呼吸机，拔管后您还需要做呼吸功能锻炼	5
				符合拔管指征，充分吸痰后拔管		5
				关闭呼吸机及湿化瓶开关，拔除电源及氧气管道		5
3	操作后	整理记录	5	整理床单位，协助患者取舒适卧位，清理用物	谢谢配合，您现在需要休息，有什么不适请按呼叫器	2
				撤除呼吸机管道，消毒，待用；洗手并记录		3
4	评价	效果	10	患者缺氧症状改善		4
		操作		动作轻巧、稳重、准确，操作时间合适		3
		护患沟通		沟通有效，患者理解并配合		3
总分			100			

（徐　琳）

项目任务六　外伤止血、包扎、固定、搬运术

一、止血术

出血是许多疾病的一个急性症状，更是创伤后的主要并发症。

【目的】 防止伤口继续出血；防止急性大出血引起休克。

【评估】

1. 了解患者

(1) 患者的病情及一般状态。

(2) 患者的伤情：部位、范围、出血性质。

(3) 患者及家属对止血术的了解和配合程度。

2. 环境整洁、宽敞，符合操作要求。

3. 用物准备适当，方便操作。

4. 熟悉操作基本方法及步骤。

【准备】

1. 护士准备

(1) 洗手，戴帽子、口罩。

(2) 向患者及家属解释操作目的和注意事项，使患者愿意合作、有安全感。

2. 用物准备　绷带、无菌包（内盛无菌纱布、治疗盘、无菌镊子）、生理盐水、过氧化氢溶液、2%碘伏溶液、止血带等。

3. 患者准备　了解操作目的和注意事项，愿意配合。

4. 环境准备　环境清洁，温度适宜，光线充足。

【实施】

操 作 步 骤	要 点 说 明
1. 备齐用物，携至患者床旁，解释操作目的及配合方法	◆ 取得合作
2. 取舒适体位，正确处理伤口	
3. 止血	
● 加压包扎止血法（较小创口的出血） 处理伤口后，无菌纱布压迫出血伤口，用绷带加压包扎，压力均匀，直径超过伤口 3 cm，并抬高患肢	◆ 患部有较多毛发，在处理时应剪、剃去毛发
● 指压止血法（头、面、颈部及四肢动脉出血的临时止血） 用手指或手掌用力压住动脉出血的近心端，将动脉压瘪于骨骼上，压闭血管，阻断血流	◆ 压迫时间不宜过长，用于面动脉、颞浅动脉、颈总动脉、锁骨下动脉、肱动脉、尺动脉、桡动脉、胫前动脉、颈后动脉等的动脉出血

操 作 步 骤	要 点 说 明
● 止血带止血法（用于四肢大血管出血加压包扎不能有效止血时） 在出血部位近心端肢体上选择动脉搏动处，在伤口近心端垫衬垫，左手在距止血带一端约 10 cm 处用拇指、示指和中指捏紧止血带，手背下压衬垫，右手将止血带绕伤肢一圈，扎在衬垫上；绕第二圈后把止血带塞入左手示指、中指之间，两指夹紧，向下牵拉，打成一个活结，外观呈一个倒置"A"字形	◆ 扎止血带伤口处做好明确标志
4. 安置患者于舒适体位休息，交待注意事项	
5. 整理用物，记录操作日期、时间、止血部位等	

【注意事项】

1. 先行评估，判断出血血管的种类。

2. 先冲洗伤口，盖以无菌纱布压迫止血，再包扎。

3. 绷带加压包扎时患者处于舒适位置，包扎的松紧要适度，过紧影响血液循环，过松起不到止血的目的。

4. 止血带应放在伤口的近心端，要先用毛巾或其他布片、棉絮作垫，止血带不要直接扎在皮肤上，上臂和大腿都应绷在上 1/3 的部位。上臂的中 1/3 禁止扎止血带，以免压迫神经而引起上肢麻痹。

5. 止血带要扎得松紧合适，过紧易损伤神经，过松则不能达到止血的目的。一般以不能摸到远端动脉搏动或出血停止为度。时间不宜过久，以免引起肢体缺血坏死。

【评价】

1. 操作中体现对患者的关心。

2. 止血方法正确，达到预期目的。

3. 加压包扎松紧度适宜，患者感觉舒适。

附：止血术操作评分标准

止血术操作评分标准

序号	操作流程		分值	操作要点	同步沟通	标准分
1	操作前准备	护士	20	仪表，语言，态度，核对，解释	问候患者，自我介绍，解释操作目的	10
		用物		用物选择适宜，齐全		4
		环境		安静、整洁、安全、舒适		2
		患者		患者理解合作		4
2	操作过程	止血前	15	备齐用物，携至床旁，解释操作目的及配合方法	您的手臂在出血，我来帮助您止血，请配合	5
				取舒适体位		5
				正确处理伤口		5
		止血	35	● 加压包扎止血法　处理伤口后，无菌纱布压迫出血伤口，用绷带加压包扎，压力均匀，直径超过伤口3 cm，并抬高患肢	请抬高患肢 请问有什么不适	10
				● 指压止血法　用手指或手掌用力压住动脉出血的近心端，将动脉压瘪于骨骼上，压闭血管，阻断血流	请问有什么不适	10
				● 止血带止血法　在出血部位近心端肢体上选择动脉搏动处，在伤口近心端垫衬垫，左手在距止血带一端约10 cm处用拇指、示指和中指捏紧止血带，手背下压衬垫，右手将止血带绕伤肢一圈，扎在衬垫上；绕第二圈后把止血带塞入左手示指、中指之间，两指夹紧，向下牵拉，打成一个活结	不要紧张，我已在止血带处做好标志 如有不适，请及时告知，以便及时处理	15
3	操作后	整理	15	帮助患者取舒适卧位休息	出血已经停止，请将上臂抬高，如果感觉肢体肿胀、疼痛、麻木，请及时告知，谢谢配合	5
				交待注意事项		5
				清理用物，洗手，记录		5
4	评价	效果	15	患者理解操作目的，愿意配合		5
		操作		选择止血方法合适、正确；松紧适度，动作轻、快；包扎牢固、舒适、整齐、美观		5
		护患沟通		沟通有效、得体，患者积极配合		5
	总分		100			

（徐　琳）

二、包扎术

包扎术是创伤后保护创面、压迫止血，固定骨折、关节和敷料以及减轻疼痛的常用方法。

【目的】

1. 保护创面　避免感染、出血。

2. 固定作用　使骨折、关节脱位处制动。

3. 减轻疼痛　增加患者的舒适程度。

【评估】

1. 了解患者

（1）患者的病情及一般状态。

（2）患者的伤情：部位、范围、损伤性质。

（3）患者及家属对包扎术的了解和配合程度。

2. 环境整洁、宽敞，符合操作要求。

3. 用物准备适当，方便操作。

4. 熟悉操作基本方法和步骤。

【准备】

1. 护士准备

（1）洗手，戴帽子、口罩。

（2）向患者及家属解释操作的目的和注意事项，使患者愿意合作、有安全感。

2. 用物准备　三角巾、腹带、胸带、"丁"字带、无菌包（内盛无菌纱布、治疗盘、无菌镊子）、生理盐水、过氧化氢溶液、绷带、棉垫、纱布、胶布等。

3. 患者准备　了解操作的目的和注意事项，愿意配合。

4. 环境准备　环境清洁，温度适宜、光线充足。

【实施】

操 作 步 骤	要 点 说 明
1. 备齐用物，携至患者床旁，解释操作目的及配合方法	◆ 取得合作
2. 取舒适体位，正确处理伤口	
3. 抬高患肢，保持功能位	◆ 根据包扎部位和方法而定
4. 绷带包扎	
● 环形包扎法（颈、胸、腕部） 在包扎原处环形缠绕，最后剪开带尾分成两条，打结固定或胶布固定	
● 蛇形包扎法（临时简单固定） 斜行环绕包扎，每周间留空隙，互不遮盖	◆ 先环形包扎2～3圈，最后再环形包扎2～3圈，固定
● 螺旋反折形包扎法（径围不一致的前臂和小腿） 螺旋形缠绕，后周遮盖前周的1/2～1/3，每周反折成等腰三角形	◆ 每一反折点对齐，保持整齐、美观
5. "8"字形包扎法（膝、踝、肘等关节部位） 包扎时一圈向上，一圈向下，每一圈在关节的曲面与上一圈相交，并重叠上一圈的1/2～1/3，重复作"8"字形旋转缠绕	◆ 先在关节的上方或下方环形缠绕2～3圈，固定绷带一端

操 作 步 骤	要 点 说 明
6. 多头带包扎法	
● 腹带包扎法（包扎腹部伤口） 腹带置于患者身下，包腹布裹在腹部，将腹带两侧横带交叉包扎，一侧带子覆盖另一侧带子	◆ 切口在上腹部，自上而下包扎 ◆ 切口在下腹部，自下而上包扎，固定带尾
● 胸带包扎法（包扎胸部伤口） 胸带置于患者身下，将肩带拉下置胸前，再自下而上相互交叉包裹横带，并将露出横带的肩带尾端反折压在横带内，于胸前固定带尾	
● "丁"字带包扎法（包扎会阴部伤口） 横带围绕腰部结扎，竖带从背后经过会阴部向前系于横带上	◆ 由横带和竖带两个部分制成，即一条带子连接在另一条横带中央
7. 三角巾包扎法	
● 头面部包扎法 正中部位放在患者的前额，与眉平齐，顶角拉向头后，三角巾的两底角经两耳上方拉向枕后交叉，然后绕到前额，打结固定	◆ 包扎前把三角巾底边向上反折约 3 cm
● 单肩包扎法 将其夹角朝上方，置于伤侧肩上，向后的一角压住并稍大于向前的一角，燕尾底部包绕上臂打结，两燕尾角分别经胸、背部拉至对侧腋下打结	◆ 将三角巾折叠成燕尾状
● 胸背部包扎法 将三角巾的底边朝下，围绕胸部于背部打结，顶角绕过肩部，并用连接的系带和底边打结	
● 上肢包扎法 将三角巾一底角打结套在伤手上，另一底角过伤肩背后拉至对侧肩的后上方，顶角朝上，包绕上肢，再将前臂屈曲于胸前，两底角相遇打结	◆ 由外向内依次包绕上肢
8. 安置患者于舒适体位休息，交待注意事项	
9. 整理用物	

【注意事项】

1. 包扎要求动作轻、快、准、牢。

2. 包扎部位应保持清洁、干燥，若有伤口，应先清洁伤口，盖以无菌纱布，再包扎。四肢包扎时，应先将肢体抬高再包扎，注意露出肢体末端，便于观察，如发现异常，应及时解开绷带，重新包扎。

3. 包扎前要清楚包扎的目的，以便选择适当的包扎方法。

4. 包扎时患者处于舒适位置，包扎的松紧要适度，过紧影响血液循环，过松会移动脱落。

【评价】

1. 操作流畅、准确，方法正确，达到预期目的。

2. 包扎松紧度适宜，患者感觉舒适。

3. 患者及家属了解包扎法的目的，能够配合。

4. 操作中体现对患者的关心。

附：包扎术操作评分标准

包扎术操作评分标准

序号	操作流程		分值	操作要点	同步沟通	标准分
1	操作前准备	护士	20	仪表，语言，态度，核对，解释	问候患者，自我介绍，解释操作目的	10
		用物		包扎法选择适宜，齐全		4
		环境		安静、整洁、安全、舒适		2
		患者		患者理解合作		4
2	操作过程	包扎前	10	备齐用物，携至患者床旁，解释操作目的及配合方法	再次核对不要紧张，我现在帮您包扎，请配合	3
				取舒适体位，正确处理伤口		7
		绷带包扎	15	● 环形包扎法：在包扎原处环形缠绕，最后剪开带尾分成两条，打结固定或胶布固定	请不要紧张，我会小心操作的 请问有什么不适吗	5
				● 蛇形包扎法：斜行环绕包扎，每周间留空隙，互不遮盖		5
				● 螺旋反折形包扎法：螺旋形缠绕，后周遮盖前周，在螺旋基础上每周反折成等腰三角形		5
				● "8"字形包扎法：先在关节的一端环形缠绕2~3圈，然后一圈向上，一圈向下，每一圈在关节的曲面与上一圈相交，并重叠上一圈的1/2~1/3，重复作"8"字形旋转缠绕		5
		多头带包扎法	15	● 腹带包扎法：包腹布裹在腹部，将腹带两侧横带交叉包扎，一侧带子覆盖另一侧带子	不要紧张，在包扎过程中如有不适，请及时告知我	5
				● 胸带包扎法：将肩带拉下置胸前，再自下而上相互交叉包裹横带，并将露出横带的肩带尾端反折压在横带内，于胸前固定带尾		5
				● "丁"字带包扎法：横带围绕腰部结扎，竖带从背后经过会阴部向前系于横带上		5
		三角巾包扎法	20	● 头面部包扎法：正中部位放在患者的前额，与眉平齐，拉向枕后交叉，然后绕到前额，打结固定	您感觉松紧如何 现在末梢血运良好，请问有什么不适	5
				● 单肩包扎法：夹角朝上置于伤侧肩上，向后的角压住并稍大于向前的角，燕尾底部包绕上臂打结，两角分别经胸、背部拉至对侧腋下打结		5
				● 胸背部包扎法：三角巾底边朝下，围绕胸部于背部打结，顶角过肩部用连接系带和底边打结		5
				● 上肢包扎法：一底角打结套伤手上，另一底角拉至对侧肩的后方，顶角朝上，两底角打结		5

序号	操作流程		分值	操作要点	同步沟通	标准分
3	操作后	整理	10	帮助患者取舒适卧位休息	请不要随意移动包扎部位，如果感觉过松过紧、疼痛、麻木等不适，请及时告知，谢谢配合	2
				交待注意事项		4
				清理用物，洗手，记录		4
4	评价	效果	10	患者理解操作目的，愿意配合		2
		操作		选择包扎方法合适、正确；包扎牢固、舒适		4
		护患沟通		沟通有效、得体，患者积极配合		4
总分			100			

（徐　琳）

三、固定术

对于骨折、关节严重损伤、肢体挤压和大面积软组织损伤的患者，应采取临时固定的方法，以减轻痛苦、减少并发症、方便转运。

【目的】 使折断骨质得到休息和固定，防止闭合性骨折变为开放性骨折及损伤血管、神经，减轻患者的痛苦。

【评估】

1. 了解患者

（1）患者的病情及一般状态。

（2）患者的伤情：部位、范围、损伤性质。

（3）患者及家属对固定术的了解和配合程度。

2. 环境整洁、宽敞，符合操作要求。

3. 用物准备适当，方便操作。

4. 熟悉操作基本方法及步骤。

【准备】

1. 护士准备

（1）洗手，戴帽子、口罩。

（2）向患者及家属解释操作目的和注意事项，使患者愿意合作、有安全感。

2. 用物准备 绷带、软棉垫、三角巾、木制或金属夹板、充气性塑料夹板。

3. 患者准备 了解操作目的和注意事项，愿意配合。

4. 环境准备 环境清洁，温度适宜，光线充足。

【实施】

操 作 步 骤	要 点 说 明
1. 备齐用物，携至患者床旁，解释操作目的和配合方法	◆ 取得合作
2. 取舒适体位，正确处理伤口	
3. 固定	
● 脊柱骨折固定 颈椎骨折的患者取仰卧位，颈后垫一软枕，头两侧各垫一软枕固定，头部用绷带固定	◆ 限制头部前后或左右晃动
● 锁骨骨折固定 取坐位，将软垫置于腋下，伤侧上臂屈肘抱胸，用三角巾固定伤肢	◆ 固定前检查受伤一侧手指感觉、活动和血液循环情况
● 长骨骨折固定 取适当卧位，两块夹板分别放在骨折处内、外侧，长度超出骨折上、下两个关节，用绷带先捆缚中间的 1 条或 2 条，再捆缚两端，距离均匀，绷带绕两圈后将结打在夹板面	◆ 骨隆突出部位和空隙处加垫 ◆ 松紧度以绷带能在夹板面上、下移动 1 cm 为宜

操 作 步 骤	要 点 说 明
● 骨盆骨折固定 　取仰卧位，双腿伸直，用三角巾或大被单折叠 　后环绕固定骨盆，横阔带固定双膝，用窄带固 　定双足	◆ 用软垫置于双腿间
4. 检查　伤肢末端的血液循环及感觉情况	
5. 整理用物，记录	◆ 记录操作日期、时间、固定部位等

【注意事项】

1. 应用夹板固定时，夹板长短、宽窄度适宜，长度必须超过骨折肢体的上、下两个关节。

2. 夹板不可与皮肤直接接触，应加以衬垫。

3. 开放性骨折先止血、包扎伤口再固定。

4. 处理开放性骨折时，禁止将外露的骨折断端送回伤口，防止感染。

5. 固定松紧度适宜，肢体骨折固定时，指（趾）端外露，随时观察末梢血运，以能摸到远端动脉搏动为宜。

【评价】

1. 操作流畅、方法正确，达到预期目的。

2. 操作中体现对患者的关心。

3. 固定松紧度适宜，患者感觉舒适。

附：固定术操作评分标准

固定术操作评分标准

序号	操作流程		分值	操作要点	同步沟通	标准分
1	操作前准备	护士	20	仪表，语言、态度，核对，解释	问候患者，自我介绍，核对，解释操作的目的	10
		用物		固定用物选择适宜，齐全		4
		环境		安静、整洁、安全、舒适		2
		患者		患者理解合作		4
2	操作过程	固定前	15	备齐用物，携至患者床旁，解释操作目的及配合方法	再次核对床号、姓名，请取仰卧位/坐位，我来帮您	5
				取舒适体位，正确处理伤口		10
		固定	35	● 脊柱骨折固定：颈椎骨折的患者取仰卧位，颈后垫一软枕，头两侧各垫一软枕固定，头部用绷带固定	为了避免继续损伤，现在需要固定您的头部，请问有什么不适吗	9
				● 锁骨骨折固定：取坐位，将软垫置于腋下，伤侧上臂屈肘抱胸，用三角巾固定伤肢	现在末梢血运良好，请问有什么不适吗	8
				● 长骨骨折固定：取适当卧位，两块夹板分别放在骨折处内、外侧，长度超出骨折上、下两个关节，用绷带先捆缚中间的1条或2条，再捆缚两端，距离均匀，绷带绕两圈后将结打在夹板面	请不要紧张，现在末梢血运良好 请问有什么不适吗	10
				● 骨盆骨折固定：取仰卧位，双腿伸直，用三角巾或大被单折叠后环绕固定骨盆，横阔带固定双膝，用窄带固定双足	请不要紧张，现在末梢血运良好，请问有什么不适吗	8
3	操作后	整理	15	帮助患者取舒适卧位休息	已经完成固定，您如果感觉过松、过紧、麻木、疼痛等不适，请及时告知，谢谢配合	5
				交代注意事项		5
				清理用物，洗手、记录		5
4	评价	效果	15	患者理解操作目的，愿意配合		5
		操作		选择固定方法合适、正确；动作轻、快；固定松紧适度，牢固、舒适、整齐、美观		5
		护患沟通		沟通有效、得体，患者积极配合		5
	总分		100			

（徐　琳）

四、搬运术

在转运过程中应正确地搬运患者，根据病情选择合适的搬运方法和搬运工具。

【目的】 根据患者病情，将患者移送到安全或隐蔽的地方，最后移送到医院。

【评估】

1. 了解患者

（1）患者的病情及一般状态。

（2）患者的伤情：部位、范围、损伤性质。

（3）患者及家属对搬运术的了解和配合程度。

2. 环境整洁、宽敞，符合操作要求。

3. 用物准备适当，方便操作。

4. 熟悉操作基本方法及步骤。

【准备】

1. 护士准备

（1）洗手，戴帽子、口罩。

（2）向患者及家属解释操作目的和注意事项，使患者愿意合作、有安全感。

2. 用物准备 铲式担架、轮椅。

3. 患者准备 了解操作目的和注意事项，愿意配合。

4. 环境准备 环境清洁，温度适宜，光线充足。

【实施】

操 作 步 骤	要 点 说 明
1. 备齐用物，携至床旁，解释操作目的及配合方法	◆ 取得合作
2. 根据患者情况，选择不同的搬运方式	
3. 徒手搬运	
● 徒手单人扶行法（清醒、能够步行患者） 护士站在患者一侧，使患者靠近手臂揽着自己的头颈，然后护士用外侧手牵患者手腕，另一手伸过患者背部扶持患者的腰，使其身体靠近自己，扶着患者行走	
● 徒手单人手抱法（体重较轻的患者） 护士将患者抱起行进，一手托其背部，另一手托其大腿	◆ 患者若有知觉，让其一手抱住护士的颈部
● 两人搬运法（不能活动和体重较重者） 甲一手臂托住患者头、颈、肩部，另一手臂托住腰部；乙一手臂托住患者臀部，另一手臂托住腘窝	◆ 动作轻、稳，协调一致
4. 使用器材搬运	
● 轮椅搬运（神志清醒、无下肢骨折患者） 协助患者坐入轮椅中，嘱患者扶住轮椅扶手，脚放在踏板上	◆ 尽量靠后坐，不可前倾 ◆ 检查患者是否安全

操 作 步 骤	要 点 说 明
● 铲式担架搬运（盆骨骨折、大腿骨折及腰椎骨折患者） 将患者放置仰卧位，将铲式担架的左右两叶分别从患者身体两侧放入身下，扣合铲式担架的两叶并用固定带将患者固定在担架上	◆ 避免脊柱扭曲 ◆ 检查患者是否安全
5. 整理用物，记录	◆ 记录操作日期、时间、固定部位等

【注意事项】

1. 先行评估（评估患者的伤势、体重，路程，体力），再搬运。

2. 保持平衡，腰部挺直，切忌忍着呼吸。

3. 切勿假设患者能坐起或站立，如没把握切勿尝试。

【评价】

1. 操作方法准确，安全搬运，配合默契。

2. 操作中体现对患者的关心。

附：搬运术操作评分标准

搬运术操作评分标准

序号	操作流程		分值	操作要点	同步沟通	标准分
1	操作前准备	护士	20	仪表，语言，态度，核对，解释	问候患者，自我介绍，核对，解释操作目的	10
		用物		搬运用物选择适宜，齐全，性能良好		4
		环境		安静、整洁、安全、舒适		2
		患者		患者理解合作		4
2	操作过程	搬运前	10	备齐用物，携至患者床旁，解释操作目的及配合方法	再次核对床号、姓名，您受伤了，请不要随意移动，不要紧张，我们会帮助您的	5
				根据患者情况，选择不同的搬运方式		5
		徒手搬运	20	● 单人徒手扶行法：护士站在患者一侧，使患者靠近手臂揽着自己的头颈，然后护士用外侧手牵着患者手腕，另一手伸过患者背部扶持患者的腰，使其身体靠近自己，扶着患者行走	为了您的安全，请您把手放在我的颈部，使您的身体靠近我	7
				● 单人徒手手抱法：护士将患者抱起行进，一手托其背部，一手托其大腿	请一手抱住我的颈部	6
				● 两人徒手搬运法：甲一手臂托住患者头、颈、肩部，另一手臂托住腰部；乙一手臂托住患者臀部，另一手臂托住腘窝	不要紧张，我们会协调一致的	7
		使用器材搬运	20	● 轮椅搬运：协助患者坐入轮椅中，嘱患者扶住轮椅扶手，脚放在踏板上	为了您的安全，请您身体尽量后坐，不要随意移动	10
				● 铲式担架搬运：将患者放置仰卧位，将铲式担架的两叶分别从患者身体两侧放入身下，扣合铲式担架的两叶并用固定带将患者固定在担架上	不要紧张，我们会注意您的安全，请不要移动身体	10
3	操作后	整理	15	帮助患者取舒适卧位休息	如果您感觉不适，请及时告之，谢谢配合	5
				交待注意事项		5
				清理用物，洗手、记录		5
4	评价	效果	15	患者理解操作目的，愿意配合		5
		操作		选择搬运方法合适、正确		5
		护患沟通		沟通有效、得体，患者积极配合		5
	总分		100			

（徐　琳）

项目任务七 洗胃技术

洗胃技术是将洗胃液经口饮入或通过胃管注入胃内反复冲洗胃，减轻或避免吸收中毒的方法。

【禁忌证】

1. 强腐蚀性毒物（强酸、强碱）中毒者。

2. 中毒所致的惊厥未控制者。

3. 食管胃底静脉曲张、上消化道出血、胃癌患者。

4. 严重心脏病患者。

【目的】

1. 解毒 清除胃内毒物或刺激物，防止毒物吸收。

2. 减轻胃黏膜水肿 通过洗胃，可将幽门梗阻患者的胃内滞留食物洗出，以减轻滞留物对胃黏膜的刺激，从而减轻黏膜水肿。

3. 为某些检查或手术做准备。

【评估】

1. 患者的中毒情况，如毒物性质、中毒时间、服毒量及中毒途径；全身情况，如生命体征、意识和瞳孔的变化。

2. 患者的心理反应及合作程度。

3. 患者的口腔、鼻腔黏膜情况，有无义齿等。

4. 患者的疾病史、有无禁忌证。

【准备】

1. 护士准备

（1）着装整齐，戴口罩，修剪指甲，洗手。

（2）向清醒患者解释洗胃的目的及注意事项。

2. 用物准备 根据不同的洗胃方法进行用物准备。

（1）口服催吐法

1）治疗盘内备：量杯（或水杯）、压舌板、水温计、弯盘、塑料围裙或橡胶单（防水布）。

2）水桶2只（一只盛洗胃液，一只盛污水）。

3）洗胃溶液：按医嘱根据毒物性质准备洗胃溶液。一般用量为10 000～20 000 ml，洗胃溶液温度调节到25～38℃。

（2）胃管洗胃法

1）治疗盘内备：无菌洗胃包（内有胃管、镊子、纱布或使用一次性胃管）、塑料围裙或橡胶单、治疗巾、检验标本容器或试管、量杯、压舌板、水温计、弯盘、棉签、50 ml 注射器、听诊器、手电筒、液体石蜡、胶布，必要时备开口器、牙垫、舌钳放于治疗碗内。

2）水桶2只：分别盛洗胃液、污水。

3）洗胃溶液：同口服催吐法。

4）洗胃设备：自动洗胃机、洗胃用液体、洗胃用药品、洗胃连接管、治疗盘内备弯盘、棉签、胶布、治疗巾、石蜡油、纱布、听诊器、手电筒，必要时备开口器、夹子2个（或血管钳）、水温计、标本盒，必要时备抢救仪器。

3. 患者准备　意识清楚患者了解洗胃的目的、过程和注意事项，配合操作。

4. 环境准备　抢救环境安静、整洁，遮挡患者，保护其自尊。

【实施】

操作步骤	要点说明
1. 核对　携用物至患者床旁，核对患者并解释；关闭门窗	◆ 确认患者
2. 洗胃	
● 口服催吐法	◆ 用于服毒量少的清醒合作者
（1）体位　协助患者取坐位	
（2）准备　围好围裙，取下义齿，置污物桶于患者坐位前或床旁	
（3）自饮灌洗液　每次饮 300～500 ml	
（4）催吐　自呕或用压舌板刺激舌根催吐	
（5）结束　反复自饮→催吐，直至吐出的灌洗液澄清无味	◆ 表明毒物已基本洗干净
● 胃管洗胃（漏斗灌注）法	◆ 不合作者由鼻腔插入
（1）体位　取左侧卧位，昏迷患者可取平卧位，头偏向一侧并用压舌板、开口器撑开口腔，置牙垫于上、下磨牙之间，如有舌后坠，可用舌钳将舌拉出	◆ 左侧卧位可减慢胃排空，延缓毒物进入十二指肠的速度
（2）插胃管　经口腔插入胃管，抽吸胃内容物，留取标本，证实在胃内后固定	
（3）灌注	
① 置漏斗低于胃部水平位置，挤压橡胶球，抽尽胃内容物	
② 举漏斗高过头部 30～50 cm，将洗胃液 300～500 ml 缓缓倒入漏斗内，当漏斗内余少量溶液时，速将漏斗降低至胃部位置以下，并倒入污水桶内（利用虹吸原理）	◆ 一次灌入量过多则胃容积增大，促使毒物进入十二指肠，加速毒物吸收，同时引起液体反流导致呛咳、误吸或窒息；灌入量过少，洗胃液与胃内容物无法充分混合，不利于彻底洗胃，延长洗胃时间
③ 如此反复灌洗，直至洗出液澄清、无味为止	
● 全自动洗胃机洗胃	◆ 能自动、迅速、彻底清除胃内毒物
（1）操作前检查　通电，检查机器功能完好，并连接各种管道，将 3 根橡胶管分别与机器的药管（进液管）、胃管、污水管（出液管）相连	

操 作 步 骤	要 点 说 明
(2) 插胃管	
(3) 准备洗胃液，将胃管与患者连接，将已配好的洗胃液倒入水桶内，药管的另一端放入洗胃液桶内，污水管的另一端放入空水桶内，胃管的另一端与已插好的患者胃管相连，调节药液流速	◆ 药管管口必须始终浸没在洗胃液的液面下
(4) 按"手吸"键，吸出胃内容物并送检，再按"自动"键，机器开始对胃进行自动冲洗	◆ 冲洗时"冲"键灯亮，吸引时"吸"键灯亮
(5) 自动洗胃，直至洗出液澄清无味为止	
3. 观察 洗胃过程中，随时注意观察洗出液的性质、颜色、气味、量及患者面色、脉搏、呼吸和血压的变化	◆ 如患者有腹痛、休克，洗出液呈血性，应立即停止洗胃，采取相应的急救措施
4. 拔管 洗胃完毕，反折胃管，拔出	◆ 防止管内液体误入气管
5. 整理 协助患者漱口、洗脸、取舒适卧位，整理床单位，清理用物	◆ 促进患者舒适
6. 清洁 自动洗胃机三管（药管、胃管、污水管）同时放入清水中，按"清洗"键，清洗各管腔后，将各管同时取出，待机器内水完全排尽后，按"停机"键关机	◆ 以免各管道被污物堵塞或腐蚀
7. 记录 灌洗液名称、量，洗出液的颜色、气味、性质、量，患者的全身反应	◆ 幽门梗阻患者洗胃，可在饭后 4～6 h 或空腹进行。记录胃内潴留量，便于了解梗阻程度。胃内潴留量＝洗出液－灌入量

【注意事项】

1. 插管时动作要轻、快，切勿损伤患者食管及误入气管。

2. 患者中毒物质不明时，及时抽取胃内容物送检，应用温开水或者生理盐水洗胃。

3. 洗胃过程中出现血性液体，立即停止洗胃。

4. 幽门梗阻患者，洗胃宜在饭后 4～6 h 或者空腹时进行，并记录胃内潴留量，以了解梗阻情况，供补液参考。

5. 吞服强酸、强碱等腐蚀性毒物患者，切忌洗胃，以免造成胃穿孔。

6. 及时、准确记录灌注液名称、液量，洗出液量及其颜色、气味等。

7. 保证洗胃机性能处于备用状态。

【评价】

1. 洗胃彻底有效，且安全无并发症，衣被无污染，过程顺利，有效清除胃内毒物并减少体内吸收。

2. 患者愿意接受并主动配合，身心痛苦减轻。

3. 护士操作规范，能正确处理洗胃过程中的故障。

附：洗胃技术操作评分标准

洗胃技术操作评分标准

序号	操作流程		分值	操作要点	同步沟通	标准分
1	操作前准备	护士	20	仪表、语言、态度、核对、解释	核对，清醒者问候，自我介绍，解释洗胃的目的，取得患者同意	10
		用物		齐全、性能良好		4
		环境		安静、整洁、安全、无火源		2
		患者		卧位选择正确、理解合作		4
2	操作过程	洗胃前	5	用物携至患者床旁，核对并解释	再次核对床号、姓名	3
				关闭门窗		2
		口服催吐法	10	① 协助患者取坐位	不要紧张，请取坐位 为减少毒物的吸收，请饮水后刺激舌根催吐	2
				② 准备		2
				③ 自饮灌洗液		2
				④ 自呕或用压舌板刺激舌根催吐		2
				⑤ 反复自饮→催吐，直至吐出的灌洗液澄清无味		2
		胃管洗胃(漏斗灌注)法	16	① 取左侧卧位	请卧向左侧，插管过程中可能会有不适，我尽量动作轻柔，减轻您的不适	3
				② 插胃管，抽胃内容物，留取标本		5
				③ 灌注		5
				④ 反复灌洗，直至洗出液澄清、无味		3
		全自动洗胃机洗胃	19	① 接洗胃机电源，检查性能及压力	请做吞咽动作 如有特殊不适，请举手示意	4
				② 插胃管		5
				③ 准备洗胃液，将胃管与患者连接		3
				④ 按"手吸"键，吸出胃内容物并送检，再按"自动"键，机器开始对胃进行自动冲洗		4
				⑤ 自动洗胃，直至洗出液澄清、无味		3
		观察	10	在灌洗过程中，注意观察流出液的性质、量、色、味	请注意保护胃管，不要牵拉	5
				观察患者的面色、血压、脉搏和呼吸的变化		5
3	操作后	拔管整理清洁记录	10	洗胃完毕，拔出胃管	洗胃已经结束，请您休息，感觉有什么不适，请及时按床旁呼叫器	3
				协助患者漱口、洗脸、取舒适卧位		2
				清洗药管、胃管、污水管		3
				清理用物，消毒，记录		2
4	评价	效果	10	洗胃及时、安全		4
		操作		动作轻巧、稳重、准确，操作时间合适		3
		护患沟通		沟通有效，患者积极配合		3
	总分		100			

（徐　琳）

模块二 内科护理技术

项目任务一 心电监护技术

【目的】 用于各种危、重病患者的生命体征监护，或单一使用于心电、血压的监护，以便及时了解病情。

【评估】

1. 了解患者病情、意识状态。

2. 评估患者皮肤状况、合作程度。

【准备】

1. 护士准备 着装整齐，洗手，戴口罩。

2. 用物准备 心电监护仪1台；电源线、导联线、电极片7个（其中2个备用）、弯盘1个、干纱布3块、备皮刀、滑石粉、50%～70%乙醇、器械车、污物桶、配电盘。

3. 患者准备 向患者解释操作目的，使患者有信赖感、安全感，愿意配合。

4. 环境准备 安静、光线适中、无电磁波干扰。

【实施】

操作步骤	要点说明
1. 洗手，戴口罩	
2. 备齐用物，携至床旁，核对患者	
3. 接通电源，仪器指示灯亮，检查监护仪功能	◆ 检查监护仪功能及导线连接是否正常
4. 协助患者取平卧位或半坐卧位	
5. 选择并清洁左、右两侧锁骨中点外下方，左、右两侧腋前线第6肋间及剑突下偏左心前区处皮肤	◆ 用50%～70%乙醇擦拭皮肤，保证接触良好
6. 连接导联线 将电极片连接至监护仪导联线上，按监护仪标识要求贴于患者胸部正确位置	◆ 暴露胸部，有胸毛者剃除。RA为右侧锁骨中点外下方，LA为左侧锁骨中点外下方，V为剑突下偏左心前区处，RL为右侧腋前线第6肋间，LL为左侧腋前线第6肋间
7. 选择波形显示较清晰的导联监护	
8. 选择与患者相符的袖带型号，正确绑好袖带，连接好导线	◆ 袖带：宽度10～20 cm
9. 按START键测量并读数	
10. 设定自动监测血压的间隔时间	

操 作 步 骤	要 点 说 明
11. 清洁指甲及指端皮肤，用固定套或夹将光纤固定在手指上，光源朝向甲床，连接好导线	
12. 观察 SpO_2 显示值	
13. 观察监护仪屏幕上的呼吸次数和患者的呼吸幅度	◆ 呼吸的观察除通过监护仪的显示观察外，同时须加强患者胸廓运动的观察
14. 调整各参数，设置报警范围，出现正常心电示波信号后开始监护	◆ 根据患者病情调整波幅及报警界限
15. 整理床单位，协助患者取舒适卧位	◆ 保证监测波形清晰、无干扰，设置合理的心电指标报警界限
16. 交待注意事项	
17. 洗手，记录	
18. 停止心电监护　① 查对，告知患者原因，关闭机器开关。② 撤除导联线及电极、血压计袖带等，用干纱布擦拭粘贴电极片处皮肤。③ 协助患者穿好衣服，取舒适卧位，整理床单位。④ 拔下电源线，整理用物。⑤ 洗手，记录	

【注意事项】

1. 连接导联前清洁局部皮肤，保持皮肤清洁、干燥，每天或隔天更换电极片一次。

2. 贴电极片时要避开除颤、心电图胸导联、永久起搏器埋藏的位置。

3. 要根据病情或医嘱设置监测参数。

4. 可随时改变警报上、下限，但不可关闭全部警报系统。

5. 及时发现和处理监护仪出现的故障及影响仪器使用的因素。

【健康教育】

1. 向患者讲解不要自行移动或者摘除电极片。

2. 告知患者和家属避免在监护仪附近使用手机，以免干扰监测波形。

3. 指导患者学会观察电极片周围皮肤情况，如有痒痛感及时告诉医护人员。

【评价】

1. 操作熟练，方法正确。

2. 以患者为中心，与患者交流时语言简练、表述清楚。

3. 用过的各种物品（包括导联线、电源线等），按规定处理。

附：心电监护技术操作评分标准

心电监护技术操作评分标准

序号	操作流程		分值	操作要点	同步沟通	标准分
1	操作前准备	护士	20	仪表，语言，态度，核对，解释	问候患者，自我介绍，核对，解释操作目的，取得患者同意	10
		用物		齐全、性能良好		4
		环境		安静、整洁、安全		2
		患者		卧位选择正确、理解合作		4
2	操作过程	监护前	10	检查监护仪性能	再次核对床号、姓名，现在给您进行心电监护，请取平卧位	2
				携监护仪至患者床旁		2
				核对患者，解释操作目的		2
				安置舒适体位		2
				连接监护仪电源，打开主机开关		2
		心电监测	12	① 连接心电导联线，暴露胸部	我现在为您粘贴电极片，请您在翻身时小心，避免电极片脱落	5
				② 准确定位，粘贴电极片		3
				③ 选择波形显示较清晰的导联		2
				④ 调节振幅		2
		血压监测	8	① 选择合适的部位，绑血压计袖带	现在连接的是血压袖带，在充气的时候如果感觉有些紧，属于正常现象，请不要紧张	4
				② 按 START 键测量并读数		2
				③ 设定间断测量时间		2
		SpO_2 监测	6	① 在患者合适部位安放 SpO_2 传感器	这是测血氧饱和度的探头，请您不要随意去掉，如果感到有压迫、不适，请告诉我，我会帮您处理的	3
				② 观察 SpO_2 显示值		3
		呼吸监测	4	观察监护仪屏幕上的呼吸次数和患者的呼吸幅度		4
		设置	15	设定各报警限（ALARM），打开报警系统	监护仪器我已经为您调节好，请您不要随便调动，我会随时巡视，请放心	10
				调至主屏进行连续监测并记录		4
				向患者解释		1
		监护毕	10	关闭监护仪	您的病情已经稳定，现在可以停止监护了，我帮您撤除	1
				撤除导联线及电极、血压计袖带等		3
				清洁皮肤，安置患者		3
				记录停用时间、病情		3
3	操作后	整理	5	整理床单位，协助患者取舒适卧位	请您休息，有什么不适随时按呼叫器	2
				清理用物，终末处理		3

序号	操作流程		分值	操作要点	同步沟通	标准分
4	评价	效果	10	患者缺氧症状改善		4
		操作		动作轻巧、稳重、准确，操作时间合适		3
		护患沟通		沟通有效，患者积极配合		3
	总分		100			

（马俊英）

项目任务二　心电图检查技术

【目的】　检查患者心脏功能，心率、心律变化。

【评估】

1. 了解患者身体状况，向患者解释，取得合作。

2. 评估患者皮肤情况。

【准备】

1. 护士准备　着装整洁，洗手，戴口罩；熟悉心电图机的使用方法和原则，向患者解释操作目的及注意事项。

2. 用物准备　心电图机、棉签、75％乙醇、干棉球。

3. 患者准备　局部皮肤清洁，明确操作目的及注意事项并做好相应的准备。

4. 环境准备　环境清洁、宽敞，光线充足。

【实施】

操 作 步 骤	要 点 说 明
1. 衣帽整齐，洗手，戴口罩	
2. 核对医嘱，备齐用物，携至床旁，做好解释	
3. 核对患者，协助患者取合适体位，暴露操作部位	◆ 嘱患者暴露胸部及四肢关节处
4. 消毒局部皮肤并嘱患者勿动	◆ 用蘸乙醇或生理盐水的棉签涂擦与导联接触部位的皮肤
5. 按正确顺序连接肢体导联	◆ 红色为右上肢，黄色为左上肢，绿色为左下肢，黑色为右下肢
6. 按正确顺序连接胸导联	
7. 打开心电图机，调整合适	
8. 打印心电图	
9. 初步观察心电图，判断是否有必要再作部分导联	
10. 操作结束，取下患者肢体导联及胸导联	
11. 用干纱布擦拭患者皮肤	
12. 协助患者穿好衣裤，取舒适卧位	
13. 再次核对，在心电图纸上记录患者姓名、性别、年龄等	
14. 整理用物	

【评价】

1. 保护患者观念强，无污染，符合操作原则。

2. 操作熟练，方法正确，符合要求。

3. 操作中能做到关心患者，以患者为中心，确保安全。

附：心电图检查技术操作评分标准

心电图检查技术操作评分标准

序号	操作流程		分值	操作要点	同步沟通	标准分
1	操作前准备	护士	20	仪表，语言，态度，核对，解释	问候患者，自我介绍，核对，解释操作目的，取得患者同意	10
		用物		齐全、性能良好		4
		环境		安静、整洁、安全		2
		患者		卧位选择正确、理解合作		4
2	操作过程	检查前	25	检查心电图机有无异常	再次核对床号、姓名，现在为您连接导联线，请解开扣子	3
				核对患者，做好解释		2
				协助患者取舒适体位		2
				暴露胸部和四肢		4
				湿棉签清洁局部皮肤		4
				将肢导联固定在手腕和脚腕		4
				将胸导联固定好		6
		检查	25	打开电源	导联线已经连好，请您不要移动身体，以免影响记录效果	2
				调节各功能键		2
				按开始键开始打印心电图		12
				打印结束，按停止键		2
				初步观察心电图，判断是否有必要再作部分导联		5
				关闭电源		2
		检查毕	15	取下胸导联和肢导联	现在描记结束，我来帮您穿好衣服	4
				为患者穿好衣服，注意保暖		3
				协助患者取舒适体位		2
				再次查对		2
				在心电图纸上记录患者姓名、性别、年龄等	再次核对患者姓名	4
3	操作后	整理	5	整理床单位，协助患者于舒适卧位	谢谢您的配合，现在我就要离开病房，请问还有什么需要	2
				清理用物，终末处理		3
4	评价	效果	10	心电图描记正确		4
		操作		动作轻巧、稳重、准确，操作时间合适		3
		护患沟通		沟通有效，患者积极配合		3
	总分		100			

（马俊英）

251

项目任务三 快速血糖检测仪使用技术

使用新型快速血糖仪检测毛细血管血糖（CBG）简便、快速、准确且需血量少，用其进行血糖检测临床可信度较高，易于患者接受和使用，而这一技术所带来的社会意义也是不容忽视的。近年来，快速血糖检测仪在临床普遍使用。简单、快捷的检测方法为观察糖尿病（DM）患者的血糖（BS）变化提供了极大的方便。

【目的】 快速、方便地检测血糖，评价代谢指标，为临床治疗提供依据。

【评估】

1. 患者的双手手指皮肤的颜色、温度、污染及感染情况。
2. 患者的合作程度。
3. 血糖试纸的有效期，没有裂缝和折痕。
4. 血糖试纸的插口处是否干燥。

【准备】

1. 护士准备 洗手，戴口罩，向患者做好解释工作。
2. 用物准备 血糖检测仪、匹配的血糖试纸、穿刺针、乙醇棉签、干棉球。
3. 患者准备 洗手。
4. 环境准备 清洁、安静。

【实施】

操 作 步 骤	要 点 说 明
1. 核对医嘱，备齐用物，携至床旁	◆ 核对患者，确认患者是否符合空腹或者餐后2h血糖测定的要求
2. 根据要求把采血针头装入采血笔备用	
3. 打开血糖检测仪，屏幕上即显示出一个号码，调试该号码与将要使用的试纸瓶上的号码完全一致	
4. 当屏幕上闪现插入试纸提示时，可轻轻插入试纸	
5. 消毒手指，待消毒液完全蒸发	
6. 将采血笔固定在手指欲采血部位，按下中间钮	◆ 按照无菌技术原则采血
7. 轻轻挤压手指，把一大滴血滴入试纸测试孔，测试孔应全部被血滴充满，足够量的血正确滴入后，等待屏幕上显示血糖的测定值	◆ 采血笔在手指上压得愈重，则采血针将刺得愈深，在第一次滴血后，勿再次把血滴入测试孔，不要涂抹、移动试纸
8. 协助患者按压采血处	◆ 嘱患者按压穿刺部位1～2min
9. 把血糖检测结果记录在护理记录单上	◆ 数值异常时通知医师
10. 从血糖检测仪中取下用过的试纸，关闭血糖检测仪	
11. 把用过的针头放入物品收集器中	
12. 物归原处，洗手	

【注意事项】

1. 当血糖检测仪显示 NOT ENOUGH BLOOD RETEST 时，表示血量太少或未能在正确位置。此时需要用一片新的试纸重新测试。

2. 手不要接触测试孔，瓶装试纸应盖紧盖。

【评价】

1. 无菌观念强，无污染，符合无菌操作原则。

2. 操作熟练，方法正确。

3. 操作中能做到关心患者，以患者为中心，确保安全。

4. 血糖检测结果与病情是否相符合。

附：快速血糖检测仪使用技术操作评分标准

快速血糖检测仪使用技术操作评分标准

序号	操作流程		分值	操作要点	同步沟通	标准分
1	操作前准备	护士	20	仪表，语言，态度，核对，解释	问候患者，自我介绍，核对，解释目的，取得同意	10
		用物		齐全、性能良好		4
		环境		安静、整洁、安全		2
		患者		患者合作		4
2	操作过程	测试前	20	核对患者床号、姓名	再次核对床号、姓名，现在为您测试血糖，我会尽量动作轻柔	5
				向患者解释		3
				根据要求把采血针头装入采血笔备用		4
				打开血糖检测仪，屏幕上即显示出一个号码		4
				当屏幕上闪现插入试纸提示时，轻轻插入试纸		4
		测试	25	消毒手指，待消毒液完全蒸发	请把手伸出来，我来为您消毒	2
				将采血笔固定在手指欲采血部位，按下中间钮		6
				轻轻挤压手指，把一大滴血滴入试纸测试孔	请按压棉签到不出血为止	6
				等待屏幕上显示血糖的测定值		6
				协助患者按压采血处		5
		测试毕	20	记录血糖检测结果	谢谢您的配合，请休息	5
				从血糖检测仪中取下用过的试纸，关闭血糖检测仪		5
				把用过的针头放入物品收集器中		5
				物归原处，洗手		5
3	操作后	整理	5	整理床单位，协助患者取舒适卧位		5
4	评价	效果	10	血糖检测结果与病情相符		4
		操作		动作轻巧、稳重、准确，操作时间合适		3
		护患沟通		沟通有效，患者积极配合		3
	总分		100			

（马俊英）

项目任务四　血液灌流技术

血液灌流术是血液净化技术之一，使患者的动脉血流经体外的吸附装置，靠吸附作用清除血液中外源性或内源性毒物，从而达到血液净化的作用，经灌流器后的血液再经导管从静脉流回体内。

【适应证】

1. 药物过量和毒物中毒　一般认为，急性中毒出现下列情况时，应及时进行血液灌流：

（1）严重中毒导致低血压、低体温、低通气等。

（2）长时间昏迷伴有肺炎或慢性阻塞性肺病等。

（3）其他治疗方法实施后仍呈进行性恶化者。

（4）具有迟发毒性的毒物中毒或药物具有继续吸收可能者。

活性炭具有强大的吸附能力，所以血液灌流可清除多种药物和毒物，如有机磷、有机氯、毒蕈素、洋地黄类、安眠药、解热镇痛药、三环类抗抑郁药、奎尼丁类、茶碱、抗肿瘤药、抗结核药等。

在清除蛋白结合率高、脂溶性高的药物或毒物时，血液灌流优于血液透析，而对非脂溶性、伴酸中毒的药物中毒时血液灌流的解毒作用则不如血液透析。

2. 尿毒症　血液灌流能有效清除肌酐、尿酸、酚、吲哚及多种中分子物质，但不能清除水分、尿素、磷、钾等。联合应用血液灌流与血液透析，可以取长补短，增强治疗效果，对尿毒症周围神经炎、尿毒症性心包炎等症状有明显的改善作用。

3. 肝昏迷　有人应用血液灌流治疗肝昏迷，发现可提高存活率。但目前对于其疗效仍有较多争议。

4. 其他　可治疗某些风湿病（如系统性红斑狼疮）、皮肤病（如牛皮癣）、甲状腺危象、精神分裂症等。

【禁忌证】　严重血小板减少、白细胞减少或其他凝血障碍者禁用。

【目的】　清除体内毒物和毒素，促进患者恢复。

【准备】

1. 护士准备　洗手，戴口罩，向患者做好解释工作。

2. 用物准备　5%葡萄糖注射液 500 ml、0.9%氯化钠注射液 2000 ml、1 套血液管路（动、静脉管路）穿刺针、肝素注射液、灌流器（由吸附剂、微囊膜和灌流罐组成，常用的吸附剂有活性炭和树脂两种）。

3. 患者准备　向患者解释操作目的，使患者有信赖感、安全感，愿意配合。

4. 环境准备　整洁、安静、安全。

【实施】

操 作 步 骤	要 点 说 明
1. 着装整洁，洗手，戴手套	
2. 备齐用物，携至床旁，核对患者，向患者解释	
3. 动脉管路先充满 5%葡萄糖注射液	
4. 将炭肾动脉端朝上，用专用扳手逆时针拧开小帽，然后与炭肾动脉端连接	
5. 将炭肾翻转过来，静脉端朝上，同法拧开小帽，先用 500 ml 5%葡萄糖注射液冲洗，然后用 1000 ml 内含肝素的 0.9%氯化钠注射液（每 500 ml 氯化钠注射液加 20 mg 肝素）冲洗	◆ 冲洗速度为 100～200 ml/min，冲洗时，需用手轻拍及转动炭肾，清除脱落的微粒，同时排除气泡，观察有无炭粒随液体流出（如有，应禁止使用），冲洗时间不少于 20 min，以保证炭肾肝素化。若与血液透析并用时，将炭肾串联在血液透析器前
6. 冲洗后，将静脉管路与炭肾的静脉端连接	
7. 建立临时性动、静脉通路，多用动静脉直接穿刺或锁骨下静脉插管	
8. 全身肝素化　首次剂量按 1.0～2.0 mg/kg 体重，最大剂量 2.5 mg/kg。静脉给肝素 10 min 后，才能开始血液灌流系统的体外循环，灌流开始 20 min 时，一次追加肝素 5～8 mg，以后每半小时追加肝素 5～8 mg	◆ 为了保证一定的血药浓度，建议不用肝素泵追加 ◆ 根据试管法凝血时间调节肝素用量，使体外循环凝血时间保持在 45～60 min，不易发生凝罐
9. 灌流初始血流量从 50 ml/min（视患者血压情况）逐步增加至 200～300 ml/min	◆ 灌流过程中注意观察患者的血压等变化 ◆ 单独灌流或冬季室温过低时应对血路管路适当保暖，以防凝血
10. 记录灌流数据	
11. 灌流持续 2 h 为宜	◆ 若有必要可更换一只炭肾继续灌流或数小时后再进行灌流
12. 灌流结束，用 100～200 ml 0.9%氯化钠注射液自管路动脉端回血	
13. 血液回输完毕，拔出穿刺针（若为肾静脉置管，可按要求保留），局部按压数分钟后包扎固定	
14. 整理用物	
15. 协助患者取舒适卧位	
16. 记录	

【常见并发症】　主要的并发症是血小板减少所引起的出血，其他如低血压、热原反应、微血管栓塞、肝素不良反应、心力衰竭等。

【注意事项】

1. 凝血时间　血液灌流术前应常规查凝血时间，开始灌流后每1h监测1次，使体外循环凝血时间保持在45～60 min。

2. 密切观察患者的生命体征　如血压明显下降时，应立即减慢血流速度，保持头低足高位；扩充血容量，如输血、补液、输白蛋白、血浆等，使收缩压维持在12 kPa（90 mmHg）以上，必要时使用升压药。

3. 应警惕空气栓塞　专人看护整个过程，避免管路接口松动进入空气。

4. 出血　若有出血倾向，应使用局部肝素化的方法治疗。

5. 毒物定量分析　有条件者应在灌流前后定时采血做毒物定量分析，如有反跳，应继续多次灌流。

【评价】

1. 要有好的血液通道。

2. 严格无菌操作。

3. 在血液灌流中必须保持：① 患者的血压、脉搏、呼吸等情况平稳，如有血压下降立即报告医生，同时减慢血流速度。② 动脉壶、静脉壶的液面是否有上升趋势，如有上升并且壶也变硬，血液颜色变深，说明已有凝血应立即采取措施，更换管路及灌流器。

附：血液灌流技术操作评分标准

<h1>血液灌流技术操作评分标准</h1>

序号	操作流程		分值	操作要点	同步沟通	标准分
1	操作前准备	护士	20	仪表，语言，态度，核对，解释	问候患者，自我介绍，核对，解释目的，取得同意	10
		用物		齐全、性能良好		4
		环境		安静、整洁、安全		2
		患者		卧位选择正确、理解合作		4
2	操作过程	灌流前	25	检查灌流器有无异常	再次核对床号、姓名 这样躺舒适吗 在操作过程中可能有些不适，我会尽量小心的，请不要紧张	2
				核对患者，做好解释		2
				协助患者取舒适体位		3
				连接电源		2
				动脉管路先充满5％葡萄糖注射液		3
				将炭肾动脉端朝上，用专用扳手逆时针拧开小帽，然后与炭肾动脉端连接		5
				将炭肾翻转过来，静脉端朝上，同法拧开小帽，先用500 ml 5％葡萄糖注射液冲洗，然后用1000 ml内含肝素的0.9％氯化钠注射液（每500 ml氯化钠注射液加20 mg肝素）冲洗		5
				冲洗后，静脉管路与炭肾的静脉端连接		3
		灌流	25	建立临时性动、静脉通路，多用动静脉直接穿刺或锁骨下静脉插管	现在为您穿刺，不要紧张，有什么不适及时告诉我	10
				全身肝素化		5
				灌流初始血流量从50ml/min逐步增加		5
				灌流持续2h为宜		2
				记录灌流数据		3
		灌流毕	15	灌流结束，用100～200 ml 0.9％氯化钠注射液自管路动脉端回血	灌流结束了，感觉怎么样？我帮您按压穿刺部位，谢谢您的配合	5
				血液回输完毕，拔出穿刺针（若为肾静脉置管，可按要求保留），局部按压后包扎固定		5
				协助患者取舒适卧位		5
3	操作后	整理	5	整理床单位		2
				清理用物，洗手		3
4	评价	效果	10	灌流效果满意		4
		操作		动作轻巧、稳重、准确，操作时间合适		3
		护患沟通		沟通有效，患者积极配合		3
	总分		100			

（马俊英）

258

模块三　外科护理技术

项目任务一　手术区皮肤准备

手术区皮肤准备是预防切口感染的重要环节，包括剃除毛发、清洁手术区皮肤。择期手术患者，当医生开出手术医嘱后，护士应在手术前为患者进行手术区皮肤准备，时间应越接近手术时间越好，若皮肤准备时间已超过 24 h，应重新准备；急症手术患者，应立即备皮；一般患者，在换药室内备皮；卧床患者，用屏风遮挡后，在病室床上备皮。

【目的】　清除皮肤上的污垢、毛发，利于消毒，预防术后切口感染。

【评估】

1. 患者的病情和手术部位。

2. 皮肤准备范围，有无感染或皮肤病。

3. 患者的心理状态，对术前准备相关知识了解及配合程度。

【准备】

1. 护士准备

(1) 衣帽整齐，仪表端庄，姿势规范，展示出护士良好的职业风采。

(2) 洗手，戴口罩。

2. 用物准备　一次性备皮包内或治疗盘内放：安全剃刀、治疗巾、弯盘、换药碗(20%肥皂液或 0.5%碘伏)、软毛刷；治疗盘外放：纱布、绷带、棉签、75%乙醇溶液、汽油、手电筒、脸盆（盛温水）、毛巾等。

3. 患者准备　向患者及家属解释备皮的目的和注意事项，使患者愿意合作、有安全感。

4. 环境准备　将患者移至换药室，关闭门窗，调节室温，遮挡患者。如需在病房备皮，用屏风遮挡。环境整洁、安静、舒适、安全。

【实施】

操作步骤	要点说明
1. 备齐用物推至床旁，核对、解释	◆ 确认患者，取得合作
2. 关门窗、围屏风，暴露备皮部位	◆ 注意保暖、照明
3. 铺巾	◆ 保护床单位
4. 剃除毛发	◆ 用肥皂液纱布涂局部皮肤 ◆ 一手持纱布绷紧皮肤，另一手持安全剃刀剃毛 ◆ 刀架与皮肤呈 45°角，从左到右、从上到下剃去毛发
5. 清洁皮肤	◆ 用温热毛巾擦净皮肤 ◆ 脐孔用松节油棉签清除污垢后，再用乙醇擦净

操 作 步 骤	要 点 说 明
6. 检查	◆ 用手电筒照射，在水平视线上，是否剃净，皮肤有无刮伤
7. 整理	◆ 取出治疗巾，整理患者衣服和床单位，帮助患者取舒适卧位
8. 清理用物	
9. 洗手、记录	

【注意事项】

1. 备皮应按顺序，自上而下，避免出现盲区。并应顺行剃除毛发，用力均匀，动作轻柔，以免损伤毛囊。

2. 随时清除刀内毛发，以免影响刀片锐利。

3. 备皮范围 原则是以手术切口为中心，周围 20 cm 范围内的皮肤都应进行清洁处理。

4. 特殊部位的备皮要求

（1）颅脑手术：术前 3 天剪短头发，每日洗头一次（急症例外）。术前 2 h 剃净头部及项部毛发，保留眉毛，剃后洗净，戴一次性帽子。

（2）颜面部手术：尽量保留眉毛，多洗面部。

（3）骨、关节、肌腱手术：术前 3 天开始准备皮肤；术前 3 天、2 天每日用肥皂液洗净，75% 乙醇消毒，无菌巾包扎；术前一天剃净毛、擦净，75% 乙醇消毒，无菌巾包扎；手术日晨再次消毒包扎。

（4）阴囊、阴茎部手术：入院后每日用温水坐浴，肥皂液洗净，术前一天剃毛。手术日晨再次清洁。

（5）小儿手术：一般不剃毛，只做清洁处理。

【评价】

1. 患者及家属了解术前备皮目的，愿意配合，有安全感。

2. 备皮区域毛发剃净、清洁，无刮伤。

附：手术区皮肤准备操作评分标准

手术区皮肤准备操作评分标准

序号	操作流程		分值	操作要点	同步沟通	标准分
1	操作前准备	护士	15	仪表，语言，态度，核对，解释	问候患者，自我介绍，核对床号、姓名、手术名称、手术部位；解释备皮的目的，取得患者同意	10
		用物		齐全、性能良好		4
		环境		安静、整洁、安全、舒适		2
		患者		患者理解合作		4
2	操作过程	备皮前	15	备齐用物，推至床旁，核对、解释	再次核对床号、姓名 请配合摆好体位 请不要紧张，尽量放松	7
				屏风遮挡		3
				取舒适体位，暴露备皮部位，注意保暖		5
		备皮	25	铺治疗巾	请不要移动肢体 请问有什么不适吗	2
				用肥皂液纱布涂局部皮肤		3
				一手持纱布绷紧皮肤，另一手持安全剃刀剃毛		3
				刀架与皮肤呈 45°角，从左到右，从上到下剃去毛发		8
				用温热毛巾擦净皮肤		4
				脐孔用松节油棉签清除污垢后，再用乙醇擦净		5
		检查	10	用手电筒照射，在水平视线上，是否剃净，皮肤有无刮伤		10
3	操作后	整理	15	取出治疗巾，整理患者衣服和床单位，帮助患者取舒适卧位	请穿好衣服，不要着凉，谢谢配合	5
				清理用物		5
				洗手，记录		5
4	评价	效果	10	备皮区域毛发剃净、清洁、无刮伤		5
		操作		动作轻巧、稳重，操作时间合适		5
		护患沟通		沟通有效、得体，患者积极配合		5
	总分		100			

（赵翠枝）

项目任务二　手术人员无菌准备

【目的】

1. 清除指甲、手、前臂的污物和暂居菌，将常驻菌减少到最低限度，抑制微生物的快速再生。

2. 穿无菌手术衣，戴无菌手套，防止细菌污染手术切口。

手术人员的无菌准备是避免患者伤口感染，确保手术成功的必要条件之一。

【评估】

1. 环境整洁、宽敞，符合操作要求。

2. 用物准备适当，方便操作。

3. 熟悉操作基本方法及步骤。

4. 手和臂部皮肤无破损和化脓性感染。

【准备】

1. 护士准备　换鞋、洗手衣、洗手裤，戴帽子、口罩。

2. 用物准备　拖鞋、洗手衣、洗手裤、帽子、口罩、消毒肥皂液、灭菌手刷、无菌毛巾、手消毒液、灭菌王刷手液、0.5%碘伏消毒液，无菌手术衣、无菌手套等。

3. 环境准备　洗手间、手术间环境宽敞、整洁。

【实施】

操 作 步 骤	要 点 说 明
1. 操作前准备	
（1）按要求换手术室专用鞋、洗手衣、洗手裤	◆ 不可佩戴首饰，内衣不可外露在洗手衣外面，衣摆应扎在裤内，挽袖至肘关节 10 cm 以上
（2）戴手术室圆帽、口罩，修剪指甲	◆ 遮盖住全部头发和口鼻
2. 外科洗手（洗手、手消毒）	
● 肥皂液刷手法	
（1）普通洗手：用普通肥皂洗手 1 次，范围至肘上 10 cm	
（2）刷手：取灭菌手刷蘸取消毒肥皂液，依次、交替刷双手和前臂，一遍，约 3 min	◆ 顺序：指尖→手指→指缝→指蹼，手掌→手背→手腕，前臂→肘上 10 cm 注意甲缘、甲沟、指蹼等处的刷洗
（3）冲洗：双手指尖向上流水冲洗肥皂液后，再换灭菌手刷，同法刷洗第二、三遍	◆ 水由指尖流向手臂，不能倒流，保持肘关节于最低位，不能弄湿洗手衣、裤 ◆ 共 3 遍，约 10 min
（4）擦干：取 2 块小毛巾，擦干双手。取 1 条，折成对角，搭在手腕上，手抓住两头，旋转向上擦干手臂，向外丢掉；同样擦干另一侧手臂	◆ 擦过肘部的毛巾不可再擦手部，以免污染

操 作 步 骤	要 点 说 明
（5）乙醇泡手：将双手及前臂泡在 75％乙醇桶内 5 min，泡至肘上 6 cm	
（6）浸泡消毒后，保持拱手姿势，待干	◆ 双手不能下垂，也不能接触未经消毒的物品
● 碘伏刷手法	
（1）普通洗手和刷手：按传统肥皂液刷手法刷手至肘上 10 cm，一遍（3 min），流水冲，无菌巾擦干	
（2）碘伏涂擦：取 0.5％碘伏纱布，从一侧指尖涂擦至肘上 6 cm，同法涂擦另一侧手、臂，时间 3 min；换纱布再擦一遍	◆ 注意涂满
（3）保持拱手姿势，待干	
● 灭菌王刷手法	
（1）普通洗手：用普通肥皂洗手 1 次，范围至肘上 10 cm	
（2）刷手：取灭菌王刷手液 3～5 ml，依次、交替涂抹双手和前臂，时间为 3 min	◆ 取灭菌王刷手液至右掌心，用左手指尖将消毒液涂开，然后用右手将消毒液均匀涂抹在左手掌及前臂至肘上 10 cm ◆ 取 3 ml 灭菌王刷手液至左掌心，同法将灭菌王刷手液均匀涂抹在右手掌及前臂至肘上 10 cm
（3）手消毒：取灭菌王刷手液 3 ml	◆ 用七步洗手法将灭菌王刷手液均匀涂抹于双手
（4）保持肘关节于最低位，待干	
3. 穿无菌手术衣	
● 穿传统后开襟式手术衣	
（1）保持肘关节于最低位，进入手术间	
（2）从无菌手术台上拿取无菌手术衣	◆ 巡回护士准备好无菌手术衣
（3）拿住衣领内面，抖开，将手术衣内面朝向自己	◆ 选择较宽敞处站立，勿使手术衣触碰到其他物品
（4）轻轻上抛衣服，双手顺势插入袖筒。巡回护士从背后协助将衣服拉好，系好领口带子	◆ 抛衣不能超过头顶，双手与肩等高等宽
（5）弯腰，两手交叉提起腰带，巡回护士接过带头系好	◆ 腰带尾端留足 25 cm 以上，以免被巡回护士污染双手
● 穿全遮盖式手术衣	
（1）同上法取手术衣，将衣服展开，双手插入衣袖，双手向前伸直	

操 作 步 骤	要 点 说 明
（2）巡回护士从背后提拉手术衣，系好领口带和内片腰带；穿衣者戴好手套后，解开带结，巡回护士用无菌持物钳夹持腰带绕过穿衣者背后，使手术衣外片遮盖住内片，再递给穿衣者	
（3）穿衣者接过腰带系紧	
4. 戴无菌手套	
● 传统戴无菌手套法	
（1）巡回护士按要求打开无菌手套外包装	
（2）手术者从外包装袋内取出内包装，打开内包装，一手捏住手套反折部从手套包内取出	◆ 未戴手套的手不能接触手套的外面
（3）一手插入相对应的手套内，第2、3、4指插入另一手套反折部，帮助另一手插入手套内	◆ 已戴手套的手不能接触手套内面
（4）将双手手套反折部翻回套住衣袖口	
（5）无菌生理盐水冲净手套外面的滑石粉	
● 无接触个人戴无菌手套法	
（1）巡回护士按要求打开无菌手套外包装	
（2）器械护士取无菌手术衣，双手平行向前同时伸进衣袖内，手不出袖口	
（3）隔衣袖取无菌手套放于另一只袖口处，手套的手指向前向上与各手指相对	◆ 手套翻折口朝向手指末端
（4）放有手套的手隔着衣袖，将手套的一侧翻折边抓住，另一只手隔着衣袖拿另一侧翻折边，将手套翻于袖口上，手迅速伸入手套内	◆ 保证手不与手套接触
（5）再用已戴手套的手同法戴另一只手套	
● 协助戴无菌手套法	
（1）器械护士戴无菌手套后，取一只手套，手套手指向下，拇指朝向戴手套者，将双手手指（拇指除外）伸入手套翻折边的外面两侧，稍用力向外拉开	
（2）戴手套者将与器械护士所取手套相同的手，五指向下，对准手套翻折口	
（3）器械护士向上提手套，把翻折边压在戴手套者手术衣袖口上	
（4）同法戴另一只手套	

操 作 步 骤	要 点 说 明
5. 连台手术更换无菌手术衣和无菌手套	
（1）脱手术衣：左手抓右肩向下拉，使衣袖翻向外，同法拉下左肩，脱下手术衣，衣里向外	◆ 保护手臂及洗手、衣裤不被手术衣外面污染
（2）脱手套：左手抓取右手手套外面，使其翻转脱下；右手拇指深入左手手套掌部以下，提起手套使其翻转脱下	
（3）0.5%碘伏擦拭手臂 3 min	
（4）穿无菌手术衣，戴无菌手套，冲滑石粉	
6. 等待手术	

【注意事项】

1. 穿好手术衣后，穿衣者双手需保持肘关节最低位，腰以上、肩以下、腋前线、双手臂、胸前为无菌区。

2. 戴无菌手套时，未戴手套的手，不可接触手套外表面；已戴无菌手套的手，不可接触手套的内表面及皮肤；术中无菌手套有破损或污染，应立即更换。

3. 如果手术完毕，需连续施行另一台手术时，若手臂未被污染，不需重新刷手，仅需在 75%乙醇浸泡 5 min，或用碘尔康、灭菌王、络合碘之一涂擦手和臂后即可穿手术衣，戴无菌手套。若在施行污染手术后或无菌手术完毕，发现手套有破裂者，进行连台手术必须重新刷手、穿无菌手术衣、戴无菌手套。手术完毕如需进行另一台手术时，必须更换手术衣及手套。先脱手术衣，后脱手套。由巡回护士解开背带及领口带。

4. 术后脱下手术衣扔于污衣袋中。

【评价】

1. 是否有较强的无菌观念，能否始终坚持无菌原则。

2. 能否保持无菌区域、无菌物品未受污染。

3. 是否操作熟练、准确，配合默契。

附：手术人员无菌准备操作评分标准

手术人员无菌准备操作评分标准

序号	操作流程		分值	操作要点	标准分
1	操作前准备	护士	10	仪表、仪态自然、大方	5
		用物		齐全、性能良好	3
		环境		整洁、宽敞、光线适宜	2
2	操作过程	进入手术室准备	10	① 按要求换手术室专用鞋、洗手衣、洗手裤	5
				② 戴手术室圆帽、口罩，修剪指甲	5
		外科洗手（肥皂液刷手、灭菌王刷手）	30	① 普通洗手：用普通肥皂洗手1次，范围至肘上10 cm	3
				② 刷手：取灭菌手刷蘸取消毒肥皂液，依次、交替刷双手和前臂，一遍约3 min	5
				③ 冲洗：双手指尖向上流水冲洗肥皂液	2
				换灭菌手刷，同法刷洗第二、三遍	8
				④ 擦干：取2块小毛巾，擦干双手。取1条，搭在手腕上，手抓住两头，旋转向上擦干手臂，向外丢掉；同样擦干另一侧手臂	2
				⑤ 刷手臂：取灭菌王刷手液3～5 ml，依次、交替涂抹双手和前臂，时间为3 min	5
				⑥ 手消毒：取灭菌王刷手液3 ml，用七步洗手法将灭菌王刷手液均匀涂抹于双手	5
		穿无菌手术衣（全遮盖式）	15	① 从无菌手术台上拿取无菌手术衣	3
				② 提住衣领，抖开，将手术衣反面朝向自己	3
				③ 轻轻上抛衣服，双手顺势插入袖筒（巡回护士从背后提拉手术衣，系好领口带和内片腰带，穿衣者戴好手套）	6
				④ 穿衣者解开带结，巡回护士用无菌持物钳夹持腰带绕过穿衣者背后，使手术衣外片遮盖住内片，再递给穿衣者，穿衣者接过腰带系紧	3
		无接触个人戴无菌手套法	15	① 隔衣袖取无菌手套放于另一只袖口处，手套的手指向前向上与各手指相对	5
				② 放有手套的手隔着衣袖，将手套的一侧翻折边抓住，另一只手隔着衣袖拿另一侧翻折边，将手套翻于袖口上，手迅速伸入手套内	5
				③ 再用已戴手套的手，同法戴另一只手套	4
				④ 无菌生理盐水冲净手套外面的滑石粉	1

序号	操作流程		分值	操作要点	标准分
3	操作后	脱手术衣脱手套	5	① 脱手术衣：左手抓右肩向下拉，使衣袖翻向外，同法拉下左肩，脱下手术衣，衣里向外，放于污衣袋内	3
				② 脱手套：左手抓取右手手套外面，使其翻转脱下；右手拇指深入左手手套掌部以下，提起手套使其翻转脱下	2
4	评价	效果	15	衣着合适、平整，操作环境整洁、有序	5
		操作		操作流程正确，无菌观念强，无污染	5
		护士素质		护士整体素质良好，姿势稳重，展现手术室护士风采和素养	5
总分			100		

（赵翠枝）

项目任务三　常用手术器械识别与传递

【目的】　器械护士熟知各种常用手术器械的名称、用途、使用方法和传递方法。

【准备】

1. 护士准备

(1) 衣帽整齐，仪表端庄、大方，姿势规范，态度严谨。

(2) 洗手，戴口罩。

2. 用物准备　常用手术器械：① 切割类：手术刀、手术剪等；② 夹持、钳制类：止血钳、组织钳、持针钳、布巾钳、海绵钳、胃钳、肠钳、有齿镊、无齿镊等；③ 牵拉器械：胸、腹腔牵开器和各种拉钩（S形拉钩、肌肉拉钩等）；④ 缝合类：圆针、三角针、缝线；⑤ 吸引器。

【实施】

操作步骤	要点说明
1. 备齐用物，分类，摆放整齐	◆ 邀请一人合作（扮医生接器械）
2. 手术刀（柄、刀片）	
名称、装卸	◆ 用持针器夹持刀片背侧缘，将刀片卡入刀柄槽，装上
	◆ 用持针器夹持刀柄背侧尾端，轻轻上抬，推出刀片
作用和使用方法	◆ 用于切割组织
传递	◆ 持刀柄中段，刀锋向上，使术者接刀柄处
3. 手术剪（圆头、尖头、弯直剪）	
名称、作用、使用方法	◆ 线剪：术中剪线
	◆ 组织剪：剪开或分离组织
传递	◆ 手持手术剪远端，用柄轻击术者手掌，传递给术者
	◆ 弯剪：弯曲部向上，递给术者
4. 止血钳（大小、弯直、有无钩等多种规格）	
名称、作用、使用方法	◆ 钳夹血管或出血点止血和钝性分离组织
	◆ 直血管钳用于皮下止血
	◆ 弯血管钳用于深部止血
	◆ 蚊式钳用于精细操作
	◆ 有钩钳用于钳夹较厚而易滑脱的组织
传递	◆ 手持尖端或轴部，用柄轻击术者手掌，传递给术者
	◆ 弯钳：弯曲部向上，递给术者

操 作 步 骤	要 点 说 明
5. 组织钳（鼠齿钳） 　名称、作用、使用方法 　传递	◆ 夹持组织以便牵引
6. 布巾钳 　名称、作用、使用方法 　传递	◆ 用于固定手术野的无菌单类，或肋骨牵引用 ◆ 4 个可一并传递
7. 海绵钳（卵圆钳）（弯直、有无 　纹） 　名称、作用、使用方法 　传递	◆ 有齿纹者夹持敷料，作皮肤消毒 ◆ 无齿纹者夹持及牵引脏器
8. 肠钳	◆ 夹持肠管
9. 胃钳	◆ 夹持胃组织
10. 持针钳 　名称、作用、使用方法	◆ 夹持缝针 ◆ 夹持缝针的中、后 1/3 交界处，穿线
11. 缝针（圆针、三角针） 　名称、作用、使用方法 　传递	◆ 缝合组织 ◆ 圆针对组织损伤小，用于缝合肌肉、脏器、血管、神经等软组织 ◆ 三角针带有三角刃，用于缝合皮肤、肌腱、软骨等坚韧组织 ◆ 左手托缝线，右手握持针钳轴部，针锋向上，传递给术者
12. 手术镊（组织镊）（有齿，无 　齿，大、中、小） 　名称、作用、使用方法	◆ 夹持、提出组织 ◆ 有齿镊：夹持皮肤、筋膜、肌腱等坚韧组织 ◆ 无齿镊：夹持肠管、血管等较脆弱组织 ◆ 大、中号夹持深部组织
13. 拉钩（牵开器） 　名称、作用、使用方法 　传递	◆ 用于牵开组织、显露深部手术区 ◆ 直角拉钩用于牵开腹壁 ◆ "S" 形拉钩用于牵引腹腔脏器 ◆ 自动牵开器用于显露胸腹腔
14. 吸引器头 　名称、作用、使用方法 　传递	◆ 用于吸除手术野的积血、积液和空腔脏器切开时漏出的内容物等
15. 整理器械、归类	

【注意事项】

1. 任何器械的传递都要将柄传递给术者。

2. 将器械柄轻击术者手掌。

3. 注意无菌操作，勿离台面过高，不高于肩，不低于腰平面，切忌在背后传递。

4. 钳类的用法　右手拇指、无名指分别穿入把环，示指把持关节处固定，中指辅助。

【评价】

能正确、熟练、稳准地传递外科手术器械。

附：常用手术器械识别与传递操作评分标准

常用手术器械识别与传递操作评分标准

序号	操作流程		分值	操作要点	标准分
1	操作前准备	护士	20	衣帽整齐，仪表端庄、大方，姿势规范，态度严谨	10
		用物		齐全、性能良好，摆放有序	10
2	操作过程	手术刀	6	装卸	2
				名称、作用、使用方法	2
				传递：刀锋向上，传递给术者	2
		手术剪	5	分类名称、作用、使用方法	3
				传递：弯、直	2
		止血钳	5	分类名称、作用、使用方法	3
				传递：弯、直	2
		组织钳	5	名称、作用、使用方法	3
				传递	2
		海绵钳	5	分类名称、作用、使用方法	3
				传递：弯、直	2
		布巾钳	5	名称、作用、使用方法	3
				传递	2
		胃钳	5	名称、作用、使用方法	3
				传递	2
		肠钳	5	名称、作用、使用方法	3
				传递	2
		持针钳	3	名称、作用、使用方法：夹持缝针的中、后1/3交界处	3
		缝针	5	分类名称、用途、使用方法	3
				传递：持针钳夹持，手托缝线，针端向上，传递给术者	2
		手术镊	5	分类名称、用途、使用方法	3
				传递	2
		拉钩	3	分类名称、用途、使用方法、传递	3
		吸引器	3	名称、用途、使用方法	3
3	操作后	整理	5	清理用物、归类、保存	5
4	评价	效果	15	器械台器械摆放整齐、有序	5
		操作		能说出手术器械的名称、用途，使用方法正确，传递器械准确、熟练	5
		护士素质		护士端庄大方，语言清晰，态度严谨，动作迅速、敏捷	5
总分			100		

（赵翠枝）

项目任务四　无菌器械台的建立与手术区消毒、铺单

【目的】　除显露手术切口所必需的皮肤区以外，遮盖其他部位，建立无菌区，以避免和尽量减少手术中的污染。

【评估】

1. 患者年龄、性别、诊断、手术部位、手术名称、手术方式。
2. 选择的麻醉方式。
3. 患者的心理状态、理解与合作程度。

【准备】

1. 护士准备

（1）衣帽整齐、仪表端庄，姿势规范，态度严谨，展示护士良好素质。

（2）洗手，穿无菌手术衣，戴无菌手套。

2. 用物准备　麻醉架、器械台、手术托盘、手术包（布类包、器械包、无菌手术衣包）、无菌手套、无菌持物钳、帽子、口罩等。

3. 患者准备　患者理解、配合，手术体位安置舒适。

4. 环境准备　手术室安静，整洁，温、湿度适宜。

【实施】

操　作　步　骤	要　点　说　明
1. 备齐用物	◆ 用物齐全，放置合理 ◆ 根据手术需要准备手术包：胸部手术包、开腹手术包等
2. 打开无菌手术包	
（1）核对手术包：巡回护士将手术包放置在器械台上	◆ 核对手术包名称、有效期、化学指示胶带颜色 ◆ 检查有无破损、潮湿
（2）打开外包布：巡回护士用手打开外包布	◆ 打开顺序：对侧→左侧→右侧→ 近侧 ◆ 保持平整
（3）打开内包布：巡回护士用持物钳或器械护士无菌准备后打开内包布	◆ 器械护士打开内包布，顺序：先左侧后右侧，先内侧后外侧
（4）检查灭菌效果	◆ 检查化学指示卡效果
（器械护士）刷手、穿无菌手术衣、戴无菌手套	◆ 洗手、穿无菌手术衣、戴无菌手套
按使用顺序及类别排放整齐	
与巡回护士共同清点器械	

操 作 步 骤	要 点 说 明
穿几枚针，装上手术刀柄	
3. 手术区皮肤消毒　第一助手用卵圆钳夹取浸透0.5%碘伏溶液的纱布球涂擦皮肤，共2遍。消毒范围：包括切口四周15～20 cm的区域，如有延长切口的可能，则应扩大消毒范围	◆ 纱布球浸消毒液不宜太多，涂擦时应稍用力 ◆ 无菌切口应以切口为中心向四周涂擦；感染伤口或肛门、会阴部消毒则应由外向内涂擦 ◆ 已经接触消毒范围边缘或污染部位的消毒液纱布球，不可再反擦清洁处
4. 协助铺巾（器械护士） 　（以腹部手术为例）	◆ 医生做好消毒后
（1）铺无菌巾（切口巾、皮肤巾） 　　　将无菌巾折边1/3，第1、2、3块折边朝向医生，手持两端传递，第4块折边朝向护士自己，传递	◆ 医生接中间，两人手部不可接触 ◆ 分别铺于手术切口：下方、上方、对侧、近侧 ◆ 若已穿好手术衣，铺巾顺序应为：下方、上方、近侧、对侧 ◆ 每块无菌巾边缘距切口3 cm以内 ◆ 铺好的无菌巾，若需少许调试，只允许自内向外移动
将4把布巾钳一并柄端递给医生	◆ 分别夹住4个交角处，以防滑脱
（2）铺手术中单 　　　递中单 　　　两块无菌中单分别铺于切口上、下方	◆ 无菌准备完毕者操作 ◆ 将中单一头递给医生，两人各持一头，一手抓一角，手向内翻转，将手包在中单角内，伸展铺单，避免手指触及未消毒物品
（3）铺手术洞巾 　　　将剖腹大单空洞正对手术切口，先向上方展开，再向下方展开	◆ 短端向头，长端向下肢 ◆ 展开时手卷在剖腹单里面，以免污染 ◆ 要求：短端盖住麻醉架，长端盖住器械托盘，两侧和足端下垂超过手术台边缘30 cm
5. 等待术中配合	
6. 术后整理	

【注意事项】

1. 巡回护士先在器械台上打开布类包建立无菌区，再打开器械包，器械护士把器械放置在器械台上。也可由巡回护士打开外层包布后，做好无菌准备的器械护士打开内层包布。

2. 打开无菌手术包的顺序和方法　巡回护士打开外包布：对侧→左侧→右侧→近侧；打开内包布：先左侧后右侧，先外侧后内侧，保持手臂不穿过无菌区。器械护士打开内包布：先左侧后右侧，先内侧后外侧，保持手术衣不被污染。

3. 手术医生外科洗手后即可铺第一层切口巾，然后需重新消毒手臂、穿手术衣、戴手套后再铺其他无菌单。

4. 器械护士传递无菌手术单时应手持两端，医生接时应手持中间。无菌手术单不能接触工作人员无菌手术衣腰以下或其他部位，已经污染必须立即更换。

5. 铺无菌大单展开时，应把手卷在手术单内，以免手被污染，展开时举手不可过高。

6. 无菌手术单铺盖后即不宜移动，如果必须移动，则只能由手术区向外移，而不能向内移。

7. 严格遵循铺单顺序和方法，通常第一层手术单是按照从相对清洁到清洁，由远至近的方向铺盖。

8. 无菌手术单一般距切口中心 2～3 cm，悬垂于手术台边缘下至少 30 cm。

9. 一般要求器械台面和手术区周围应有 4～6 层无菌单，外周至少 2 层。

10. 手术台和器械台面为无菌区，边缘以外、台面以下均视为有菌区。

【评价】

1. 操作有序、正确，配合默契，无污染。

2. 台面平展，器械物品排放有序。

附：无菌器械台的建立与手术区消毒、铺单操作评分标准

无菌器械台的建立与手术区消毒、铺单操作评分标准

序号	操作流程		分值	操作要点	标准分
1	操作前准备	护士	20	仪表端庄、态度严谨，核对、解释	10
		用物		齐全、排放有序，无菌包选择正确、有效期内	4
		环境		手术环境适宜	2
		患者		患者理解合作、体位舒适、安全	4
2	操作过程	建立无菌器械台	30	核对手术包名称、有效期，检查化学指示胶带颜色 检查有无破损、潮湿	3
				打开外包布方法正确，平整	4
				打开内包布方法正确，平整	4
				检查灭菌效果，检查化学指示卡颜色	3
				同上法打开器械包	4
				将器械放置在器械台上	3
				按使用顺序及类别排放整齐	3
				与巡回护士共同清点器械	3
				穿几枚针，装上手术刀柄	3
		皮肤消毒		医生第一助手用卵圆钳夹取浸透0.5%碘伏溶液的纱布球涂擦皮肤，共2遍	3
		无菌区铺单	30	递无菌巾：将无菌巾折边1/3，第1、2、3块折边朝向医生，手持两端传递，第4块折边朝向护士自己，传递	5
				将4把布巾钳一并柄端递给医生	2
				递无菌中单：与医生各持中单一头，手包在内，协同展开铺单，切口上、下方各1块	8
				铺无菌手术洞巾：将剖腹无菌大单空洞正对手术切口，短端向头，长端向下肢	4
				2人同时——手卷在剖腹大单里面，展开铺单，先向上方展开，再向下方展开	8
3	操作后	整理	5	手术器械清洗、烘干、擦油、打包，归类收藏或消毒	2
				污布类、手术衣放入指定污衣袋内	2
				整理手术室	1
4	评价	效果	15	平整，器械排放有序；剖腹单头端盖过麻醉架，足端盖过器械托盘，边缘下垂30 cm以上；无污染、无跨越无菌区	5
		操作		动作轻巧、稳重，整体配合默契	5
		护士素质		护士整体素质良好，展现护士风采和素养	5
	总分		100		

（赵翠枝）

项目任务五　常用手术体位的安置

【目的】　使患者舒适安全，显露手术野利于操作。

【评估】

1. 患者的手术名称、手术部位、需要摆放的体位。

2. 手术室温度、湿度是否合适。

3. 患者的心理状态、对手术的了解及配合程度。

【准备】

1. 护士准备　更换手术室衣、帽、鞋，洗手，戴口罩。

2. 用物准备　多功能手术床（有麻醉架、托手板、支腿架、挡板等）、各种规格的约束带、垫枕、啫喱垫及头圈等。

3. 患者准备　向患者解释操作目的，使患者有信赖感、安全感，愿意配合。

4. 环境准备　手术室内温度 20～25℃，相对湿度 50%～60%。

【实施】

操 作 步 骤	要 点 说 明
1. 接患者于手术室，核对、解释	◆ 仔细核对患者的姓名、手术名称和手术部位，并进行解释
2. 将患者平置于手术床上，根据需要脱衣、戴帽	
3. 根据手术要求摆放体位	
● 仰卧位（颈部、乳房、腹部等手术）	◆ 适用于从人体前面路径施行的手术
手术台平置，患者仰卧，头下垫薄枕	◆ 全身肌肉自然松弛、呼吸道通畅
手臂外展平放于托手板上，掌心向上，用约束带固定前臂于托手板上	◆ 如有静脉输液，须妥善固定，上臂外展不可大于 90°
脊柱腰曲、膝部各垫一软枕	◆ 使膝部放松，腹肌松弛
足跟部用软垫保护	◆ 减轻局部受压
膝部用宽约束带固定于手术床上	
	◆ 颈部手术：手术台上部抬高 15°～20°，颈部、肩后加软垫，使头部后仰，颈部过伸，头两侧用软垫固定，上臂用中单包裹固定于体侧，掌心向下
	◆ 肝、胆、脾手术：摇高腰桥，使季肋部突起
	◆ 乳腺手术：术侧靠近台边，肩胛下垫软枕，上臂外展，固定于壁托；对侧手臂固定于体侧
● 侧卧位（肺、肾、胸腹联合手术等）	◆ 适用于从人体侧方施行的手术
（1）全侧卧位（胸部、肾部手术）	

操 作 步 骤	要 点 说 明
侧卧90°，术侧向上，肾部手术手术台腰桥对准患者第11、12肋	◆ 先移患者于手术床一侧，再侧卧
头下垫头圈，腰下、肋下各垫一软枕 上腿屈曲，下腿伸直，两下肢接触处置一软枕	◆ 摇高腰桥使凹陷的腰区变平坦；上腿伸直，下腿屈曲，使肾区转平；头部垫头圈防止耳朵受压
下侧手臂固定于托板上，上侧手臂固定于支架上	◆ 防止下侧手臂的血液循环和神经受压
背、胸部置软垫后用挡板固定，宽约束固定带髋部、膝部	◆ 以维持全侧卧位
手术台头、尾部摇低，使腰部抬高	
（2）半侧卧位（胸腹联合手术）	
侧卧呈30°～50°，术侧向上	
肩、背、腰、臀部各放一软枕并用挡板固定	◆ 以维持半侧卧位
术侧上肢固定于托手架上	
宽约束带固定膝部	
● 半坐卧位（鼻部手术、扁桃体切除等）	
手术床头端抬高80°，床尾摇低45°，整个手术床后仰15°	
双腿屈曲，头与躯干靠于手术台上	
双手用中单固定于体侧	
● 俯卧位（脊柱、背部手术）	◆ 主要用于背部路径的手术
俯卧，头偏向一侧，头下垫头圈	
双手稍屈曲，置于头旁	
胸部、耻骨、两侧髋下垫软枕	◆ 使腹悬空，以免影响呼吸
膝部宽约束带固定	
● 截石位	◆ 适用于阴道、尿道、肛门部手术
患者仰卧，臀部位于手术床中段摇折处	
装两侧支腿架于手术床上	◆ 根据患者调整高度，固定牢固，防止下滑
两腿穿袜套，分别置于两侧支腿架上	
腘窝部垫软枕	◆ 防止血管、神经受压
约束带固定于小腿处	
4. 调整角度	◆ 根据手术的特殊要求，将多功能手术床摇到合适角度；固定

【注意事项及手术体位安置的基本原则】

1. 患者上手术台后首先要安定情绪，说明保持一定体位的目的，取得合作。

2. 充分暴露手术区域，避免不必要的裸露。

3. 患者肢体和托垫必须摆放平稳，不能悬空，上臂外展不可超过 90°。

4. 维持正常呼吸功能，避免挤压胸部、颈部。

5. 维持正常的循环功能，避免因挤压或约束带过紧、过窄影响血液循环。

6. 避免压迫神经、肌肉。

【评价】

1. 手术野暴露充分。

2. 患者体位舒适，肢体固定牢靠、安全。

3. 肌肉、神经无受压，血液循环良好，呼吸通畅。

附：常用手术体位的安置操作评分标准

常用手术体位的安置操作评分标准

序号	操作流程		分值	操作要点	同步沟通	标准分
1	操作前准备	护士	20	仪表规范，态度和蔼，核对，解释	问候患者，自我介绍，核对姓名、手术名称、手术部位，解释操作的目的，取得患者同意	10
		用物		齐全、性能良好		4
		环境		安静、整洁、安全，温度、湿度适宜		2
		患者		患者理解合作		4
2	操作过程	安置前	10	接患者，核对、解释，取得合作	再次核对姓名，为了方便手术操作，需要给您安置合适的体位，请您配合	5
				根据需要帮助患者脱衣、戴帽		5
		摆放手术体位	50	将患者平置于多功能手术床上	因手术床较窄，在床上不要随意翻动，以免坠床	5
				摆放手术体位（选1）：平卧位（颈、乳房、腹部手术）、侧卧位（胸、肾、胸腹联合手术）、半坐位、俯卧位、截石位等	因为你要做腹部手术，我来帮助您取平卧位 使用软垫是为了避免压迫与不适，增加舒适感	
				卧位：安置卧位		15
				衬垫：衬垫身体空隙和骨隆突处	使用约束带是防止您麻醉后无意识活动，影响手术，如过紧请告诉我	15
				固定：固定肢体		15
3	操作后	调整角度固定	5	根据手术的特殊要求，将多功能手术床摇到合适角度	如有不适请告诉我，我们会及时调整	5
4	评价	效果	15	手术野暴露充分，患者体位舒适		5
		操作		动作轻巧、稳重，操作时间合适		5
		护患沟通		沟通有效、得体，患者积极配合		5
	总分		100			

（赵翠枝）

项目任务六 换药（拆线）技术

换药也称敷料更换，是为患者更换伤口敷料，保持伤口清洁，预防、控制伤口感染，促进伤口愈合。

【目的】

1. 观察伤口变化，了解伤口愈合情况。

2. 清洁伤口分泌物、除去坏死组织，促进伤口愈合。

3. 保持引流通畅，控制感染。

【评估】

1. 核对医嘱 核对患者姓名、床号、手术部位及伤口情况。

2. 患者的评估

（1）全身情况：病情、手术种类，术后恢复情况，是否可以下床活动。

（2）局部情况：伤口敷料是否干燥，有无渗血、渗液，伤口大小、深度、有无引流物。

（3）心理状态及认知情况：有无紧张、焦虑、恐惧感，理解能力与合作程度，是否了解换药的作用。

3. 环境评估 清洁、干燥、明亮，符合换药条件。

4. 护士自我评估 了解患者病情，熟悉换药操作的基本要求。

【准备】

1. 护士准备

（1）衣帽整齐，仪表端庄，姿势规范，展示出护士良好的职业风采。

（2）安排换药顺序：应先换无菌伤口，次换污染伤口，最后换感染伤口。传染性伤口应有专人负责换药并尽量使用一次性物品。

（3）洗手，戴口罩。

2. 用物准备 无菌换药包内备：有齿镊 2 把，治疗碗 1 个、弯盘 1 个、纱布数块；0.5％碘伏棉球数个，装于治疗缸内；无菌持物钳；弯盘 1 个，放置污染敷料；一次性治疗巾；有的伤口还需准备引流物、探针等。另备胶布、剪刀、棉签、手套等。

3. 患者准备 向患者家属解释换药的目的和注意事项，使患者愿意合作、有安全感。将患者移至换药室，关闭门窗，调节室温，遮挡患者，如需在病房换药，需用屏风遮挡。环境整洁、安静、舒适、安全。

4. 环境准备 换药前半小时内不可铺床及打扫。

【实施】

操作步骤	要点说明
1. 核对医嘱，准备并检查用物	
2. 核对患者，告知目的，评估并指导患者	
3. 协助患者取舒适体位，必要时遮挡患者	
4. 洗手，戴口罩	

操 作 步 骤	要 点 说 明
5. 铺治疗巾于伤口下，放弯盘	
6. 检查并按要求打开换药包，取消毒棉球	
7. 换药操作程序	
第一步：揭去伤口污染敷料，戴手套	◆ 用手揭开绷带和外层敷料，用镊子取下内层敷料（方向与伤口纵轴平行），若敷料粘连，用生理盐水棉球或纱布湿润后再取下
第二步：清洁创口，更换引流物	◆ 双手持镊：一镊子接触伤口（污染），一镊子传递无菌物品（无菌），无菌镊高于污染镊，两镊不可相碰
（1）评估伤口	◆ 有无渗血、渗液、红肿
（2）用消毒棉球消毒伤口周围的皮肤 5 cm 以上，2～3 遍	◆ 无菌伤口由内向外，感染伤口由外向内 ◆ 勿使消毒液流入伤口
（3）用生理盐水棉球沾拭、处理创面	◆ 拭净分泌物、脓液，清除坏死组织、痂皮，探查伤口等
（4）更换引流物	◆ 有引流者
第三步：覆盖无菌敷料 4～8 层，脱手套，固定，手消毒	◆ 接触伤口的敷料完整面朝下，外层敷料完整面朝外，敷料摆放方向与伤口方向一致 ◆ 胶布粘贴方向应与肢体或躯干长轴垂直，不可环绕肢体，胶布接触皮肤的长度不可超过敷料边缘 5～6 cm，胶布不易固定时可用绷带包扎
8. 协助患者取舒适体位，整理床单位	
9. 整理用物	◆ 敷料：倒入套黄色垃圾袋的污物桶 ◆ 刀、剪：消毒液浸泡 1 h→清洁，擦干→消毒液浸泡 2 h，备用 ◆ 镊子、弯盘、换药碗：消毒液浸泡 1 h→洗净，擦干，打包→高压蒸汽灭菌
10. 洗手，记录	

【注意事项】

1. 严格执行无菌操作原则　换药所用的镊子，一把接触伤口，一把夹取、传递无菌物品，应严格分开，不可混用，操作时无菌镊在上，接触伤口镊在下，不可相碰。

2. 包扎伤口时注意松紧度适宜，从远端到近端，促进静脉回流，保持良好的血液循环。

3. 特殊感染伤口必须做好隔离，传染性伤口的换药器械、敷料应专用并尽量使用一次性治疗巾。

281

4. 拆线者，换药操作程序第二步为：0.5％碘伏棉球消毒伤口周围皮肤两遍，用无齿镊夹起缝线结，使埋入皮肤内的缝线露出少许，以剪刀尖贴近皮肤剪断缝线，向切口方向拉出线头（勿向相反方向，以免切口裂开），再用 0.5％碘伏棉球消毒切口两遍。盖好敷料，固定。

【评价】

1. 沟通流畅。

2. 无菌观念强。

3. 动作轻巧、熟练，顺序清晰，患者舒适。

附：换药（拆线）技术操作评分标准

换药（拆线）技术操作评分标准

序号	操作流程		分值	操作要点	同步沟通	标准分
1	操作前准备	护士	20	仪表，语言，态度，核对，解释	问候患者，自我介绍，解释换药目的，取得患者同意	10
		用物		齐全、性能良好		4
		环境		安静、整洁、安全、舒适		2
		患者		患者理解合作		4
2	操作过程	换药前	15	核对患者 协助患者取舒适体位，必要时遮挡患者	再次核对床号、姓名 我来帮您取舒适卧位，不要移动肢体 请不要紧张，我会尽量小心操作	3
				洗手，戴口罩		3
				铺治疗巾于伤口下，放弯盘		3
				检查并按要求打开换药包		3
				用无菌持物钳取消毒棉球		3
		换药	35	第一步：揭去伤口污染敷料，戴手套	伤口疼吗	10
				第二步：清洁创口，更换引流物		15
				第三步：覆盖无菌敷料，固定		10
3	操作后	整理	15	收回用物，脱手套，手消毒，协助患者取舒适体位，整理床单位	请注意保持伤口敷料清洁、干燥，敷料潮湿时需及时通知我们，及时更换	5
				清理用物，分类处理		5
				洗手，记录		5
4	评价	效果	15	患者舒适		5
		操作		动作轻巧、熟练，顺序清晰，无菌观念强		5
		护患沟通		沟通有效、得体，患者积极配合		5
	总分		100			

（赵翠枝）

项目任务七　绷带包扎法

绷带包扎法是创伤后保护创面，压迫止血，固定骨折、关节和敷料以及减轻疼痛的常用方法。

【绷带分类及规格】

1. 分类

（1）纱布绷带：透气较好，质地柔软，适用于固定敷料、加压止血、悬吊肢体及固定关节等，临床上使用最多。

（2）棉布绷带：适用于加压止血、悬吊肢体及固定关节。

（3）弹性绷带：适用于四肢包扎，可防肿胀，或用于胸部包扎。

（4）石膏绷带：适用于固定骨折或矫正畸形，为骨科专用。

（5）网眼弹力绷带：适用于头部或截肢肢端。

2. 规格　3 cm 宽，用于手指（趾）；5 cm 宽，用于头、手、足及前臂等；7 cm 宽，用于上臂、肩、腿；10～15 cm 宽，用于胸、腹、乳房、腹股沟等。

【目的】

1. 保护创面　避免感染、出血。

2. 固定作用　使骨折、关节脱位处制动。

3. 减轻疼痛　增加患者的舒适程度。

【评估】

1. 评估患者

（1）患者的病情及一般状态。

（2）患者的伤情：部位、范围、损伤性质。

（3）患者及家属对包扎法的了解和配合程度。

2. 环境整洁、宽敞，符合操作要求。

3. 用物准备适当，方便操作。

4. 熟悉操作基本方法及步骤。

【准备】

1. 护士准备　仪表端庄，姿势规范；洗手，戴帽子、口罩。

2. 用物准备　根据不同需要，酌情选用不同类型、规格的绷带、棉垫、纱布、胶布。

3. 患者准备　向患者及家属解释操作的目的和注意事项，使患者愿意合作、有安全感。

4. 环境准备　环境清洁，温度适宜，光线充足。

【实施】

操 作 步 骤	要 点 说 明
1. 备齐用物，解释操作目的及配合方法	◆ 取得合作
2. 取舒适体位，正确处理伤口	
3. 抬高患肢，保持功能位	◆ 视包扎部位和方法而定
4. 绷带包扎	
● 环形包扎法 在包扎原处环形缠绕，剪开带尾分成两条或反折打结或胶布固定	
● 蛇形包扎法（临时简单固定） 斜行环绕包扎，每周间留空隙，互不遮盖	◆ 先环形包扎 2～3 圈，最后再环形包扎 2～3 圈，固定
● 螺旋形包扎法（上臂、大腿、躯干、手指及关节） 螺旋形缠绕，后周遮盖前周的 1/2～1/3	◆ 先环形包扎 2～3 圈，然后螺旋形包扎，最后再环形包扎 2～3 圈，固定
● 螺旋反折形包扎法（径围不一致的前臂和小腿） 在螺旋的基础上每周反折成等腰三角形	◆ 每一反折点对齐，保持整齐、美观。先环形包扎 2～3 圈，然后螺旋反折包扎，最后再环形包扎 2～3 圈，固定
● 回返形包扎法（头顶） 自头顶正中开始，来回向两侧回返，直至包没头顶	
● "8" 字形包扎法（肘、膝关节，足踝，手掌等） 按 "8" 字的书写径路包扎，交叉缠绕	
5. 安置患者于舒适体位休息，交待注意事项	
6. 整理用物	

【注意事项】

1. 患者取舒适的坐位或卧位，扶托肢体，保持功能位置。

2. 骨隆突处用棉垫保护。

3. 选择宽度合适的绷带，绷带潮湿或污染均不宜使用。

4. 包扎四肢应从远心端开始（石膏绷带应从近心端开始），指（趾）端尽量外露，以便观察血液循环。

5. 包扎时应用力均匀，松紧适度，动作轻、快。要求牢固、舒适、整齐、美观。

6. 每包扎一周应压住前一周的 1/3～1/2，包扎开始与终了均需环绕 2～3 周。包扎完毕，用胶布粘贴固定，或撕开末端打结在肢体外侧，避免打在伤口及骨隆突处。

【评价】

1. 患者及家属了解包扎法的目的，能够配合。

2. 包扎带选择适宜，包扎方法正确，达到预期目的。

3. 包扎松紧适宜、美观、整齐，患者感觉舒适。

附：绷带包扎法操作评分标准

绷带包扎法操作评分标准

序号	操作流程		分值	操作要点	同步沟通	标准分
1	操作前准备	护士	20	仪表，语言，态度，核对，解释	问候患者，自我介绍，核对，解释绷带包扎目的，取得患者同意	10
		用物		绷带选择适宜，齐全		4
		环境		安静、整洁、安全、舒适		2
		患者		患者理解合作		4
2	操作过程	包扎前	15	备齐用物，携至床旁，解释配合方法	我来帮助您采取舒适卧位，请抬高患肢	5
				取舒适体位，正确处理伤口		5
				抬高患肢，保持功能位		5
		包扎	35	● 环形包扎法（腕部）：在包扎原处环形缠绕，最后剪开带尾分成两条，打结固定或胶布固定	不要紧张，我会小心操作的	5
				● 蛇形包扎法（一侧上肢）：斜行环绕包扎，每周间留空隙，互不遮盖	在包扎过程中如有不适，请及时告知我	6
				● 螺旋形包扎法（一侧上臂）：螺旋形缠绕，后周遮盖前周的 1/2～1/3		6
				● 螺旋反折形包扎法（小腿）：在螺旋的基础上每周反折成等腰三角形		6
				● 回返形包扎法（头顶）：自头顶正中开始，来回向两侧回返，直至包没头顶		6
				● "8"字形包扎法（足踝部）：按"8"字的书写径路包扎，交叉缠绕		6
3	操作后	整理	5	帮助患者取舒适卧位休息	若有疼痛、肿胀、麻木、过紧、过松、脱落，请告诉医务人员，及时处理	5
				交待注意事项		5
				清理用物，洗手，记录		5
4	评价	效果	15	患者理解操作目的，愿意配合，感觉舒适		5
		操作		选择绷带合适，包扎方法正确，动作轻快，包扎松紧适度、牢固、整齐、美观		5
		护患沟通		沟通有效、得体，患者积极配合		5
	总分		100			

（赵翠枝）

项目任务八　膀胱冲洗技术

膀胱冲洗是通过导尿管或耻骨上膀胱造瘘管，反复向膀胱灌入适量冲洗液进行冲洗的方法，包括密闭式冲洗法和开放式冲洗法两种。

一、密闭式冲洗法

通过密闭管道进行持续膀胱冲洗的方法。

【目的】

1. 保持引流通畅，预防泌尿系感染。

2. 治疗某些膀胱疾病。

3. 清除膀胱内的血凝块、黏液、细菌等异物，预防膀胱感染。

4. 预防前列腺及膀胱术后血块形成。

【评估】

1. 患者病情、治疗、用药及意识状态。

2. 患者尿液的性状、颜色，有无尿痛、尿频、尿急等情况。

3. 患者有无紧张、焦虑，对治疗的认识和态度。

4. 用物的灭菌时间、质量，冲洗药液是否适合患者病情、温度是否合适。

【准备】

1. 护士准备

（1）衣帽整齐，仪表端庄，姿势规范，展示出护士良好的职业风采。

（2）洗手，戴口罩。

（3）了解操作目的，掌握操作程序及技能。

2. 用物准备

（1）治疗盘内备：输液管、治疗巾、无菌手套、治疗碗、止血钳、镊子、Y形管、消毒用棉球、开瓶器。

（2）冲洗液：遵医嘱备冲洗液。

（3）其他用物：便器、便器巾。按需备输液架。

3. 患者准备

（1）解释：向患者及家属解释膀胱冲洗的目的和注意事项，使患者愿意合作，有安全感。

（2）协助患者取舒适体位。

4. 环境准备　整洁、安静、舒适，屏风遮挡患者。

【实施】

操 作 步 骤	要 点 说 明
1. 备齐用物携至床旁，核对、解释	◆ 确认患者，取得合作
2. 屏风遮挡，洗手，戴口罩，铺治疗巾于患者臀下	◆ 保持病床干净、整洁
3. 检查留置导尿管的固定情况，手消毒	◆ 无留置导尿者，按导尿术插好导尿管并固定
4. 打开引流管，排空膀胱，手消毒	◆ 降低膀胱内压力，使药液与膀胱壁充分接触
5. 打开冲洗液瓶盖，插入输液器	◆ 开启冲洗液瓶盖中心→消毒瓶盖→打开输液器→插入瓶盖
6. 将冲洗液瓶倒挂于输液架上排气	◆ 瓶内液面距床面约 60 cm，排气后夹闭冲洗管
7. 戴手套，分离导尿管和集尿袋引流管接口，消毒各连接管口	◆ 用吉尔碘先环行消毒尿管口，再纵行从管口向近端消毒尿管
8. 连接"Y"形管	◆ "Y"形管一头连接冲洗管，另外两头分别连接导尿管和集尿袋（如用三腔导尿管，不用"Y"形管），"Y"形管低于耻骨联合
9. 打开冲洗管，夹闭集尿袋引流管，向膀胱内注入药物	◆ 根据医嘱调节冲洗速度，一般为 60～80 滴/分，每次注入 200～300 ml
10. 夹闭冲洗管，开放集尿袋引流管，排出冲洗液，如此反复冲洗	◆ 待冲洗液全部引流出来后，再夹闭引流管（若向膀胱注入药物，根据需要延长保留时间）
11. 冲洗结束处理，脱手套，洗手	◆ 取下冲洗管→消毒导尿管及集尿袋接口→连接集尿袋→清洁外阴→固定导尿管（集尿袋低于膀胱）
12. 协助患者取舒适卧位，整理床单位	
13. 整理用物	◆ 按规范处理医疗垃圾
14. 洗手，记录	◆ 规范洗手后，记录冲洗液名称、冲洗量、引流液性质、引流量及患者反应

【注意事项】

1. 严格执行无菌操作，防止医源性感染。

2. 冲洗时若患者感觉不适，应当减慢冲洗速度，减少冲洗液量，必要时停止冲洗。若患者感到腹痛或者引流液变为鲜红色，应立即停止，通知医生处理。

3. 如注入药物，须在膀胱内保留 30 min 或根据需要延长保留时间。

4. 天气寒冷时，冲洗液可加温到 35～37℃，以防冷水刺激引起膀胱痉挛。

5. 冲洗过程中注意观察引流管是否通畅。

【健康教育】

1. 向患者讲解膀胱冲洗的作用及意义、操作过程中的配合方法及注意事项。

2. 向患者讲解多饮水的重要性，鼓励患者每天饮水 2000 ml，利用尿液冲洗尿道，预防感染。

【评价】

1. 患者愿意配合，有安全感。

2. 患者及家属了解膀胱冲洗的相关知识。

3. 护士操作熟练，无菌观念强，无不良反应发生。

二、开放式冲洗法

是应用膀胱冲洗器或大号注射器进行膀胱冲洗的方法。

【目的】

1. 使尿液引流通畅。

2. 治疗某些膀胱疾病。

3. 清洁膀胱，预防泌尿系感染。

【评估】 同密闭式冲洗法。

【准备】

1. 护士准备 同密闭式冲洗法。

2. 用物准备

（1）治疗盘内备：膀胱冲洗器或注射器（20 ml 以上）、治疗巾、无菌手套、无菌治疗碗、无菌纱布、镊子、止血钳、含消毒液棉球。

（2）冲洗液：按医嘱备冲洗液。

（3）橡胶布、便器、便器巾。

3. 患者准备

（1）解释：向患者及家属解释膀胱冲洗的目的和注意事项，使患者愿意合作，有安全感。

（2）协助患者取舒适体位。

4. 环境准备 整洁、安静、舒适，屏风遮挡患者。

【实施】

操 作 步 骤	要 点 说 明
1. 备齐用物，携至床旁，核对、解释	◆ 确认患者，取得合作
2. 屏风遮挡，洗手，戴口罩，治疗巾垫于患者臀部下	◆ 协助患者取舒适卧位
3. 检查留置导尿管的固定情况	◆ 没有行留置导尿术者，按导尿术插好导尿管并固定
4. 打开引流管，排空膀胱，手消毒	◆ 降低膀胱内压力，使药液与膀胱壁充分接触
5. 戴手套，分离导尿管和集尿袋引流管，消毒连接管口	◆ 用吉尔碘先环行消毒导尿管口，再螺旋行由里到外消毒导尿管内部，最后纵行从管口向近端消毒导尿管外部，用无菌纱布包裹集尿袋管口
6. 打开膀胱冲洗器	
7. 取膀胱冲洗器吸取冲洗液，缓慢向膀胱注入	◆ 避免压力过大，注入 200～300 ml

操 作 步 骤	要 点 说 明
8. 取下膀胱冲洗器，让尿液流出或抽出	◆ 如此反复冲洗，直至引流液澄清
9. 冲洗完毕，取下冲洗器，消毒导尿管口，连接集尿袋	◆ 若为一次性冲洗，不保留导尿管，冲洗完毕拔除导尿管
10. 清洁外阴，固定好导尿管，脱手套，洗手	◆ 集尿袋低于膀胱，以利引流
11. 协助患者取舒适卧位，整理床单位	
12. 整理用物	◆ 按规范处理用物
13. 洗手，记录	◆ 规范洗手后，记录冲洗液名称、冲洗量、引流液性质、引流量及患者反应

【注意事项】

1. 严格执行无菌操作，防止医源性感染。

2. 冲洗、抽吸时用力不可过大，以免损伤膀胱黏膜，抽吸出的液体不能再注入膀胱。

3. 如吸出液体量少于注入量，可能有导管阻塞或导尿管在膀胱内位置不当，应及时处理。

4. 操作过程中严密观察患者，如出现异常，应及时通知医生。

5. 每次冲洗注入的液体量，依据膀胱容量和膀胱内积血、积液的情况而定，膀胱本身手术，每次注入量应少于 50 ml。

【健康教育】

1. 向患者讲解膀胱冲洗的作用及意义，鼓励患者每日维持饮水量在 2000 ml。

2. 讲解操作过程中的配合方法及注意事项。

【评价】

1. 护患沟通有效，患者愿意配合，有安全感。

2. 患者及家属了解膀胱冲洗的相关知识。

3. 护士操作熟练，无菌观念强，治疗有效，无不良反应发生。

附：膀胱冲洗技术操作评分标准

膀胱冲洗技术操作评分标准

序号	操作流程		分值	操作要点	同步沟通	标准分
1	操作前准备	护士	20	仪表，语言，态度，核对，解释	问候患者，自我介绍，核对，解释膀胱冲洗的目的，取得患者同意，请排空膀胱	10
		用物		齐全、性能良好		4
		环境		整洁、安静、舒适、安全		2
		患者		患者理解合作		4
2	操作过程	冲洗前	24	屏风遮挡，协助患者摆好体位，垫橡胶单、治疗巾于患者臀下，检查导尿管	再次核对床号、姓名，现在给您做膀胱冲洗，请您取平卧位，双腿屈曲，请抬臀	4
				打开集尿袋引流管，排空膀胱		4
				洗手，打开冲洗液瓶盖，插入输液器		3
				将冲洗液瓶倒挂于输液架，排气		4
				戴手套，分离导尿管及集尿袋，并消毒导尿管口		5
				连接"Y"形管		4
		冲洗	23	打开冲洗管，关闭集尿袋引流管，注入药物	在冲洗过程中如有疼痛不适，请及时告知我	7
				关闭冲洗管，打开集尿袋引流管，排出冲洗液		4
				取下冲洗管，分离"Y"形管		5
				消毒导尿管及集尿袋引流管接口，连接，脱手套，洗手		7
3	操作后	整理	23	清洁外阴，固定导尿管、集尿袋	谢谢配合，请注意保持外阴清洁，多饮水，翻身活动不可牵拉引流管，不可自行打开引流管	6
				协助患者取舒适卧位，告知注意事项		10
				整理床单位，洗手		4
				清理用物		3
4	评价	效果	10	患者无不良反应，症状改善，满意		4
		操作		操作动作轻巧、稳重、准确，无污染		3
		护患沟通		沟通有效，患者积极配合		3
总分			100			

（赵翠枝）

项目任务九　胸膜腔闭式引流护理技术

胸膜腔闭式引流又称水封瓶闭式引流，是通过胸膜腔内插入导管将胸腔内积气与积液排出体外，从而恢复胸膜腔内负压的一种常用技术。

【适应证】

1. 各种原因造成的胸膜腔内积液、积气和积脓。

2. 心胸手术后引流。

【胸膜腔闭式引流装置】　传统胸膜腔闭式引流装置有单瓶、双瓶及三瓶三种，由胸管和水封瓶构成。应用较多的是单瓶胸膜腔闭式引流装置，目前临床广泛应用的是各种一次性胸膜腔闭式引流装置。

1. 胸管　一端剪有侧孔，置入胸膜腔，另一端术后连接水封瓶。用于排气者，选择质地较软、管径 1 cm 的塑胶管；用于排液者，选择质地较硬、管径 1.5～2 cm 的橡皮管。

2. 水封瓶　水封瓶内盛无菌生理盐水，橡胶瓶塞上有两个孔，分别插入长、短玻璃管。长玻璃管插入液面下 3～4 cm，使用时上口与胸管连接，短玻璃管远离液面，与大气相通。

【胸膜腔闭式引流管置管位置】　根据不同引流目的，引流管插入胸膜腔位置不同。

1. 排除积气　一般放在患侧锁骨中线第 2 肋间隙。

2. 引流血液　放置在患侧腋中线或腋后线第 7～8 肋间隙。

3. 引流脓胸　放置在脓腔最低点。

【目的】

1. 引流胸膜腔内的气体、渗血或渗液。

2. 重建胸膜腔负压，使肺复张。

3. 便于观察胸膜腔引流液的性状、颜色、量，为治疗、护理提供依据。

【评估】

1. 患者的年龄、病情、意识状况及治疗情况。

2. 观察胸膜腔引流液的性状、颜色、量及引流管是否通畅。

3. 患者的心理状态、合作程度。

【准备】

1. 护士准备

（1）衣帽整齐，仪表端庄，展示出护士良好的职业风采。

（2）洗手，戴口罩。

（3）理解胸膜腔闭式引流的原理，了解其目的，掌握操作技能。

2. 用物准备

（1）引流装置：无菌胸膜腔引流瓶一套。

（2）治疗盘内备：止血钳 2 把、镊子、含消毒液棉球、纱布 4 块等。

（3）更换液体：无菌生理盐水 500 ml、治疗巾、手套 2 套、弯盘。

3. 患者准备

（1）解释：向患者及家属解释操作的目的、配合方法、注意事项。患者愿意配合，有安全感。

（2）协助患者取利于引流、便于操作的舒适体位。

4. 环境准备　安静、整洁、光线充足，必要时屏风遮挡患者。

【实施】

操 作 步 骤	要 点 说 明
1. 打开无菌胸膜腔引流瓶，倒入适量无菌生理盐水	◆ 长玻璃管浸没于水下 3～4 cm，在引流瓶外水平线上横贴胶布注明日期和水量
2. 备齐用物携至床旁，核对、解释	◆ 确认患者，取得合作
3. 检查引流情况，手消毒	◆ 检查引流管有无移位、脱落，有无皮下气肿，引流是否通畅，引流液的颜色、性状、量
4. 铺治疗巾，放弯盘，戴手套	◆ 更换引流管连接处铺治疗巾
5. 用纱布包裹近侧端胸管，再用 2 把止血钳双重夹闭	◆ 以免空气进入胸膜腔
6. 分离胸管与引流管接口，更换手套，并消毒胸管接口	◆ 撤去水封瓶，更换手套，用吉尔碘棉球消毒胸管，顺序方法：①先环行消毒管口 2 次；②再螺旋行由内向外消毒胸管 2 次；③最后由管口端向近端纵向消毒胸管外末端 2 次
7. 连接水封瓶	◆ 检查连接是否牢固，不可漏气
8. 松开止血钳	◆ 观察引流是否通畅（水柱波动范围 4～6 cm）、患者的反应
9. 撤去治疗巾，脱手套	
10. 固定引流管，安置水封瓶	◆ 保持引流瓶低于胸膜腔 60～100 cm，将引流瓶置于安全处
11. 协助患者取舒适卧位，整理床单位	◆ 一般取半卧位
12. 整理用物	◆ 按规范处理医疗垃圾
13. 洗手，记录	◆ 规范洗手后，记录引流液性状及引流量、患者反应

【注意事项】

1. 保持引流系统的密闭和无菌状态。

2. 保持引流管长度适宜，翻身活动时防止受压、扭曲、脱出。

3. 保持引流管通畅，注意观察记录引流液颜色、性状、量。

4. 如患者血压平稳，应取半卧位，以利于呼吸和引流物排出。

5. 搬动患者时应双重夹闭引流管，防止空气进入。

6. 拔管后 24 h 内应密切观察患者有无胸闷、发绀、切口漏气、皮下气肿等，若有异常及时通知医生处理。

【评价】

1. 操作方法正确，动作轻稳，患者满意，有安全感。

2. 严格执行无菌操作规范，操作过程中引流装置无污染。

3. 胸腔引流管通畅，患者无气促、呼吸困难及发绀。

【健康教育】

1. 向患者及家属讲解胸膜腔闭式引流的目的、重要性，嘱其不要拔出引流管及保持密闭状态。引流管一旦脱出，立即用手捏闭伤口处皮肤，告知医务人员处理。

2. 鼓励患者深呼吸、咳痰，促进引流及肺复张。

3. 拔除引流管前嘱患者深吸气后屏住，以免拔管时损伤肺或造成气胸。

附：胸膜腔闭式引流护理技术操作评分标准

胸膜腔闭式引流护理技术操作评分标准

序号	操作流程		分值	操作要点	同步沟通	标准分
1	操作前准备	护士	20	仪表，语言，态度，核对，解释	问候患者，自我介绍，核对，解释操作目的，取得患者同意	10
		用物		齐全、性能良好		4
		环境		安静、整洁、安全、舒适		2
		患者		患者理解合作		4
2	操作过程	操作前	26	洗手，戴口罩，向水封瓶内注入生理盐水	再次核对床号、姓名 请在我的帮助下采取舒适的半卧位，并尽量放松身体 为了促使肺复张，便于观察引流管是否通畅，请深呼吸，咳嗽	7
				在引流瓶的水平线上注明日期及水量，套包装在水封瓶上部		5
				卧位选择正确，观察患者生命体征的变化		5
				挤压引流管，观察引流情况，手消毒		5
				连接口下面铺治疗巾，放弯盘		4
		操作	23	打开治疗盘，戴手套 用纱布包裹引流管并用2把止血钳双重夹闭引流管，分离接口	请保持平稳呼吸，身体不要移动 请问有什么不适吗	8
				更换手套，消毒引流管连接口		5
				连接水封瓶，松开止血钳		5
				观察引流装置是否通畅、密闭	请深呼吸，咳嗽	5
3	操作后	整理	21	撤去治疗巾，脱手套	谢谢配合，请注意保持引流管的通畅及密封状态、翻身、活动时注意不要使引流管受压、扭曲、牵拉等，水封瓶一旦打碎或管道脱出，立即用手折叠管道或捏闭伤口，并呼叫医护人员	3
				安置引流瓶，固定引流管		4
				协助患者取舒适卧位，交待注意事项		6
				整理床单位		3
				清理用物，洗手，记录		5
4	评价	效果	10	患者症状改善		3
		操作		动作轻巧、稳重、准确，操作时间合适		4
		护患沟通		沟通有效、得体，患者积极配合		3
总分			100			

（赵翠枝）

项目任务十　T形管引流护理技术

T形管引流是在胆总管探查或切开取石术后，在胆总管切开处放置T形管，一端通向肝，一端通向十二指肠，从腹壁切口将T形管引出体外，接引流袋引流胆汁或作胆道冲洗，以恢复胆道正常功能的技术。

【目的】

1. 引流胆汁，减轻胆道压力。

2. 支撑胆管，防止胆管狭窄。

3. 引流胆道残余泥沙样结石。

【评估】

1. 患者的年龄、病情、意识状态、治疗情况。

2. 患者T形管引流的情况，胆汁的颜色、性状、量，引流管是否通畅。

3. 患者对引流的认识、心理状态及合作程度。

【准备】

1. 护士准备

（1）衣帽整齐，仪表端庄，姿势规范。

（2）洗手，戴口罩。

（3）掌握T形管引流护理的操作技能。

2. 用物准备　治疗盘内备：治疗碗、无菌棉球、无菌纱布、镊子、止血钳；治疗盘外备：弯盘、引流袋、0.5%碘伏消毒液、棉签、治疗巾、手套、量杯。

3. 患者准备

（1）解释：向患者及家属解释操作的目的、配合方法、注意事项。患者愿意配合，有安全感。

（2）协助患者取舒适体位，屏风遮挡。

4. 环境准备　整洁、宽敞、光线适宜。

【实施】

操 作 步 骤	要 点 说 明
1. 备齐用物携至床旁，核对、解释	◆ 确认患者，取得合作
2. 洗手，戴口罩，协助患者摆好体位	◆ 暴露T形管及右腹壁，平卧位引流管低于腋中线
3. 检查引流管及皮肤情况	◆ 检查引流管有无移位、扭曲，引流管周围皮肤有无红肿、糜烂
4. 挤捏引流管，观察是否通畅，松开固定，手消毒	◆ 从引流管的近端向远端挤压
5. 打开新的引流袋包装，放于治疗盘内	
6. 铺治疗巾，放弯盘，戴手套	◆ 在更换引流管连接处铺治疗巾

操作步骤	要点说明
7. 止血钳夹闭 T 形管	
8. 分离 T 形管及引流袋	◆ 纱布包裹引流管接口，将引流袋放于医用垃圾袋
9. 更换手套，消毒 T 形管接口	◆ ① 先环行消毒 T 形管口 2 次；② 再螺旋行由内向外消毒 T 形管内 2 次；③ 最后纵行从管口端向近端消毒 T 形管外 2 次
10. 管道不畅，抽吸或冲洗	◆ 若有轻度阻塞可负压吸引或低压冲洗
11. 连新引流袋	◆ 注意检查引流袋与 T 形管连接是否牢固 ◆ 标注更换时间
12. 打开止血钳，观察引流情况，脱手套，洗手	
13. 清洁 T 形管周围皮肤或更换敷料	◆ 若皮肤发红，消毒后涂氧化锌膏保护
14. 协助患者取舒适卧位，整理床单位	
15. 整理用物	◆ 按规范处理医疗垃圾
16. 洗手，记录	◆ 规范洗手后，记录引流液性状及引流量、患者反应

【注意事项】

1. 严格执行无菌操作，保持胆道引流通畅。

2. 妥善固定好，操作时防止牵拉，以防 T 形管脱落。

3. 注意观察患者生命体征及腹部情况，如有发热、腹痛，及时报告医生处理。

4. T 形管一般放置 7～14 天，拔管前试夹闭 1～2 天，拔管后残留窦道口用凡士林纱布覆盖，并注意观察患者的反应。

【健康教育】

1. 向患者讲解 T 形管引流的意义及重要性，使其主动配合，提高自护能力。

2. 告知患者及家属患者活动时妥善固定引流管，防止牵拉脱出，坐位、站立或行走时引流管远端不可高于腹部切口。

3. 向带 T 形管出院的患者，进行家庭护理指导，如有不适及时就医。

【评价】

1. 操作熟练，符合无菌操作原则，无污染。

2. T 形管引流通畅、有效，患者满意，有安全感。

3. 护患沟通有效，患者学会引流管自我护理知识。

附：T 形管引流护理技术操作评分标准

T 形管引流护理技术操作评分标准

序号	操作流程		分值	操作要点	同步沟通	标准分
1	操作前准备	护士	20	仪表，语言，态度，核对，解释	问候患者，自我介绍，核对姓名、床号，解释引流管观察、更换的目的，取得患者配合	10
		用物		齐全、性能良好		4
		环境		安静、整洁、安全、舒适，注意保护患者隐私		2
		患者		卧位选择正确、理解合作		4
2	操作过程	引流前	20	洗手，戴口罩，协助患者摆好体位，注意遮挡患者	再次核对床号、姓名现在给您做 T 形管引流的护理，请在我的帮助下取平卧位，尽量放松身体	4
				暴露 T 形管及右腹壁		3
				检查引流管周围皮肤，引流袋更换时间，引流袋内引流液颜色、性状、量		3
				挤捏引流管，观察引流情况，手消毒		5
				打开引流袋包装放于治疗盘内，取 0.5％碘伏消毒液		3
				引流袋与 T 形管接口下铺治疗巾，放弯盘，戴手套		2
		引流	35	止血钳夹闭 T 形管并分离，撤去原引流袋	请问有什么不适吗	4
				更换手套，消毒接口		8
				连接新引流袋，松开止血钳		4
				消毒 T 形管周围皮肤，更换敷料		8
				脱手套，洗手，固定引流袋，注明更换时间		5
				观察引流液颜色、性状、量		6
3	操作后	整理	15	协助患者取舒适卧位，告知注意事项，整理床单位	请注意保持引流袋低于引流管，引流管不可打开、受压、扭曲，如有不适及时告知医务人员，谢谢配合，祝早日康复	10
				清理用物，分类处理		2
				洗手，记录		3
4	评价	效果	10	患者舒适，引流通畅，无污染		4
		操作		符合无菌操作，动作轻巧、稳重、准确		3
		护患沟通		沟通有效，患者积极配合		3
	总分		100			

（赵翠枝）

项目任务十一　结肠造口护理技术

结肠造口又称人工肛门，是通过手术将近端结肠固定于腹壁外，粪便由此排出体外的方法。

【目的】

1. 保持腹部造瘘口周围皮肤清洁。
2. 帮助患者掌握正确的护理造瘘口的方法。

【评估】

1. 患者对护理造瘘口方法和知识掌握程度。
2. 患者造瘘口类型、造瘘口及周围皮肤情况。
3. 患者造瘘口开放时间及功能情况。
4. 患者心理状态及合作程度。

【准备】

1. 护士准备

（1）衣帽整齐，仪表端庄，姿势规范，展示出护士良好的职业风采。

（2）洗手，戴口罩。

（3）熟练掌握造瘘口护理技能，具备传授其技能的能力。

2. 用物准备

（1）治疗盘内备：造口袋、剪刀、纱布、弯盘、治疗碗、镊子、造口尺寸表、手套。

（2）治疗巾、橡胶巾、无菌生理盐水。

3. 患者准备

（1）解释：向患者讲解造口护理的目的、注意事项及配合方法。

（2）协助患者取舒适卧位，必要时屏风遮挡。

4. 环境准备　整洁、宽敞、光线适宜。

【实施】

操 作 步 骤	要 点 说 明
1. 备齐用物，携至床旁，核对、解释	◆ 确认患者，取得合作
2. 取合适体位，暴露造口部位	◆ 开放初期取左侧卧位，防止粪便污染腹部切口。所用物品按顺序放置，便于取用
3. 铺橡胶巾及治疗巾于造口侧下方	
4. 戴手套，取造口袋	◆ 由上向下分离已用造口袋，并观察内容物
5. 清洁造口及周围皮肤	◆ 用温水或生理盐水棉球擦洗，注意观察造口及周围皮肤情况
6. 更换造口袋	◆ 测量造口大小并做标记→剪切造口袋→撕去贴纸→凹槽与底盘扣牢→尾端反折用外夹关闭

操 作 步 骤	要 点 说 明
7. 观察造口处及周围皮肤有无异常，脱手套，洗手	◆ 观察更换后局部情况
8. 协助患者整理衣服，取舒适卧位，整理床单位	
9. 整理用物	◆ 按垃圾分类处理
10. 洗手，记录	◆ 规范洗手后，记录排泄物性质、量

【注意事项】

1. 造口袋内容物于1/3满或有渗透时应更换。

2. 造口袋背面所剪的洞口尺寸应大于造口，预防造口处摩擦损伤。

3. 分离造口袋时应注意保护皮肤，防止皮肤损伤。

4. 注意造口与伤口距离，注意保护伤口，防止袋内容物排出污染伤口。

5. 贴造口袋前应当保证造口周围皮肤干燥。

6. 造口袋裁剪方向与实际造口方向相反，不规则造口应注意裁剪方向。

7. 造口袋底盘与造口袋黏膜之间保持适当空隙（1～2 mm），缝隙过大，粪便刺激皮肤易引起皮炎；缝隙过小，底盘边缘与黏膜摩擦将会导致不适甚至出血。

8. 若造口处肠段有回缩、脱出或皮肤异常等情况，应及时通知医生。

【健康教育】

1. 向患者解释造口袋管理的重要性，强调患者学会的必要性，护理过程中注意向患者详细讲解操作步骤。

2. 向患者介绍造口的特点，引导其尽快接受造口的现实而主动参与造口自我护理。

3. 教会患者观察造口周围皮肤的血运情况，并定期手扩造口，防止造口狭窄。

【评价】

1. 操作熟练，动作轻柔，切口无污染，造口无缩窄。

2. 患者情绪稳定，接受造口，主动配合，有安全感。

3. 健康教育到位，患者学会对造瘘口的自我护理技能。

附：结肠造口护理技术操作评分标准

<h1>结肠造口护理技术操作评分标准</h1>

序号	操作流程		分值	操作要点	同步沟通	标准分
1	操作前准备	护士	0	仪表，语言，态度，核对，解释	问候患者，自我介绍，核对，解释造口的观察及造口袋的更换目的，取得患者同意	10
		用物		齐全、性能良好		4
		环境		安静、整洁、安全、舒适，注意保护患者隐私		2
		患者		卧位选择正确、理解合作		4
2	操作过程	更换前	10	洗手，戴口罩，协助患者取舒适卧位，屏风遮挡	再次核对床号、姓名，现在给您做结肠造口护理，请在我的帮助下取坐位，并尽量放松身体	3
				暴露左侧腹部造口部位		2
				铺橡胶单及治疗巾于造口侧下方		3
				戴手套		2
		更换	45	由上向下分离已用的造口袋并观察内容物	请问有什么不适吗	10
				温水清洁造口及周围皮肤，观察周围及造口的情况		7
				用造口尺寸表量度造口的大小、形状，绘线，做标记		9
				沿标记修剪造口带底盘，必要时可涂防漏膏，保护膜	在更换过程中如有不适，请及时告知	9
				分离粘贴面纸，按照造口位置由上而下将造口袋贴上，夹好造口袋夹，脱手套，洗手		10
3	操作后	整理	15	协助患者取舒适卧位，整理床单位	谢谢配合，请注意造口袋不可过满，活动时可用弹力绷带固定，若有不适及时告知	4
				交待注意事项		6
				清理用物，分类处理		3
				洗手，记录		2
4	评价	效果	10	患者舒适，无不良反应，自我护理知识掌握		4
		操作		动作轻巧、稳重、准确		3
		护患沟通		沟通有效，患者积极配合		3
总分			100			

（赵翠枝）

项目任务十二　胃肠减压护理技术

胃肠减压是指利用负压吸引及虹吸原理，通过导管将积聚在胃肠道内的气体及液体吸出，降低胃肠道的压力和肠壁的张力，改善胃肠壁血液循环，促进胃肠功能恢复的一种治疗措施。

【适应证】

1. 肠梗阻　可改善或解除梗阻症状。
2. 胃肠道穿孔或破裂　可减少内容物漏入腹腔，控制病情进展。
3. 胃肠道术后　可降低吻合口张力，利于愈合。
4. 肝、胆、脾、胰等上腹部手术　减轻术中胃肠胀气，利于操作。
5. 各种剖腹手术后　缓解肠麻痹引起的腹胀，促进胃肠蠕动恢复。

【目的】

1. 解除或缓解肠梗阻所致的症状。
2. 进行胃肠道手术的术前准备。
3. 观察胃肠减压吸出物，协助诊断。
4. 术后吸出胃肠内气体和内容物，促进伤口愈合及肠功能恢复。

【评估】

1. 患者病情、身体状况、治疗情况。
2. 患者的口腔、鼻腔黏膜情况。
3. 患者的心理状态及合作程度。

【准备】

1. 护士准备

(1) 衣帽整齐，仪表端庄，姿势规范。

(2) 洗手，戴口罩。

(3) 理解胃肠减压原理，掌握操作技能。

2. 用物准备　治疗盘内备：生理盐水或温开水、治疗巾、12～14号胃管、20 ml注射器、石蜡棉球、无菌纱布、压舌板；治疗盘外置：棉签、胶布、手套、一次性治疗巾、弯盘、听诊器、胃肠减压器。

3. 患者准备

(1) 解释：向患者讲解胃肠减压的目的、注意事项、配合方法。

(2) 协助患者取舒适卧位。

4. 环境准备　整洁、安静、舒适、光线适宜。

【实施】

操 作 步 骤	要 点 说 明
1. 备齐用物携至床旁，核对、解释	◆ 确认患者，取得合作
2. 颌下铺一次性治疗巾，放弯盘，清洁鼻孔，戴手套	
3. 根据病情、年龄选择合适胃管	
4. 按要求正确安置胃管	◆ 清洁鼻孔→测量放置长度→润滑胃管前端→插入胃管→证实胃管在胃内→固定胃管
5. 检查胃管是否通畅，妥善固定	
6. 打开胃肠减压器	
7. 调节胃肠减压器的负压，连接胃管	◆ 压力不可过大
8. 观察引流物的颜色、性质、量	
9. 撤去一次性治疗巾，脱手套，手消毒	◆ 放入医疗垃圾袋
10. 协助患者取舒适卧位，整理床单位	
11. 整理用物	◆ 按规范处理医疗垃圾
12. 洗手，记录	◆ 规范洗手后，记录引流液性质及引流量、患者反应

【注意事项】

1. 插管过程中发生呼吸困难、发绀等症状时，应立即拔出，休息片刻后重插。

2. 确认胃管插入胃内（根据情况选择三种不同判断方法）后，方可连接胃肠减压装置，一般插入长度为 55～60 cm。

3. 妥善固定胃肠减压装置，防止变换体位时加重对咽部刺激，以及受压、脱出影响减压效果。

4. 胃肠减压期间，注意观察胃肠功能恢复情况。

5. 留置胃肠减压管期间，应当加强患者的口腔护理。

【健康教育】

1. 告知患者胃肠减压的目的、方法及注意事项。

2. 告知患者留置胃肠减压管期间禁止饮水和进食，保持口腔清洁。

【评价】

1. 患者愿意配合，有安全感。

2. 胃肠减压引流通畅，患者症状改善。

3. 操作轻柔、熟练，无不良反应。

4. 患者了解相关知识。

附：胃肠减压护理技术操作评分标准

胃肠减压护理技术操作评分标准

序号	操作流程		分值	操作要点	同步沟通	标准分
1	操作前准备	护士	20	仪表，语言，态度，核对，解释	问候患者，自我介绍，核对，解释胃肠减压的目的，取得患者配合	10
		用物		齐全、性能良好		4
		环境		安静、整洁、安全、舒适		2
		患者		卧位选择正确、理解合作		4
2	操作过程	操作前	15	洗手，戴口罩，有活动义齿或眼镜取下	再次核对床号、姓名为了便于操作，防止误伤，请您取下假牙及眼镜请您在我的帮助下取半坐卧位，并尽量放松身体	2
				铺治疗巾于患者颌下，放弯盘		3
				棉签清洁鼻孔		4
				戴手套，选择胃管，测量胃管放置长度		6
		操作	35	润滑胃管前端	请您做吞咽动作	3
				从鼻孔轻轻插入胃管		5
				至咽喉部时，嘱患者做吞咽动作		5
				插至适当深度时，检查胃管是否在胃内	请问有什么不适吗	12
				固定胃管		3
				调整胃肠减压装置，将胃管与负压装置连接，观察引流情况，脱手套，洗手		4
				妥善固定减压装置于床旁		3
3	操作后	整理	20	擦干净患者面部	谢谢配合，注意胃管不可牵拉、折叠，不能自行分离胃管及减压器，如有不适及时告知医务人员	3
				协助患者取舒适卧位，告知注意事项，整理床单位		8
				清理用物，分类处理		5
				洗手，记录		4
4	评价	效果	10	患者症状改善，无不良反应		4
		操作		动作轻巧、稳重、准确，操作时间合适		4
		护患沟通		沟通有效、得体，患者积极配合		2
总分			100			

（赵翠枝）

项目任务十三　脑室引流护理技术

脑室引流是经颅骨穿孔行脑室穿刺后或在开颅手术中，将带有数个侧孔的引流管前端置于脑室内，末端外接一脑室引流瓶，将脑脊液或血液引流出体外的一项技术。是神经外科常用的急救手段，尤其是颅内高压患者。

【目的】

1. 保持引流通畅，防止逆行感染。

2. 脑室内手术后，引流血性脑脊液，减少脑膜刺激征及蛛网膜粘连。

3. 观察脑室引流液的颜色、性状、量。

【评估】

1. 患者病情、生命体征。

2. 患者有无头痛等主观感受。

【准备】

1. 护士准备

(1) 衣帽整齐，仪表端庄，姿势规范。

(2) 洗手，戴口罩。

(3) 理解脑室引流的原理、目的，掌握操作程序及技能。

2. 用物准备　治疗盘内置：治疗碗、无菌纱布、镊子、止血钳；治疗盘外置：弯盘、治疗巾、引流袋、0.5％碘伏消毒液、棉签、手套、量杯。

3. 患者准备

(1) 解释：向患者讲解脑室引流的目的、注意事项、配合方法。

(2) 协助患者取舒适卧位。

4. 环境准备　光线适宜、整洁、安静，温、湿度适宜。

【实施】

操 作 步 骤	要 点 说 明
1. 备齐用物携至床旁，核对、解释	◆ 确认患者，取得合作
2. 检查引流情况，手消毒	◆ 检查引流管有无移位、脱落、扭曲，引流是否通畅
3. 协助患者取合适体位	
4. 铺治疗巾，放弯盘，戴手套	◆ 在头部更换引流管连接处垫治疗巾
5. 分离原引流袋接头	◆ 用止血钳夹闭近侧端引流管
6. 消毒引流管接口，连接新引流袋接口	◆ 检查连接是否牢固，不可漏气
7. 松开止血钳	◆ 观察引流是否通畅、患者的反应
8. 撤去治疗巾，脱手套	◆ 将原引流袋放入医疗垃圾袋
9. 妥善固定引流管	◆ 保持引流管开口高于侧脑室 15～20 cm

操 作 步 骤	要 点 说 明
10. 观察引流液的量、颜色和性状，手消毒	◆ 正常脑脊液无色透明、无沉淀，一般每日引流量不宜超过 500 ml
11. 协助患者取正确舒适卧位，整理床单位	
12. 整理用物	◆ 按规范处理医疗垃圾
13. 洗手，记录	◆ 规范洗手后，记录引流液性状及引流量、患者反应

【注意事项】

1. 引流早期注意引流速度，防止引流过快。

2. 搬动患者时先夹闭引流管，待患者安置稳定后再打开引流管。

3. 帮助患者翻身时，避免引流管牵拉、滑脱、扭曲、受压。

4. 患者出现精神症状、意识障碍时，应当适当约束。

5. 患者发生引流不畅时，应告知医师。

【健康教育】

1. 向患者解释并指导取合适卧位的意义及重要性。

2. 告诉患者不能随意移动引流袋位置。

3. 保持伤口敷料清洁，不可抓挠伤口。

【评价】

1. 严格遵守无菌原则，操作过程中引流装置未受污染。

2. 患者配合，有安全感。

3. 操作熟练，动作轻柔，引流通畅，无不良反应。

4. 患者了解脑室引流的相关知识。

附：脑室引流护理技术操作评分标准

脑室引流护理技术操作评分标准

序号	操作流程		分值	操作要点	同步沟通	标准分
1	操作前准备	护士	20	仪表，语言，态度，核对，解释	问候患者，自我介绍，核对，解释引流管观察、更换引流袋的目的，取得患者同意	10
		物品		齐全、性能良好		4
		环境		安静、整洁、安全、舒适		2
		患者		卧位选择正确、理解合作		4
2	操作过程	更换前	15	观察患者意识、瞳孔、生命体征的变化	再次核对床号、姓名	5
				观察引流物的性状、颜色、量，检查是否通畅		6
				引流管连接处下面及头下铺治疗巾，放弯盘	请您不要移动身体，尽量放松	4
		更换	30	打开引流袋包装，戴手套		5
				止血钳夹闭近侧端引流管并分离		5
				消毒连接口		4
				连接引流袋		4
				打开止血钳		2
				严密观察脑脊液引流量、颜色、性状及引流速度，撤用物放于治疗车下层，脱手套，手消毒	请问有无头痛、心慌等不适	8
				固定引流袋		2
3	操作后	整理	20	协助患者取符合病情的舒适卧位	引流袋现在已经固定好，请注意不可随意打开、调整引流袋的位置，如有不适，告知医护人员，谢谢配合，祝您早日康复	5
				交待注意事项		10
				整理床单位，清理用物		3
				洗手，记录		2
4	评价	效果	15	患者舒适，无不良反应，满意		5
		操作		动作轻巧、准确，操作时间合适		6
		护患沟通		沟通有效、得体，患者积极配合		4
	总分		100			

（徐 琳）

项目任务十四　烧伤电动翻身床使用护理技术

【目的】　使烧伤患者创面充分暴露、避免受压，以及便于进行大、小便的护理，需经常翻身时使用。

【评估】

1. 患者评估

（1）全身情况：患者的病情、意识状态。

（2）局部情况：烧伤的面积及部位、体型。

（3）心理状态及认知情况：有无紧张、焦虑、恐惧感，理解能力与合作程度，是否了解应用翻身床的作用。

2. 环境评估　清洁、宽敞。

3. 护士自我评估　了解患者病情，掌握了翻身床的安全操作方法。

【准备】

1. 护士准备

（1）衣帽整齐、仪表端庄，姿势规范，展示出护士良好的职业风采。

（2）洗手、戴口罩。

2. 用物准备

（1）翻身床：检查各部件是否齐全、牢靠、安全，电开关是否正常，床片的通风海绵有无固定，便孔周围有无消毒大棉垫包裹。

（2）用物：消毒大棉垫 1 包，护身带 2 条，检查手套 1 盒，输液架 1 个。根据个性需要软枕或海绵垫 2 个。

（3）急救用物。

3. 患者准备　向患者家属解释使用翻身床翻身的目的和注意事项，使患者愿意合作、有安全感。

4. 环境准备　环境整洁、宽敞、安全。

【实施】

操 作 步 骤	要 点 说 明
1. 备齐用物推至床旁，核对、解释	◆ 确认患者，解释，询问大、小便情况，取得合作
2. 拿去床上、床下附件	◆ 移开床上搁手板、搁脚板，移去床下便器，根据床片翻转方向移输液架
3. 摆体位	◆ 戴手套 ◆ 协助患者双手紧靠躯体，双下肢并拢 ◆ 固定好各种管道
4. 铺消毒纱垫	◆ 采用先上后下、先对侧后近侧的铺单法，在患者身上铺 4 块纱垫（注意留出便孔） ◆ 体型瘦小者，可在胸前和小腿上放置软枕或海绵垫

操 作 步 骤	要 点 说 明
5. 翻身	◆ 盖床片（双人操作）（床片的便孔对准患者会阴部）
	◆ 旋紧床片两端的固定螺丝
	◆ 绑好护身带（1 条绑在患者双上肢肘关节水平，另 1 条绑在患者的双下肢膝关节水平）
	◆ 放下床片撑脚架，再次检查床片两端的固定螺丝是否旋紧
	◆ 脚踩电开关翻身 180°，注意静脉输液穿刺部位及翻身转动的方向
	◆ 移回托手架，重新摆好体位
6. 整理	◆ 掀开患者身上覆盖的大纱垫，尽量让创面暴露
	◆ 清理用物，分类处理
7. 洗手、记录	

【注意事项】

1. 初次翻身，俯卧时间不宜过长，以 20～30 min 为宜，应密切观察病情变化。

2. 翻身前、中、后应注意观察病情变化，危重患者应准备急救用物及药物。

3. 禁忌证　① 休克期病情不稳定、呼吸道烧伤、心力衰竭、全身极度水肿以及正在使用冬眠药物者。② 病情严重，神志不清者。③ 腹胀或重度胃扩张影响呼吸者。④ 有精神症状者。

【评价】

1. 患者及家属了解烧伤翻身床的使用目的，愿意配合，有安全感。

2. 操作熟练、平稳，患者无意外和不适。

附：烧伤电动翻身床使用护理技术操作评分标准

烧伤电动翻身床使用护理技术操作评分标准

序号	操作流程		分值	操作要点	同步沟通	标准分
1	操作前准备	护士	20	仪表，语言，态度，核对，解释	问候患者，自我介绍，核对，解释使用翻身床翻身的目的，取得患者同意	10
		用物		齐全、性能良好		4
		环境		安静、整洁、安全、舒适		2
		患者		患者及家属理解合作		4
2	操作过程	移去附件	5	洗手，戴口罩，移开床上搁手板、搁脚板，移去床下便器，根据床片翻转方向移输液架	现在需要给您翻身，请不要紧张，尽量放松	5
		摆体位	10	戴手套	请把您的手靠近身体，双下肢并拢	3
				协助患者双手紧靠躯体，双下肢并拢		3
				固定好各种管道		4
		铺消毒纱垫	15	采用先上后下，先对侧后近侧的铺单法，在患者身上铺4块纱垫（注意留出便孔） 体型瘦小者，可在胸前和小腿上放置软枕或海绵垫		15
		翻身	20	盖床片（双人操作）（床片的便孔对准患者会阴部）	现在准备给您绑护身带，不要紧张，我会注意您的安全的 请您不要随便移动身体，有什么不舒服吗	3
				旋紧床片两端的固定螺丝		4
				绑好护身带（1条绑在患者双上肢肘关节水平，另1条绑在患者的双下肢膝关节水平）		4
				放下床片撑脚架，再次检查床片两端的固定螺丝是否旋紧		3
				脚踩电开关翻身180°，注意静脉输液穿刺部位及翻身转动的方向		3
				移回托手架，重新摆好体位		3
3	操作后	整理	15	掀开患者身上覆盖的大纱垫，尽量让创面暴露	谢谢配合，祝您早日康复	5
				清理用物，分类处理		5
				洗手，记录		5
4	评价	效果	15	患者无意外和不适		5
		操作		动作轻巧、稳重，操作时间合适		5
		护患沟通		沟通有效、得体，患者积极配合		5
	总分		100			

（徐　琳）

模块四　妇产科护理技术

项目任务一　产科腹部四步触诊法

【目的】

1. 判定胎产式、胎先露、胎方位以及先露是否衔接。

2. 判定子宫大小是否与孕周相符。

3. 估计胎儿的大小和羊水量的多少。

【评估】

1. 产妇心理状态、合作程度。

2. 了解孕妇腹壁肌肉的紧张度、有无腹直肌分离及子宫的敏感度。

3. 宫底高度及腹围值与妊娠月份是否相符。

【准备】

1. 护士准备

（1）仪表符合要求，修剪指甲，洗手，戴口罩。

（2）熟悉腹部四步触诊的操作技术，向患者解释腹部四步触诊的重要性、目的和注意事项。

2. 用物准备　医嘱卡、软尺、笔、记录本、洗手液。

3. 孕妇准备

（1）孕妇了解腹部四步触诊的目的，愿意合作，有安全感。

（2）排空膀胱。

4. 环境准备　整洁、安静，屏风遮挡，室温适宜。

【实施】

操　作　步　骤	要　点　说　明
1. 核对、解释　核对孕妇，向孕妇说明操作目的，取得配合	◆ 护士站在孕妇右侧 ◆ 确认孕妇，取得配合
2. 体位　孕妇取仰卧位，头部稍垫高，双腿屈曲分开，露出腹部，观察腹形及大小	◆ 观察腹部有无妊娠纹、手术瘢痕和水肿
3. 测量宫高　测耻骨联合上方至子宫底的弧形长度	
4. 测量腹围　测量绕肚脐一周的长度	
5. 触诊	
（1）护士面向孕妇头部，两手置于宫底部，了解子宫外形并测得宫底高度，然后以双手指腹相对轻推，判断子宫底部的胎儿部分是胎头还是胎臀	◆ 双手置于子宫底部，双手指腹相对轻推，圆而硬有浮球感的为胎头，宽而软不规则的为胎臀

操作步骤	要点说明
（2）护士左、右手分别置于腹部左、右两侧，一手固定，另一手轻轻深按检查。两手交替进行，仔细分辨胎背及胎儿四肢的位置	◆ 两手分别置于腹部左、右两侧，轻轻深按检查，平坦饱满者为胎背；高低不平，有结节者为胎儿肢体
（3）护士右手拇指与其余四指分开，置耻骨联合上方，握住先露部，进一步查清是胎头或胎臀，左右推动以确定是否衔接	◆ 握住先露部，查清先露是否衔接，能被推动提示未入盆，反之提示入盆
（4）护士面向孕妇足端，两手分别置于先露两侧，轻轻深按，再次判断先露部分诊断是否正确，并确定先露部入盆程度	◆ 两手置于胎先露两侧深压
6. 观察	◆ 观察孕妇腹部有无不适
7. 整理　协助孕妇下床，询问孕妇感受	
8. 洗手，记录	◆ 记录检查情况

【注意事项】

1. 操作前重点评估孕妇是否能取仰卧位，子宫是否过度膨胀或有瘢痕而致宫壁肌层过薄，B超显示子宫肌层厚度≤3 mm时避免行腹部四步触诊；若是前置胎盘、胎盘早剥、耻骨联合分离症，应避免腹部四步触诊。

2. 检查时动作应尽量轻柔，如孕妇有不适要立即停止；同时注意保护孕妇隐私。

3. 当胎先露是胎头或胎臀难以确定时，可进行肛诊以协助判断。

【健康教育】

1. 讲解腹部四步触诊法的目的和方法。

2. 告知孕妇每步检查的结果。

【评价】

1. 孕妇愿意配合，有安全感。

2. 孕妇及家属了解腹部四步触诊的相关知识。

3. 孕妇在检查中无不适感和其他意外发生。

附：产科腹部四步触诊法操作评分标准

产科腹部四步触诊法操作评分标准

序号	操作流程		分值	操作要点	同步沟通	标准分
1	操作前准备	护士	20	仪表，语言，态度，核对，解释	问候孕妇，自我介绍，解释腹部四步触诊法的目的、过程，取得孕妇同意 请您排空膀胱	10
		用物		齐全、性能良好		4
		环境		安静、整洁、安全		2
		孕妇		孕妇准备已做并理解合作		4
2	操作过程	触诊前	15	备齐用物携至床旁，核对并解释	再次核对床号、姓名，请您取平卧位，头部稍垫高，双腿屈曲分开 您的宫高、腹围都在正常范围	2
				孕妇取仰卧位，头部稍垫高，双腿屈曲分开，露出腹部		3
				测耻骨联合上方至子宫底的弧形长度		5
				测量绕肚脐一周的长度		5
		触诊	40	① 护士面向孕妇头部，两手置于宫底部，了解子宫外形并测得宫底高度，然后以双手指腹相对轻推，判断子宫底部的胎儿部分是胎头还是胎臀	请不要紧张	10
				② 护士左、右手分别置于腹部左、右两侧，一手轻轻深按触摸。两手交替进行，仔细分辨胎背及胎儿四肢的位置		10
				③ 护士右手拇指与其余四指分开，置耻骨联合上方，握住先露部，进一步查清是胎头或胎臀，左、右推动以确定是否衔接	您的宝宝发育正常，请放心	10
				④ 护士面向孕妇足端，两手分别置于先露两侧，轻轻深按，再次判断先露部分诊断是否正确，并确定先露部入盆程度		10
		触诊后	5	观察孕妇腹部有无不适	有什么不适吗	2
				协助孕妇下床，询问孕妇感受		3
3	操作后	整理记录	10	撤去用物	谢谢配合，请您定期来做产前检查	2
				协助孕妇取舒适卧位		3
				整理床单位		3
				洗手，记录		2
4	评价	效果	10	手法正确、动作轻稳、熟练，检查结果准确		4
		操作		动作轻巧、稳重、准确，操作时间合适		3
		护患沟通		沟通有效，孕妇积极配合		3
	总分		100			

（贾晓丽）

项目任务二 骨盆外测量技术

【目的】 通过骨盆外测量间接判断骨盆大小及其形状，从而初步判断胎儿能否通过骨产道。

【评估】

1. 孕妇心理状态，对骨盆外测量的合作程度。

2. 孕妇孕周及身体发育情况。

【准备】

1. 护士准备

（1）仪表符合要求，修剪指甲，洗手，戴口罩。

（2）熟悉骨盆外测量的操作技术，向患者解释骨盆外测量的重要性、目的和注意事项。

2. 用物准备 医嘱卡、骨盆外测量器、笔、记录本、洗手液。

3. 孕妇准备

（1）孕妇了解骨盆外测量的目的，愿意合作，有安全感。

（2）排空膀胱。

4. 环境准备 整洁、安静，屏风遮挡。

【实施】

操 作 步 骤	要 点 说 明
1. 核对、解释 核对孕妇，向孕妇说明操作目的，取得配合	◆ 确认孕妇，取得合作
2. 体位 孕妇取舒适体位，解松裤带，露出腹部	◆ 协助孕妇取合适体位
3. 测量	
（1）测量髂棘间径 孕妇取伸腿仰卧位，测量两侧髂前上棘外缘的距离	◆ 正常值23～26 cm
（2）测量髂嵴间径 孕妇取伸腿仰卧位，测量两侧髂嵴外缘最宽的距离	◆ 正常值25～28 cm
（3）测量骶耻外径 孕妇取左侧卧位，右腿伸直，左腿屈曲，测量第5腰椎棘突下凹陷处至耻骨联合上缘中点的距离	◆ 正常值18～20 cm ◆ 第5腰椎棘突下凹陷相当于两侧髂嵴连线与脊柱相交点下1.5 cm处或腰骶部米氏菱形窝的上角 ◆ 协助孕妇变换体位
（4）测量坐骨结节间径 孕妇取仰卧位，两腿屈曲，双手紧抱双膝，测量两侧坐骨结节内侧缘之间的距离	◆ 正常值8.5～9.5 cm，也可用护士的拳头测量，若其间能容纳成人手拳，则大于8.5 cm，属正常

操 作 步 骤	要 点 说 明
（5）测量耻骨弓角度　孕妇取膀胱截石位，两拇指指尖斜着对拢，放在两耻骨降支上面，测量两拇指之间的角度	◆ 正常值 90°，小于 80°为异常
4. 观察	◆ 观察孕妇腹部有无不适
5. 整理　协助孕妇下床，询问孕妇感受	◆ 感谢孕妇的配合
6. 洗手，记录	◆ 记录检查情况

【注意事项】

1. 评估孕妇配合能力、身体移动能力，能否自动保持相应体位，是否需要协助。

2. 检查前孕妇应排空膀胱，告知孕妇检查的目的及步骤，使其合作，有安全感。

3. 检查中应注意保护孕妇隐私，动作应轻柔，更换体位时给予协助。

4. 骨盆外测量数值异常者，应进一步做内测量检查。

【健康教育】

1. 讲解骨盆外测量的目的和方法。

2. 讲解每条径线的正常值及实际意义。

【评价】

1. 孕妇愿意配合，有安全感。

2. 孕妇及家属了解骨盆外测量的相关知识。

3. 孕妇在检查中无不适感和其他意外发生。

附：骨盆外测量技术操作评分标准

骨盆外测量技术操作评分标准

序号	操作流程		分值	操作要点	同步沟通	标准分
1	操作前准备	护士	20	仪表，语言，态度，核对，解释	问候孕妇，自我介绍，解释骨盆外测量法的目的，取得同意请排空膀胱	10
		用物		齐全、性能良好		4
		环境		安静、整洁、安全		2
		孕妇		孕妇准备已做并理解合作		4
2	操作过程	测量前	5	备齐用物携至床旁，核对并解释	再次核对床号、姓名，请平卧于检查床上	2
				孕妇取舒适体位，解松裤带，露出腹部		3
		测量	50	① 孕妇取伸腿仰卧位，测量两侧髂前上棘外缘的距离	您的髂前上棘外侧缘间的距离是25 cm，在正常范围内请向左侧翻身，右腿伸直，左腿屈曲	10
				② 孕妇取伸腿仰卧位，测量两侧髂嵴外缘最宽的距离		10
				③ 孕妇取左侧卧位，右腿伸直，左腿屈曲，测量第5腰椎棘突下凹陷处至耻骨联合上缘中点的距离		10
				④ 孕妇取仰卧位，两腿屈曲，双手紧抱双膝，测量两侧坐骨结节内侧缘之间的距离	请您取仰卧位 请两腿分开，放于支腿架上，臀部齐床缘	10
				⑤ 孕妇取膀胱截石位，两拇指指尖斜着对拢，放在两耻骨降支上面，测量两拇指之间的角度		10
		测量后	5	观察孕妇有无不适	有什么不适吗	2
				协助孕妇下床，询问孕妇感受		3
3	操作后	整理记录	10	撤去用物	谢谢配合，请您定期来做产前检查	2
				协助孕妇取舒适卧位		3
				整理床单位		3
				洗手，记录		2
4	评价	效果	10	手法正确、动作轻稳熟练、测量准确		4
		操作		动作轻巧、稳重、准确，操作时间合适		3
		护患沟通		沟通有效，孕妇积极配合		3
总分			100			

（贾晓丽）

项目任务三　产时会阴消毒技术

【目的】

1. 清洁消毒会阴，避免产时污染。
2. 预防产后感染。

【评估】

1. 产妇心理状态、合作程度。
2. 产妇会阴发育情况，胎先露进展情况。

【准备】

1. 护士准备

(1) 仪表符合要求，洗手，戴口罩。

(2) 熟悉产时会阴消毒的操作技术，向患者解释产时会阴消毒的重要性、目的和注意事项。

2. 用物准备　医疗卡、治疗车、镊子2把、持物钳2把、冲洗壶、干纱球、软皂液、0.5%络合碘消毒液、无菌缸、便器、无菌垫巾2块，水温计1个，温开水（水温38～40℃）、洗手液。

3. 产妇准备

(1) 产妇了解产时会阴消毒的目的及配合方法，有安全感。

(2) 排空膀胱。

4. 环境准备　整洁、安静、屏风遮挡。

【实施】

操 作 步 骤	要 点 说 明
1. 核对、解释　核对产妇，向产妇说明操作目的，取得配合	◆ 确认产妇，取得合作
2. 体位　垫好无菌垫巾，取膀胱截石位，放置便器	◆ 注意保暖
3. 湿润　一手用温开水淋湿外阴	◆ 护士在湿润前用手确定水温是否合适
4. 清洁　将弯盘、放肥皂棉球的无菌治疗碗置于两腿间，用持物钳夹软皂纱球擦洗外阴（顺序：由上→下，外→内，阴阜→大腿内侧上1/3→大阴唇→小阴唇→前庭→会阴→臀部→肛门），撤去弯盘和治疗碗	◆ 顺序正确
5. 冲水　一手拿冲洗壶，一手用持物钳夹取一干纱球洗净皂液，顺序同上	
6. 擦干　取消毒干纱球擦干，顺序同上	

操 作 步 骤	要 点 说 明
7. 消毒　用络合碘纱球消毒，重复 3 遍（顺序：由上→下，内→外，前庭→小阴唇→大阴唇→阴阜→大腿内侧上 1/3→会阴→臀部→肛门），取无菌垫巾垫于臀下	◆ 顺序正确，注意无菌原则
8. 观察	◆ 观察产妇有无不适
9. 整理　协助产妇取舒适体位，询问产妇感受；整理用物	
10. 洗手，记录	◆ 记录检查情况

【注意事项】

1. 严格执行无菌操作规程及消毒顺序。每个消毒纱球限用一个部位，不能重复擦洗其他部位，避免尿道口、阴道口被污染。

2. 消毒面积符合要求，不可漏擦某部位。

3. 消毒过程中，产妇有规律宫缩时应嘱其做深呼吸，不要屏气用力。

4. 操作的时机选择　操作后有十几分钟时间准备接产为最好时机。初产妇一般在宫口开全后开始准备操作；经产妇产程进展快，宫口开至 3～4 cm 时开始准备。

【健康教育】　讲解严格消毒的重要性。

【评价】

1. 产妇愿意配合，有安全感。

2. 产妇明白会阴消毒的重要性。

附：产时会阴消毒技术操作评分标准

产时会阴消毒技术操作评分标准

序号	操作流程		分值	操作要点	同步沟通	标准分
1	操作前准备	护士	20	仪表，语言，态度，核对，解释	问候产妇，自我介绍，解释产时会阴消毒的目的，取得同意	10
		用物		齐全、性能良好		4
		环境		安静、整洁、安全、无火源		2
		产妇		产妇准备已做并理解合作		4
2	操作过程	消毒前	5	备齐用物携至床旁，核对产妇，说明操作目的并解释	再次核对床号、姓名，我来帮您平卧在检查台上，两腿分开，放于支腿架上，臀部齐床缘	2
				垫好无菌垫巾，取膀胱截石位，放置便器		3
		消毒	45	① 湿润：一手用温开水淋湿外阴	水温合适吗	5
				② 清洁：用持物钳夹软皂纱球擦洗外阴（顺序：由上→下，外→内，阴阜→大腿内侧上 1/3 →大阴唇→小阴唇→前庭→会阴→臀部→肛门）	请不要紧张，宫缩时请做深呼吸，不要屏气用力	10
				③ 冲水：一手拿冲洗壶，一手用持物钳夹取干纱球洗净皂液，顺序同上		10
				④ 擦干：取一新消毒干纱球擦干，顺序同上		10
				⑤ 消毒：用络合碘纱球消毒，重复 3 遍（顺序：由上→下，内→外，前庭→小阴唇→大阴唇→阴阜→大腿内侧上 1/3 →会阴→臀部→肛门）	请身体不要随便活动	10
		消毒后	10	铺无菌垫巾于臀部下	请问有什么不适吗	5
				观察产妇有无不适		2
				询问产妇感受		3
3	操作后	整理记录	10	撤去用物	谢谢配合，请您在宫缩间歇注意休息，保存体力	3
				协助产妇取舒适卧位		3
				洗手、记录		4
4	评价	效果	10	动作轻稳、熟练，达到清洁、消毒目的		4
		操作		动作轻巧、稳重、准确，操作时间合适		3
		护患沟通		沟通有效，产妇积极配合		3
总分			100			

（贾晓丽）

项目任务四　胎心音听诊技术

【目的】　通过胎心音的监测，确定胎儿在子宫内的生存状态。

【评估】

1. 孕妇的身体状况、心理状态及合作程度。

2. 孕妇宫高、腹围，评估胎儿大小及发育情况。

【准备】

1. 护士准备

(1) 仪表符合要求，洗手，戴口罩。

(2) 熟悉胎心音听诊的操作技术，向孕妇解释胎心音听诊的重要性、目的和注意事项。

2. 用物准备　医嘱卡、电子胎心监测仪（听筒、听诊器）、笔、记录本、耦合剂、带秒针的表、卫生纸、洗手液。

3. 孕妇准备

(1) 孕妇了解监测胎心音的目的、方法，愿意合作、有安全感。

(2) 取合适体位。

4. 环境准备　整洁、安静、舒适，屏风遮挡。

【实施】

操 作 步 骤	要 点 说 明
1. 核对　备齐用物携至床旁，核对、解释	◆ 确认孕妇，取得合作
2. 体位　孕妇取仰卧位，双腿略屈曲分开	◆ 护士站在孕妇右侧
3. 检查	
(1) 双手置子宫底部并相对轻推，确定子宫底部的胎儿部分	◆ 确定宫底高度及宫底部是胎头或胎臀
(2) 两手分别置于腹部左、右两侧，轻轻深按，检查胎背及胎儿四肢位置	◆ 确定胎背方向
(3) 右手置耻骨联合上方，拇指与其余四肢分开握住先露部，查清是胎头或胎臀，左右推动确定是否衔接	◆ 确定先露部，查清先露是否衔接
(4) 护士面向孕妇足端，双手置于先露部两侧，沿骨盆入口方向向下轻轻深按，进一步核实先露部判断是否正确，并确定其入盆程度	◆ 进一步判断胎方位
4. 听胎心音　听取胎心音位置（胎心音多在靠近胎背上方的孕妇腹壁听得最清楚）：枕先露时，脐下方右或左侧；臀先露时，脐上方右或左侧；肩先露时，在靠近脐部下方	◆ 根据以上检查结果确定胎心音听取位置，听取胎心音，注意胎心音的频率、节律、强弱

操 作 步 骤	要 点 说 明
5. 擦去腹部及探头耦合剂并观察	◆ 观察孕妇有无不适
6. 整理 协助孕妇取舒适体位，询问其感受；整理用物	
7. 洗手，记录	◆ 记录检查情况、胎心的数值和听取胎心的时间

【注意事项】

1. 检查前，孕妇应排空膀胱，告知孕妇检查的目的、方法。

2. 检查中动作要轻柔，如孕妇有不适，应立即停止检查，并注意保护其隐私。

3. 胎心音为有规律的"嘀嗒"声，应与胎盘杂音、脐带杂音和腹主动脉搏动音相鉴别。

4. 听诊时应注意节律和频率有无异常现象。正常胎心率 120～160 次/分，如有异常，应及时报告医生。

5. 注意听有无与胎心率一致的吹风样脐带杂音。

【健康教育】

1. 讲解进行胎心音听诊的目的和重要性。

2. 根据孕周的不同，定期进行胎心音听诊。

【评价】

1. 孕妇愿意配合，有安全感。

2. 孕妇及家属了解胎心音听诊的相关知识。

3. 孕妇在听诊过程中无不适感和其他意外发生。

附：胎心音听诊技术操作评分标准

胎心音听诊技术操作评分标准

序号	操作流程		分值	操作要点	同步沟通	标准分
1	操作前准备	护士	20	仪表，语言，态度，核对，解释	问候孕妇，自我介绍，解释胎心音听诊的目的，取得同意，请排空膀胱	10
		用物		齐全、性能良好		4
		环境		安静、整洁、安全、无火源		2
		孕妇		孕妇准备已做并理解合作		4
2	操作过程	听诊前	25	备齐用物携至床旁，核对并解释	再次核对床号、姓名，我来帮您取仰卧卧位，双腿略屈曲分开	2
				孕妇取仰卧位，双腿略屈曲分开		3
				双手置子宫底部并相对轻推，确定子宫底部的胎儿部分		5
				两手分别置于腹部左、右两侧，轻轻深按，检查胎背及胎儿四肢位置	请不要紧张我看一下您腹部皮肤情况，检查胎儿方位	7
				右手置耻骨联合上方，拇指与其余四肢分开握住先露部查清是胎头或胎臀，左右推动确定是否衔接		4
				护士面向孕妇足端，双手置于先露部两侧，沿骨盆入口方向向下轻轻深按，进一步核实先露部判断是否正确，并确定其入盆程度		4
		听诊	30	根据以上检查结果确定胎心音听取位置，听取胎心音，听取1 min胎心次数	请两腿伸直，现在给您听胎心音胎心音每分钟次数在正常范围内	15
				听取胎心心位置（胎心音多在靠近胎背上方的孕妇腹壁听得最清楚）：枕先露时，脐下方右或左侧；臀先露时，脐上方右或左侧；肩先露时，在靠近脐部下方		15
						2
		听诊毕	5	关闭仪器，擦干腹壁	有什么不适吗	3
				扶孕妇坐起，询问孕妇感受		3
3	操作后	整理记录	10	撤去用物	谢谢配合，请您定期来做产前检查	2
				协助孕妇取舒适卧位		3
				整理床单位		3
				洗手，记录		2
4	评价	效果	10	手法正确，动作轻稳、熟练，听诊准确		4
		操作		动作轻巧、稳重、准确，操作时间合适		3
		护患沟通		沟通有效，孕妇积极配合		3
	总分		100			

（贾晓丽）

项目任务五　阴道灌洗技术

【目的】

1.清洁阴道，促进血液循环，减少阴道分泌物，缓解局部充血。常用以控制和治疗阴道炎症、宫颈炎。

2.妇科术前的阴道准备。

【评估】

1.患者个人清洁卫生的习惯，对阴道灌洗的认识。

2.患者病情、阴道炎类型或手术前准备、有无操作禁忌证。

【准备】

1.护士准备

（1）仪表符合要求，洗手，戴口罩。

（2）熟悉阴道灌洗操作技术，向患者解释阴道灌洗的重要性、目的和注意事项。

2.用物准备　医嘱卡、一次性垫巾、无菌盘 1 个、一次性手套、无菌灌肠袋 1 个、弯盘 1 个、钳子 2 把、窥阴器 1 个、灭菌用水、干棉球 2 个、便器 1 个，水温计 1 个，根据病情选用灌洗液 800～1000 ml（常用的灌洗溶液有 1：5000 高锰酸钾、1%乳酸、0.5%醋酸、2%～4%碳酸氢钠、0.2%～0.4%碘伏溶液、生理盐水等，水温 41～43℃或患者感觉舒适为宜）、洗手液。

3.患者准备

（1）患者了解阴道灌洗的目的和注意事项，愿意合作，有安全感。

（2）排空膀胱。

4.环境准备　整洁、安静，酌情调节室温，屏风遮挡。

【实施】

操 作 步 骤	要 点 说 明
1.核对　备齐用物携至床旁，核对患者，说明操作目的，取得配合	◆ 确认患者，取得合作
2.体位　垫好一次性垫巾，取膀胱截石位，臀下放便器	
3.准备灌洗液　灌洗液倒入灌肠袋，悬挂高度为 60～70 cm，排去管内空气，试溶液温度适当备用	◆ 高度正确 ◆ 确认溶液温度适宜
4.戴手套	◆ 注意无菌原则 ◆ 使用灭菌用水进行湿润
5.湿润　湿润窥阴器及外阴，之后关闭开关	
6.放置窥阴器　左手分开小阴唇，右手拿窥阴器，斜下方向进入，边进边旋转，进入至阴道 4～5 cm 时缓慢张开，再稍进以暴露宫颈	◆ 放窥阴器方法正确
7.观察　观察宫颈及阴道情况	

操 作 步 骤	要 点 说 明
8. 灌洗阴道　灌洗左、右壁及宫颈穹窿（灌洗液一半左右）→顺时针转动窥阴器90°→灌洗前、后壁及穹窿	◆ 灌洗方法正确 ◆ 转动窥阴器时应将窥阴器开关关闭
9. 吸干余液　逆时针转动窥阴器90°将窥阴器复位→向下稍压窥阴器引出余液→干棉球吸干余液→再次观察	
10. 退出窥阴器　稍退出再闭合窥阴器，顺着阴道方向缓慢退出，撤去便器	
11. 擦干　干棉球擦干外阴	
12. 观察	◆ 观察患者有无不适
13. 整理　协助患者取舒适卧位，整理用物	
14. 脱手套，洗手，记录	◆ 记录灌洗情况

【注意事项】

1. 灌洗液温度以41～43℃为宜，过低，患者不舒适；过高，则可能烫伤阴道黏膜。

2. 灌洗桶与床沿的距离不超过70 cm，以免压力过大、水流过速，使液体或污物进入子宫腔或灌洗液与局部作用的时间不足。

3. 灌洗头插入不宜过深，灌洗时动作应轻柔，不要损伤阴道和宫颈组织，尤其是宫颈癌患者，因癌症组织脆弱，易受损害而致出血。

4. 宫颈癌有活动性出血者，为防止大出血，禁止灌洗。月经期、产后或人工流产术后宫口未闭、阴道出血者，不做阴道灌洗，以防引起上行感染。某些产后10天后或某些妇产科手术2周后的患者，若合并阴道分泌物混浊、有臭味、阴道伤口愈合不良、黏膜感染坏死等，可进行低位灌洗，灌洗桶的高度一般不超过床沿30 cm，避免污物进入宫腔或损伤阴道残端伤口。

5. 必要时可用窥阴器将阴道张开，在妇科检查床上进行灌洗。灌洗时，应轻轻旋转窥阴器，使灌洗液能到达阴道各部。

【健康教育】

1. 讲解阴道灌洗的作用。

2. 讲解养成良好的卫生习惯的重要性，预防阴道炎和宫颈炎的发生。

【评价】

1. 患者愿意配合良好，有安全感。

2. 患者及家属了解阴道灌洗的相关知识。

3. 患者炎症减轻，阴道分泌物减少。

4. 未见阴道黏膜损伤及其他意外发生。

附：阴道灌洗技术操作评分标准

阴道灌洗技术操作评分标准

序号	操作流程		分值	操作要点	同步沟通	标准分
1	操作前准备	护士	20	仪表，语言，态度，核对，解释	问候患者，自我介绍，解释阴道灌洗的目的，取得患者同意 请排空膀胱	10
		用物		齐全、性能良好		4
		环境		安静、整洁、安全、无火源		2
		患者		患者准备已做并理解合作		4
2	操作过程	灌洗前	10	备齐用物携至床旁，核对并解释	再次核对床号、姓名，我来帮您平卧在检查台上，两腿分开，放于支腿架上，臀部齐床缘	2
				患者取膀胱截石位		3
				灌洗液倒入灌肠袋，悬挂高度为60～70 cm		5
		灌洗	45	戴手套	请不要紧张，放松一点	3
				湿润窥阴器及外阴		2
				左手分开小阴唇，右手拿窥阴器，斜下方向进入，边进边旋转，进入至阴道4～5 cm时缓慢张开，再稍进以暴露宫颈		5
				观察宫颈及阴道情况	灌洗液的温度合适吗	5
				灌洗左、右壁及宫颈穹窿（灌洗液一半左右）→顺时针转动窥阴器90°→灌洗前、后壁及穹窿		10
				吸干余液：逆时针转动窥阴器90°将窥阴器复位→向下稍压窥阴器引出余液→干棉球吸干余液		10
				再次观察		5
				稍退出再闭合窥阴器，顺着阴道方向缓慢退出		5
		灌洗后	5	干棉球擦干	有什么不适吗	2
				观察患者有无不适		3
3	操作后	整理记录	10	撤去用物	谢谢配合，请定期检查，并保持会阴部卫生	2
				协助患者取舒适卧位		3
				整理床单位		3
				洗手，记录		2
4	评价	效果	10	患者自觉症状减轻，阴道分泌物减少		4
		操作		动作轻巧、稳重、准确，操作时间合适		3
		护患沟通		沟通有效，患者积极配合		3
	总分		100			

（贾晓丽）

项目任务六　阴道及宫颈上药技术

【目的】　通过阴道及宫颈局部用药，治疗阴道炎、宫颈炎及术后阴道残端炎。

【评估】

1. 患者病情、心理状态等。

2. 患者外阴及阴道黏膜情况。

3. 患者对阴道及宫颈上药的认知及配合程度。

【准备】

1. 护士准备

（1）仪表符合要求，洗手、戴口罩。

（2）熟悉阴道及宫颈上药的操作技术，向患者解释操作的重要性、目的和注意事项。

2. 用物准备　医嘱卡、窥阴器、干棉球、长镊子、药物（常用药物有 20%～50%硝酸银溶液、20%～50%铬酸溶液、1%龙胆紫、2%碘甘油、喷雾剂及阴道栓剂等）、无菌手套、便器、治疗巾、长棉棒、带线尾宫颈棉球、胶布、笔、特殊治疗本、洗手液。

3. 患者准备

（1）患者了解阴道及宫颈上药的目的和注意事项，愿意合作，有安全感。

（2）排空膀胱。

4. 环境准备　整洁、安静、屏风遮挡。

【实施】

操作步骤	要点说明
1. 核对　备齐用物推至床旁，核对患者，说明操作目的，取得配合	◆ 确认患者，取得合作
2. 体位　垫好治疗巾，取膀胱截石位	
3. 上药	
● 宫颈上药	
（1）会阴消毒	◆ 注意无菌原则
（2）放窥阴器	◆ 动作轻柔，观察局部情况
（3）灌洗阴道	
（4）用窥阴器暴露宫颈，消毒棉签或纱布擦去黏液	
（5）根据药物剂型，采用不同方法	
涂擦法：用长棉签蘸取药液，均匀涂在子宫颈处	◆ 棉签上的棉花应捻紧，涂药时顺同一方向转动，以免棉花脱入阴道
喷洒法：药粉可用喷洒器喷洒或将药液撒在带线尾宫颈棉球上，用窥阴器暴露宫颈后，将棉球顶塞于子宫颈部，线尾留在阴道外	◆ 嘱患者 12～24 h 后将棉球取出。一般为 1 天或隔天上药 1 次，每 7～10 天为一个疗程

操 作 步 骤	要 点 说 明
纳入法：用带线尾宫颈棉球将药片顶于子宫颈部或教会患者自己上药	◆ 凡片剂、丸剂、栓剂可直接放入后穹窿 ◆ 患者自己上药一般应在睡前进行，以避免药片脱落，保证药物的局部作用时间。上药前先配好坐浴溶液，每晚睡前坐浴后，左手分开大、小阴唇，右手示指、中指将药片沿阴道后壁推至阴道后穹窿
● 阴道上药 　（1）会阴消毒 　（2）放窥阴器 　（3）冲洗清洁阴道 　（4）擦去积液 　（5）用消毒的血管钳或镊子将准备好的药物放置于阴道后穹窿处	◆ 观察局部情况 ◆ 也可根据药物剂型，采用喷洒法、涂擦法、纳入法等，具体方法同宫颈上药
4. 退出窥阴器	
5. 整理　协助患者取舒适卧位，询问患者有无不适，整理用物	
6. 洗手，记录	◆ 洗手，记录用药名称、剂量、时间

【注意事项】

1. 用物一人一套，预防交叉感染。

2. 未婚妇女或妇女经期、阴道流血、孕期一般不予宫颈上药。

3. 未婚妇女如有必要上药，不用窥阴器，可用棉签将药片推入阴道，若为油膏、药粉，可用长棉签涂抹，棉签上的棉花应捻紧，涂药时顺同一方向转动，以免棉花脱入阴道。

4. 上非腐蚀性药物时，应转动窥阴器，使阴道四壁均能涂抹药物。

5. 应用腐蚀性药物时，要注意保护阴道壁及正常组织，上药前应将纱布或小棉球垫于阴道后壁及后穹窿部，以免药液下流灼伤正常组织，药液涂好后用棉球吸干，再如数取出所垫纱布或棉球。

6. 用药期间应禁止性生活。

7. 棉棒上的棉花必须捻紧，涂抹须顺同一方向转动，以免棉花落入阴道难以取出。

8. 使用带线尾宫颈棉球时应嘱患者于上药 12～24 h 后，牵引棉球线尾自行取出棉球。

【健康教育】

1. 讲解生殖器官炎症的预防知识。

2. 讲解上药后的注意事项。

【评价】

1. 患者愿意配合，有安全感。

2. 患者了解妇科炎症性疾病的预防知识。

3. 患者病情减轻。

4. 未见阴道损伤及其他意外发生。

附：阴道及宫颈上药技术操作评分标准

阴道及宫颈上药技术操作评分标准

序号	操作流程		分值	操作要点	同步沟通	标准分
1	操作前准备	护士	20	仪表，语言，态度，核对，解释	问候患者，自我介绍，解释阴道及宫颈上药的目的，取得同意，请排空膀胱	10
		用物		齐全、性能良好		4
		环境		安静、整洁、安全、无火源		2
		患者		患者准备已做并理解合作		4
2	操作过程	上药前	5	备齐用物携至床旁，核对并解释	再次核对床号、姓名，我来帮您平卧在检查台上，请两腿分开，放于支腿架上，臀部齐床缘	2
				垫好治疗巾，取膀胱截石位		3
		宫颈上药	28	① 会阴消毒	宫颈上药没有痛苦，请不要紧张，我会小心操作的	3
				② 放窥阴器		3
				③ 灌洗阴道		3
				④ 用窥阴器暴露宫颈，消毒棉签或纱布擦去黏液		3
				⑤ 根据药物剂型，采用不同方法		
				涂擦法：用长棉签蘸取药液，均匀涂在子宫颈处		5
				喷洒法：用喷洒器喷洒或将药液撒在带线尾宫颈棉球上，用窥阴器暴露宫颈后，将棉球顶塞于子宫颈部，线尾留在阴道外	12～24 h后将棉球取出	6
				纳入法：用带线尾宫颈棉球将药片顶于子宫颈部或教会患者自己上药		5
		阴道上药	22	① 会阴消毒	请不要紧张，我会小心操作的	3
				② 放窥阴器		3
				③ 冲洗清洁阴道		3
				④ 擦去积液		3
				⑤ 用消毒的血管钳或镊子将准备好的药物放置于阴道后穹窿处。也可根据药物剂型，采用喷洒法、涂擦法、纳入法等，具体方法同宫颈上药		10
		上药后	5	退出窥阴器	有什么不适吗	2
				观察患者有无不适		3
3	操作后	整理记录	10	协助患者取舒适卧位	谢谢配合，请您按时用药，保持会阴部清洁卫生，用药期间应禁止性生活	2
				整理用物及床单位		4
				洗手，记录		4

序号	操作流程		分值	操作要点	同步沟通	标准分
4	评价	效果	10	用药方法正确，未发生意外损伤		4
		操作		动作轻巧、稳重、准确，操作时间合适		3
		护患沟通		沟通有效，患者积极配合		3

（贾晓丽）

模块五　儿科护理技术

项目任务一　婴儿沐浴技术

【目的】

1. 帮助婴儿皮肤的排泄和散热，促进血液循环，活动肌肉和肢体，使其舒适，皮肤清洁。

2. 观察小儿全身情况。

3. 预防皮肤感染及褥疮的发生。

【评估】

1. 患儿营养状况、哭声、活动等情况。

2. 与家属进行有效沟通（告知目的、必要性及安全性），取得家属的理解与配合。

3. 患儿局部及全身皮肤状况。

4. 环境温度是否适宜。

【准备】

1. 护士准备

（1）洗手，戴口罩。

（2）了解婴儿病情、意识状态，测量体温。检查婴儿全身皮肤情况，估计常见的护理问题。

2. 用物准备

（1）棉布类　婴儿衣裤、尿布、浴毯、包布、系带、大毛巾、面巾1块、浴巾2块。

（2）护理篮　内有梳子、指甲剪、棉签、液体石蜡、1%龙胆紫、75%乙醇、鱼肝油、爽身粉、肥皂或沐浴露。

（3）澡盆　内放2/3温热水，洗时水温：冬季38~39℃，夏季37~38℃。备水时水温高2~3℃（用前臂内侧试水温，以不烫为合适）。另外，可在水壶内存放50~60℃热水备用。

（4）其他　必要时准备床单，枕套，磅秤等。

3. 婴儿准备　喂奶后1h或喂奶前进行，以防溢奶或呕吐。

4. 环境准备　关闭室内门窗，调节室温至27℃左右。

【实施】

操 作 步 骤	要 点 说 明
1. 将用物携至床旁，核对婴儿，向家属解释，将用物按顺序摆好，澡盆放在床旁凳上	◆ 有条件的放操作台上
2. 将盖被三折至床尾，脱去衣服，检查全身情况，用大毛巾包裹婴儿全身（保留尿布）	◆ 必要时测体重并记录

操 作 步 骤	要 点 说 明
3. 洗面部　用单层面巾擦拭眼睛，更换面巾部位以同样方法擦另一眼，然后擦耳，最后擦面部，用棉签清洁鼻孔	◆ 由内眦→外眦 ◆ 禁用肥皂
4. 洗头部　抱起婴儿，左手托其枕部，将其躯干夹于护士腋下，左手拇指和中指分别将双耳廓向前折；右手将肥皂（或沐浴露）涂于手上，洗头、颈、耳后，用清水冲洗后毛巾吸干。如婴儿较大，可用前臂托住其上身，将下半身托于护士腿上	◆ 堵住外耳道口，以防止水流入耳内
5. 于盆底铺垫一块浴巾，移开大毛巾，除去尿布，以左手握住婴儿左臂靠近肩处，使其颈枕于护士手腕处，再以右前臂托住婴儿双腿，右手握住其左腿靠近腹股沟处使其臀部置于护士手掌上，轻轻放于水中	◆ 以免婴儿在盆内滑跌 ◆ 一人一巾一盆，一用一消毒，不得交叉使用
6. 松开右手，用右手抹肥皂（或沐浴露），按顺序洗颈下、臂、手、胸、背、腿、脚、会阴、臀部，边洗边冲净。在沐浴过程中，护士的左手应始终握牢婴儿，只在洗背部时，左、右手交接婴儿，使其头靠在护士的手臂上	◆ 用另一块浴巾洗 ◆ 注意观察皮肤情况，洗净皮肤皱褶处（如颈部、腋下、腹股沟、手及足指趾缝等）
7. 沐浴完毕，迅速将婴儿依照放入水中的方法抱出，用大毛巾包裹全身并将水分吸干，从上到下检查全身各部位	◆ 皮肤皱褶处撒少许爽身粉 ◆ 可用液体石蜡棉签擦净女婴大阴唇及男婴包皮处污垢
8. 兜好尿布，穿好衣服，将婴儿抱回床上，注意保暖	◆ 必要时修剪指甲，更换床单等
9. 整理床单位，清理用物，洗手，记录	

【注意事项】

1. 取下婴儿身体所有首饰。

2. 动作轻快，注意保暖，减少暴露。

3. 缓慢入水，水温适宜。勿使水或肥皂沫进入耳、眼内。

4. 口唇干裂者，可涂甘油；脐部有渗出物者，可涂75%乙醇；尿布皮炎者，可用鱼肝油（或氧化锌软膏）。

5. 头顶部有皮脂结痂时，可涂液体石蜡浸润，次日轻轻梳去结痂后，再清洗。切不可用力剥除，以防出血。

6. 注意观察全身情况及皮肤情况，如发现异常应及时报告医生。

【健康教育】　指导家长正确、安全地为婴儿沐浴：

1. 取下所有首饰，检查手指甲是否光洁，以免擦伤婴儿。

2. 先用洗手液或肥皂洗净双手。

3. 在洗澡盆内倒入冷水，再加热水，使水温恰到好处，注意调匀。如果没有水温计，可用手或手腕的内侧试水温，不要太热，也不要太凉。

4. 澡盆内的水不要太多，一般使水面离盆底 8～10 cm 即可。

5. 在整个过程中要不断地用温和的语气和婴儿说话，并保持微笑。

6. 洗澡的动作要快，不要过分急躁或僵硬。整个过程在 5～10 min 内完成，以防婴儿暴露时间过长而受凉。

7. 选用婴儿专用香皂或沐浴露，但不必每次都使用。频繁使用会损伤婴儿皮肤上天然的脂质层，不利于皮肤保护。

8. 不能把香皂或洗发液直接涂在婴儿的头部，应先涂在自己的手上，然后再抹在婴儿的头发上。

9. 女婴注意清洗会阴部，男婴要注意清洗阴茎和左、右阴囊表面。

【评价】

1. 促进婴儿舒适和皮肤清洁。

2. 操作熟练，顺序正确，动作轻柔。

3. 安全，无并发症及其他意外发生。

4. 婴儿家长理解、配合并了解皮肤护理有关知识。

附：婴儿沐浴技术操作评分标准

婴儿沐浴技术操作评分标准

序号	操作流程		分值	操作要点	同步沟通	标准分
1	操作前准备	护士	20	仪表、语言、态度、核对、解释	向婴儿家属问候,自我介绍,询问婴儿哺乳情况,说明沐浴目的,取得婴儿家属合作	10
		用物		齐全、完好、用物按序摆放		4
		环境		整洁、安全、温度适宜		2
		婴儿家属		婴儿:喂奶后1 h或喂奶前家属理解并合作		4
2	操作过程	沐浴前	22	将用物携至床旁,检查、核对手圈、床号、姓名、性别、日龄	再次核对婴儿床号、姓名 宝宝,现在阿姨开始给你洗澡 宝宝,阿姨帮你脱去衣服	4
				向患儿家属解释		4
				将用物按顺序摆好,澡盆放在床旁凳上		4
				关闭门窗,调节室温和水温		4
				将盖被三折至床尾,脱去衣服,检查全身情况,测量体重并记录		3
				用大毛巾包裹婴儿全身(保留尿布)		3
		洗脸	12	用单层面巾擦眼,更换面巾部位以同法擦另一眼,同法擦耳	宝宝,阿姨帮你洗脸	6
				擦面部,用棉签清洁鼻孔		6
		洗头	7	抱起婴儿,左手托其枕部,将其躯干夹于护士腋下,左手拇指和中指分别将双耳廓向前折	宝宝,阿姨帮你洗头,舒服吗	7
				右手将肥皂(或沐浴露)涂于手上,洗头、颈、耳后,用清水冲洗擦干		7
		洗全身	19	盆底铺垫一块浴巾,解开大毛巾,除去尿布,将婴儿轻轻放于水中	宝宝表现非常好,阿姨帮你洗全身,看看你的皮肤有什么异常	5
				用右手抹肥皂(或沐浴露),依次洗净颈下、臂、手、胸、背、腿、脚、会阴、臀部,边洗边冲净		8
				沐浴完毕,迅速将婴儿抱出,用大毛巾包裹全身并将水分擦干,从上到下检查全身各部位		6
3	操作后	整理	10	兜好尿布,穿好衣服	谢谢配合,请您照顾好孩子,经常沐浴有助于孩子健康成长	3
				安置婴儿,整理床单位,清理用物		4
				洗手,记录		3
4	评价	效果	10	婴儿舒适、安静,皮肤清洁		3
		操作		动作轻柔、熟练		4
		护患沟通		与婴儿家属沟通有效		3
总分			100			

(王凤枝)

项目任务二　小儿头皮静脉输液技术

小儿头皮静脉输液法是婴幼儿最普遍、最常用的给药、补液方法之一。由头皮静脉向体内补充液体、供给营养和直接静脉给药。

【目的】

1. 补充营养，供给热能。

2. 补充水、电解质，维持酸碱平衡。

3. 增加有效循环血量，维持血压，纠正休克。

4. 输入药物，治疗疾病。

【评估】

1. 患儿的病情、出入液量和心肺功能。

2. 穿刺部位皮肤的完整性（无硬结、瘢痕、感染及皮肤病等）和头皮静脉的状况（血管的走向、充盈度及管壁的弹性）。

3. 药物的性质、不良反应、禁忌证，给药计划、给药速度。

4. 患儿的合作程度。

【准备】

1. 护士准备

（1）洗手，戴口罩。

（2）熟悉所用药物的用法、药理作用、副作用，患儿的用药史及过敏史。

（3）掌握输液中常见问题的处理方法。

2. 用物准备　治疗车、治疗盘、2％碘酊、70％乙醇、棉签、无菌平镊、输液器（4½～5 号针头）、注射器、液体及药物、网套、胶布、备皮用物、压盖器、输液卡、输液架等。

3. 环境准备　宽敞、清洁、安全、光线充足。

4. 患儿及家属准备　患儿家属了解进行该操作的目的、配合及注意事项。

【实施】

操作步骤	要点说明
1. 核对药液瓶签（药名、浓度、剂量和时间）	◆ 根据医嘱认真查对，避免差错
2. 检查药液质量	◆ 检查瓶口有无松动，瓶身有无裂缝，药物有无浑浊、沉淀、絮状物等，防止输液反应的发生
3. 填写输液瓶签并倒贴于输液瓶上	
4. 套网套，压铝盖	◆ 将铝盖中心部分打开

操 作 步 骤	要 点 说 明
5. 用2%碘酊、70%乙醇消毒瓶盖和瓶颈，如需加入药物，可按无菌原则及操作规程加药	◆ 严格执行无菌操作，防止感染 ◆ 加入药物时注意配伍禁忌，并充分摇匀
6. 检查输液器的有效日期，外包装有无破损，合格后打开外包装，取出输液器瓶针自瓶盖中心部分插入输液瓶内	◆ 避免使用已过期、已污染的输液器，保证患儿的安全 ◆ 注意不要污染输液管的插瓶针梗
7. 备齐用物携至患儿床前，核对患儿并向其家属解释	◆ 再次查对，避免发生差错
8. 将输液瓶倒挂于输液架上，排气。排气成功后，关闭调节器，将输液管端挂在输液架上	◆ 排尽输液管内空气，防止发生空气栓塞
9. 将枕头放于床沿，使患儿横卧于床中央，由助手固定患儿肢体及头部，护士立于患儿头侧选择静脉	◆ 必要时剃去局部头发 ◆ 必要时约束患儿 ◆ 注意须和动脉相鉴别
10. 用70%乙醇消毒皮肤，待干	◆ 婴幼儿皮肤细嫩，仅用70%乙醇消毒即可
11. 取下输液管端，手持针柄部摘下护针帽，开放调节器排尽针头内空气，再夹闭导管	◆ 排液于弯盘内，穿刺前确认导管内无气泡
12. 用左手拇指、示指分别固定静脉两端，右手持头皮针头，针尖斜面向上沿静脉向心方向平行刺入皮肤，然后将针头稍微挑起，沿静脉走向刺入	◆ 避免穿破血管
13. 见回血，一手固定针头，一手松开调节器，待液体滴入通畅后，用胶布固定针柄	◆ 确定针头是否在血管内
14. 根据年龄和病情调节滴速，妥善固定输液管	
15. 再次查对，为患儿摆好体位，向家属进行健康教育	◆ 一般不超过20滴/分 ◆ 不可随意调节滴速，对输液部位注意保护，发现输液部位肿胀或有异常反应及时报告
16. 填写输液卡，挂于输液架上	◆ 注明输液时间、输液量及药物
17. 整理用物，洗手	

【注意事项】

1. 严格执行无菌操作原则及查对制度，避免差错和医源性感染。

2. 需进行长期静脉输液的患儿，应制订保护静脉的计划，由小到大、由远心端向近心端，交替穿刺。

3. 输液过程中要经常观察患儿情况：有无输液反应、局部有无肿胀、滴速是否适宜及病情变化。合理调节输液速度。

4. 多种药物联合静脉点滴时，应注意配伍禁忌。

【健康教育】

1. 输液过程中出现任何问题（如输液瓶内液体输完、输液管内有气泡、滚针、局部肿胀等）要按呼叫铃。

2. 注意观察输液部位情况。

3. 发现患儿异常哭闹、烦躁时，应及时按铃。

4. 更换尿布、喂乳时注意保护穿刺部位，以防血管损伤和破坏。

5. 根据患儿的年龄、局部皮肤、血管状况选择合适的穿刺部位。静脉输液的药物、剂量、滴速必须按医嘱进行，不能随意变化。

6. 以通俗易懂的语言简要说明小儿头皮血管的特点，选择穿刺的头皮静脉应较直、不滑动，易固定。

【评价】

1. 严格执行查对制度及无菌操作原则。

2. 操作规范，排气及穿刺一次成功，输液通畅，无输液反应。

3. 操作过程中关心患儿，多与家长沟通。

4. 患儿家属了解输液过程及注意事项并配合。

附：小儿头皮静脉输液技术操作评分标准

<h1>小儿头皮静脉输液技术操作评分标准</h1>

序号	操作流程		分值	操作要点	同步沟通	标准分
1	操作前准备	护士	20	仪表，语言，态度，核对，解释	向患儿家属问候，自我介绍，告知输液目的，询问患儿过敏史，取得患儿家属同意	10
		用物		齐全、有效期内、摆放有序		4
		环境		光线充足、宽敞、清洁、安全		2
		患儿及家属		体位合适，穿刺部位皮肤清洁 家属理解并合作		4
2	操作过程	药物准备	21	核对药液瓶签（药名、浓度、剂量和时间）		5
				检查药液质量		4
				填写输液瓶签并倒贴于输液瓶上		3
				套网套，打开瓶盖中心		2
				消毒、加药		4
				检查输液器，取出输液器瓶针插入输液瓶内		3
		输液前	8	备齐用物携至床旁，核对患儿床号、姓名并向其家属解释	再次核对床号、姓名，现在给您的宝宝输液，请不要紧张	4
				将输液瓶倒挂于输液架上，排气，备胶布		4
		输液	23	① 由助手固定患儿肢体及头部，护士立于患儿头侧选择静脉	宝宝真勇敢	4
				② 消毒穿刺部位皮肤，待干	滴速已调好，不要自行调节，我会随时巡视，有事请呼叫，谢谢配合	4
				③ 检查输液管中是否有气体，摘下护针帽，排尽针头内空气		4
				④ 左手固定静脉，右手持头皮针头进行穿刺		4
				⑤ 见回血，松开调节器，液体滴入通畅后，即可固定		3
				⑥ 根据年龄和病情调节滴速		4
		输液完毕	8	解释，核对，除去胶布敷贴，关调节器	核对床号、姓名，输液已完毕，现在为您的孩子拔针，请按压棉签到不出血为止	4
				拔针（套管针），沿血管走向按压穿刺点		4
3	操作后	整理记录	10	整理床单位，协助患儿取舒适卧位	谢谢配合，如您的孩子有不适，及时告知医护人员处理	3
				清理用物		4
				洗手		3
4	评价	效果	10	达到输液目的，无不良反应		4
		操作		严格执行无菌操作及查对制度，操作时间合适		3
		护患沟通		沟通有效，患儿家属积极配合		3
	总分		100			

（王凤枝）

项目任务三　小儿氧气吸入技术

氧气吸入法是常用的改善呼吸的技术之一，通过给氧，可提高肺泡内氧分压、血氧含量及动脉血氧饱和度，从而纠正由各种原因所造成的缺氧状态，促进代谢，是维持机体生命活动一种治疗方法。

【目的】　提高患儿血氧含量及动脉血氧饱和度，改善机体缺氧状态，纠正各种原因引起的缺氧症状，促进新陈代谢，维持机体生命活动。

【评估】

1. 患儿的年龄、意识、病情、治疗等情况。

2. 患儿鼻腔黏膜的完整性及有无分泌物堵塞等情况。

3. 患儿缺氧程度及血气分析结果。

4. 患儿家属的接受及合作程度。

【准备】

1. 护士准备

（1）着装整洁，仪表端庄，姿势规范，展示出护士良好的职业风采。

（2）洗手，戴口罩。

2. 用物准备

（1）供氧装置一套（氧气筒、氧气表或管道氧气装置）。

（2）治疗盘准备　按病情准备（鼻导管、面罩、漏斗或头罩）、橡胶管、玻璃接管、胶布、棉签、纱布、弯盘、别针、扳手、笔、用氧治疗单、治疗碗（内放冷开水）。

3. 患儿准备　体位舒适，向家属解释该操作的必要性和注意事项。

4. 环境准备　整洁、安静、安全。

【实施】

操作步骤	要点说明
● 装表	
1. 检查氧气筒各部件	
2. 打开总开关，快速放出少量氧气，随即关闭	◆ 清洁气门，避免灰尘进入氧气表内
3. 接表　将氧气表连接在氧气筒上	◆ 使氧气表直立于氧气筒旁
4. 接湿化瓶	◆ 湿化瓶内盛 1/2～2/3 蒸馏水或冷开水
5. 连接橡胶管和玻璃接管	
6. 检查是否漏气，无漏气后关上流量调节阀，推至病房	
● 供氧	
1. 携用物至患儿床旁，核对患儿	◆ 协助患儿取舒适体位

操作步骤	要点说明
2. 用湿棉签清洁鼻腔，准备胶布2～3条	
3. 用玻璃接管连接鼻导管，调节氧流量，测量长度	◆ 根据病情及缺氧程度按医嘱调节氧流量
4. 用水湿润鼻导管前端，轻轻插入患儿鼻腔，深度约从鼻尖到耳垂的2/3。观察无呛咳后，用胶布固定于鼻翼及面颊部，橡胶管用别针固定	◆ 减少对鼻黏膜的刺激 ◆ 检查鼻导管是否通畅
5. 观察氧气吸入是否通畅、安全、漏气，患儿用氧后反应，缺氧症状有无改善	
6. 安全用氧	◆ 切实做好"四防"，勿自行调节流量
7. 记录	◆ 记录用氧时间及流量，护士签名
8. 帮助患儿取舒适卧位，清理用物	
● 停氧	
1. 停止吸氧，去掉胶布，用纱布包裹鼻导管拔出置入弯盘内，分离别针取下橡胶管，关流量表→关总开关→再开流量表（放尽余氧）→关流量表	◆ 如是中心供氧装置，取下鼻导管后，关闭流量表开关
2. 擦去患儿鼻分泌物，取下湿化瓶、氧气表，记录	◆ 记录停止用氧的时间、氧疗效果，护士签名
3. 整理床单位，清理用物，洗手	◆ 用物分类消毒

【注意事项】

1. 严格遵守操作规程。使用时先调节流量后使用，停用氧气时先拔出鼻导管，再关闭氧气开关。吸氧过程中需改变流量时，应将供氧管与鼻导管分离，调节好流量再重新连接继续给氧，以免大量气流冲入肺内，损伤肺组织。

2. 用氧过程中，密切观察呼吸是否通畅，皮肤黏膜的颜色及湿度，口唇、甲床色泽等变化来衡量氧疗效果，还可测定动脉血气分析结果来判断氧疗效，选择适宜的吸氧浓度，确定用氧或停氧的时间。

3. 加强持续吸氧者的护理。使用鼻导管吸氧者，每日需更换两次以上，双侧鼻孔交替插管，并及时清除鼻腔分泌物，避免引起导管阻塞；使用鼻塞、头罩者需每日更换一次；使用面罩者，需每4～8h更换一次。

4. 注意用氧安全，做到"四防"，即防火、防油、防震、防热。搬运氧气筒时避免震荡、撞击、倾倒，以免引起爆炸；氧气筒应存放于阴凉处，周围严禁烟火和易燃品，距火炉5m，暖气1m以上；氧气表和螺旋口勿涂油，也不能用带油的手拧螺旋帽，防止引起燃烧；氧气筒上应有易燃品的显著标志，病室内严禁烟火。

5. 注意湿化瓶内水量是否充足。

6. 氧气筒外分别悬挂"满"或"空"标志，以免紧急使用时搬错而影响抢救速度。

【健康教育】

1. 患儿缺氧的表现　呼吸急促、呼吸困难，鼻周或口唇发绀等。

2. 缺氧纠正的表现　患儿安静，呼吸平稳，皮肤红润，发绀消失。

3. 让患儿及家长了解有关用氧安全的知识 吸氧过程中，周围人员不要在房间内吸烟、玩弄明火。

4. 告知患儿及家长，如患儿感到鼻咽部干燥不适或胸闷憋气时，及时通知医护人员。

5. 根据患儿病情及医嘱为患儿吸氧，不可自行调节氧流量和停止吸氧。长时间吸高浓度氧可产生氧的毒性作用：患儿恶心、烦躁不安、面色苍白等。一般以低流量、低浓度持续给氧为宜。

【评价】

1. 保证给氧通畅，患儿缺氧症状缓解或解除。

2. 规范操作，用氧安全。

3. 患儿家属了解用氧目的并配合。

附：小儿氧气吸入技术操作评分标准

小儿氧气吸入技术操作评分标准

序号	操作流程		分值	操作要点	同步沟通	标准分
1	操作前准备	护士	20	仪表，语言，态度，核对，解释	向患儿家属问候，自我介绍，解释吸氧目的，取得同意	10
		用物		齐全、性能良好、摆放有序		4
		环境		安静、整洁，周围无火源及易燃品		2
		患儿		体位合适		4
2	操作过程	装表	9	吹尘		1
				接表：将氧气表连接在氧气筒上		2
				连接湿化瓶、橡胶管和玻璃接管		4
				检查装置是否漏气、通畅，关闭流量表		2
		供氧	30	① 推氧气筒至病房	再次核对患儿姓名、床号，不要紧张，吸氧一点儿都不难受 让阿姨看看鼻腔	2
				② 携用物至患儿床旁，核对、解释		5
				③ 检查、清洁鼻腔，准备胶布2～3条		3
				④ 连接鼻导管，调节氧流量		4
				⑤ 测量长度后湿润鼻导管前端		2
				⑥ 轻轻插入患儿一侧鼻腔	在吸氧过程中不可随意调节氧流量，氧气是易燃易爆气体，病房禁止抽烟或使用明火	2
				⑦ 固定鼻导管于鼻翼及面颊部		2
				⑧ 橡胶管用别针固定		2
				⑨ 观察患儿用氧反应		4
				⑩ 记录用氧时间		4
		停氧	21	① 携用物至床旁，核对、解释	您的孩子病情好转，根据医嘱现在给他停氧	2
				② 置弯盘于患儿颌下		1
				③ 去掉胶布，撤下鼻导管置入弯盘内		3
				④ 分离别针，取下橡胶管		2
				⑤ 关流量表→关总开关→再开流量表（放尽余氧）→关流量表		6
				⑥ 擦净患儿鼻分泌物		2
				⑦ 记录停氧时间、氧疗效果		5
3	操作后	整理	10	整理床单位，协助患儿取舒适卧位	谢谢配合，如感觉不适，请及时通知医务人员	5
				清理用物，洗手		5
4	评价	效果	10	患儿缺氧症状改善		4
		操作		动作轻巧、稳重、准确，操作时间合适		3
		护患沟通		与患儿家属沟通有效		3
	总分		100			

（王凤枝）

项目任务四 早产儿培养箱使用技术

早产儿培养箱可提供早产儿（或低体重儿）生活环境的最适宜温、湿度，维持体温稳定，促进其生长发育。该技术适用于早产儿（或低体重儿）、新生儿寒冷损伤综合征及体温不升患儿。

【目的】

1. 提供早产儿（或低体重儿）生活环境的最适宜温、湿度，维持体温稳定，促进其生长发育。

2. 提高未成熟儿的成活率，避免低温造成缺氧、低血糖、硬肿、生长迟缓等一系列不良后果。

3. 新生儿寒冷损伤综合征及体温不升患儿的复温。

【评估】

1. 患儿日龄、体重、体温、意识、病情、治疗等情况。

2. 培养箱的运转是否正常。

3. 患儿家属心理状态、合作程度。

【准备】

1. 护士准备

（1）衣帽整齐、仪表端庄、姿势规范，展示出护士良好的职业风采。

（2）剪指甲，洗手，戴口罩。

2. 用物准备

（1）早产儿培养箱。

（2）蒸馏水、婴儿床单、枕头、尿布、婴儿服、体温计。

3. 患儿准备 向患儿家属解释使用培养箱治疗重要性和安全性，取得患儿家属的理解与配合。

4. 环境准备 培养箱避免放在阳光直射、有对流风及取暖设备附近。

【实施】

操作步骤	要点说明
1. 备齐用物携至床旁，核对患儿，向家属解释	◆ 确认患儿，取得合作
2. 清洁培养箱，向水槽内加蒸馏水至水位指示线，湿化器水槽中也要加蒸馏水，铺好箱内婴儿床	◆ 保持培养箱相对湿度
3. 接通电源，打开电源开关，检查培养箱运转是否正常	◆ 保证患儿安全
4. 根据医嘱设置培养箱温度、湿度，预热	◆ 调至该患儿所需的温、湿度
5. 给患儿裹好尿布，仅穿单衣放置培养箱内	
6. 定时测量体温，密切观察患儿病情，同时注意箱温和使用情况，如有异常，妥善处理。及时向水槽内加水，每日清洁培养箱并更换水槽中的蒸馏水	◆ 保证患儿安全 ◆ 防止感染 ◆ 消毒液擦洗箱壁内、外面
7. 各项护理、治疗等操作尽量集中在培养箱内进行，避免过多开、关箱门及刺激患儿	◆ 保持箱内温度
8. 洗手	◆ 防止交叉感染

【注意事项】

1. 掌握培养箱性能，严格执行操作规程，确保安全。

2. 室温不能过低（高于23℃为宜），以免培养箱通过辐射大量散热。

3. 培养箱避免放在阳光直射、有对流风和取暖设备附近，以减少环境对培养箱控温的干扰。

4. 患儿出培养箱前，应逐渐将箱温调至室温，待其适应后再抱出培养箱。

5. 严禁骤然提高或降低培养箱温度，要逐渐升、降温度，并定时测量，根据体温调节箱温，同时做好记录，在患儿体温未升至正常之前应每小时监测1次，注意保持体温在36～37℃之间，并维持相对湿度。

6. 危重患儿需裸体，以便观察病情及进行护理操作。

7. 随时观察培养箱各仪表显示是否正常，如发出报警信号，应立即查找原因，妥善处理。并要定期检查有无故障、失灵等现象，必要时切断电源，请专业人员维修，保证绝对安全使用。

8. 严格掌握培养箱使用的适应证（低体重儿、早产儿、新生儿寒冷损伤综合征及体温不升的患儿）和禁忌证（新生儿出血性疾病及发热者）。

【健康教育】

1. 向患儿家属讲解使用培养箱治疗的重要性和安全性。

2. 向患儿家属讲解培养箱的装置及使用注意事项。

3. 出生体重、日龄不同者中性温度不同。胎龄越小、体重越轻者，中性温度越高，随日龄、体重增加，中性温度逐渐降低。适宜的环境湿度为55％～65％。

4. 箱内患儿应增加喂水量或静脉补充液体来防止不显性失水增加。

5. 不可擅自调节箱温，以免患儿体温突然变化造成不良后果。

6. 定时测量体温，根据体温调节培养箱温度。一般在患儿体温升至正常之前每小时测量1次，升至正常后每4h测量1次。

【评价】

1. 患儿家长愿意配合，有安全感。

2. 患儿家长了解使用培养箱的相关知识。

3. 患儿体温维持在正常范围。

4. 安全使用，无并发症及其他意外发生。

附：早产儿培养箱使用技术操作评分标准

<h1 align="center">早产儿培养箱使用技术操作评分标准</h1>

序号	操作流程		分值	操作要点	同步沟通	标准分
1	操作前准备	护士	20	仪表，语言，态度，核对，解释	向患儿家属问候，自我介绍，说明使用培养箱的目的，取得家属同意	10
		用物		齐全、有效期内、摆放有序		4
		环境		整洁、安静、安全		2
		患儿及家属		患儿仅穿单衣，裹好尿布 家属理解并合作		4
2	操作过程	入箱前	31	① 备齐用物携至床旁，核对患儿	核对床号、姓名	5
				② 向患儿家属解释，取得合作	待培养箱温度达到设置温度时，再将您的孩子放入培养箱内	5
				③ 清洁培养箱，向水槽内加蒸馏水		5
				④ 铺好箱内婴儿床		4
				⑤ 检查电线接头有无漏电、松脱，接通电源，打开电源开关，检查培养箱运转是否正常		6
				⑥ 根据医嘱设置培养箱温度、湿度，预热		6
		入箱	5	将患儿仅穿单衣放置培养箱内	培养箱达到设定温度，现在把您的宝宝放入培养箱	5
		入箱后	24	① 定时测量体温，密切观察患儿病情，同时注意箱温和使用情况，如有异常，妥善处理		6
				② 及时向水槽内加水，每日清洁培养箱并更换水槽中的蒸馏水		6
				③ 各项护理、治疗等操作尽量集中在培养箱内进行，避免过多开、关箱门及刺激患儿		6
				④ 再次查对		6
3	操作后	整理	10	向患儿家属交代培养箱使用注意事项	请不要随意调节培养箱数据	4
				整理用物		3
				洗手，记录		3
4	评价	效果	10	患儿体温稳定		4
		操作		无菌观念强，动作熟练，方法正确		3
		护患沟通		与患儿家属沟通有效，积极配合		3
	总分		100			

（王凤枝）

项目任务五　蓝光治疗技术

　　蓝光治疗技术通过蓝光灯照射，使高胆红素血症患儿血液中的间接胆红素氧化水解，转化成水溶性胆红素由胆汁及尿液排出体外，降低血清间接胆红素浓度，治疗新生儿高胆红素血症、轻度溶血性疾病和新生儿黄疸。

　　【目的】　通过蓝光灯照射，降低血清间接胆红素浓度，治疗新生儿高胆红素血症、轻度溶血性疾病和新生儿黄疸。

　　【评估】

　　1. 患儿日龄、体重、每日血清总胆红素数值、体温等情况。

　　2. 与患儿家属进行有效沟通（告知目的、必要性及安全性），取得其理解与配合。

　　3. 环境温度是否适宜。

　　【准备】

　　1. 护士准备

　　（1）衣帽整齐，仪表端庄。

　　（2）洗手，戴口罩和墨镜。

　　（3）估计蓝光治疗过程中患儿常见的护理问题。

　　2. 用物准备　新生儿蓝光箱、黑色眼罩、会阴罩（或尿布）、体温计、记录单。

　　3. 患儿准备　测量体温、清洁皮肤、修剪指甲、双眼戴护眼罩、会阴处用会阴罩或尿布遮盖，其余均裸露，男婴要注意保护阴囊。

　　4. 环境准备　蓝光箱避免放在阳光直射、有对流风或取暖设备附近。

　　【实施】

操作步骤	要点说明
1. 清洁蓝光箱，水槽内加蒸馏水至2/3满	◆ 注意清除灯管和反射板灰尘
2. 锁紧整机前部两只脚轮，使整机相对稳定	
3. 接通电源，检查蓝光箱运转是否正常，设置参数，并预热	◆ 使箱温升至患儿适中温度，相对湿度为50%～65%
4. 核对患儿，测量体温，需要时测血清总胆红素水平	◆ 防止差错事故
5. 箱温达到设定温度时，将患儿放入蓝光箱，记录入箱时间及开始照射时间	◆ 测量体温，根据体温调节箱温，冬天注意保暖，夏天防止过热
6. 如为单面蓝光箱，应每2h为患儿更换体位一次	◆ 使其全身皮肤均匀受光
7. 光疗结束后，为患儿穿好衣服，去掉眼罩，抱回病床	◆ 光疗时间按医嘱执行
8. 关闭电源，记录出箱时间及灯管使用累计时间	
9. 将湿化器内水倒尽，做好整机的清洁、消毒工作	
10. 洗手，整理用物	

【注意事项】

1. 保持玻璃床板透明度及患儿皮肤清洁，患儿身上勿涂粉和油类，照射过程中要经常巡视，及时清除玻璃板上的污物（如患儿的呕吐物，汗液，大、小便等），以免影响光疗效果。

2. 保持灯管及反射板清洁，记录灯管使用时间，及时更换损坏或使用到期的灯管。

3. 光疗结束后，做好蓝光箱的清洁和消毒工作，然后将其放在清洁、无阳光直射、环境温湿度变化较小的地方备用。

4. 光疗中勤巡视，严格交接班。

5. 光疗中应补充核黄素。如为单面照射床，应定时为患儿翻身。

【健康教育】

1. 向患儿家属讲解使用蓝光箱治疗的必要性和安全性。

2. 向患儿家属讲解蓝光箱的装置及使用注意事项。

3. 照射过程不能摘除眼罩，避免对视网膜的损害。会阴、肛门部位用尿布遮盖以保护。

4. 按时测量患儿体温，如体温＞37.8℃或＜35℃应及时通知医护人员进行处理，必要时停止光疗。

5. 光疗时因不显性失水增加，应在两次哺乳之间加喂糖水。

6. 患儿可出现发热、腹泻、皮疹，多不严重，可继续光疗。如果皮肤呈青铜色（青铜症），此时应停止光疗。

【评价】

1. 患儿家属愿意配合，有安全感。

2. 患儿家属了解使用蓝光箱的相关知识。

3. 患儿血清间接胆红素浓度下降，黄疸消退。

4. 安全使用，无并发症及其他意外发生。

附：蓝光治疗技术操作评分标准

蓝光治疗技术操作评分标准

序号	操作流程		分值	操作要点	同步沟通	标准分
1	操作前准备	护士	20	仪表，语言，态度，核对，解释	向患儿家属问候，自我介绍，告知光疗目的，取得患儿家属配合	10
		用物		齐全、摆放有序		4
		环境		整洁、安静、安全		2
		患儿及家属		患儿测量体温、清洁皮肤、剪指甲家属理解并合作		4
2	操作过程	光疗前	33	① 清洁蓝光箱，水槽内加蒸馏水至2/3满	核对床号、姓名照射蓝光很安全，不必担心	5
				② 接通电源，检查蓝光箱运转情况		5
				③ 设置参数，并预热		5
				④ 核对患儿床号、姓名	帮您的宝宝脱去衣服，暴露充分，利于黄疸消退	4
				⑤ 向家属解释，取得合作		4
				⑥ 测量体温，需要时测血清总胆红素水平		4
				⑦ 患儿裸露，戴眼罩，尿布遮盖会阴		6
		光疗	9	① 箱温达到设定温度时，将患儿放入蓝光箱	箱温达到设定温度，现在把您的宝宝放入蓝光箱	5
				② 记录入箱时间及灯管开始使用时间		4
		光疗中	10	① 如为单面蓝光箱，应每2 h为患儿更换体位1次	为了孩子充分接受照射，现在给孩子翻身	5
				② 光疗过程中密切观察患儿病情及蓝光箱运转情况		5
		光疗后	8	① 核对，解释	您的孩子黄疸消退，根据医嘱可以停止照射了	3
				② 光疗结束，为患儿穿好衣服，去掉眼罩		3
				③ 关闭电源		2
3	操作后	整理记录	10	整理用物	谢谢配合，有什么情况及时告知我们	4
				洗手		3
				记录出箱时间及灯管使用累计时间		3
4	评价	效果	10	患儿黄疸消退，无不良反应		4
		操作		无菌观念强，动作熟练，方法正确		3
		护患沟通		与患儿家属沟通有效		3
总分			100			

（王凤枝）

项目任务六　新生儿鼻饲法

新生儿鼻饲法是将胃管经鼻腔插入胃内，从管内灌注流质食物、药物及水分，以维持患儿营养和治疗需要的技术。适用于吸吮吞咽能力低下的早产儿和由于各种疾病的影响，不能进食的新生儿。

【目的】　供给不能经口进食的患儿流质食物、药物及水分。

【评估】

1. 患儿的年龄、意识、病情及治疗等情况，是否能承受插入导管的刺激。

2. 患儿鼻腔是否通畅、有无鼻中隔偏曲，鼻腔黏膜有无肿胀、炎症、损伤等。

【准备】

1. 护士准备

（1）衣帽整齐，仪表端庄，姿势规范，展示出护士良好的职业风采。

（2）洗手，戴口罩。

（3）熟悉鼻饲法的操作程序。

2. 用物准备

（1）鼻饲包内置：内径为 2 mm 的硅胶胃管 1 根、治疗碗 2 个、压舌板、镊子、治疗巾 1 块、纱布 2 块。

（2）治疗盘内置：20 ml 或 30 ml 注射器 1 副、手套、液状石蜡、棉签、胶布、夹子、别针、听诊器及弯盘，治疗碗内盛温开水适量，保温杯（内盛流质食物 50～100 ml，温度为 38～40℃）。

（3）拔管治疗盘内置：治疗碗（内放纱布）、石蜡油或乙醇、棉签、弯盘等。

3. 患儿准备　取合适的体位。

4. 环境准备　整洁、安静、安全。

【实施】

操作步骤	要点说明
● 插管	
1. 查对医嘱	◆ 防止差错事故
2. 备齐用物携至床旁，核对患儿，去枕，头稍向后仰，病情允许时取右侧卧位	◆ 头后仰，可避免胃管误入气管，右侧卧位可借助解剖位置使胃管易插入
3. 将治疗巾围于患儿颔下，弯盘放置于方便取用处，备胶布	
4. 观察、清洁鼻腔，选择通畅一侧插管	
5. 打开鼻饲包，戴手套	
6. 测量胃管插入的长度，并作标记	◆ 插入长度为从鼻尖至耳垂到剑突的距离
7. 润滑胃管前端	◆ 减少插管时的摩擦阻力

操作步骤	要点说明
8. 沿选定侧鼻孔插入胃管	
9. 插入至咽喉部时，将患儿头部托起，使下颌靠近胸骨柄，再缓缓插入胃管至预定长度	◆ 下颌靠近胸骨柄可增大咽喉部通道的弧度，便于胃管顺利通过
10. 确认胃管在胃内	◆ 证实胃管在胃内有三种方法：① 连接注射器于胃管末端回抽，有胃液抽出；② 置听诊器于患儿胃部，快速经胃管向胃内注入 3～5 ml 空气，同时在胃部听到气过水声；③ 将胃管末端置于盛水的治疗碗内，无气泡逸出
11. 胃管末端反折，用纱布包好，用止血钳夹紧	◆ 防止空气进入胃内或管内液体流入咽部
12. 将胃管固定于鼻翼及面颊部	◆ 防止胃管移动或滑出
● 鼻饲	
13. 胃管末端连接注射器，先回抽，见有胃液抽出，注入少量温开水	◆ 可润滑管腔，防止喂食溶液黏附于管壁
14. 缓慢注入鼻饲液或药液等	
15. 鼻饲完毕，再注入少量温开水（饲食过程中防止空气进入）	◆ 冲洗胃管避免鼻饲液积存于胃管腔中而变质，造成胃肠炎或堵塞管腔
16. 将胃管末端反折，用纱布包好，夹子夹紧，用别针将胃管固定于稳妥处	◆ 防止灌入的食物反流，胃管脱落
17. 整理床单位及用物，脱手套	
18. 洗手，记录	◆ 记录插管时间、患儿反应、鼻饲液种类及量等
● 拔管	
1. 查对医嘱	
2. 备齐用物携至床旁，核对患儿	
3. 戴手套，置弯盘于患儿颌下，夹紧胃管末端放于弯盘内，揭去固定胶布	◆ 避免污染床单 ◆ 以防拔管时管内液体反流
4. 在患儿呼气时快速拔出	◆ 防止管内残留液误吸入气管
5. 将胃管放入弯盘中，移弯盘于床旁桌上	◆ 避免胃管内残留液体滴入气管
6. 清洁患儿鼻腔、面部，擦去胶布痕迹，取舒适卧位，整理床单位及用物	◆ 患儿清洁舒适
7. 洗手，记录	◆ 记录拔管时间和患儿反应、鼻饲液种类及量等

【注意事项】

1. 护患之间必须进行有效的沟通，让患儿家属理解该操作的目的及安全性。

2. 插管时动作轻稳，镊子的尖端勿碰击患儿鼻黏膜，以免造成疼痛和损伤。

3. 插管过程中如患儿出现呛咳、呼吸困难、发绀等，表示误入气管，应立即拔出，休息片刻后再重新插入；插入不畅时检查口腔，了解胃管是否盘在口咽部。

4. 鼻饲液的温度要适宜，注入速度要缓慢。新生儿胃容量较小，喂入量必须严格遵医嘱。下次鼻饲前，应先将胃内所有液体抽出后再行喂饲。

5. 每天检查胃管插入的深度，鼻饲前检查胃管是否在胃内。

6. 鼻饲给药时应先研碎，用温开水调匀后方可注入。

7. 长期鼻饲者应每日进行2次口腔护理，定期更换胃管。取放过程要随时夹闭管远端，防止空气进入胃内或管内液体流入咽部，引起呛憋。

【健康教育】

1. 鼻饲奶及水的温度要适宜，不能过冷或过热。

2. 经胃管给药时，研细药物。喂完奶及药后，需注入少量温开水，以防胃管堵塞。

3. 插管前掌握要领，插管时动作轻柔，以免损伤食管黏膜。若患儿发生呛咳、呼吸困难、发绀等情况，表示误入气管，立即拔出，休息片刻后可以再插管。

4. 鼻饲期间，注意保持口腔清洁。

5. 鼻饲速度宜缓，鼻饲后取侧卧位以防呕吐引起呛咳、窒息。注食后尽量不搬动患儿，以免引起呕吐。

【评价】

1. 操作方法正确，动作轻柔，安全，无并发症。

2. 确保插管位置正确，固定稳妥。

3. 鼻饲液清洁、温度适宜，保证患儿基本营养、药物及水分的供应。

4. 拔管后患儿无不良反应。

5. 操作过程中进行有效的人文沟通，充分体现人文关怀精神，患儿家属满意。

附：新生儿鼻饲法操作评分标准

新生儿鼻饲法操作评分标准

序号	操作流程		分值	操作要点	同步沟通	标准分
1	操作前准备	护士	20	仪表，语言，态度，核对，解释	向患儿家属问候，自我介绍，解释鼻饲目的，取得家属同意	10
		用物		齐全、有效期内、摆放有序		4
		环境		整洁、安静、安全		2
		患儿及家属		患儿取合适体位 家属理解并合作		4
2	操作过程	插管前	17	① 备齐用物携至床旁，核对并解释	再次核对患儿姓名、床号 现在为您的孩子插胃管，插管对身体无危害，我会轻柔操作的	3
				② 患儿体位合适，取治疗巾围于颌下，弯盘放置于方便取用处，备胶布		3
				③ 观察、清洁鼻腔，打开鼻饲包		3
				④ 戴手套，测量胃管插入的长度		4
				⑤ 作标记，润滑胃管前端		4
		插管	10	① 沿选定侧鼻孔插入胃管		3
				② 确认胃管在胃内后固定		7
		鼻饲	17	① 鼻饲前抽胃液，注入少量温开水	现在为您的孩子注入鼻饲流质（或药液）	3
				② 缓慢注入鼻饲液或药液等		4
				③ 再注入少量温开水		3
				④ 将胃管末端反折，用纱布包好夹紧		3
				⑤ 用别针将胃管固定于稳妥处，记录		4
		拔管前	7	① 携用物至床前，核对、解释	您的孩子已能够进食，我帮他拔掉胃管	3
				② 置弯盘于患儿颌下，夹紧胃管末端放于弯盘内，揭去固定胶布		4
		拔管	3	在患儿呼气时快速拔出		3
		拔管后	6	① 将胃管放入弯盘中，移去弯盘	请照顾好您的孩子，谢谢配合	3
				② 清洁患儿鼻腔、面部，擦去胶布痕迹		3
3	操作后	整理记录	10	整理床单位，取舒适卧位		3
				清理用物		4
				洗手，记录		3
4	评价	效果	10	保证患儿基本营养、药物及水分的供应		4
		操作		动作轻柔、准确		3
		护患沟通		与患儿家属沟通有效		3
	总分		100			

（王凤枝）

项目任务七　徒手心肺复苏术

对呼吸、心搏骤停的患儿，通过实施徒手心肺复苏，帮助其重新建立呼吸、循环功能，保证重要脏器的氧气和血液供应，尽快恢复呼吸、心跳和大脑功能。适用于各种原因引起的呼吸、心搏骤停的患儿。

【目的】　对任何原因所致患儿呼吸、心搏骤停进行现场急救，为进一步复苏创造条件。

【评估】

1. 判断患儿意识　拍打患儿足底有无反应。
2. 判断患儿呼吸　观察患儿胸腹的起伏，听口鼻呼吸声音，用颊部感觉口内有无气流。
3. 判断患儿大动脉搏动　触摸股动脉或肱动脉有无搏动。

【准备】

1. 护士准备
(1) 衣帽整洁，态度严谨，争分夺秒。
(2) 正确判断患儿呼吸、心搏骤停，熟练掌握抢救程序。
2. 用物准备　纱布2块、弯盘2个、开口器、压舌板、手电筒，有条件的准备远红外抢救辐射台、听诊器或心电监护仪。
3. 患儿准备　让患儿仰卧于硬板床或远红外抢救辐射台上，去枕，肩部垫高2～3 cm。
4. 环境准备　周围环境安全、光线充足。

【实施】

操作步骤	要点说明
1. 判断与呼救	判断正确，动作敏捷，10s内完成判断
(1) 呼：轻拍患儿肩部，呼叫患儿，判断有无意识；立即通知医生；记录时间	
(2) 听：患儿头后仰，解开其衣领；以耳及面颊部贴近患儿口鼻；判断患儿有无呼吸音及呼吸气流	◆ 注意胸部，观察有无呼吸动作
(3) 摸：以手第2、第3指摸患儿动脉有无搏动	◆ 1岁以下摸肱动脉、股动脉；1岁以上摸股动脉或颈动脉
2. 胸外心脏按压　使患儿仰卧于硬板床上或背后放置按压板，去枕平卧	
(1) 新生儿或小婴儿的按压方法 部位：两乳头连线中点下方 方法：①双指按压法：护士用左手托在患儿背部，右手示、中指指端垂直按压；②双手环抱按压法：护士两拇指重叠或并排于按压部位，其他手指环绕患儿胸廓托在背后，用两拇指按压。按压有效可摸到股动脉或肱动脉搏动	◆ 按压深度：1.5～2.5 cm ◆ 按压频率：100次/分以上 ◆ 按压与放松的时间比为1∶1

操作步骤	要点说明
（2）除新生儿外儿童的按压方法 部位：两乳头间连线与胸骨正中交汇处 方法：护士一只手固定患儿后仰的头部，以利于通气；另一只手的手掌根部放在胸骨下半段（避开剑突） 3. 开放气道 （1）清除口、鼻、咽及气道内分泌物 （2）让患儿仰卧，置于硬板床上或地面，肩部垫高 2～3 cm，使颈部稍后伸，保持呼吸道通畅	◆ 按压深度：婴儿约 4 cm，儿童约 5 cm ◆ 按压频率：100 次/分以上 ◆ 按压与放松的时间比为 1∶1 ◆ 仰头抬颏法：护士一手置于患儿前额，手掌用力向后压使其头部后仰，另一手示指、中指将患儿颏部抬起 ◆ 托下颌法：护士双肘置患儿头部两侧，握紧患儿下颌角后方，向前抬起下颌
4. 口对口鼻人工呼吸（小婴儿） （1）护士深吸气后双唇包住患儿口鼻均匀吹气，吹气毕，松开鼻翼部压迫，护士头稍抬起，侧转换气，观察患儿被动呼气情况 （2）连续进行 2 次吹气，新生儿 30 次/分，婴儿 20 次/分 （3）胸外心脏按压与人工呼吸交替进行，按压与吹气之比为 30∶2，操作 5 个周期	◆ 吹气时间要短，每次持续时间 1 s，用力要小 ◆ 1 岁以上患儿采用口对口人工呼吸：保持患儿仰头抬颏，深吸一口气，捏住患儿鼻孔；双唇紧贴患儿口部封住口唇，缓慢用力吹气，使患儿胸廓扩张；吹毕，松开患儿鼻孔，口唇离开患儿；同时观察患儿胸廓复原情况 儿童：10～20 次/分
5. 操作 5 个周期后再次判断呼吸及股动脉（或肱动脉）搏动 10 s，如已恢复，进行进一步生命支持；如股动脉（或肱动脉）搏动及呼吸未恢复，继续上述 5 个周期后再次判断，直至高级生命支持人员及仪器设备的到来	

【注意事项】

1. 人工呼吸时送气量不宜过大，以免引起患儿胃部胀气。

2. 胸外心脏按压时定位要准确。

3. 按压时应用力均匀，勿过猛、过大，以免损伤肋骨及内脏。

4. 胸外心脏按压时要达到规定的深度及频率，尽可能不中断按压，每次按压后要充分放松（但不能离开胸壁），以保证心脏得到充分的血液回流。

5. 心包积液、肋骨骨折、先天性膈疝患儿禁止做胸外心脏按压。

【健康教育】

1. 进行心肺复苏越早越好。

2. 判断患儿有无呼吸、心搏骤停　一看，观察患儿胸部有无起伏；二听，有无呼吸音；

三感觉,将面部靠近患儿口鼻感觉有无气体溢出。诊断依据:呼之不应,无气流感觉,胸部无起伏,大动脉无搏动。

3. 开放患儿气道利于抢救　一只手放在患儿前额向后压,另一只手放在其颈后将颈部抬高,使头后仰,以保持呼吸道通畅。如口腔有分泌物,可用手指(或棉签)清出。

4. 判断肱动脉搏动　将手放在患儿上臂中段内侧肱动脉上,稍加力度检查是否有搏动。

5. 复苏有效　出现自主呼吸,扪及大动脉搏动,口唇红润,各种反射出现。

【评价】

1. 动作敏捷,程序规范,操作熟练。

2. 复苏过程中无并发症发生。

3. 患儿复苏成功。

附:徒手心肺复苏术操作评分标准

徒手心肺复苏术操作评分标准

序号	操作流程		分值	操作要点	同步语言	标准分
1	操作前准备	护士	20	衣帽整洁，态度严谨，争分夺秒		10
		用物		齐全、完好		4
		环境		安全、光线充足		2
		患儿		体位合适		4
2	操作过程	判断病情	9	①判断患儿呼吸、心搏骤停	喂！喂！你怎么了（用手拍打患儿肩部或婴儿足部），快来抢救患儿	6
				②呼救其他医护人员参与抢救		3
		心脏按压	25	①胸外心脏按压 于胸骨下1/3处（两乳头连线中点下方）按压	1，2，3，4，5…28，29，30	10
				②按压深度1～2 cm，100次/分以上		10
				③按压与放松的时间比为1：1		5
		开放气道	10	①清除口、鼻、咽及气道内分泌物		5
				②让患儿仰卧，肩部垫高2～3 cm，使颈部稍后伸，保持呼吸道通畅		5
		人工呼吸	10	①口对口鼻人工呼吸		7
				②胸外心脏按压：人工呼吸＝30：2		3
		判断复苏效果	6	①操作5个周期后再次判断呼吸及股动脉（或肱动脉）搏动10s，如已恢复，进行进一步生命支持		3
				②如股动脉（或肱动脉）搏动及呼吸未恢复，继续上述5个周期后再次判断，直至高级生命支持人员及仪器设备的到来		3
3	操作后	整理	10	整理床单位，协助患儿取舒适卧位	请照顾好您的孩子，如有不适，及时通知我们	3
				清理用物，洗手，记录		3
				口述复苏有效指征		4
4	评价	效果	10	患儿心跳、呼吸恢复		4
		操作		动作敏捷，程序规范，操作熟练		3
		护士素质		整体素质良好，展现护士风采和素养，有抢救意识		3
	总分		100			

（王凤枝）

项目任务八　血标本采集技术

血液检查是临床最重要，也是最常用的检验项目，不仅可反映血液系统本身的病变，协助诊断全身性疾病，而且可为判断患者病情进展程度和疾病治疗提供参考。

【目的】

1. 协助临床诊断疾病。

2. 为制订治疗措施提供依据。

3. 推测病程进展，观察病情变化。

【评估】

1. 患儿年龄、诊断、病情、意识、治疗等情况。

2. 患儿需做的检查项目，决定是否使用抗凝剂及计算采血量，选择合适的标本容器。

3. 患儿穿刺部位皮肤及血管情况。

【准备】

1. 护士准备

（1）衣帽整齐，仪表端庄，态度和蔼可亲。

（2）洗手，戴口罩和手套。

2. 用物准备

（1）静脉血液标本采集法　治疗盘内放置：止血带、吉尔碘或2％碘酊、70％乙醇、棉签、一次性干燥注射器（5 ml或10 ml）、标本容器（干燥试管、抗凝试管或血培养基）、酒精灯和打火机（采集血培养标本时用）、检验申请单。

（2）动脉血液标本采集法　注射盘内放置：止血带、吉尔碘或2％碘酊、70％乙醇、棉签、无菌干燥的1 ml注射器（或专用血气针）、肝素、无菌纱布、橡皮塞、检验申请单，必要时备一次性无菌手套。

3. 患儿准备

（1）生化检验项目，必须空腹。

（2）取合适的体位，采血部位皮肤清洁。

4. 环境准备　宽敞、清洁、安全、光线充足。

【实施】

操作步骤	要点说明
● 静脉血液标本采集法	
1. 查对医嘱，将写有患儿科室、床号、姓名和检查项目的标签贴于标本容器上	◆ 防止差错事故
2. 备齐用物，携至床旁，核对患儿，摆体位	◆ 确认患儿
3. 选择静脉，在穿刺肢体下垫小枕，扎止血带，消毒皮肤	◆ 止血带尾端向上，防止污染穿刺

操作步骤	要点说明
4. 按静脉注射法穿刺血管，见回血后抽取所需血量	
5. 松开止血带，用干棉签按压穿刺部位上方快速拔针，按压 1~2 min	◆ 防止发生皮下血肿
6. 将血液注入标本容器	◆ 抗凝试管：血液注入后，轻轻摇动，使血液和抗凝剂混匀，防止血液凝固 ◆ 干燥试管：血液注入后避免振荡，以防止红细胞破裂而造成溶血 ◆ 无菌培养瓶：先消毒瓶口，血液注入后轻轻摇动，使血液与培养液混匀，再消毒瓶塞，盖好
7. 帮助患儿取舒适卧位	
8. 整理床单位，洗手，记录	
9. 将标本连同检验申请单及时送检	◆ 避免影响检验结果，必要时注明采集时间
● 动脉血液标本采集法	◆ 有出血倾向者，应谨慎
1. 查对医嘱，将写有患儿科室、床号、姓名和检查项目的标签贴于标本容器上	◆ 防止差错事故发生 ◆ 核对检验申请项目，患儿姓名、床号等
2. 备齐用物，携至床旁，核对患儿	
3. 注射器抽吸肝素 0.5 ml，湿润注射器管腔后弃去余液（或使用专用血气针）	◆ 防止血液凝固
4. 摆体位，选择动脉穿刺部位，触摸动脉搏动最明显处，常规消毒皮肤，直径大于 5 cm	
5. 带无菌手套或常规消毒左手示指和中指，确定动脉及走向后，右手持注射器迅速进针，动脉血涌进注射器，固定针头，抽取所需血量（使用专用血气针时动脉血自动顶入血气针内）	◆ 以固定欲穿刺的动脉 ◆ 在两指间垂直或与动脉走向呈适宜角度刺入动脉 ◆ 注射器内空气要排尽，轻轻转动注射器使血液与抗凝剂混匀
6. 采血完毕，迅速拔出针头，立即将针头斜面刺入橡皮塞或专用凝胶针帽隔绝空气	◆ 以免空气进入影响结果
7. 用无菌纱布或棉球按压穿刺部位 5~10 min	
8. 脱手套，洗手后记录，将标本连同检验申请单立即送检	

【注意事项】

1. 严格执行无菌技术操作，防止感染。

2. 做生化检验的血液标本，应在空腹时采集，此时血液的各种化学成分未受进食的影响而处于相对恒定状态，检验结果比较准确。

3. 若同时需采集不同项目的血液标本，应先注入血培养瓶，再注入抗凝试管，最后注入干燥试管，动作要迅速、准确。血培养标本的采集应在患儿应用抗生素之前进行。

4. 严禁在输液、输血的针头或输液侧肢体采集血标本，应在对侧肢体采集。

5. 采集血标本的过程中注意观察患儿病情变化，如有发绀或其他情况应暂停操作，待病情好转后再进行。

6. 穿刺部位应压迫止血至不出血为止。

【健康教育】

1. 向患儿和家属说明血标本采集的重要性。

2. 采集方法、采血量和采集时间是根据不同的检验目的进行的。血标本采集后及时送检，放置过久会影响检查结果。

3. 在输液、输血的针头处采集血标本会影响检验效果。

4. 若患儿有出血性疾病，采集血标本后按压时间应延长。

5. 若饮热水、洗澡、运动，需休息 30 min 后再采血，避免影响结果。

【评价】

1. 严格遵守无菌技术操作原则，动作熟练，一次成功。

2. 根据检验目的，正确采集血液标本。

3. 穿刺局部无淤血、血肿。

附：血标本采集技术操作评分标准

<h1>血标本采集技术操作评分标准</h1>

序号	操作流程		分值	操作要点	同步沟通	标准分
1	操作前准备	护士	20	仪表，语言，态度，核对，解释	向患儿及家属问候，自我介绍，解释采血目的，取得患儿及家属同意	10
		用物		齐全、完好，有效期内，摆放有序		4
		环境		宽敞、清洁、安全、光线充足		2
		患儿		体位合适，采血部位皮肤清洁		4
2	静脉血标本采集操作过程	采血前	17	备齐用物携至床旁，核对患儿床号、姓名，解释	核对患儿床号、姓名、检验单	5
				再次核对检验单，协助患儿取合适体位	我来看一下你的血管好吗	3
				评估穿刺部位皮肤及血管情况，选择合适穿刺部位；放止血带		5
				系止血带，消毒皮肤	请握拳	4
		采血	3	穿刺血管，见回血后抽取所需血量	请松拳	3
		采血后	10	用干棉签（棉球）按压穿刺部位，松开止血带	我来帮你按压穿刺部位，按压时间短容易出血	3
				取下针头，将血液注入标本容器		4
				再次核对，协助患儿取舒适卧位		3
	动脉血标本采集操作过程	采血前	17	备齐用物，携至床旁，核对患儿床号、姓名，解释	核对患儿床号、姓名、检验单	4
				协助患儿取合适体位		2
				注射器抽吸肝素0.5ml，湿润注射器管腔后弃去余液（或使用专用血气针）		3
				评估穿刺部位皮肤及血管情况，选择动脉穿刺部位	我来看一下你的血管好吗	4
				触摸动脉搏动最明显处，消毒皮肤		4
		采血	3	穿刺血管，动脉血涌进注射器，固定针头，抽取所需血量		3
		采血后	10	用无菌纱布或棉球按压穿刺部位	我来帮你按压穿刺部位，按压时间短容易出血	3
				拔针，将针头刺入橡皮塞或专用凝胶针帽隔绝空气		4
				再次核对，协助患儿取舒适卧位		3
3	操作后	整理记录	10	整理床单位及用物	请稍微休息，如感觉不适，请及时通知医务人员	3
				将标本连同检验申请单及时送检		3
				洗手		2
				必要时记录抽血时间、抽血量		2
4	评价	效果	10	标本留取方法正确		3
		操作		遵守无菌操作原则及查对制度		4
		护患沟通		沟通有效，患儿积极配合		3
总分			100			

（王凤枝）

项目任务九　新生儿脐部护理技术

脐带是细菌侵入新生儿体内的一扇门户，若护理不到位，轻者发生脐炎，重者引起新生儿败血症甚至死亡。所以新生儿脐部护理非常重要。

【目的】 保持脐部清洁、干燥，预防新生儿脐炎的发生。

【评估】 评估患儿日龄、脐部情况（脐带、脐窝有无红肿、渗血、渗液及异常气味）。

【准备】

1. 护士准备

(1) 衣帽整齐，仪表端庄。微笑服务，语言柔和恰当，态度和蔼可亲。

(2) 洗手，戴口罩。

2. 用物准备　无菌弯盘、2%碘酊、75%乙醇、2.5%硝酸银溶液、棉签、3%过氧化氢溶液、生理盐水、抗菌药物遵医嘱、尿布。必要时备剪刀和血管钳。

3. 患儿准备　患儿沐浴后擦干全身皮肤，评估全身状况。

4. 环境准备　温度适宜、光线充足、宽敞、清洁、安全。

【实施】

操作步骤	要点说明
1. 备齐用物，携至床旁，核对患儿，关闭门窗	◆ 向家属解释操作目的，取得合作
2. 摆体位，更换尿布，暴露脐部，检查患儿脐部情况	◆ 取合适的体位
3. 用2%碘酊、75%乙醇环行消毒脐带断端、根部及脐窝	◆ 可重复数次，每次更换棉签
4. 脐窝有渗血、渗液及脓性分泌物时，先用3%过氧化氢溶液冲洗。脐带脱落处如有红色肉芽组织增生，用2.5%硝酸银溶液烧灼	◆ 可重复数次，直至脐窝清洁无分泌物 ◆ 勿烧灼正常组织，避免烧灼伤
5. 再用生理盐水擦拭	
6. 以干棉签蘸干脐部	◆ 保持局部清洁、干燥
7. 必要时遵医嘱局部使用抗菌药物	
8. 给患儿穿好衣裤，取舒适卧位，向家属交代注意事项	
9. 整理床单位和用物	◆ 物品进行分类处理
10. 洗手，记录	◆ 脐带护理的日期、时间，脐部周围皮肤状况

【注意事项】

1. 脐带未脱落前，勿强行剥落，如有结扎线脱落，应重新结扎。

2. 为患儿进行脐部护理时，应严密观察脐部状况，如有异常，应及时报告医生。

3. 脐部护理应每日一次，直至脐带脱落，脐窝清洁、干燥。

【健康教育】

1. 新生儿脐带一般情况下不宜包裹，应保持干燥使其易于脱落。

2. 为新生儿更换衣被、尿布时动作要轻柔，避免牵拉脐带。勿让尿布超越脐部，以防尿粪污染。如脐带被尿布浸湿或被尿液污染，应马上用干棉球擦干，然后用碘酊及乙醇棉签消毒。

3. 平时注意观察新生儿脐带有无红肿、渗血、渗液、异常气味等。发现异常，应及时求治。

【评价】

1. 操作方法正确，动作轻柔，无菌观念强。

2. 患儿脐部清洁、干燥，有感染者减轻或痊愈。

3. 患儿家长了解脐部护理的相关知识。

附：新生儿脐部护理技术操作评分标准

新生儿脐部护理技术操作评分标准

序号	操作流程		分值	操作要点	同步沟通	标准分
1	操作前准备	护士	20	仪表，语言，态度，核对、确认医嘱，解释	向患儿家属问候，自我介绍，告知脐部护理目的，取得家属同意	10
		用物		齐全，有效期内，摆放有序		4
		环境		整洁、安静、安全		2
		患儿		取合适体位		4
2	操作过程	脐部护理前	19	备齐用物携至床旁，核对患儿	再次核对患儿姓名、床号 现在为您的孩子清洗脐带，不要紧张，我会非常小心的	5
				向家属解释操作目的，取得合作		4
				关闭门窗，打开包布，更换尿布		6
				摆体位，检查脐部情况		4
		脐部护理	41	用2%碘酊、75%乙醇环行消毒脐带断端、根部及脐窝	消毒脐带可以预防感染	7
				重复环行消毒数次，直至脐窝清洁、无分泌物		7
				脐窝有渗血、渗液及脓性分泌物时，先用3%过氧化氢溶液冲洗，脐带脱落处如有红色肉芽组织增生，用2.5%硝酸银溶液烧灼		7
				再用生理盐水擦拭		7
				以干棉签蘸干脐部，必要时遵医嘱局部使用抗菌药物		6
				再次确认患儿		3
				给患儿穿好衣裤，取舒适卧位		4
3	操作后	整理	10	整理床单位和用物	谢谢配合，为您的宝宝换衣被及尿布时动作轻柔，避免牵拉脐带，脐带部位一定要保持干燥	4
				打开门窗		3
				洗手，记录		3
4	评价	效果	10	脐部清洁、干燥，有感染者减轻或痊愈		3
		操作		动作轻柔，无菌观念强		4
		护患沟通		与患儿家属沟通有效，积极配合		3
	总分		100			

（王凤枝）

项目任务十　婴儿抚触技术

　　婴儿抚触是一种具有悠久历史的医疗技术，通过抚触者的双手对婴儿的各部位皮肤进行有次序的、有手法技巧的抚摸和按触。

【目的】

　　1. 促进婴儿生理和情感的发育，改变睡眠节律，提高应激能力，促进婴儿识别能力和运动能力。

　　2. 增强免疫力，促进情绪的调适以及各种感觉的统一。

　　3. 可以增进婴儿与父母的交流，增进母子感情，培养育儿的信心。

　　4. 对于患病婴儿，可以改善症状，促进康复，减少并发症和后遗症。

　　5. 减少婴儿哭闹，增进食物的消化和吸收。

【评估】

　　1. 婴儿年龄、体重、生命体征、治疗等情况。

　　2. 与家属进行有效沟通（告知目的、意义及安全性），取得家属的理解与配合。

　　3. 婴儿局部及全身皮肤状况。

　　4. 环境温度是否适宜。

【准备】

　　1. 护士准备

　　（1）衣帽整洁，洗手，脱去手表和戒指。

　　（2）了解婴儿意识状态、病情，检查全身皮肤情况。

　　2. 用物准备　婴儿润肤油、干净衣裤、尿布、大毛巾。

　　3. 婴儿准备　沐浴后或喂奶 1 h 后，换尿布，取合适体位。

　　4. 环境准备　室内安静、整洁，关闭门窗，调节室温至 26℃左右，灯光柔和，播放背景音乐。

【实施】

操作步骤	要点说明
1. 备齐用物，核对婴儿，向家属解释。	
2. 调节室温，播放背景音乐，将大毛巾铺在操作床上，用物按顺序摆好	
3. 倒少许婴儿润肤油于掌心	◆ 搓热双手
4. 两手拇指从前额中央向两侧滑动，从下颌中央向外、向上滑动，两手掌面从前额发际向上、后滑动，至后下发际停止，轻轻按压耳后乳突	
5. 两手分别从胸部外下侧向对侧的外上侧滑动	◆ 在胸部划成一个大的交叉，避开婴儿乳腺

操 作 步 骤	要 点 说 明
6. 两手分别从腹部的右下侧经中上腹滑向左上腹；右手指腹面自右上腹经左上腹滑向左下腹；左手指腹面自右下腹经右上腹、左上腹滑向左下腹	◆ 脐带脱落后进行 ◆ 避开婴儿脐部和膀胱
7. 婴儿呈俯卧位，两手掌分别于脊柱两侧由中央滑向两侧	◆ 从上至下依次进行
8. 双手抓住上肢近端边挤压边滑向远端，然后从上到下搓揉（上、下肢相同）	◆ 做完一侧，换另一侧
9. 两手拇指指腹从掌面根侧推向指侧，并提捏各手指关节（足与手相同）	
10. 给婴儿穿上干净的衣裤，取舒适体位	
11. 整理床单位和用物	

【注意事项】

1. 选择适当的时间，当婴儿饥饿、太饱或疲劳时均不宜进行。

2. 抚触时保持适宜的室温，每次 15 min 左右，每日 1～2 次。

3. 播放轻音乐有助于彼此放松。

4. 开始时动作要轻，然后逐渐增加力量。

【健康教育】

1. 应选择适当的时间进行抚触，婴儿不宜太饱或太饿，最好在婴儿沐浴后、午睡及晚上就寝前、两次进食中间，或喂奶 1 h 后进行，宜在小儿清醒、不疲倦、不饥饿、不烦躁时进行。

2. 室内温暖，无对流风。

3. 用力轻柔，避免损伤。婴儿哭闹，不愿意继续时应立即停止抚触。

4. 婴儿患病时不宜进行抚触。

5. 脐带未脱落前不要对腹部进行抚触。

6. 抚触前修剪指甲，脱去首饰，双手温暖、光滑。

【评价】

1. 患儿安静、舒适。

2. 操作动作轻柔，方法正确。

3. 关心婴儿，沟通技巧良好。

4. 安全，无并发症及其他意外发生。

附：婴儿抚触技术操作评分标准

婴儿抚触技术操作评分标准

序号	操作流程		分值	操作要点	同步沟通	标准分
1	操作前准备	护士	20	仪表，语言，态度，核对，解释	向婴儿家属问候，自我介绍，告知抚触目的，取得家属同意	10
		用物		齐全、摆放有序		4
		环境		整洁、安全、温度适宜，背景音乐		2
		婴儿及家属		婴儿：沐浴后或喂奶后1h 家属理解并合作		4
2	操作过程	抚触前	12	备齐用物，携至床旁，核对、解释	核对婴儿姓名、床号，宝宝，阿姨现在帮你脱去衣服	3
				关闭门窗，调节室温，播放音乐		3
				铺大毛巾，婴儿裸露置操作床上		3
				倒少许婴儿润肤油于护士掌心		3
		抚触头部	12	两手拇指从前额中央向两侧滑动	宝宝，阿姨现在摸摸你的头	4
				从下颌中央向外、向上滑动		4
				两手掌面从前额发际向上、后滑动，至后下发际，轻轻按压耳后乳突		4
		抚触胸部	4	两手分别从胸部外下侧向对侧的外上侧滑动	宝宝，你舒服吗	4
		抚触腹部	15	两手分别从腹部的右下侧经中上腹滑向左上腹		5
				右手指腹面自右上腹经左上腹滑向左下腹		5
				左手指腹面自右下腹经右上腹、左上腹滑向左下腹		5
		抚触背部	5	两手掌分别于脊柱两侧由中央滑向两侧	宝宝，阿姨帮你翻身 宝宝，阿姨现在帮你捏捏手（脚）	5
		抚触四肢	6	双手抓住上肢近端边挤边滑向远端，然后从上到下搓揉（上、下肢相同）		6
		抚触手足	6	两手拇指指腹从掌面根侧推向指侧，并提捏各手指关节（足与手相同）		6
3	操作后	整理	10	给婴儿穿上干净的衣裤，取舒适体位	谢谢配合，现在让您的宝宝休息会儿，喂他少量开水	5
				整理床单位和用物		5
4	评价	效果	10	婴儿安静、舒适		4
		操作		动作轻柔，方法正确		3
		护患沟通		与婴儿及家属沟通良好		3
	总分		100			

（王凤枝）

第二篇
临 床 思 维

本篇是在典型病例基础上对患者的病因、病理生理变化、治疗原则、护理措施、疾病转归等进行动态分析，是培养学生理论联系实际的设计性实训项目。通过这一部分的训练培养学生的临床思维，初步学会运用护理程序对患者进行整体护理。

模块一 内科患者的护理

项目任务一 慢性阻塞性肺疾病患者的护理

【教学任务】 在教师引导下，学生以护士角色对慢性阻塞性肺疾病患者的病案资料进行综合分析，使学生以动态的、发展的眼光对患者进行护理评估、护理诊断，并实施有针对性、预见性的护理措施，以培养学生临床思维能力。

【理论目标】

1. 掌握慢性阻塞性肺疾病患者的临床表现以及相应的护理措施。

2. 熟悉慢性阻塞性肺疾病的病因、病理生理、诊断及治疗要点。

3. 了解慢性阻塞性肺疾病患者的辅助检查，并能进行结果分析。

【能力目标】

1. 能够依据护理程序，对慢性阻塞性肺疾病患者进行护理评估。

2. 具有运用理论、经验对患者护理问题（存在的或潜在的）进行分析、判断和实施护理的决策能力。

3. 能充分发挥主观能动性，将所学基础知识和临床知识用于发现和解决临床实际问题。

4. 能对慢性阻塞性肺疾病患者制订主要的护理诊断、护理措施以及健康教育的内容。

【相关知识拓展】

1. 呼吸系统的解剖结构及生理功能。

2. 呼吸系统疾病的发病原因、临床特点及异同点。

3. 呼吸系统疾病的常规护理、氧疗的异同点。

4. 呼吸系统疾病并发症的预防及治疗新方法。

【教学方法——分组讨论】 教师展示病案资料导入课堂与学生共同分析，并把案例作为载体，依病情演变过程作为教学过程，教师提出问题作为学习任务，在教师的提示下学生分组讨论，由代表回答问题，再由教师归纳总结。

工作程序	病案资料	工作任务	知识拓展
一	**病史：**李××，男，61岁。于20年前出现咳嗽、咳痰，痰呈白色黏液状，痰量较少，每当受凉时，痰呈黄色脓状，使用抗生素后，咳嗽、咳痰能够缓解。于17年前开始	归纳分析本例病史特点，还需进一步询问哪些情况或者采取哪些检查？ **提示：**本例病史特点：①老年男性，病程长；②反复咳嗽、咳痰二十余年，加重伴活动后胸闷、	1. 呼吸系统有什么功能？ 2. 呼吸系统疾病常见症状有哪些？

工作程序	病案资料	工作任务	知识拓展
一	咳嗽、咳痰每年冬季发作，每次持续3个月余。于5年前出现咳嗽、咳痰症状加重，同时伴有活动后胸闷、气急，休息后能够缓解，有时伴心悸。对症治疗后上述症状时轻时重。1个月前受凉后，咳嗽、咳痰症状加重，痰呈黄色脓状，不易咳出，稍活动后胸闷、气急明显。1周前出现面部及双下肢水肿。在当地诊所治疗后症状无明显缓解。既往体健 **体格检查**：T 63.2℃，P 70次/分，R 18次/分，BP 130/80 mmHg。神志清楚，被扶入病房。口唇轻度发绀，无颈静脉怒张，气管居中，桶状胸，两肺语颤减弱，叩诊呈过清音。心尖搏动位于剑突下，心脏浊音界偏小，HR 70次/分，律不齐，可闻及期前收缩（早搏），6～8次/分，各瓣膜听诊区未闻及病理性杂音。腹软，肝、脾肋下未及，移动性浊音阴性。双下肢轻度凹陷性水肿，生理反射正常，病理反射未引出	气急5年，面部及双下肢水肿1周；③体格检查：桶状胸，两肺语颤减弱，叩诊呈过清音，心尖搏动位于剑突下，心脏浊音界偏小，可闻及期前收缩（早搏），双下肢轻度凹陷性水肿。分析本病史特点：患者反复咳嗽、咳痰长达二十余年，至5年前仅表现为反复不同程度的咳嗽、咳痰至今，未出现其他症状，因此，患者目前最有可能存在的是呼吸系统疾病。其次，再考虑是呼吸系统的哪种疾病。要明确患者目前存在的是哪一种呼吸系统疾病，还需要进一步询问近5年发病的状况，如活动、体位、体重、尿量、个人嗜好和生活自理程度等。由于病史较长，应检查肺功能、胸X线片或CT、动脉血气分析、生化	
二	**病史**：患者每次发作与受凉、疲劳密切相关，5年前出现活动后胸闷、气急，随后逐年加重，但夜间尚能平卧。自发病以来无持续发热，体重亦无明显改变。近1周，食欲明显减退，尿量减少 **心理社会状况**：因有胃出血病史故不饮酒，吸烟800年支，日常生活尚能自理，易沟通，对疾病知识有一定了解，但对诱发因素不够重视 **胸X线片检查**：两肺纹理增粗、增多，两肺透明度增加，肺下界平第12肋。X线片诊断：慢性支气管炎、肺气肿	1. 该患者是什么病？有何依据？ **提示**：是慢性阻塞性肺部疾病。其依据是：①老年男性，病程长，反复发作起病；②反复咳嗽、咳痰二十余年，加重伴活动后胸闷、气急5年，黄痰，面部及双下肢水肿；③吸烟800年支；④体格检查；⑤胸X线片检查；⑥动脉血气分析提示；⑦肺功能提示；⑧心电图提示。因此，考虑患者目前存在的疾病是COPD，并继发肺源性心脏病 2. 如何判断该患者病情轻重？ **提示**：患者目前是COPD急性加重期。其依据是：近1周咳黄脓痰，且胸闷、气急加重。动脉血	1. COPD患者按疾病严重程度分哪几个期？ 2. COPD患者持续低流量鼻导管吸氧的依据是什么？ 3. 如何指导患者有效排痰？ 4. 若患者呼吸困难、发绀无缓解且加重，如何处理？

工作程序	病案资料	工作任务	知识拓展
二	**动脉血气分析：** pH 7.371 PaO_2 72.2 mmHg $PaCO_2$ 57.2 mmHg **肺功能：**FVC 42L、FEV_1 31%、RV/TLC 39%，提示肺功能严重损害 **心电图：**肺型 P 波，右心室肥厚	气分析提示缺氧和 CO_2 潴留，表明患者存在 Ⅱ 型呼吸衰竭，近日面部及双下肢水肿、尿量减少提示右侧心力衰竭。由于该患者存在 Ⅱ 型呼吸衰竭和肺源性心脏病心力衰竭，病情严重程度属于 Ⅲ 级，应进入监护病房 3. 目前患者主要存在哪些护理问题？ **提示：**① 清理呼吸道无效；② 气体交换受损；③ 有感染的危险；④ 体液过多；⑤ 焦虑 4. 目前首要的护理措施是什么？ **提示：**首先嘱患者卧床休息，给予持续低流量鼻导管吸氧，吸氧后作血气分析。其次要保持呼吸道通畅，指导患者有效排痰。密切观察生命体征，监测动脉血气分析，限制液体的摄入量，准确记录出入水量。加强用药护理和皮肤护理，协助生活护理	5. COPD 患者怎样达到理想的氧疗？ 6. COPD 患者为什么要戒烟？
三	**病情转归：**患者入院第3天，咳嗽、咳痰较前减轻，口唇轻度发绀	1. 对该患者应观察哪些内容？ **提示：**对该患者要观察痰液的颜色、性状、黏稠度、气味及量的改变，评估患者的体力情况，能否有效咳嗽。注意患者的体温、呼吸频率、节律和深度及意识的变化。观察患者双下肢水肿情况，严格记录出入量，监测动脉血气分析和电解质变化 2. 如何对该患者进行氧疗？ **提示：**该患者不仅有低氧血症，同时伴有 CO_2 潴留，因此，通常经鼻导管给予 1~2 L/min 的氧流量，吸氧后血氧分压 ≥ 60 mmHg，CO_2 分压上升不超过 10 mmHg，即达到该患者给氧的基本要求	1. 患者为什么会出现双下肢水肿？ 2. 采集动脉血进行血气分析需注意什么？血气分析的意义是什么？

工作 程序	病案资料	工作任务	知识拓展
四	**病情稳定**	病情平稳后，应如何对该患者进行健康教育？ 提示：① 保证室内空气清新，避免呼吸道刺激，戒烟；② 日常起居应避免胸、腹内压过高，避免肺大泡破裂导致气胸；③ 对于下肢水肿，应注意观察水肿消长并记录全天的尿量；④ 避免受凉感冒；⑤ 安眠药不用或遵医嘱慎用；⑥ 指导患者及家属掌握合理家庭氧疗及蒸气吸入湿化气道方法；⑦ 坚持耐寒锻炼、全身运动及呼吸功能锻炼；⑧ 饮食上应摄入充足的热量、蛋白质及富含维生素的食物，以增强免疫力和减少感染的机会	1.COPD 患者长期家庭氧疗的意义是什么？ 2. 如何指导 COPD 患者进行呼吸功能锻炼？ 3.COPD 患者为什么要进高热量、高蛋白、高维生素饮食？ 4. 你认为还有哪些注意事项交待患者？

（刘淑霞）

项目任务二　心肌梗死患者的护理

【教学任务】　在教师引导下，学生以护士角色对心肌梗死患者的病案资料进行综合分析，使学生以动态的、发展的眼光对患者进行护理评估、护理诊断，并实施有针对性、预见性的护理措施，以培养学生临床思维能力。

【理论目标】

1. 掌握心肌梗死患者的临床表现以及相应的护理措施。
2. 熟悉心肌梗死的病因、病理生理、诊断及治疗要点。
3. 了解心肌梗死患者的辅助检查，并能进行结果分析。

【能力目标】

1. 能够依据护理程序，对心肌梗死患者进行护理评估。
2. 具有运用理论、经验对患者护理问题（存在的或潜在的）进行分析、判断和实施护理的决策能力。
3. 能充分发挥主观能动性，将所学基础知识和临床知识用于发现和解决临床实际问题。
4. 能对心肌梗死患者制订主要的护理诊断、护理措施以及健康教育的内容。

【相关知识拓展】

1. 心血管系统的解剖结构及生理功能。
2. 心血管系统疾病的发病原因及诱因、临床特点及异同点。
3. 心血管系统疾病的常规护理、用药护理的异同点。
4. 心血管系统疾病并发症的预防及治疗新方法。

【教学方法——分组讨论】　教师展示病案资料导入课堂与学生共同分析，并把案例作为载体，依病情演变过程作为教学过程，教师提出问题作为学习任务，在教师的提示下学生分组讨论，由代表回答问题，再由教师归纳总结。

工作程序	病案资料	工作任务	知识拓展
一	**病史：** 王××，男，46岁。因恶心、呕吐、上腹不适一天而入院。询问病史：患者于发病前一天中午进食大量食物，且饮白酒约300 ml。餐后感到腹胀不适，未引起重视。下午继续工作，期间呕吐数次，呕吐物为中午进食的胃内容物，量少，无腹泻。自服：环丙沙星、奥美拉唑药物，但上腹疼痛无明显缓解，遂来院就诊。既往有高血压、高胆固醇病史6年，否认胃病、肝病史	归纳分析本例病史特点，还需进一步询问哪些情况或者采取哪些检查？ 　　提示：本例病史特点：① 起病急，有饱餐、饮酒史；② 主要症状为恶心、呕吐伴上腹痛；③ 体温升高；④ 自服药物，效果不佳。分析本病史特点：首先考虑是消化系统急症。但应注意：① 有上腹痛但无不洁饮食史及腹泻；② 发病前饱餐、饮酒史；③ 既往有高血压、高胆固醇史6年。故还应考虑患者有无心血管疾病发生。需进一步完成：① 询问患者有无胸闷、心慌、	循环系统急症的临床表现是什么？

工作程序	病案资料	工作任务	知识拓展
一	**体格检查**：T 38.5℃，HR 90 次/分，R 18 次/分，BP 112/60 mmHg	呼吸困难、头晕、晕厥等不适；② 重点检查腹部有无压痛、反跳痛、肌紧张等，还要注意心肺检查；③ 实验室检查：血常规、粪便常规和心肌酶检查；④ 心电图	
二	**病史**：患者略感胸闷、心慌，无呼吸困难、晕厥 **体格检查**：表情自然，情绪稳定，体形肥胖，心肺检查无明显异常，腹部检查未发现阳性体征 **心理社会状况**：日常生活不规律，经常熬夜，睡眠每天 5～6 h，睡眠不深。喜高脂饮食，常饮酒、吸烟。患者大学文化，经商，性格外向，自信心强，忍耐性好，易沟通。虽有高血压、高胆固醇病史 6 年，但未重视治疗。无医疗费用顾虑，但担心疾病复发与出院后工作活动受限。三口之家，家庭关系和睦，同事关系融洽 **心电图检查**：窦性心动过缓，Ⅱ、Ⅲ、aVF 导联 ST 段弓背向上抬高 1.2～1.5mV，T 波倒置 **实验室检查**：WBC 12.7×10^9/L；粪便常规（一）；血清心肌酶检查 CK 386U/L，CK-MB 401 U/L	1. 患者的疾病诊断及其依据、发病原因是什么？ **提示**：考虑患者存在急性下壁心肌梗死（IAMI），虽然该患者胸痛并不典型，但心电图检查和血清心肌酶升高证实该患者发生了 IAMI。发病原因分析：患者因长期患有高血压和高胆固醇血症，有可能存在动脉粥样硬化。在患者进食大量脂肪后，可引起血脂一过性增高，血黏度增加，局部血流缓慢，血小板黏附性增强等，由此促发血栓形成 2. 目前患者主要存在哪些护理问题？ **提示**：① 舒适的改变；② 活动无耐力；③ 知识缺乏；④ 潜在并发症 3. 就患者现存的护理问题，护士首先采取哪些护理措施？ **提示**：① 卧床休息，协助患者满足生活需要；② 给予持续低流量吸氧；③ 严密观察生命体征及病情变化；④ 遵医嘱，按时完成有关治疗，并观察用药后的效果；⑤ 指导舌下含服硝酸甘油止痛，并立即做心电图，通知医生	1. 哪些情况提示患者很可能发生了 AMI？ 2. 急性下壁心肌梗死的心电图特征是什么？ 3. 硝酸甘油治疗本病的机制是什么？
三	**病情处理**：该患者收入 CCU 后，即刻给予溶栓治疗：尿激酶（UK），150 万U/30 min，静脉滴注	护士应如何配合此项治疗？ **提示**：① 预防出血；② 溶栓开始后 2 h 内每 30 min 记录 18 导联心电图。备好临时起搏器及除颤仪，以防恶性心律失常。③ 治疗 24 h 内，每 0.5 h 测一次生命体征，遵医嘱查凝血时间、血型及配血。注意观察内脏出血的征兆。④ 评估溶栓效果	1. 溶栓的禁忌证有哪些？ 2. 哪几个指标提示溶栓有效？ 3. 目前我国常用的溶栓剂有哪些？

工作程序	病案资料	工作任务	知识拓展
四	**心理护理**：患者一向体健，其家属及本人对于此次发病入院显得异常紧张，反复询问医护人员	有人认为这是正常反应，不需要特别处理，你的看法呢？ **提示**：不良的心理应激反应可刺激交感神经系统，使血中儿茶酚胺浓度上升，致使心率加快，血压升高，此外还可触发冠状动脉痉挛，导致梗死面积扩大，诱发心律失常，甚至猝死。所以，护理人员要高度重视，防止不良心理因素导致病情恶化	1. 为了防止不良心理因素导致病情恶化，可以采取哪些措施？ 2. 哪些情况提示急性期 AMI 患者预后较差？
五	**病情转归**：患者入院后第5天转入普通病房，一般情况好，无胸闷不适，生命体征平稳	护士鼓励该患者在床边活动，但患者则有些担心，如何解释？ **提示**：在急性期限制 AMI 患者的活动，让患者绝对卧床，有利于缓解心肌氧的供需矛盾，减轻心脏的负担。因此，充分休息对于 AMI 患者而言显得尤其重要。所以现在比较一致的观点是：对无并发症的 AMI 患者开展早期低水平活动是安全而且有效的	1. 患者长期卧床会带来什么不利影响？ 2. 什么情况下应限制 AMI 患者的康复活动或减少其活动强度？
六	**病情平稳**	护士如何展开健康教育？ **提示**：① 改变不良的生活方式；② 避免诱发因素；③ 坚持治疗；④ 定期复查：教会患者及家属辨认病情变化和紧急自救措施；⑤ 指导患者进行康复锻炼	1. 患者病情变化时怎样施行紧急自救？ 2. 你认为还有哪些注意事项交待患者？

（刘淑霞）

项目任务三　肝性脑病患者的护理

【教学任务】　学生在教师引导下，以护士角色对肝性脑病患者的病案资料进行综合分析，使学生以动态的、发展的眼光对患者进行护理评估、护理诊断，并实施有针对性、预见性的护理措施，以培养学生临床思维能力。

【理论目标】

1. 掌握肝性脑病患者的临床表现以及相应的护理措施。

2. 熟悉肝性脑病的病因、病理生理、诊断及治疗要点。

3. 了解肝性脑病患者的辅助检查，并能进行结果分析。

【能力目标】

1. 能够依据护理程序，对肝性脑病患者进行护理评估。

2. 具有运用理论、经验对患者护理问题（存在的或潜在的）进行分析、判断和实施护理的决策能力。

3. 能充分发挥主观能动性，将所学基础知识和临床知识用于发现和解决临床实际问题。

4. 能对肝性脑病患者制订主要的护理诊断、护理措施以及健康教育的内容。

【相关知识拓展】

1. 肝的解剖特点及生理功能。

2. 肝病的发病原因及诱因、临床特点及异同点。

3. 肝病患者的常规护理、饮食护理的异同点；并发症的预防及治疗新方法。

【教学方法——分组讨论】　教师展示病案资料导入课堂与学生共同分析，并把案例作为载体，依病情演变过程作为教学过程，教师提出问题作为学习任务，在教师的提示下学生分组讨论，由代表回答问题，再由教师归纳总结。

工作程序	病案资料	工作任务	知识拓展
一	**病史**：胡××，男，56岁，呕血、黑便一天。患者于发病当日凌晨7时用力排便时感恶心，随即呕鲜红色血液约200 ml，2 h后排黑便约200 g，感明显乏力、头晕，出冷汗，当日中午当地卫生院以"上消化道出血"收入院，第二天转入市中心医院消化内科。既往有乙型肝炎病史6年和肝硬化病史3年，1年前胃镜检查提示食管、胃底静脉曲张，无外伤及手术史	**提示**：本例病史特点：① 此次起病急，发病有用力排便史；② 主要症状为呕血、黑便；③ 既往有肝硬化，食管、胃底静脉曲张史。分析本例病史特点：首先考虑上消化道出血，因为患者不仅有呕血，而且还排黑便。需进一步完成：① 询问患者或家属近2天内呕血、黑便的总次数、颜色、量和形状；② 急诊室给予的止血措施；③ 注意患者的意识状态及有无扑翼样震颤；④ 实验室检查：血型、血常规、凝血酶原时间、肝功能、	1. 上消化道出血常见病因有哪些？ 2. 上消化道出血包括哪些部位的出血？

工作程序	病案资料	工作任务	知识拓展
	体格检查： T 37.2℃，HR 102 次/分，R 20 次/分，BP 86/50 mmHg。慢性肝病容，口唇苍白，巩膜黄染，全身皮肤、黏膜略黄染。心肺检查无明显异常。未见腹壁静脉曲张，肝肋下未及，移动性浊音（＋）	三抗、生化等各项检查	
二	**病史：** 患者 2 天内已呕血 5 次，1 次为鲜红色，约 200 ml，其余 4 次为深咖啡色液体伴食物残渣约 1500 ml，排柏油样糊状黑便 6 次共约 800 g，现仍主诉恶心。急诊室给予红细胞悬液 400 ml 及奥曲肽等药物静滴 **体格检查：** 烦躁不安，皮肤较湿冷，双手平举有轻微的扑翼样震颤，瞳孔等大等圆，肝掌（＋） **实验室检查：** Hb 65 g/L；WBC 14.1×10⁹/L；总胆红素 32.2 μmol/L，清蛋白 25 g/L，三抗阳性，其余结果待报	1. 该患者的疾病诊断及其依据、发病原因是什么？ **提示：** 患者为肝硬化，食管、胃底静脉曲张破裂出血。因患者有明确的肝硬化病史，胃镜检查曾提示有食管、胃底静脉曲张。此次出血前有用力屏气排便的明显诱因 2. 如何判断该患者上消化道出血的程度？ **提示：** 患者呕血、黑便次数多，量达 1500 ml 以上，临床上表现为烦躁不安，皮肤湿冷，血压下降，BP80/50 mmHg，脉搏快而弱，Hb 65 g/L 3. 目前患者主要存在哪些护理问题？ **提示：** ① 体液不足；② 营养失调；③ 活动无耐力；④ 有感知障碍的危险 4. 就患者现存的护理问题，首先采取哪些护理措施？ **提示：** ① 绝对卧床休息，头偏向一侧，防窒息；② 立即建立静脉通道，抽血定血型，交叉配血，输新鲜血，积极补充血容量；③ 采取止血措施，合理安排输液的顺序和速度；④ 吸氧；⑤ 备三腔二囊管；⑥ 心电监护，密切观察生命体征，观察排泄物的颜色和性状；⑦ 加强生活护理，防继发感染	1. 引起肝硬化的病因有哪些？ 2. 我国哪一种肝硬化最常见？ 3. 出血程度分几种？ 4. 如何根据失血表现估计失血量？ 5. 为什么呕吐物呈咖啡色，粪便呈柏油样？ 6. 奥曲肽属于哪类药物？其作用原理是什么？ 7. 从哪几个方面观察患者是否存在继续出血？
三	**病情变化：** 患者入院当晚仍呕血 2 次，量约 1000 ml，征得患者及家属同意给予三腔二囊管压迫止血	护士应怎样做好三腔二囊管留置的护理？ **提示：** 插三腔二囊管前，护士再次检查性能，确保无漏气后，抽尽气囊内气体，并准备好其他用品，插管后要密切观察病情变化，留置期间防创伤、防窒息、防误吸	1. 三腔二囊管仅用于哪种疾病引起的出血？ 2. 三腔二囊管留置期间需注意什么？

工作程序	病案资料	工作任务	知识拓展
四	**病情变化**：患者入院经对症治疗后，第2天三腔二囊管中的胃底引流液颜色逐渐由暗红色转为淡咖啡色。 **体格检查**：T 38℃，BP 100/50 mmHg，HR 100 次/分，R 26 次/分，嗜睡，呼之能应，但语无伦次，瞳孔等大等圆，直径4.5 mm，对光反应迟钝，巴宾斯基征（＋），扑翼样震颤（＋）	患者出现了什么并发症？这时应采取哪些护理措施？ **提示**：患者已进入肝性脑病Ⅲ期（昏睡期），目前护理措施如下：① 一般护理：严密观察患者生命体征、瞳孔、意识，定期抽血化验，加强生活护理，保持呼吸道通畅；② 保持排便通畅，防止便秘；③ 应用降氨药物，促进体内有毒物质的代谢；④ 纠正氨基酸代谢紊乱和假性神经递质，补充必需氨基酸；⑤ 做好安全防护工作	1. 肝性脑病分几期？ 2. 肝性脑病的常见诱因是什么？ 3. 肝性脑病患者为什么忌用肥皂水灌肠？
五	**病情变化**：患者入院后第4天消化道出血停止，生命体征平稳，已拔除三腔二囊管，神志已逐渐恢复，体格检查扑翼样震颤（±）	患者有饥饿感，护士应该怎样开展健康教育？ **提示**：护士应嘱患者此阶段仍需绝对卧床休息，饮食上以糖类为主；给予冷流质饮食，如米汤，逐渐加蛋白质 10 g/d，如无病情反复，蛋白质最高可加至 50 g/d，但宜选用植物蛋白；1周后可床边活动，饮食可改低脂、低盐、少渣半流质饮食，嘱患者细嚼慢咽	1. 为什么要限制肝性脑病患者蛋白质的摄入？ 2. 肝性脑病患者饮食中为什么选用植物蛋白？
六	**病情变化**：因患者总胆红素 42.1 μmol/L，清蛋白 24 g/L，凝血酶原时间延长，胃镜示：食管、胃底静脉重度曲张，红色征（＋＋＋），目前无手术指征，为防短期再次出血，征得家属与患者同意，行食管、胃底曲张静脉硬化剂注射	护士应做好哪些护理？ **提示**：① 术前护理：加强心理护理，解除恐惧感。抽血交叉配血、备血，术前肌注解痉、镇静剂。② 术后护理：嘱患者绝对卧床休息，禁食48h，监测生命体征。避免用力咳嗽、排便，以防腹内压增加诱发出血。做好生活护理，听取患者主诉，观察呕吐物和排泄物的颜色和性状。48h后可给予冷流质饮食	1. 常用食管、胃底曲张静脉硬化剂有哪几种？ 2. 可能出现哪些并发症？如何判断出血是否停止？
七	**病情稳定**：患者意识清楚，出血停止	护士如何开展健康教育？ **提示**：① 劳逸结合，避免劳累，卧床休息；② 饮食指导；③ 预防感染；④ 勿滥服药物；⑤ 养成良好的排便习惯，勿用力排便；⑥ 定期复查	你认为还有哪些注意事项交待患者？

（刘淑霞）

项目任务四　急性胰腺炎患者的护理

【教学任务】　学生在教师引导下，以护士角色对急性胰腺炎患者的病案资料进行综合分析，制订护理措施，以培养学生临床思维能力。

【理论目标】

1. 掌握急性胰腺炎患者的临床表现以及相应的护理措施。

2. 熟悉急性胰腺炎的病因、病理生理、诊断及内科治疗要点。

3. 了解急性胰腺炎患者的辅助检查，并能进行结果分析。

【能力目标】

1. 能够依据护理程序，对急性胰腺炎患者进行护理评估。

2. 具有运用理论、经验对患者护理问题（存在的或潜在的）进行分析、判断和实施护理的决策能力。

3. 能充分发挥主观能动性，将所学基础知识和临床知识用于发现和解决临床实际问题。

4. 能对急性胰腺炎患者制订主要的护理诊断、护理措施以及健康教育的内容。

【相关知识拓展】

1. 胰腺的解剖结构、生理功能。

2. 急性胰腺炎的发病原因及诱因、临床特点。

3. 急性胰腺炎并发症的预防及治疗新方法。

【教学方法——分组讨论】　教师展示病案资料导入课堂与学生共同分析，并把案例作为载体，依病情演变过程作为教学过程，教师提出问题作为学习任务，在教师的提示下学生分组讨论，由代表回答问题，再由教师归纳总结。

工作程序	病案资料	工作任务	知识拓展
一	**病史：** 张某某，男，42岁。因上腹持续性疼痛，呈阵发性加重2天，来院就诊。患者发病当天进食油腻食物较多，餐后即感到上腹部疼痛，呈持续性并进行性加重，伴恶心、呕吐数次，呕吐物为胃内容物。次日上腹部疼痛加剧，并放射到腰背部，呈束带状，伴发热，体温最高38.6℃。既往有胆结石病史十余年，1年前行胆囊切除术 **体格检查：** T 37.6℃，HR 150次/分，R 28次/分，BP 120/57 mmHg。双肺呼吸音粗，未	归纳本病史资料，还需进一步询问患者哪些情况或者采取哪些检查？ 　**提示：** 本病史特点：① 起病急，发病前有高脂餐史；② 主要症状为上腹部疼痛剧烈，并向腰背部放射，呈束带状；③ 伴恶心、呕吐；④ 体温升高；⑤ 既往有胆结石病史。分析本病史特点：首先考虑是急腹症。但应注意：① 患者脉率过快，与体温（37.6℃）不符；② 呼吸急促。鉴于上述问题，应考虑有无严重的全身并发症的发生。需进一步完成：① 询问患者有无胸闷、气急及日常生活型态；	1. 急性胰腺炎的常见病因有哪些？ 2. 急性胰腺炎的临床表现有哪些？ 3. 急性胰腺炎常见的并发症有哪些？

工作程序	病案资料	工作任务	知识拓展
	闻及干、湿性啰音。心律齐，偏快	② 常规心肺检查外，还要重点检查腹部有无压痛、反跳痛、肌紧张，有无移动性浊音，全身皮肤有无瘀斑；③ 实验室检查：血常规，血、尿淀粉酶，血钙，动脉血气分析；④ 心电图和腹部 CT 检查	
二	**病史：**患者略感胸闷气急 **体格检查：**痛苦面容。屈膝卧位，体形肥胖，右侧腹股沟皮肤有一片蓝棕色瘀斑。腹部膨隆，未见肠型及肠蠕动波，肠鸣音消失。心率偏快，150 次/分，节律整齐。全腹有压痛、反跳痛，移动性浊音（＋） **社会心理状况及日常生活型态：**日常生活较规律，无特殊爱好。喜食高脂饮食，并无饮酒、吸烟史，下岗待业，有医疗费顾虑 **实验室检查：**WBC 14.5×10^9/L，N 0.94，血淀粉酶 1020 U/L，尿淀粉酶 921 U/L，血钙 1.90 mmol/L，动脉血气分析提示低氧血症 **心电图检查：**窦性心动过速 **腹部 CT：**① 急性胰腺炎伴周围渗出，少量腹水；② 胆总管扩张	1. 初步评估该患者的疾病诊断及其依据、发病原因是什么？ **提示：**现考虑患者是重症急性胰腺炎。其依据是：发病前有高脂饮食史；血、尿淀粉酶升高；上腹部剧烈疼痛，伴反跳痛及肌紧张，疼痛向腰背部放射，呈束带状；腹部膨隆，肠鸣音消失，提示有麻痹性肠梗阻；右侧腹股沟皮肤有蓝棕色瘀斑；CT 提示急性胰腺炎伴周围渗出；有胆石症病史，曾行胆囊切除术，CT 提示胆总管扩张。此次发病的原因可能是胆道微小结石经 Oddi 括约肌排出障碍，使胆汁引流不畅，反流入胰管，使胰管内压力增高，胰小管和腺泡破裂并激活胰酶，引起胰腺组织的自身消化 2. 如何解释该患者出现的与体温不符的心跳、呼吸加快？ **提示：**因患者胰腺有坏死，血液和血浆大量渗出，造成血容量不足，引起心跳、呼吸代偿性加快；同时因胰腺坏死，组织释放大量毒素进入血液循环后造成对心肌的损害和肺泡结构的破坏 3. 目前患者主要存在哪些护理问题？ **提示：**① 组织灌注不足；② 疼痛；③ 有感染的危险；④ 营养失调 4. 就患者现存的护理问题，首先采取哪些护理措施？ **提示：**重症急性胰腺炎的治疗应是综合治疗，护理措施主要围绕补充血容量、抑制胰腺分泌、防治感染、解痉镇痛、营养支持等方面实施护理	1. 既往有胆结石的患者为什么易并发急性胰腺炎？ 2. 急性胰腺炎按病理分哪几种类型？ 3. 抑制胰腺分泌的措施有哪些？ 4. 吗啡能否用于急性胰腺炎镇痛？ 5. 急性胰腺炎患者胃管注入大黄的目的是什么？

工作程序	病案资料	工作任务	知识拓展
三	**病情变化：**患者入院后进行补充血容量、胃肠减压、抑制胰腺分泌、防治感染、解痉镇痛等治疗	该患者入院后如何进行病情观察？ **提示：**严密观察体温、心率、血压、呼吸、血氧饱和度、腹部情况、末梢循环、尿量、肝功能、肾功能、电解质及血气分析等	1. 怎样观察急性出血坏死性胰腺炎患者病情？ 2. 哪些情况提示患者可能发生了多器官功能障碍综合征（MODS）？
四	**病情变化：**患者一向体健，当医生向家属交待病情的严重情况后提出急需行腹腔灌洗治疗时，家属与患者显得紧张犹豫	护士应怎样配合说服工作？ **提示：**患者腹腔胰腺渗出较多，早期腹腔灌洗可消除腹腔内渗出物和各种酶、细菌和内毒素进入全身血液循环，减轻对全身各个脏器的损害，对阻止病情发展、缓解症状、减少并发症和降低死亡率具有十分重要的意义。护士应把这些知识告知家属及患者，鼓励患者及家属尽快作出选择，否则时间过晚，可能错过治疗时机	如何做好腹腔灌洗？
五	**病情变化：**患者入院第5天，生命体征已趋于平稳，肠外营养已逐渐过渡到肠内营养	护士应如何加强患者肠内营养的护理？ **提示：**① 管道的维护：避免发生管腔堵塞并确保正常使用。② 保持营养液合适的温度。③ 经常巡视观察：倾听患者主诉，调节合适的滴速。④ 导管固定，防止导管扭曲、滑脱。⑤ 加强口、鼻腔护理，避免发生口腔溃疡、真菌感染等。⑥ 做好患者营养评估：定时监测血糖、尿糖、血电解质及肝、肾功能变化；准确测量体重，记录24 h出入量及排便量和次数，留尿测氮平衡以评价肠内营养效果	肠内营养和肠外营养的适应证有哪些？
六	**病情变化：**患者病情平稳	护士应如何开展健康教育？ **提示：**① 改变不良生活方式。② 因胰腺坏死后修复需一段时间，拔除鼻空肠管后，饮食要循序渐进。第一阶段：流质饮食，不含脂肪和蛋白质，此期持续2天。第二	1. 如何预防急性胰腺炎的复发？ 2. 急性胰腺炎患者的饮食应注意什么？

工作程序	病案资料	工作任务	知识拓展
六		阶段：流质饮食，含少量蛋白质，但不含脂肪，此期持续 2～3 天。 第三阶段：半流质饮食，含少量蛋白质和极少量脂肪，持续 2～3 天。 第四阶段：低脂饮食，含蛋白质和少量脂肪（约 30 g），每日 4～5 餐，此期适用于基本痊愈的患者及出院后半年内的患者。③ 遵医嘱长期服用利胆药物。④ 定期复查：出院 1 个月后门诊复查，携带好住院期间的 CT 片，以便参考对照，遵医嘱长期服用利胆药物。⑤ 康复锻炼：建议全休1～3 个月，避免剧烈运动及重体力劳动	

（刘淑霞）

项目任务五　糖尿病患者的护理

【教学任务】　学生在教师引导下，以护士角色对糖尿病患者的病案资料进行综合分析，制订护理措施，以培养学生临床思维能力。

【理论目标】

1. 掌握糖尿病患者的临床表现以及相应的护理措施。

2. 熟悉糖尿病的病因、病理生理、诊断及治疗要点。

3. 了解糖尿病患者的辅助检查，并能进行结果分析。

【能力目标】

1. 能够依据护理程序，对糖尿病患者进行护理评估。

2. 具有运用基本理论、基础知识对糖尿病患者护理问题（存在的或潜在的）进行分析、判断和实施护理的决策能力。

3. 能充分发挥主观能动性，将所学基础知识和临床知识用于发现和解决临床实际问题。

4. 能对糖尿病患者制订主要的护理诊断、护理措施以及健康教育的内容。

【相关知识拓展】

1. 胰岛的解剖结构、生理功能。

2. 糖尿病的发病原因及诱因、临床特点。

3. 糖尿病患者并发症护理及饮食指导。

4. 糖尿病最新研究进展。

【教学方法——分组讨论】　教师展示病案资料导入课堂与学生共同分析，并把案例作为载体，依病情演变过程作为教学过程，教师提出问题作为学习任务，在教师的提示下学生分组讨论，由代表回答问题，再由教师归纳总结。

工作程序	病案资料	工作任务	知识拓展
一	**病史：**张××，女，48岁，于2005年3月无明显诱因出现口干乏力，烦渴多饮，每日饮水量约2000 ml，食欲增加，逐渐出现体重下降，未予重视。4月25日未进午餐，在外医院查血糖22.6 mmol/L，尿糖（＋＋＋＋），次日查空腹血糖12.25 mmol/L，尿糖（＋＋＋），诊断为糖尿病。控制饮食，并服用二甲双胍每次0.25 g，3次/日，格列喹酮每次30 mg，2次/日。血糖控制不佳，后改服二甲双胍每次0.375 g，3次/日，格列本脲每次2.5 mg，2次/日。2005年5月13日查空腹	根据所获得的病史资料，还需进一步询问患者哪些情况或采取哪些检查？ 　　**提示：**本病史特点提示：①中年女性，起病隐匿，病史较短；②主要症状为口干乏力，烦渴多饮，食欲增加，逐渐出现体重下降，视力明显下降；③经药物治疗半月余，效果不佳；④血糖、尿糖异常升高。需进一步完成：①了解患者日常生活型态，询问患者有无糖尿病急、慢性并发症的相关症状，如心慌、头晕、手抖、出冷汗、腹泻或便秘、肢端感觉异常等；②体格检查时要注意对糖	1. 糖尿病分几型？ 2. 1型糖尿病与2型糖尿病有哪些区别？ 3. 糖尿病常见的并发症有哪些？

工作程序	病案资料	工作任务	知识拓展
一	血糖（CBG）9.5 mmol/L。患者视力明显下降，时有活动后胸闷、心悸，无怕热多汗。为进一步诊治收入院。患者发病以来，精神尚可，睡眠欠佳，长期便秘，排尿正常，近期体重减轻7.5 kg。否认肝炎、结核、伤寒等传染病史，无高血压、冠心病等病史。1977年因胆囊结石行取石术，否认外伤史。否认药物及食物过敏史。预防接种史不详 **体格检查：** T 36.4℃，HR 80次/分，R18次/分，BP 115/75 mmHg。心、肺部检查无明显异常，腹部检查未发现阳性体征	尿病可能受累的系统进行详细检查，如心血管、肾、眼部、皮肤及神经系统等；③ 实验室检查：血、尿、粪常规，血生化，血脂，肝功能，乙肝三抗，尿糖及血糖测定，葡萄糖耐量试验，胰岛素测定，C肽测定等；④ 心电图、胸片、B超、眼底等检查	
二	**病史：** 患者口干乏力，烦渴多饮，食欲增加，逐渐出现体重下降，时有活动后胸闷、心悸 **体格检查：** 表情自然，神志清楚，情绪较稳定，体形消瘦，两侧瞳孔等大等圆，对光反射存在，辐辏反射存在，球结膜无充血及红肿，双眼球无明显突出，视力明显下降，视物疲劳，右眼视力差，为0.6。颈软，肺部检查无明显异常。心前区无隆起，心浊音界向左下扩大，HR80次/分；律齐，各瓣膜听诊区未闻及杂音。腹部检查未发现阳性体征。双下肢无水肿。左侧前臂疼痛，左手皮肤有轻度麻木感觉。肱二头肌、肱三头肌反射及膝腱、跟腱反射正常，巴宾斯基征、凯尔尼格征、布鲁津斯基征阴性 **社会心理状况及日常生活型态：** 患者日常生活较规律，饮食习惯良好，不偏食，睡眠每天7~8 h，睡眠较好。无烟、酒等不良嗜好。初中文化，宾馆职员，已退休，性格内向型。医疗	1. 初步评估该患者的疾病诊断及其依据是什么？ **提示：** 依据上述病史特点，初步诊断为2型糖尿病、糖尿病神经病变、糖尿病视网膜病变。诊断依据为：① 中年女性；② 有口干多饮、多食、消瘦2个月余；③ 多次空腹及餐后血糖升高超过11.1 mmol/L；④ 左前臂疼痛、左手皮肤有轻度麻木感觉；⑤ 视力下降、视物疲劳、右眼视力差，为0.6 2. 目前患者主要存在哪些护理问题？ **提示：** ① 急性意识障碍；② 营养失调；③ 潜在并发症：冠状动脉粥样硬化性疾病、足部溃疡或坏疽、视网膜病变、肾病变；④ 焦虑；⑤ 有感染的危险；⑥ 特定知识缺乏 3. 就患者现存的护理问题，护士应首先采取哪些护理措施？ **提示：** 目前患者的首要问题为急性意识障碍，为预防其发生，应实施的护理为：① 监测实验室检查指标并记录；② 密切监测患者	1. 糖尿病常见的慢性并发症有哪些？ 2. 糖尿病常见的急性并发症有哪些？ 3. 什么是糖尿病酮症酸中毒？ 4. 糖尿病酮症酸中毒有哪些表现？ 5. 如何区别高渗性昏迷与酮症酸中毒？

工作程序	病案资料	工作任务	知识拓展
二	费用基本无困难，但较担心疾病的预后。已婚，三口之家，家庭人际关系和睦	生命体征及意识状态；③ 注意观察患者有无出现极度口渴、多饮、多尿、虚弱、出汗、食欲减退、恶心、呕吐、头痛、视物模糊、腹痛、震颤等症状，如有出现，立即报告医生；④ 遵医嘱监测动脉血气分析值；⑤ 防止各种感染、应激、高热等诱发因素；⑥ 注意避免使用使血糖升高的药物如利尿剂、糖皮质激素、普萘洛尔（心得安）等；⑦ 遵医嘱完成各项治疗并观察疗效	
三	**病情变化：**患者听说糖尿病是无法治愈的，家属及本人都很焦虑	护士应如何做好心理护理？ **提示：**① 鼓励患者表达自己的感受，将苦恼倾诉出来，使患者心理平衡；② 满足患者的需要，包括生理和心理的需要；③ 尊重患者，取得患者的信任和合作；④ 增加患者的知识：适当教给患者相关疾病以及自我保健、自我护理的知识；⑤ 鼓励休息，指导患者使用放松技术，以增强应对能力	情绪障碍对糖尿病有何影响？
四	**病情变化：**患者入院后给予胰岛素治疗	护士应如何实施此项治疗？ **提示：**使用胰岛素制剂应注意：① 低温保存胰岛素。② 须等消毒皮肤的乙醇干了后才注射，以免影响胰岛素的疗效。③ 使用混合胰岛素时，先抽短效胰岛素再抽长效胰岛素。④ 胰岛素应注射在脂肪深层或脂肪和肌肉之间。⑤ 严格遵医嘱精确计量，按时执行，观察疗效，预防低血糖。普通胰岛素于饭前半小时皮下注射，鱼精蛋白锌胰岛素在早餐前 1 h 皮下注射	1. 如何正确保存和应用胰岛素？ 2. 胰岛素的常见不良反应有哪些？
五	**病情变化：**患者出现左侧前臂疼痛、左手皮肤轻度麻木的症状	患者出现了什么并发症？这时应采取哪些护理措施？ **提示：**患者出现此症状属于糖尿病性神经病变，护士应指导患者学会观察，及早发现异常症状。严	1. 糖尿病性神经病变的原因是什么？ 2. 糖尿病性神经病变有哪

工作程序	病案资料	工作任务	知识拓展
五		格控制饮食及血糖，遵医嘱应用胰岛素治疗。另外，可经常口服或肌注维生素 B_1、维生素 B_6、维生素 B_{12}，也是十分有益的	些表现？
六	**病情变化**：患者于入院数天后出现心慌、出汗、头昏、面色苍白	1. 此时病情会发生什么变化？ **提示**：住院数天，患者于进食后 1 h 左右出现心慌、出汗、头昏、面色苍白，随后出现四肢无力、恶心，急测血糖为 4.2 mmol/L，判断其发生了低血糖反应，经少量进食后症状缓解 2. 护士应做好哪些护理？ **提示**：① 立即监测血糖；② 进食含糖食物：大多数低血糖患者通过进食含糖食物后 15 min 内可很快缓解，含糖食物可为 2～4 块糖果、5～6 块饼干、一匙蜂蜜、半杯果汁或含糖饮料等；③ 补充葡萄糖：静脉推注 50% 葡萄糖40～60 ml 是紧急处理低血糖最常用和有效的方法；④ 胰高血糖素 1 mg 肌内注射，适用于一时难以建立静脉通道的院外急救或患者自救	1. 低血糖的表现有哪些？ 2. 低血糖的紧急护理措施有哪些？
七	**病情稳定**：患者情绪稳定，治疗满意	患者住院期间，护士应如何开展健康教育？ **提示**：① 首先应帮助患者及家属掌握有关糖尿病的知识，积极控制血糖，预防慢性并发症的发生。② 帮助患者学会尿糖定性试验，包括试剂法和试纸法有关事项，每日收集 4 次尿做尿糖定性试验。使用胰岛素的患者还应学会消毒方法、注射方法、胰岛素剂量计算方法及胰岛素保存方法。③ 掌握饮食控制的具体措施，坚持按规定热量定时定量进食。采用清淡食品，菜谱应多样化，多食蔬菜，但要避免少吃主食、多吃副食的错误观点。血糖控制较好时，可吃少量	1. 如何对糖尿病患者开展饮食指导？ 2. 糖尿病控制良好的标准是什么？

工作程序	病案资料	工作任务	知识拓展
七		水果，但应禁烟、酒。④ 服用降糖药时，应指导患者观察药物疗效、不良反应及处理方法。教会患者识别低血糖反应，随身携带糖果，以备低血糖时食用。学会识别酮症酸中毒的方法，发现异常症状及时就医。⑤ 注意监测血糖、血压、血脂和体重的变化，定期检查，包括检查眼底、肾及心血管状况等。⑥ 注意皮肤清洁，尤其是对足部、口腔、会阴部的清洁，预防感染，有炎症、痈和创伤时要及时治疗。⑦ 在医生的指导下进行康复锻炼。糖尿病患者的运动方式以有氧运动为主（也称耐力运动），是一种可以增强呼吸、心血管功能，改善新陈代谢，纠正血糖和血脂代谢紊乱的锻炼方法。通常采用有较多肌肉群参与的周期性运动，如步行、跑步、骑自行车、爬山、登楼、划船、游泳等，其中步行是简便易行且有效的	

（王凤枝）

项目任务六　脑出血患者的护理

【教学任务】　学生在教师引导下，以护士角色对自发性脑出血患者的病案资料进行综合分析，制订护理措施，以培养学生的临床思维能力。

【理论目标】

1. 掌握脑出血患者的临床表现以及相应的护理措施。
2. 熟悉脑出血的病因、病理生理、诊断及治疗要点。
3. 了解脑出血患者的辅助检查，并能进行结果分析。

【能力目标】

1. 能够依据护理程序，对脑出血患者进行护理评估。
2. 具有运用基本理论、基础知识对患者护理问题（存在的或潜在的）进行分析、判断和实施护理的决策能力。
3. 能充分发挥主观能动性，将所学基础知识和临床知识用于发现和解决临床实际问题。
4. 能对脑出血患者制订合理的护理诊断、提供护理措施和康复锻炼。

【相关知识拓展】

1. 脑的解剖结构、生理功能。
2. 脑出血的发病原因及诱因，不同部位出血的判断。
3. 脑出血并发症的预防及治疗新进展。

【教学方法——分组讨论】　教师展示病案资料导入课堂与学生共同分析，并把案例作为载体，依病情演变过程作为教学过程，教师提出问题作为学习任务，在教师的提示下学生分组讨论，由代表回答问题，再由教师归纳总结。

工作程序	病案资料	工作任务	知识拓展
一	**病史：**张某某，女，73岁。神志不清，嗜睡4 h，不能自述病史，由其保姆代述。昨晚20时许患者自述劳累，立即睡下，凌晨0：20分保姆发现其嗜睡，呼之不应，出汗多，尿失禁，即送我院救治。既往病史不详 **体格检查：**T 37.5℃，HR 130次/分，R 26次/分，BP 195/110 mmHg。心律齐，心前区可闻及Ⅱ～Ⅲ级收缩期杂音，两肺呼吸音粗，未闻及湿性啰音，腹平软，肝、脾肋下未扪及	归纳本例病史资料，在知情人未到达时，接诊护士应怎样评估病情？ 　　**提示：**本例病史特点为：① 老年女性，急性起病；② 神志不清、嗜睡4 h，呕吐1次。分析本例病史特点：接诊的护士应做初步的病情评估：① 首先要判断患者意识障碍的程度。② 重点检查患者头、面部有无血淤，肢体有无瘫痪以及伴随症状。患者家属到达后需进一步完成：① 详细询问患者既往史、日常生活型态。② 协助医生进行系统的体格检查，重点是神经系统检查。③ 实验室检查：血常规、肝肾功能、血糖、电解质。④ 辅助检查：心电图、头颅CT	1. 意识障碍按程度一般分为哪几种？ 2. 判断意识障碍的主要依据是什么？

工作程序	病案资料	工作任务	知识拓展
二	**病史：**患者于 1991 年患脑卒中（中风）、高血压、糖尿病，经治疗好转，上个月又复发脑卒中，出现偏瘫，经治疗后稍有减轻，生活不能自理 **体格检查：**中度昏迷状态，四肢肌张力增加，上肢屈曲，下肢伸直，呈去皮质强直状态，双眼睑紧闭，双眼球向右斜视，对光反射迟钝，双瞳孔等大，直径 2 mm，四肢肌张力增加，坠落试验阳性，双侧巴宾斯基征阳性，鼾式呼吸 **实验室检查：**Na^+ 152 mmol/L，Cl^- 105 mmol/L，K^+ 3.8 mmol/L，血糖 13.8 mmol/L，尿素氮 7.8 mmol/L **心电图检查：**窦性心动过速 **头颅 CT：**左基底节区脑出血，右颞枕部软化灶，双侧脑室扩大	1. 初步评估该患者的疾病诊断及其依据是什么？ **提示：**根据目前收集资料分析，考虑患者诊断有：① 脑出血（左基底节区出血）；② 脑梗死后遗症；③ 糖尿病；④ 高血压。诊断依据：① 劳累后发病；② 发作时有血压升高、呕吐；③ 病情发展迅速，发现时已出现意识障碍、偏瘫、鼾式呼吸和神经系统局灶体征；④ 有高血压、糖尿病、脑梗死病史；⑤ CT 检查示：左基底节区出血 2. 目前患者主要存在哪些护理问题？ **提示：**① 急性意识障碍；② 反射性尿失禁；③ 躯体移动障碍；④ 有感染的危险；⑤ 有皮肤完整性受损的危险；⑥ 有出血的危险 3. 根据患者目前状况，首要的护理措施有哪些？ **提示：**目前患者的首要问题为意识障碍（中度昏迷），故应围绕昏迷实施护理：① 密切观察病情变化；② 保持呼吸道通畅；③ 维持水、电解质及酸碱平衡；④ 对症处理：消除脑水肿，促使脑功能恢复，应用止血药物，降温保护脑细胞，病室保持安静，尽量减少搬动或刺激，防止再出血；⑤ 预防并发症：做好口腔护理及眼部护理；防止坠积性肺炎；定时翻身预防压疮；防止泌尿道感染	1. 脑出血的发病原因有哪些？ 2. 如何区别脑血管病昏迷与其他疾病昏迷？ 3. 昏迷患者的护理措施有哪些？ 4. 脑出血昏迷患者何时给予鼻饲为宜？ 5. 脑出血昏迷患者如何进行呼吸道护理？
三	**病情变化：**该患者收入病房后，即刻给予控制脑水肿，调整血压治疗	护士该如何配合此项治疗？ **提示：**脑出血后，脑水肿常在 3～4 天内达高峰，可引起脑疝而危及生命，故控制脑水肿、降低颅内压是脑出血急性期处理的一个重要环节。护理措施如下：① 每日限制胶体和盐的摄入量；② 加强用药观察，尤其是甘露醇；③ 准确记录出入液量和抽血查电解质；④ 监测降压药的效果	1. 甘露醇应用的注意事项有哪些？ 2. 脑出血患者降压的原则是什么？ 3. 如何预防脑出血患者在短期内再出血？

工作程序	病案资料	工作任务	知识拓展
四	**病情变化：**患者入院后第3天仍呈昏迷状态，间断呕出咖啡样物，每次少量	应该如何判断和处理？ **提示：**根据患者呕出咖啡样物的病史，可考虑患者脑出血合并上消化道出血。护士要做到：① 对有上消化道出血前驱症状者，应尽早留置胃管，这有助于预测应激性溃疡，尽早发现上消化道出血；② 正确估计出血量对临床治疗有指导价值；③ 留置胃管引流胃液有益于减少活动性出血和预防再出血，也有助于病情观察；④ 向胃内反复灌注冰盐水，直到胃液变澄清，然后注入云南白药、凝血酶等止血药；⑤ 保护胃黏膜，防止自身消化，可自胃管注入氢氧化铝凝胶、硫糖铝、西咪替丁、凝血酶等；⑥ 根据出血量多少，出血处于活动期、愈合期还是恢复期来决定是否给予禁食、鼻饲流质饮食或半流质饮食等	脑出血后发生应激性溃疡的机制是什么？
五	**病情变化：**患者经抢救治疗2周后病情趋于平稳，经复查脑出血部分吸收	护士如何开展康复护理？ **提示：**患者心理负担重，时常流露出对预后悲观失望、对生活丧失信心的念头。因此，在患者病情平稳后，护士首先应积极地进行心理康复护理。其次是协助患者进行功能锻炼，脑出血在发病2～3周后，病情趋于稳定，即可开始康复训练，除进行瘫痪肢体的被动活动与按摩外，还可采用物理疗法，对瘫痪肢体的恢复有良好的作用	1. 脑血管病有哪些先兆症状？怎样进行紧急处理？ 2. 脑出血的诱因有哪些？如何预防？

（王凤枝）

模块二　外科患者的护理

项目任务一　消化性溃疡患者的护理

【教学任务】　在教师启发引导下，学生以护士角色对消化性溃疡患者的病案资料进行综合分析，根据病情发展制订护理措施，以培养学生临床思维能力。

【理论目标】

1. 掌握消化性溃疡患者的临床表现及不同并发症的临床特点以及相应的护理措施。

2. 熟悉消化性溃疡的病因、病理生理、诊断及外科治疗要点。

3. 了解消化性溃疡不同发病阶段、不同并发症的辅助检查方法，并能进行结果分析。

【能力目标】

1. 能够依据护理程序，对消化性溃疡患者的并发症进行护理评估，提出主要的护理诊断、制订护理措施，拟订并落实健康教育。

2. 具有运用理论、经验对患者护理问题（现存的或潜在的）进行分析、判断和实施护理的决策能力。

3. 能充分发挥主观能动性，将所学基础知识和临床专科护理知识相结合，用于发现和解决临床护理实际问题。

【相关知识拓展】

1. 消化性溃疡的发病原因及诱因、外科治疗的适应证。

2. 消化性溃疡患者围术期的常规护理、不同并发症术后饮食护理的异同点。

3. 消化性溃疡患者并发症的预防及治疗新进展。

【教学方法——分组讨论】　教师展示病案资料导入课堂与学生共同分析，并把案例作为载体，依病情演变过程作为教学过程，教师提出问题作为学习任务，在教师的提示下学生分组讨论，由代表回答问题，再由教师归纳总结。

工作程序	病案资料	工作任务	知识拓展
一	**病史**：刘某，男，41岁，饮酒后于夜间突发上腹部剧痛，很快波及全腹4 h入院，恶心、呕吐一次，量约300 ml，为胃内容物。患者面色苍白，肢体发凉。营养状况良好，大、小便正常。有十二指肠溃疡病史5年	据所获得的病史资料，还需进一步询问患者哪些情况？采取哪些辅助检查？ 　**提示**：归纳本例病史特点：① 中年男性；② 主要症状为突发上腹部剧痛，继之波及全腹，营养状况良好；③ 有溃疡病史；④ 有饮酒诱因。分析本例病史特点：考虑胃	1. 临床表现与急性胰腺炎、急性胆囊炎、胃癌穿孔如何鉴别？ 2. 发生溃疡急性穿孔的诱因有哪些？

工作程序	病案资料	工作任务	知识拓展
一	**体格检查**：T 38.8℃，P116 次/分，R 27 次/分，BP 96/60 mmHg	十二指肠溃疡急性穿孔可能性最大。需进一步完成：① 问诊：询问是否有慢性、周期性、节律性的腹痛特点等。② 体格检查：重点为腹部检查。③ 实验室检查：血常规、血清淀粉酶测定。④ X 线检查。⑤ 腹部 B 超。⑥ 诊断性腹腔穿刺	3. 胃十二指肠溃疡疾病的发病原因有哪些？ 4. 胃十二指肠溃疡疾病的并发症有哪些？
二	**病史**：5 年前患者开始出现空腹痛和夜间痛，腹痛多发生于饭后 2～3 h，进食后缓解，多次服用制酸药物治疗，效果欠佳。近 1 周腹痛逐渐加重 **体格检查**：腹平坦，腹式呼吸消失，未见肠型及蠕动波，全腹肌紧张，呈板状腹，有压痛、反跳痛，尤以上腹部为显著，肝、脾触诊不满意，肝浊音界消失，腹部移动性浊音可疑，肠鸣音减弱，锁骨上淋巴结无肿大 **实验室检查**：白细胞计数 $12×10^9$/L，中性粒细胞 0.8。血清淀粉酶测定检查无异常 **B 超检查**：腹腔有积液，胆囊、胰腺未见明显异常 **X 线检查**：膈下有游离气体 **诊断性腹腔穿刺**：抽出黄色、浑浊、无臭液体并含有食物残渣	1. 初步评估该患者的疾病诊断及其依据是什么？ 提示：根据目前资料分析诊断为：十二指肠溃疡急性穿孔。除以上病例资料外，其主要判断依据为：① X 线检查发现膈下有游离气体。② 诊断性腹腔穿刺抽出液体并含有食物残渣 2. 目前患者主要存在哪些护理问题？ 提示：① 疼痛；② 体液不足；③ 特定知识缺乏；④ 焦虑；⑤ 潜在并发症 3. 就患者现存的护理问题，首先采取哪些护理措施？ 提示：① 禁食，胃肠减压；② 取平卧位，尽早、尽快补充血容量；③ 吸氧；④ 及早应用抗生素；⑤ 营养支持；⑥ 密切观察生命体征变化 4. 患者行胃肠减压的护理要点是什么？ 提示：① 胃管插入长度要合适；② 妥善固定；③ 保持胃管通畅，观察引流物的颜色、性质、量；④ 观察胃肠减压效果；⑤ 注意纠正水、电解质失衡	1. 胃十二指肠急性穿孔非手术治疗的适应证有哪些？ 2. 胃十二指肠急性穿孔非手术治疗期间如何观察病情变化？ 3. 胃十二指肠溃疡疾病外科治疗的适应证有哪些？ 4. 胃十二指肠溃疡疾病外科手术方法有哪些？目前常用的方法是哪一种？
三	**病情变化**：患者入院后，急诊行毕Ⅱ式胃大部切除术。术后患者不愿活动，担心起床活动会影响伤口愈合	护士应如何对该患者进行指导？ 提示：① 护士应向患者讲解早期活动的好处；② 指导患者活动范围和活动量	手术后早期活动对预后有什么作用？

工作程序	病案资料	工作任务	知识拓展
四	**病情变化：**患者术后第3天肛门排气，拔除胃管，患者准备进食	护士应如何对其制订饮食护理计划？ **提示：**① 拔管当日试少量饮水；② 第2天进半量清流质饮食；③ 从第3天起，过渡到全量清流质饮食，后再过渡至半量、全量流质饮食；④ 术后第9天左右，可改为半流质饮食	应该为该患者选择哪些食物？
五	**病情变化：**术后第8天患者进食一碗甜八宝粥后15 min，感觉胃部不适、心慌、头晕、恶心并伴有腹泻	为什么会出现这种现象？如何预防？ **提示：**该患者发生了倾倒综合征。原因：主要是由于毕Ⅱ式手术后，切除了幽门括约肌，使其正常作用消失，高渗食物突然进入空肠。预防措施：术后早期少食多餐，给高蛋白、高脂肪、低糖类食物，餐后平卧20 min	1. 倾倒综合征与低血糖综合征有什么区别？ 2. 低血糖综合征的临床表现有哪些？ 3. 如何预防低血糖综合征？ 4. 毕Ⅱ式术后常见并发症还有哪些？
六	**病情稳定：**患者病情稳定，准备出院	护士如何进行健康教育？ **提示：**① 向患者及家属介绍溃疡病的病因、诱发因素；② 讲解有规律的生活和饮食调理可有效防止溃疡病的复发；③ 讲解溃疡病可以治愈；④ 应使患者知道手术治疗的可靠性；⑤ 患者出院后，如有不适到医院就诊	还有哪些注意事项需要向患者交待？

（陈月琴）

项目任务二　急性肾衰竭患者的护理

【教学任务】　在教师引导下，学生以护士角色对急性肾衰竭患者的病案资料进行综合分析，提出护理问题，制订护理措施，以培养学生临床判断思维能力。

【理论目标】

1. 掌握急性肾衰竭的临床表现、护理诊断、护理措施。

2. 熟悉急性肾衰竭的病因、病理生理、诊断及治疗要点。

3. 了解急性肾衰竭的辅助检查，并能进行结果分析。

【能力目标】

1. 能够依据护理程序，对急性肾衰竭患者进行护理评估，提出护理诊断，制订护理措施以及进行健康教育。

2. 具有运用理论、经验对患者护理问题（现存的或潜在的）进行分析、判断和实施护理的决策能力。

3. 能充分发挥主观能动性，能够运用评判性思维将所学基础知识和临床知识相结合，提高预见、发现和解决临床护理实际问题的能力。

【相关知识拓展】

1. 急性肾衰竭的发病原因及诱因、临床特点。

2. 急性肾衰竭患者的常规护理、病情发展过程的饮食护理。

3. 急性肾衰竭并发症的预防及治疗新方法。

【教学方法——分组讨论】　教师展示病案资料导入课堂与学生共同分析，并把案例作为载体，依病情演变过程作为教学过程，教师提出问题作为学习任务，在教师的提示下学生分组讨论，由代表回答问题，再由教师归纳总结。

工作程序	病案资料	工作任务	知识拓展
一	**病史：**赵某，男，46岁，因交通事故双下肢挫伤、左小腿开放性骨折并失血性休克入院，行急诊手术治疗，手术后第2天患者呈嗜睡状态，恶心、呕吐两次，24h尿量约200 ml **体格检查：** P 107次/分，R 26次/分，BP 140/90 mmHg。双下肢肿胀，左足背动脉搏动减弱。右小腿挫伤，肌肉筋膜有部分发黑、坏死 **实验室检查：**血钠125 mmol/L，血钾6.3 mmol/L，血钙1.98 mmol/L	据所获得的病史资料，还需进一步询问患者哪些情况？采取哪些检查？ **提示：**本例病史特点：① 患者有外伤休克史，双下肢挤压伤；② 主要症状：少尿，心率加快，双下肢肿胀；③ 实验室检查：高血钾、低血钠、低血钙。分析本病例特点，初步考虑该患者并发了急性肾衰竭。为明确诊断和发生原因，需如下资料：① 询问患者或家属有无肾病史；② 尿液检查；③ 治疗试验	1. 急性肾衰竭的发病原因有哪些？ 2. 急性肾衰竭的发病机制是什么？ 3. 急性肾衰竭如何预防？

工作程序	病案资料	工作任务	知识拓展
二	**病史：**该患者入院 8 h 又因右小腿发生骨筋膜综合征，行切开减压清创术，受伤前无肾病史 **治疗试验：**补液后尿量略有增多 **实验室检查：**尿比重 1.024，尿中有管型，尿蛋白（++），血尿素氮 25 mmol/L，肌酐 420 μmmol/L	1. 初步评估该患者的疾病诊断及其依据是什么？ **提示：**患者有急性肾衰竭发生的外伤原因、临床表现有少尿、实验室检测尿素氮、肌酐和血钾增高等以及补液试验结果 2. 目前患者主要存在哪些护理问题？ **提示：**① 体液过多；② 有感染的危险；③ 营养失调；④ 焦虑/恐惧；⑤ 潜在并发症 3. 针对患者现存的护理问题，首先采取哪些护理措施？ **提示：**① 限制水、钠和钾的摄入量，准确记录每小时及 24 h 尿量。② 合理营养。③ 提供清洁、舒适、安静的病室环境。④ 做好口腔护理。⑤ 皮肤护理	1. 目前治疗急性肾衰竭的方法有哪些？ 2. 临床护士在观察病情过程中哪些症状提示可能发生急性肾衰竭？ 3. 现在患者可食用哪些食物？ 4. 如何计算补液量？
三	**病情变化：**术后第 3 天患者病情加重，拟订透析治疗，患者不接受透析治疗	护士该如何进行心理护理？ **提示：**① 讲解预后情况与慢性肾衰竭不同，急性肾衰竭大多是可逆的。② 说明透析疗法是抢救急性肾衰竭最有效的措施。③ 国内、外医学水平和治疗前景。④ 解答患者及家属疑问	1. 血液透析治疗的指征是什么？ 2. 该患者应观察期间应观察哪些内容？
四	**病情变化：**经过心理疏导，患者同意接受透析疗法，但对透析疗法原理、风险和每种透析疗法的优缺点不甚了解，想不明白	护士如何给予指导选择？ **提示：**血液透析是利用半透膜原理，将患者血液与透析液同时引进透析器，通过扩散、对流、吸附清除毒素，通过超滤和渗透清除体内潴留的水分。该患者选择连续性肾替代治疗较好	1. 连续性肾替代疗法有哪些优点？ 2. 血液透析后为什么要观察出血情况？如何预防出血？
五	**病情变化：**术后第 12 天，经过 3 次透析治疗，患者一般情况明显好转，进入多尿期	在治疗护理过程中需注意哪些问题？ **提示：**① 应注意保持水、电解质平衡。② 增进营养。③ 多次少量输入新鲜血液，增强体质，预防、治疗感染	1. 多尿期如何补液？ 2. 如何对患者进行饮食指导？

工作程序	病案资料	工作任务	知识拓展
六	**病情稳定：** 患者病情稳定，准备出院	护士如何做出院指导? 　提示：① 注意调整饮食习惯。② 避免使用损害肾功能的药物。③ 保持良好的心态。④ 避免加重病情的不良习惯如吸烟、饮酒等。⑤ 定期复查肾功能恢复情况	1. 患者不能使用哪类药物? 2. 患者日常生活中应注意什么?

（陈月琴）

项目任务三　颅脑损伤患者的护理

【教学任务】　在教师启发引导下，学生以护士角色对颅脑损伤患者的病案资料快速做出综合分析，提出护理问题，制订救护措施，以培养学生在紧急情况下临床判断思维能力。

【理论目标】

1. 掌握颅脑损伤的临床表现及病情演变的临床特点、主要护理诊断、护理措施。
2. 熟悉颅脑损伤的病因、病理生理、诊断及治疗要点。
3. 了解颅脑损伤的辅助检查，并能进行结果分析。

【能力目标】

1. 能够依据护理程序，对颅脑损伤患者进行护理评估，提出护理诊断，制订护理措施以及进行健康教育。
2. 具有运用理论、经验对患者护理问题（存在的或潜在的）进行分析、判断和实施护理的决策能力。
3. 能充分发挥主观能动性，将所学基础知识和临床知识相结合，及时发现和解决临床实际问题。

【相关知识拓展】

1. 颅脑损伤的发病原因及诱因、临床特点及异同点。
2. 颅脑损伤患者的常规护理，不同颅脑损伤患者护理的异同点。
3. 颅脑损伤并发症的预防及治疗新进展。

【教学方法——分组讨论】　教师展示病案资料导入课堂与学生共同分析，并把案例作为载体，依病情演变过程作为教学过程，教师提出问题作为学习任务，在教师的提示下学生分组讨论，由代表回答问题，再由教师归纳总结。

工作程序	病案资料	工作任务	知识拓展
一	**病史：**李先生，28岁，车祸造成颅脑损伤，伤后30 min被120急救车接诊入院 **体格检查：**P 76 次/分，R 18 次/分，BP 130/90 mmHg。患者神志清楚，一般情况尚可	作为急诊室的接诊护士，需要进一步询问哪些情况？在询问过程中要注意哪些问题？ **提示：**颅脑损伤首先询问以下三方面的内容：① 患者受伤的详细经过、部位、意识，有无恶心、呕吐和其他不适，当时是否采取过救治措施；② 患者目前有无头痛、头晕，对远、近期事件的记忆情况等；③ 有无其他重要病史，如癫痫、糖尿病等 2. 该患者体格检查的重点是什么？ **提示：**① 头部局部损伤情况。② 神经系统情况。③ 肢体肌力。	1. 如何应用格拉斯哥昏迷分级评分法判断颅脑损伤患者意识障碍的程度？ 2. 确定颅内压增高及严重程度的辅助检查有哪些？ 3. 观察颅脑损伤患者生命体征有何意义？

工作程序	病案资料	工作任务	知识拓展
		④生命体征。⑤其他：有无胸部、腹部、脊柱及四肢等部位的损伤 3. 还应做哪些辅助检查？ 提示：颅骨X线检查，头部CT或MRI检查	4. 颅脑损伤患者常见的护理诊断有哪些？
二	**病史：**患者横穿马路时被汽车撞倒，左颞部着地，当即意识丧失，约10 min后清醒，呕吐2次，为胃内容物，现场未做任何处理。现患者仍感头痛剧烈，对受伤经过和当天的事件记不清楚。本人无癫痫、糖尿病史 **体格检查：**左颞部头皮有一个面积为3 cm×4 cm的血肿，外耳道有血性液体流出，双侧瞳孔等大等圆，直径为3.5 mm，右侧肢体无力，无颈部抵抗 **CT检查：**可见左颞部脑挫裂伤、颅底骨折，未见颅内血肿	1. 根据现有资料，初步考虑患者的诊断是什么？依据是什么？ 提示：患者的初步诊断为：头皮血肿、颅底骨折、脑挫裂伤。诊断依据：外伤史，局部头皮有血肿，外耳道有血性液体流出，CT提示左颞部有脑挫裂伤、颅底骨折 2. 目前患者主要存在哪些护理问题？ 提示：①疼痛；②脑组织灌注异常；③潜在并发症 3. 针对患者现存的护理问题，应采取哪些护理措施？ 提示：①卧床休息：床头抬高30°。②加强病情观察。③适当限制盐的摄入，但是应保持水、电解质平衡	1. 颅脑损伤患者出现脑脊液漏的护理措施有哪些？ 2. 观察颅脑损伤患者瞳孔变化有什么临床意义？ 3. 颅脑损伤患者补液时应注意什么？
三	**病情变化：**患者入院后6 h出现意识不清，BP146/86 mmHg，R 12次/分，P 54次/分，继之左侧瞳孔散大，直径为4.5 mm，对光反射消失	估计患者出现了什么问题？应如何处理？ 提示：患者可能出现了左侧颅内血肿。依据：①基础伤情决定了有出现颅内血肿的可能。②现在患者意识模糊，血压升高，呼吸、脉搏减慢。目前护理的主要措施是迅速做好术前准备，包括：①吸氧。②脱水药物的应用。③备血。④备皮。⑤留置导尿。⑤遵医嘱正确给予术前用药	1. 颅脑外伤患者出现哪些征象提示发生了小脑幕切迹疝？ 2. 如何避免颅内压骤然增高？ 3. 硬膜外血肿的手术指征有哪些？
四	**病情变化：**在术前准备过程中，患者突然全身强直，继而四肢发生阵挛性抽搐，呼吸不规则	估计患者出现了什么问题？该采取哪些护理措施？ 提示：可能发生了脑外伤患者常见的并发症：癫痫。需立即采取措施：①帮助患者松解衣扣、裤带。②头偏向一侧，保持呼吸道通畅。③防止舌咬伤和舌后坠。④药物应用	1. 癫痫发作时可应用哪些药物？不可应用哪些药物？ 2. 颅脑损伤可发生哪些并发症？

工作程序	病案资料	工作任务	知识拓展
五	**病情变化：**全麻下颅内血肿清除术后，患者未清醒，带气管插管回 ICU 观察治疗	护士应如何做好气管插管护理？ **提示：**① 保持气管导管通畅。② 湿化气道。③ 做好口腔护理。④ 气管导管套囊每隔 4～6 h 放气 3～5 min。⑤ 拔出气管导管后密切观察患者反应	1. 湿化气道的方法有几种？ 2. 什么情况下应拔除气管插管？
六	**病情变化：**患者术后行脑室引流	应如何做好脑室引流管的护理？ **提示：**① 保持引流系统无菌状态。② 密切观察引流物的量、颜色、性状及引流速度。③ 根据颅内压随时调整引流瓶高度。④ 确保引流通畅。⑤ 定时更换引流瓶，记录引流量	1. 脑脊液引流量每天控制在多少？ 2. 脑脊液混浊提示发生了什么情况？
七	**病情变化：**患者术后第 2 天下午，呕吐出咖啡样液体约 250 ml，BP 80/56 mmHg，提示出现消化道出血	出现消化道出血，该如何处理？ **提示：**① 加快补液速度。② 留置胃管，冰盐水加去甲肾上腺素洗胃。③ 输入新鲜血液。④ 给予止血药物。⑤ 加强全身支持治疗，维持水、电解质平衡	1. 为什么会发生消化道出血？ 2. 应用去甲肾上腺素洗胃的原理是什么？ 3. 如何预防消化道出血？
八	**病情稳定：**患者术后第 15 天生命体征正常，右侧肢体肌力仍未恢复，脑脊液漏停止，准备出院	护士如何进行健康教育？ **提示：**① 劳逸结合，保持心情舒畅。② 坚持肢体功能训练。③ 勿挖耳、抠鼻、用力排便。④ 出院后定期复查	你认为还有哪些注意事项向患者交待？

（陈月琴）

项目任务四　胸部损伤患者的护理

【教学任务】　在教师启发引导下，学生以护士角色对胸部损伤患者的病案资料作出快速综合分析，制订救护措施，以培养学生紧急情况下临床判断思维及处理问题的能力。

【理论目标】

1. 掌握胸部损伤的临床表现及急救措施。

2. 熟悉胸部损伤的病因、病理生理、诊断、治疗要点。

3. 了解胸部损伤的辅助检查，并能对检查结果进行分析。

【能力目标】

1. 能够依据护理程序，对胸部损伤患者在紧急情况下进行正确护理评估，提出主要的护理诊断，制订护理措施及进行健康教育。

2. 具有运用理论、经验对患者护理问题（现存的或潜在的）进行分析、判断和实施护理的决策能力。

3. 能充分发挥主观能动性，将所学基础知识和临床知识用于发现和解决临床护理实际问题。

【相关知识拓展】

1. 胸部损伤的发病原因及诱因、不同胸部损伤患者的临床特点及异同点。

2. 胸部损伤患者的常规护理，目前不同胸部损伤患者的护理方法异同点及新进展。

3. 胸部损伤并发症的预防措施及治疗新方法。

【教学方法——分组讨论】　教师展示病案资料导入课堂与学生共同分析，并把案例作为载体，依病情演变过程作为教学过程，教师提出问题作为学习任务，在教师的提示下学生分组讨论，由代表回答问题，再由教师归纳总结。

工作程序	病案资料	工作任务	知识拓展
一	**病史**：张女士，38岁。因车祸于伤后 1 h 被"120"接诊入院。患者极度紧张，用手按压左侧胸部 **体格检查**：P 100 次/分，R 24 次/分，BP 100/60 mmHg	1. 作为急诊室的接诊护士，需要进一步询问哪些情况？ **提示**：① 受伤的着力部位。② 受伤当时的神志及其他症状。③ 受伤后进行过哪些处理 2. 该患者体格检查的重点是什么？ **提示**：① 患者的一般情况；② 局部损伤的严重程度；③ 有无其他器官的合并伤 3. 患者还需要做哪些辅助检查？ **提示**：胸部 X 线和 CT 检查，以进一步明确诊断	1. 气胸分几类？ 2. 哪些气胸会发生纵隔扑动？ 3. 纵隔扑动有哪些后果？ 4. 胸腔穿刺抽出凝血和不凝血各有何意义？

工作程序	病案资料	工作任务	知识拓展
二	**病史：**患者左胸背部先着地，伤后自行爬起，感左胸痛、明显气短、无力。伤后始终神志清楚，无咯血、呕血、便血，无腹痛 **体格检查：**神志清楚，痛苦面容，面色苍白，呼吸急促，口唇略发绀，气管右移。左侧胸廓饱满，运动减弱，无反常呼吸运动，左腋后线第7、8肋压痛明显，左肺上部叩诊呈鼓音，下部实音，心脏浊音界右移，左肺呼吸音消失。心率100次/分，心律整齐。腹平坦，无压痛、反跳痛，无肌紧张，移动性浊音阴性，肠鸣音正常 **胸部 X 线片示：**心脏纵隔右移，左肺萎缩至肺门，第5前肋水平可见气液平面，左第7、8肋单处骨折，移位不明显，左骨性胸廓外可见局部积气征	1. 根据现有资料，初步考虑患者的诊断是什么？依据是什么？ **提示：**初步判定患者可能发生了气胸、血胸。依据：① 外伤史。② 胸痛。③ 呼吸急促。④ 左侧胸廓饱满，运动减弱。⑤ X线片示第7、8后肋骨折，左肺完全萎缩，可见气液面，纵隔右移 2. 目前患者主要存在哪些护理问题？ **提示：**① 疼痛。② 气体交换受损。③ 组织灌注量改变。④ 潜在并发症 3. 针对患者目前的情况，应有针对性地采取哪些护理措施？ **提示：**① 立即吸氧；② 迅速建立静脉通道；③ 配合医生行胸膜腔闭式引流，严格记录胸膜腔闭式引流量；④ 如患者需要开胸止血，应做好术前准备	1. 创伤性气胸在现场应如何处理？ 2. 什么叫反常呼吸？试列举几种纠正反常呼吸的方法。 3. 什么是连枷胸？ 4. 胸腔镜检查治疗的适应证有哪些？ 5. 张力性气胸出现哪些情况应进行剖胸探查？
三	**病情变化：**患者行胸膜腔闭式引流术	1. 护士该如何有针对性地作好护理工作？ **提示：**① 严格无菌操作，防止感染胸膜腔引流装置；② 保持引流通畅；③ 防止气体进入胸膜腔；④ 观察引流情况与病情变化 2. 如检查发现患者的胸膜腔引流不通，应从哪几个方面寻找原因？ **提示：**① 引流物的残渣、脓块、血块堵塞引流管。③ 胸壁创口狭小或引流管壁太软而被压瘪。④ 乳胶管扭曲、折叠。⑤ 包扎伤口时折压引流管或胸带包扎过紧。⑥ 旧管或玻璃接头过细	1. 如何指导患者有效呼吸？ 2. 什么情况提示引流不畅？ 3. 正常水封瓶水柱波动范围是多少？ 4. 搬动患者时引流装置如何处理？ 5. 你对患者交待哪些注意事项？

工作程序	病案资料	工作任务	知识拓展
四	**病情变化**：患者入院第2天，吸氧浓度5L/min，安静，能平卧，R 40 次/分，发绀明显，胸部听诊可闻及湿啰音、爆裂音。 **血气分析结果**：pH 7.30，PaO_2 50 mmHg，$PaCO_2$ 35 mmHg。 **X线胸片示**：两肺有散在的斑片状阴影	1. 根据上述结果，考虑怀疑患者出现了什么问题？主要依据是什么？ **提示**：患者可能出现了急性呼吸窘迫综合征（ARDS）。主要依据：① 临床表现；② X线表现；③ 血气分析 2. 患者发生ARDS后其救治原则是什么？护理重点包括哪些？ **提示**：① 治疗原则：人工通气，高浓度供氧，药物治疗。调整肺与其他器官之间的关系。② 护理重点：正确使用氧疗；正确使用呼吸机，确保呼吸道通畅；防治感染；加强营养支持；正确记录出入量	1. 发生ARDS的原因有哪些？ 2. 如何预防ARDS？ 3. 目前治疗ARDS的新进展有哪些？ 4. 人工气道的建立有几种方法？ 5. 呼吸机的通气模式有哪些？ 6. 使用呼吸机期间如何吸痰？
五	**病情变化**：经过治疗患者呼吸平稳，咳嗽反射良好，血气分析正常，血流动力学相对稳定，准备撤离呼吸机	护士在停止呼吸机过程中应注意哪些问题？ **提示**：① 向患者解释，取得配合。② 撤离呼吸机过程中密切观察患者的生命体征。③ 脱机后保证呼吸道通畅。④ 选择好脱机时间。⑤ 呼吸机撤离后询问患者有无不适，若有异常及时处理	1. 撤离呼吸机的指征是什么么？ 2. 呼吸机脱机方式有几种？ 3. 出现什么情况应报告医生处理？ 4. 撤离呼吸机过程中要特别注意观察什么？

（陈月琴）

模块三　妇产科患者的护理

项目任务一　足月妊娠急诊患者的护理

【教学任务】　在教师启发引导下，学生以护士角色对足月妊娠急诊患者的病案资料作出快速综合分析，制订救护措施，以培养学生紧急情况下临床判断思维及处理问题的能力。

【理论目标】

1. 掌握足月妊娠急诊患者的临床表现以及相应的护理措施。

2. 熟悉足月妊娠急诊的病因、病理生理、诊断及治疗要点。

3. 了解足月妊娠急诊患者的辅助检查，并能进行结果分析。

【能力目标】

1. 能够依据护理程序，对足月妊娠急诊患者进行护理评估，提出主要的护理诊断，制订护理措施以及进行健康教育。

2. 具有运用理论、经验对患者护理问题（存在的或潜在的）进行分析、判断和实施护理的决策能力。

3. 能充分发挥主观能动性，将所学基础知识和临床知识用于发现和解决临床实际问题。

【相关知识拓展】

1. 生殖系统的解剖特点。

2. 产科急诊的常规护理。

3. 产科急诊并发症的预防及治疗新方法。

【教学方法——分组讨论】　教师展示病案资料导入课堂与学生共同分析，并把案例作为载体，依病情演变过程作为教学过程，教师提出问题作为学习任务，在教师的提示下学生分组讨论，由代表回答问题，再由教师归纳总结。

工作程序	病案资料	工作任务	知识拓展
一	**病史：**孕妇胡女士，26岁，定期接受产前检查，现孕 39^{+5} 周，腹痛 1 天伴阴道见红，来院急诊。询问病史，孕妇今晨下腹阵痛，每 $0.5 \sim 1 \, h$ 一次，持续时间不长，阴道有少量血性分泌物，比月经量少。之后，腹痛逐渐增强，近 2 h 表现为腹痛，每 $5 \sim 10 \, min$ 一次，每次持续约半分钟	1. 该产妇的产科诊断为何？还需进行哪些评估？ **提示：**产科诊断：妊娠 39^{+5} 周，$G_1 P_0$，LOA，临产。依据：① 孕周、胎产次如前述；② 腹部检查胎方位 LOA；③ 出现有规律的子宫收缩，肛查宫颈管消失、宫口开大 2 cm，为第一产程潜伏期，符合临产标志。还需要对产力、产道、胎儿、精神心理因素进行评估	1. 如何确定孕周？如月经周期不规律，如何推算预产期？ 2. 肛查的目的及方法是什么？ 3. 影响分娩的因素包括什么？

工作程序	病案资料	工作任务	知识拓展
一	**体格检查**：BP115/65 mmHg，水肿（一）。产科检查：胎方位LOA，胎心音146次/分，宫缩持续时间30～35 s，间隔时间5～6 min，强度中等。肛查：宫颈管消失，宫口扩张2 cm，胎先露头、下降位置—1。 **辅助检查**：胎心监护评分12分。	2. 目前产妇主要存在哪些护理问题？ **提示**：① 疼痛；② 焦虑；③ 有受伤的危险 3. 护士采取的护理措施是什么？ **提示**：产妇目前的首要问题是疼痛：① 提供休息放松的环境，讲解分娩过程及产程进展情况，可有丈夫陪伴分娩。② 宫缩时指导产妇做深呼吸并全身放松。③ 按压腰骶部的酸胀处或按摩子宫下部，以减轻产妇的痛感。在整个产程中，尤其第一产程，鼓励产妇进高热量、易消化食物，并注意摄入足够的水分，以保证精力和体力充沛。严密观察产程：① 观察子宫收缩的强度、频率和持续时间；② 每小时听诊胎心音1次；③ 肛查以了解宫口扩张及先露部下降程度；④ 注意有无破膜，羊水色、量；⑤ 监测血压每4 h一次；⑥ 潜伏期行肥皂水灌肠。鼓励产妇每2～4 h排尿1次，防止尿潴留	
二	**病情进展**：产妇第一产程历程16 h（潜伏期11 h，活跃期5 h）后宫口开全	如何进行产程的观察和护理？ **提示**：① 子宫收缩：常用的观察子宫收缩的方法有两种：手感和仪器监测；② 胎心音：产程开始后，潜伏期应每1～2 h听诊一次，进入活跃期后应每15～30 min听诊一次，胎心音应在子宫收缩间歇期听诊；③ 宫口扩张及胎先露下降；④ 破膜：胎膜多在第一产程末破裂，即宫口近开全宫缩时自然破裂，前羊水流出	1. 宫口开全进入第几产程？ 2. 如何指导产妇屏气？

工作程序	病案资料	工作任务	知识拓展
三	**病情处理：**宫口开全后1h，胎头着冠后，行会阴左侧切开术，胎儿娩出，重3200 g，Apgar评分10分	此时应如何配合和护理？ **提示：**产妇护理：① 助产者协助胎盘娩出，检查胎盘胎膜，检查软产道；② 胎头娩出后宫底注射缩宫素10 U，胎盘娩出后注意按摩子宫，促进子宫收缩。产妇应在产房留观2 h，预防产后出血。 新生儿护理：① 身体外观的评估：测新生儿身长和体重，有无畸形等；② 脐带处理；③ 注意保暖；④ 用抗生素眼药水滴眼；⑤ 胎儿娩出后，协助母婴亲子互动，争取早吸吮、早接触	1. 胎头着冠进入第几产程？ 2. 如何预防产后出血？ 3. 怎样促进亲子互动？ 4. Apgar评分的意义是什么？ 5. 如何做好产妇的健康教育？

（贾晓丽）

项目任务二　妊娠高血压综合征患者的护理

【教学任务】　在教师启发引导下，学生以护士角色对妊娠高血压综合征患者的病案资料作出快速综合分析，制订救护措施，以培养学生紧急情况下临床判断思维及处理问题的能力。

【理论目标】

1. 掌握妊娠高血压综合征患者的临床表现以及相应的护理措施。

2. 熟悉妊娠高血压综合征的病因、病理生理、诊断及治疗要点。

3. 了解妊娠高血压综合征患者的辅助检查，并能进行结果分析。

【能力目标】

1. 能够依据护理程序，对妊娠高血压综合征患者进行护理评估，提出主要的护理诊断，制订护理措施以及进行健康教育。

2. 具有运用理论、经验对患者护理问题（存在的或潜在的）进行分析、判断和实施护理的决策能力。

3. 能充分发挥主观能动性，将所学基础知识和临床知识用于发现和解决临床实际问题。

【相关知识拓展】

1. 妊娠高血压综合征的发病原因及诱因、临床特点。

2. 原发性高血压与继发性高血压的发病机制及治疗的异同点。

3. 高血压急症的预防及抢救要点。

【教学方法——分组讨论】　教师展示病案资料导入课堂与学生共同分析，并把案例作为载体，依病情演变过程作为教学过程，教师提出问题作为学习任务，在教师的提示下学生分组讨论，由代表回答问题，再由教师归纳总结。

工作程序	病案资料	工作任务	知识拓展
一	**病史：** 王女士，25 岁。停经 34^{+1} 周，发现蛋白尿、水肿 20 天，血压升高 1 周。询问病史：平素月经规则，5 d/30 d，末次月经时间 2008 年 5 月 27 日。停经 1 个月余有恶心、呕吐，3 个月自愈，停经 4 个月开始感胎动。在当地医院产前检查 3 次，于孕 30 周检查时发现蛋白尿（++），血压 120/80 mmHg，无水肿。孕 33 周时发现血压升高，并出现水肿，蛋白尿（+++），入院对症处理 2 天，症状未见好转。遂转院治疗。无高血压、肾炎等慢性病史，无外伤手术史、药物过敏史。婚	据现有病史资料，还需进一步询问哪些情况或采取哪些检查项目？ **提示：** 本例病史特点：① 停经 34^{+1} 周，以往月经规则；② 妊娠期主要异常症状为：孕 30 周发现尿蛋白，孕 33 周始血压升高，水肿、蛋白尿加重；③ 体格检查：BP 164/112 mmHg），腹壁及双下肢水肿（+++）。据现有病史资料，初步印象为妊娠高血压综合征。但还需进一步评估：① 产科病理的严重程度及对各器官影响；② 胎儿宫内安全度及成熟度；③ 子宫颈条件；④ 心理及社会家庭资料。需进一步完成：① 询问孕妇有无头昏、头痛、眼花、恶	1. 孕妇的预产期是什么时间？ 2. 孕期什么时间出现胎动？胎动每小时几次？ 3. 胎心音如何听？每分钟多少次？ 4. 孕妇为什么出现蛋白尿？ 5. 如何正确测量、观察、评估妊高征患者的主要特征？

工作程序	病案资料	工作任务	知识拓展
一	育史：结婚 1 年，婚前人工流产 1 次 **体格检查：**T36.5℃，P82 次/分，R19 次/分，BP164/112 mmHg，腹壁及双下肢水肿（＋＋＋）。产前检查：无宫缩，腹围 107 cm，宫高 34 cm，胎位：RSA，先露未入盆，胎心：140 次/分，胎动每小时 4～5 次，骨盆外测量：髂前上棘间径 23.5 cm、髂嵴间径 26.5 cm、骶耻外径 20 cm、坐骨结节间径 8.5 cm	心、胸闷等症状；② 眼科紧急会诊，检查眼底；③ 实验室检查：血常规、肝功能、肾功能、凝血功能、尿蛋白定量；④ 胎心电子监护 NST 检查；⑤ 腹部 B 超检查；⑥ 肛查；⑦ 收集心理、认知及社会家庭资料	
二	**病史：**孕妇感全身乏力，无头昏、头痛、眼花、恶心、胸闷等不适 **体格检查：**营养良好，体重 79.5 kg，身高 162 cm，心肺检查无明显异常，生理反射存在，病理反射未引出。肛查：先露为头/臀、高浮，宫颈管未消失，宫口未开 **社会心理状况：**孕妇高中文化，经商。情绪忧虑，担心胎儿安危，对疾病不了解。无医疗费用顾虑。两口之家，家庭关系和睦，十分关注胎儿健康 **实验室检查：**Hb105 g/L，RBC 3.42×10^{12}/L，PLT 247×10^9/L，凝血酶原时间 12.3 s，活化部分凝血活酶时间 32.8 s，血细胞比容 31％。尿蛋白 12h 定量 15 g/L。肝功能：GPT 156 U/L，总蛋白 43 g/L，清蛋白 22 g/L，球蛋白 21 g/L。肾功能：尿素 8.5 μmol/L，尿酸 490 μmol/L，肌酐147 μmol/L **胎心监护 NST 检查评分：**11 分 **腹部 B 超检查：**单胎，胎儿双顶径 87 mm，PG（胎盘成熟度）Ⅱ～Ⅲ级	1. 初步评估该孕妇的产科诊断及其依据为何？ **提示：**（1）妊娠 34^{+1} 周，G$_2$P$_0$，单胎 RSA，待产。依据：① 停经 34^{+1} 周，停经 1 个月余有恶心、呕吐，4 个月开始感胎动，可确定孕周为周 34^{+1}；② 结婚 1 年，1 年前人工流产 1 次，为 G$_2$P$_0$；③ 产科检查：腹围 107 cm，宫高 34 cm，胎位 RSA，胎心 140 次/分；④ 腹部检查：无宫缩，先露高浮；⑤ 肛查：子宫颈管未消失，宫口未开，为待产。（2）重度妊娠高血压综合征。依据：① 病史：孕 30 周检查时发现尿蛋白（＋＋），血压 120/80 mmHg，无水肿，孕 33 周时发现血压升高，出现水肿，蛋白尿（＋＋＋）；② 体格检查：BP 164/112 mmHg，腹壁及双下肢水肿（＋＋＋）。③ 实验室检查：尿蛋白 12 h 定量 15 g/L；④ 既往无高血压、肾炎等慢性病史 2. 评估孕妇产科病理的严重程度及趋势为何？ **提示：**孕妇为重度妊高征，器官功能受损害，其病理趋势为病情发展快，经治疗效果不明显 3. 如何评估胎儿健康状况？ **提示：**（1）胎儿成熟度：① 根据孕妇孕周的确定，胎儿的胎龄可确定为 34^{+1} 周，尚未达足月儿标准。	1. 妊娠高血压综合征的特点是什么？ 2. 怎样与妊娠合并原发性高血压和妊娠合并原发性慢性肾炎区别？ 3. 通过几个方面评估胎儿？ 4. 为什么给予孕妇吸氧？ 5. 为什么要急诊检查妊高征孕妇眼底？ 6. 对妊高征患者应注意观察哪些自觉症状的出现？为什么？ 7. 为什么指导妊高征患者多取左侧卧位？

工作程序	病案资料	工作任务	知识拓展
二	**眼底检查：**提示"视神经乳头水肿"	② B超检查，胎儿双顶径为 87 mm，PG（胎盘成熟度）Ⅱ～Ⅲ级，提示胎儿接近成熟。（2）胎儿宫内状况：① 胎心听诊正常；② 胎动计数正常；③ 胎儿电子监护 NST 检查评分正常，提示目前胎儿宫内无明显缺氧 4. 怎样评估分娩时间和分娩方式的选择？ **提示：**分娩时间的选择：孕妇为重度妊高征，病情发展快，所以应终止妊娠，但胎儿发育尚不够成熟，应在积极治疗、严密监护下延长孕周。若治疗后 2～3 天不见好转，可终止妊娠；若好转，应达 36 孕周时考虑终止妊娠。分娩方式的选择：该孕妇阴道分娩的有利条件：① 骨产道正常；② 胎儿偏小。该孕妇阴道分娩的不利条件：① 重度妊高征；② 宫颈条件不成熟 5. 目前孕妇主要存在哪些护理问题？ **提示：**① 组织灌流量改变；② 潜在并发症；③ 胎儿窘迫的危险；④ 孕妇受伤的危险；⑤ 焦虑 6. 护士首要的护理措施是什么？ **提示：**① 休息：静卧休息，以左侧卧位为主，协助满足生活需要；② 间断吸氧；③ 严密观察病情；④ 备齐急救用物；⑤ 心理支持	
三	**病情处理：**孕妇收治入院后，立即给予解痉（首次 25%硫酸镁 20 ml＋25%葡萄糖 20 ml 静注，以后 25%硫酸镁 60 ml＋10%葡萄糖 1000 ml 静滴）、降压（酚妥拉明 50 mg，4 次/日及硝苯地平滴丸临时加服）、镇静（地西泮 10 mg，1 次/晚）、扩容（清蛋白静滴）、利尿（呋塞米 40 mg＋25%葡萄糖 20 ml 静注）治疗	1. 护士应采取什么护理措施？ **提示：**① 应用解痉药物硫酸镁，监测膝腱反射、呼吸、尿量、心率及心律，及时发现硫酸镁中毒症状。备好急救解毒药 10%葡萄糖酸钙注射液。② 应用降压药物时，应监测血压，嘱患者保持静卧休息，起床动作需要缓慢并有人陪护，预防直立性低血压。③ 应用镇静药物后应观察、了解患者睡眠情况。④ 用利尿药物后每小时观察并记录尿量	1. 妊娠高血压综合征的处理原则是什么？ 2. 妊娠高血压综合征降压治疗时血压维持在什么水平？

工作程序	病案资料	工作任务	知识拓展
三		2. 硫酸镁静脉给药的注意事项有哪些？ **提示：** 提示：①膝反射是否存在；②呼吸不少于 16 次/分；③尿量每 24 h 不少于 600 ml 或每小时不少于 25 ml。使用硫酸镁治疗时应准备 10% 葡萄糖酸钙注射液，以便出现中毒反应时及时予以解毒。一般用 10% 葡萄糖酸钙 10 ml 静脉注射，必要时可重复使用，24 h 不能超过 8 次	
四	**病情处理：** 孕妇经上述治疗 48 h 后，血压不能控制，达 170～180/105～110 mmHg，决定在持续硬膜外麻醉下行子宫下段剖宫产术	围手术护理要点有哪些？ **提示：** （1）术前除常规准备外，还应注意：① 向孕妇解释剖宫产的必要性及术后可能的不适和应对方法；② 按医嘱应用地塞米松 10 mg，静脉推注，1 次/日促胎肺成熟；③ 备早产儿培养箱及新生儿抢救用品；④ 术中、术后继续按危重患者护理，直至血压接近并平稳于正常水平；⑤ 继续应用解痉、降压、镇静、利尿药物的护理。（2）产褥期常规护理：注意预防产后出血，预防感染。（3）心理支持及健康指导	1. 妊娠高血压综合征终止妊娠的指征是什么？ 2. 剖宫产术后如何进行护理？ 3. 如何预防产后出血？

（贾晓丽）

项目任务三　妊娠合并心脏病患者的护理

【教学任务】　在教师启发引导下，学生以护士角色对妊娠合并心脏病患者的病案资料作出快速综合分析，制订救护措施，以培养学生紧急情况下临床判断思维及处理问题的能力。

【理论目标】

1. 掌握妊娠合并心脏病患者的临床表现以及相应的护理措施。
2. 熟悉妊娠合并心脏病的病因、病理生理、诊断及治疗要点。
3. 了解妊娠合并心脏病患者的辅助检查，并能进行结果分析。

【能力目标】

1. 能够依据护理程序，对妊娠合并心脏病患者进行护理评估，提出主要的护理诊断，制订护理措施以及进行健康教育。
2. 具有运用理论、经验对患者护理问题（存在的或潜在的）进行分析、判断和实施护理的决策能力。
3. 能充分发挥主观能动性，将所学基础知识和临床知识用于发现和解决临床实际问题。

【相关知识拓展】

1. 妊娠合并心脏病和心脏病的发病原因及诱因、临床特点及异同点。
2. 心力衰竭患者的常规护理和抢救要点。
3. 妊娠合并心脏病的预防及治疗新方法。

【教学方法——分组讨论】　教师展示病案资料导入课堂与学生共同分析，并把案例作为载体，依病情演变过程作为教学过程，教师提出问题作为学习任务，在教师的提示下学生分组讨论，由代表回答问题，再由教师归纳总结。

工作程序	病案资料	工作任务	知识拓展
一	**病史：**孕妇王某某，29岁，干部，以妊娠34周，心慌、气短不能平卧2天入院。既往有风湿病心脏病史。孕前及孕期能坚持正常工作，无不适。2天前因淋雨后发冷、发热、咳嗽在附近小医院给予青霉素，每次80万U，每日2次，肌内注射，效果不佳。今起咳嗽中有血丝，心慌、气短明显，不能平卧。胎动存在，经门诊检查入院治疗	据现有病史资料，还需进一步询问哪些情况或采取哪些检查项目？ 提示：本例病史特点：① 既往有风湿病心脏病史；② 心慌、气短明显，不能平卧；③ 体格检查：二尖瓣面容，唇呈紫色。据现有病史资料，初步印象为妊娠合并心脏病综合征。但还需进一步评估：① 产科病理的严重程度及对器官的影响；② 胎儿宫内安全度及成熟度；③ 孕妇有无颈静脉怒	1. 妊娠合并心脏病的定义是什么？ 2. 怎样预防妊娠合并心脏病？

续表

工作程序	病案资料	工作任务	知识拓展
一	**体格检查：** T 38.6℃，BP 120/80 mmHg，P 120 次/分。二尖瓣面容，唇呈紫色。呼吸困难，不能平卧。心间区可闻及Ⅲ级收缩期杂音及Ⅱ级舒张期杂音，两肺呼吸音粗糙，有干啰音，两肺底有细小湿啰音	张、杵状指，观察水肿体征，测量体重；④ 心理及社会家庭资料。需进一步完成：① 询问孕妇有无头昏、头痛、眼花、恶心、胸闷等症状；② 心电图和 X 射线检查；③ 实验室检查：血常规、肝功能、肾功能、凝血功能、尿蛋白定量；④ 胎心电子监护 NST 检查；⑤ 腹部 B 超检查；⑥ 肛查；⑦ 收集心理、认知及社会家庭资料	
二	**病史：** 患者感心慌，胸闷，呼吸困难，不能平卧。无头昏、头痛、眼花、恶心等 **体格检查：** 营养良好，体重 79 kg，身高 160 cm。肛查：先露为头/臀、高浮，宫颈管未消失，宫口未开 **社会心理状况：** 孕妇之夫，35 岁，大学副教授，家庭收入中等偏上，生活条件及家属关系良好，从门诊到住院过程中，孕妇一直询问医生和护士“我的病是不是很重”，强烈要求无论花多少钱都要治好母子 **实验室检查：** 血常规：WBC 20×10^9/L，N 0.89 **胎心监护 NST 检查评分：** 11 分 **腹部 B 超检查：** 单胎，胎儿双顶径 88 mm，PG（胎盘成熟度）Ⅱ～Ⅲ级 **心电图检查：** 提示左室高血压，心肌损伤 **X 射线检查：** 心界向左下扩大	1. 初步判断目前产妇发生的并发症是什么？其可能的原因是什么？ **提示：** 可初步判断该产妇为妊娠合并心脏病，心功能 Ⅳ 级，引起妊娠合并心脏病的主要原因为妊娠期心脏负荷加重。判断依据：① 妊娠 34 周，单胎，胎儿双顶径 88 mm，PG（胎盘成熟度）Ⅱ～Ⅲ级，说明是妊娠期；② 既往有风湿病心脏病史；③ 感染病史：感染会加重心脏负荷 2. 目前产妇主要存在哪些护理问题？ **提示：** ① 活动无耐力；② 焦虑；③ 潜在并发症 3. 目前产妇首要问题是由于活动无耐力，应采取哪些护理措施？ **提示：** ①保证充足的休息和睡眠，要绝对卧床休息，以减轻心脏负担，休息时采取左侧卧位或半卧位，避免劳累和情绪激动；②合理营养，应摄取高蛋白、高维生素、低盐、低脂，富含多种微量元素饮食，少量多餐，控制体重增长，以免加重心脏负担 3. 如何评估胎儿健康状况？ **提示：**（1）胎儿成熟度：①根据孕妇孕周的确定，胎儿的胎龄可确定为 34 周，尚未达足月儿标准。	1. 什么时期是孕产妇心脏负担最重的时期？ 2. 孕产妇心功能等级分为几级？ 3. 心脏病对母儿的影响有哪些？

工作程序	病案资料	工作任务	知识拓展
二		② B 超检查，胎儿双顶径为 88 mm，PG（胎盘成熟度）Ⅱ～Ⅲ级，提示胎儿接近成熟。（2）胎儿宫内状况：① 胎心听诊正常；② 胎动计数正常；③ 胎儿电子监护 NST 检查评分正常。提示目前胎儿宫内无明显缺氧	
三	**病情处理：**立即给予平喘（氨茶碱 250 mg 加于 25％葡萄糖 20 ml 中缓慢静注）、强心（西地兰 0.2～0.4 mg 加于 25％葡萄糖 20 ml 中缓慢静注）、利尿（呋塞米 20～40 mg 加入 25％葡萄糖 20 ml 中静注，利尿剂多于注射后 15 min 开始显效，1～2 h 后达高峰）、抗感染、吸氧等治疗	渡过抢救期后，护士应进一步采取什么护理措施？ 　　**提示：**① 嘱产妇卧床休息；② 继续按医嘱严密观察生命体征变化；③ 感染会加重心脏负担，诱发心力衰竭，继续抗感染治疗；④ 遵医嘱正确使用药物：打消孕妇对洋地黄类药物的顾虑，并观察药物有无不良反应；⑤ 做好孕妇及家属心理护理工作，与孕妇和家属讨论他们所担心的事项，减轻家属的焦虑	1. 为什么妊娠期要预防感染？ 2. 妊娠合并心脏病的孕妇分娩方式有何不同？
四	**病情处理：**孕妇经过治疗 48 h 后，心慌、胸闷明显改善，P88 次/分，决定在持续硬膜外麻醉下行子宫下段剖宫产术	产褥期的护理要点是什么？ 　　**提示：**①预防心力衰竭：产后 72 h 内密切监测生命体征及心功能变化；产妇应保证充分的休息，产后 24 h 内绝对卧床。② 预防感染：注意保持外阴清洁，勤擦洗，勤更换会阴垫；③ 不宜哺乳的产妇，应及时回乳，并指导正确的新生儿喂养方法	妊娠合并心脏病患者的健康教育怎么做？

（贾晓丽）

411

项目任务四　宫外孕患者的护理

【教学任务】　在教师启发引导下，学生以护士角色对宫外孕患者的病案资料作出快速综合分析，制订救护措施，以培养学生紧急情况下临床判断思维及处理问题的能力。

【理论目标】

1. 掌握宫外孕患者的临床表现以及相应的护理措施。

2. 熟悉宫外孕的病因、病理生理、诊断及治疗要点。

3. 了解宫外孕患者的辅助检查，并能进行结果分析。

【能力目标】

1. 能够依据护理程序，对宫外孕患者进行护理评估，提出主要的护理诊断，制订护理措施以及进行健康教育。

2. 具有运用理论、经验对患者护理问题（存在的或潜在的）进行分析、判断和实施护理的决策能力。

3. 能充分发挥主观能动性，将所学基础知识和临床知识用于发现和解决临床实际问题。

【相关知识拓展】

1. 异位妊娠的发病原因及临床特点。

2. 异位妊娠患者的常规护理及急性内出血患者的急救护理。

3. 异位妊娠的预防及治疗方法。

【教学方法——分组讨论】　教师展示病案资料导入课堂与学生共同分析，并把案例作为载体，依病情演变过程作为教学过程，教师提出问题作为学习任务，在教师的提示下学生分组讨论，由代表回答问题，再由教师归纳总结。

工作程序	病案资料	工作任务	知识拓展
一	**病史：**李女士，25岁，已婚，因停经55天，不规则阴道出血3天，剧烈右下腹痛2 h而就诊 **体格检查：**T 37.2℃，P 114次/分，R 22次/分，BP 80/50 mmHg。下腹有明显压痛及反跳痛，尤以右侧为甚，但肌紧张稍轻。叩诊：移动性浊音（＋）	分析病史资料，还需进一步询问患者哪些情况或者采取哪些检查？ **提示：**本例病史特点：① 患者为已婚生育期妇女；② 起病急，有停经史；③ 主要症状为不规则阴道出血3天，剧烈下腹痛2 h。从病史特点看，首先考虑宫外孕的可能。需进一步完成：① 询问患者的月经史，末次月经的来潮日期，婚育史；② 体格检查；③ 盆腔检查；④ 阴道后穹窿穿刺；⑤ 实验室检查；⑥ B超检查	1. 宫外孕需与哪些急腹症做鉴别？ 2. 宫外孕容易发生在哪个部位？ 3. 宫外孕的常见病因是什么？

工作程序	病案资料	工作任务	知识拓展
二	**月经史：**患者既往月经规律，14 岁初潮，5 d/28～30 d，末次月经（LMP）：2008 年 4 月 5 日。 　**婚育史：**0-0-1-0 　**盆腔检查：**阴道内有少量出血，来自宫腔。子宫略大，软。后穹窿饱满，有触痛。将宫颈轻轻上抬可引起右下腹剧烈疼痛。子宫右侧可触及肿块，边界不清 　**实验室检查：**WBC 7×10^9/L，Hb 100 g/L，尿妊娠试验（＋） 　**B 超检查：**右侧附件低回声区，其内有妊娠囊 　**阴道后穹窿穿刺：**抽出暗红色不凝固血液	1. 根据现有资料，初步考虑该患者的疾病诊断是什么？有何依据？ 　**提示：**考虑患者存在宫外孕的可能。其诊断依据为：① 患者为已婚生育期妇女，停经 55 天；② 阴道不规则出血 3 天，突然出现剧烈下腹痛 2 h，右下腹压痛明显，叩诊为移动性浊音；③ 面色苍白，血压下降至 80/50 mmHg，P 110 次/分；④ 宫颈举痛明显，阴道后穹窿穿刺抽出暗红色不凝固血液；⑤ B 超检查显示：右侧附件低回声区，内有妊娠囊；⑥ 尿妊娠试验阳性 　2. 目前患者主要存在哪些护理问题？ 　**提示：**① 体液不足；② 疼痛；③ 特定知识缺乏 　3. 就患者现有的护理问题，你首先采取哪些护理措施？ 　**提示：**① 迅速建立静脉通道，必要时采取两路静脉通道；② 绝对卧床休息，避免随意搬动患者及按压患者下腹部；③ 休克体位，此体位有利于气体交换，增加回心血量；④ 严密观察意识及生命体征的变化；⑤ 给予氧气吸入；⑥ 做好术前准备；⑦ 注意保暖；⑧ 严禁在腹痛时使用止痛剂，以免掩盖病情而延误治疗	1. 宫外孕的临床表现有哪些？ 2. 哪些辅助检查可协助宫外孕的诊断？
三	**病情处理：**患者已被确诊为宫外孕，为她实施术前准备	发现她正掩面而泣，护士该如何应对？ 　**提示：**首先应关心、体贴患者，为其检查时，注意用屏风遮挡患者，保护其隐私。适时向患者介绍病房周围环境，使其尽快消除陌生感。向患者说明手术的必要性、手术的过程、手术中可能出现的一些自我感觉，让患者对手术有充分的心理准备，消除其紧张心理。尤其要向患者说明宫外孕手术治疗后仍然有生育的可能，消除患者的悲观情绪，树立战胜疾病的信心	

工作程序	病案资料	工作任务	知识拓展
四	**病情变化：**患者宫外孕手术后回到病房	异位妊娠手术治疗指征有哪些？ **提示：**① 生命体征不稳定或有腹腔内出血征象者；② 诊断不明确者；③ 异位妊娠有进展者；④ 随诊不可靠者；⑤ 期待疗法或药物治疗禁忌证者	1. 异位妊娠的治疗方法有哪些？ 2. 宫外孕手术后孕妇护理内容是什么？
五	**病情稳定：**术后第 5 天，患者腹部伤口已拆线，正准备出院	护士应给予患者哪些方面的健康教育？ **提示：**① 护士应向患者讲述本病的发生与附件炎的关系及其防治知识；② 向患者介绍各种避孕方法，指导患者正确应用；③ 指导患者掌握本病的早期典型症状：如停经一段时间后出现阴道流血、腹痛、伴肛门坠胀感要引起高度重视，及时来医院就诊	1. 怎样预防附件炎？ 2. 你认为还有哪些注意事项要向患者交待？

（贾晓丽）

模块四　儿科患者的护理

项目任务一　惊厥患儿的护理

【教学任务】　学生在教师引导下，以护士角色对惊厥患儿的病案资料进行综合分析，使学生以动态的、发展的眼光对患儿进行护理评估、护理诊断，并实施有针对性、预见性的护理措施，以培养学生临床思维能力。

【理论目标】

1. 掌握小儿惊厥患者的临床表现以及相应的护理措施。

2. 熟悉小儿惊厥的病因、病理生理、诊断及治疗要点。

3. 了解小儿惊厥患者的辅助检查，并能进行结果分析。

【能力目标】

1. 能够依据护理程序，对惊厥患儿进行护理评估，提出主要的护理诊断，制订护理措施以及进行健康教育。

2. 具有运用理论、经验对患儿的护理问题（现存的或潜在的）进行分析、判断和实施护理的决策能力。

3. 能充分发挥主观能动性，将所学基础知识和临床知识用于发现和解决临床实际问题。

【相关知识拓展】

1. 神经系统疾病的发病原因、临床特点。

2. 神经系统疾病患者的常规护理。

3. 神经系统疾病并发症的预防及治疗新方法。

【教学方法——分组讨论】　教师展示病案资料导入课堂与学生共同分析，并把案例作为载体，依病情演变过程作为教学过程，教师提出问题作为学习任务，在教师的提示下学生分组讨论，由代表回答问题，再由教师归纳总结。

工作程序	病案资料	工作任务	知识拓展
一	**病史：**患儿，张××，女，24 个月，以"发热 1 天伴抽搐 8 min"为主诉入院。患儿 1 天前发热，上肢及耳后出现红色斑疹伴痒感，随后皮疹逐渐蔓及全身，偶有咳嗽，无流涕、吐泻等。抽搐时双目凝视，四肢抽动，伴面色发绀，意识丧失，持续约 8 min。	依据现有的病史资料，还需要进一步询问哪些情况或者采取哪些检查？ **提示：**本例病史特点：① 女孩 24 个月；② 起病急，病程短；③ 高热 1 天内出现抽搐，持续约 8 min；④ 体格检查：T 39.3℃，咽红，双侧扁桃体Ⅱ度肿大，心、肺、腹未见明显异常，神经系统检	1. 小儿惊厥的病因有哪些？ 2. 高热惊厥有哪些临床特点？ 3. 小儿惊厥多见于多大年龄的患儿？

415

工作程序	病案资料	工作任务	知识拓展
	既往常患"感冒"，有过类似发作史2次，否认肝炎、结核等传染病史及接触史，否认有食物、药物过敏史。患儿系 G_1P_1，足月顺产，无窒息史，母乳喂养，按时添加辅食，生长发育与同龄儿相仿，现能走路，会说简单的话，乳牙已萌全。按计划进行预防接种 **体格检查**：T 39.3℃，P 134次/分，R 20次/分，体重13 kg。躯干及四肢可见红色斑疹，压之褪色，有痒感，咽部充血，双侧扁桃体Ⅱ度肿大，无渗出，心、肺、腹未见明显异常，神经系统检查（一）	查（一）；⑤ 有过类似发作史2次。分析本病史特点：首先考虑是高热惊厥。但需进一步完成：① 询问家族史中父母年幼时有无惊厥史；② 注意在发热时有没有头痛、呕吐等症状；③ 进一步完善实验室检查，如血常规，抗"O"试验、红细胞沉降率、C反应蛋白、病毒学检查、免疫球蛋白等	
二	**病史**：患儿母亲年幼时也有惊厥史。患儿病程中没有出现头痛、呕吐等症状 **实验室检查**：血常规：WBC $4.6×10^9$/L，N 0.32，L 0.68，Hb 119 g/L，PLT $123×10^9$/L。红细胞沉降率正常，C反应蛋白升高（30 mg/L），柯萨奇病毒抗体IgM（＋）	1. 初步评估该患儿的疾病诊断及其依据是什么？发病原因是什么？ **提示**：根据目前收集的资料分析，考虑患儿的诊断有：① 上呼吸道感染；② 高热惊厥。诊断依据：① 患儿发热，咽部红，双侧扁桃体Ⅱ度肿大，心、肺未见明显异常；② T 39.3℃，肢体抽搐，双目凝视，持续时间约8 min，且既往有惊厥史；③ 母亲年幼时也有惊厥史 2. 如何解释该患儿的情况？ **提示**：病史中描述患儿平时体质较差，经常"感冒"。入院后进行免疫功能的实验室检查结果：血清IgG、IgA均低于正常，IgM在正常范围，T淋巴细胞偏低。说明患儿机体免疫功能较差，特别是细胞免疫功能较差，故易引起病毒感染 3. 目前患儿主要存在哪些护理问题？ **提示**：① 体温升高；② 有体液不足的危险；③ 营养失调；④ 潜在并发症；⑤ 特定知识缺乏	1. 为什么小儿比成人更容易发热？ 2. 惊厥发作时为什么要保持呼吸道通畅？

工作程序	病案资料	工作任务	知识拓展
		4. 根据患儿目前状况，首要的护理措施有哪些？ 提示：① 发热护理：采用以药物降温为主、物理降温为辅的方法，预防惊厥再次发生；② 补充液体：遵医嘱静脉补充液体、电解质；③ 注意观察病情变化；④ 饮食护理	
三	**病情变化：** 患儿入院后第2天，体温波动在 38.6～38.9℃，体格检查发现咽部有多个小疱疹，复查血常规：WBC $4.1×10^9$/L，N 0.45，L 0.55，Hb 120 g/L、RBC $4.42×10^{12}$/L、PLT $156×10^9$/L	该如何向患儿家属解释？ 提示：上呼吸道感染是儿科最常见的呼吸道疾病，常伴发热且为高热，可持续 3～5 天不等。体格检查发现咽部有多个小疱疹，白细胞减低也支持病毒感染。因此，上述情况属疾病发展的过程	
四	**病情稳定：** 患儿体液免疫、细胞免疫低于正常	如何对家长进行院内和院外健康指导？ 提示：患儿机体免疫功能较差，特别容易患各种感染性疾病，因此要对家长做好健康指导。① 积极配合治疗，注意合理喂养和生活护理，促使患儿早日康复。② 出院后要做到：继续合理饮食，加强锻炼，增加抵抗力，预防呼吸道感染。③ 教会家长识别小儿的异常体温，在 38.0℃ 左右时应采取物理降温方法，根据病情使用退热药，体温在 38.5℃ 左右及时到医院求治；惊厥发生的先兆和处理方法	如何处理处于惊厥状态的患儿？

（王凤枝）

项目任务二　腹泻患儿的护理

【教学任务】　学生在教师引导下，以护士角色对腹泻患儿的病案资料进行综合分析，使学生以动态的、发展的眼光对患儿进行护理评估、护理诊断，并实施有针对性、预见性的护理措施，以培养学生临床思维能力。

【理论目标】

1. 掌握腹泻患儿的临床表现以及相应的护理措施。

2. 熟悉儿童腹泻的病因、病理生理、诊断及治疗要点。

3. 了解腹泻患儿的辅助检查，并能进行结果分析。

【能力目标】

1. 能够依据护理程序，对腹泻患儿进行护理评估，提出主要的护理诊断，制订护理措施以及进行健康教育。

2. 具有运用理论、经验对患儿的护理问题（现存的或潜在的）进行分析、判断和实施护理的决策能力。

3. 能充分发挥主观能动性，将所学基础知识和临床知识用于发现和解决临床实际问题。

【相关知识拓展】

1. 消化系统疾病的发病原因、临床特点。

2. 消化系统疾病的常规护理。

3. 消化系统疾病并发症的预防及治疗新方法。

【教学方法——分组讨论】　教师展示病案资料导入课堂与学生共同分析，并把案例作为载体，依病情演变过程作为教学过程，教师提出问题作为学习任务，在教师的提示下学生分组讨论，由代表回答问题，再由教师归纳总结。

工作程序	病案资料	工作任务	知识拓展
一	**病史：**患儿，男，8个月。以"腹泻伴发热3天"为主诉入院。发病于12月初，患儿3天前出现腹泻，5～8次/日，大便稀，呈水样，无肉眼脓血，同时伴有发热，体温38℃左右，拒食和呕吐。平素体健，否认肝炎、伤寒、结核等传染病史及接触史，无食物及药物过敏史。患儿系 G_1P_1，足月剖宫产，生后无窒息、抢救史。母乳喂养，按时添加辅食。3个月抬头，现能独坐，生长发育与同龄儿相仿。按计划进行预防接种	归纳分析本例病史特点，还需要进一步询问哪些情况或者采取哪些检查？ **提示：**归纳本例病史特点：① 男婴8个月；② 起病急，病程短；③ 发病季节为12月份；④ 腹泻伴发热3天；④ 体格检查：T 39.5℃，精神差，皮肤弹性差，前囟平，眼窝略凹陷，口唇干，咽红，心肺听诊啰音（-），腹部平软，肠鸣音活跃。分析本例病史特点，首先考虑"婴儿腹泻病"。但需进一步完成：① 询问是否有咳嗽、流涕，口渴程度，尿量情况。② 体格检查：皮肤弹性，肢端温	1. 引起小儿腹泻的原因有哪些？ 2. 如何鉴别生理性腹泻与病理性腹泻？

工作程序	病案资料	工作任务	知识拓展
	体格检查： T 39.5℃，P 132 次/分，R 28 次/分，体重 8kg。神志清楚，精神差，皮肤弹性差，前囟约 0.5 cm×0.5 cm、平软，眼窝凹陷，口唇干，咽充血，心肺听诊无异常，腹软，肝、脾肋下未触及，肠鸣音活跃，四肢欠温暖	暖度及排便情况。③ 完善实验室检查：粪便常规和培养及病毒分离、血常规、电解质等	
二	**病史：**患儿腹泻、发热，伴有鼻塞、流涕，但无咳嗽，口服阿莫西林、蒙脱石散，鼻塞、流涕好转，仍有腹泻、呕吐和发热，表现明显口渴、尿量减少和哭时泪少 **实验室检查：**血常规：WBC 8.1×10⁹/L，N 0.35，L 0.65，Hb 114 g/L，RBC 3.5×10¹²/L。血电解质基本正常。粪便呈黄色稀水样，粪质很少。粪便常规和培养均（—）	1. 初步评估该患儿的诊断及其依据是什么？发病原因是什么？ **提示：**① 上呼吸道感染：患儿发热伴鼻塞、流涕；体格检查咽部充血，双肺呼吸音清，未闻及干、湿性啰音。② 腹泻病伴中度脱水：患儿排便次数增多，每日 5～8 次，呈黄色稀水样便，出现明显口渴、尿量减少、哭时泪少。体检皮肤弹性差，眼窝凹陷，唇干 2. 如何解释该患儿出现的情况？ **提示：**患儿有上呼吸道感染症状，考虑腹泻原因为肠道外感染性引起，辅助检查提示由病毒感染所致。患儿因在 12 月份发病，轮状病毒性腹泻可能性大，做粪便病毒分离以明确腹泻病的性质 3. 目前患儿主要存在哪些护理问题？ **提示：**① 体液不足；② 体温过高；③ 有营养失调的危险；④ 有皮肤完整性受损的危险；⑤ 知识缺乏 4. 就患儿现存的护理问题，护士应首先采取哪些护理措施？ **提示：**（1）按消化系统疾病护理：调整饮食，做好消化道隔离，口腔、臀部护理。（2）症状护理：做好发热和呕吐护理。（3）补液护理：① 保证液体按计划输入（24 h 液体量）；② 按照补液原则给药。（4）病情观察：① 监测 T、P、R、BP 的变化；② 注意呕吐、腹泻次数，粪便性状或量；③ 判断脱水纠	1. 引起小儿腹泻的常见病毒有哪些？ 2. 如何判断腹泻患儿脱水的类型及程度？ 3. 小儿腹泻的治疗原则有哪些？ 4. 腹泻患儿常见的并发症有哪些？

工作程序	病案资料	工作任务	知识拓展
三	**病情变化：**患儿入院后2~3天仍有发热，但体温有下降趋势（由39.2℃降为38℃）。粪便转为糊状，4次/日，无呕吐	正程度；④ 注意观察有无酸中毒；⑤ 有无低血钾的表现；⑥ 有无红臀、鹅口疮等并发症出现 患儿脱水症状逐渐改善，如何判断？ **提示：**通过适当的抗感染治疗，及时补充液体，并用蒙脱石散保护肠黏膜、双歧三联活菌（培菲康）调节肠道菌群等治疗。上述情况说明病情逐渐好转，治疗有效	从哪几个方面判断患儿的病情？
四	**实验室检查：**第3天复查血常规 WBC 5.0×10^9/L、N 0.40、L 0.60；RBC 2.8×10^{12}/L、Hb 96.0 g/L；PLT 145×10^9/L；Hct 0.26；MCH 24.7 pg；MCHC 315 g/L；RDW 0.1%；MPV 7.5	护士该如何解释这一现象，并实施健康宣教？ **提示：**患儿入院时有脱水症状，血液浓缩，血红蛋白在正常范围。当脱水症状纠正后，患儿的血红蛋白恢复至原来水平，说明患儿存在营养性贫血。因此，要积极纠正贫血，增加抵抗力，预防各种感染	血红蛋白低于多少可以诊断为贫血？
五	**病情稳定：**患儿入院第5天，排便每日2次，为黄色软便。体温正常，进食后无呕吐，可以考虑出院	作为一名责任护士，你如何对患儿家属实施出院指导？ **提示：**目前患儿病情稳定，可以出院。指导患儿家属做好：① 婴儿期的喂养和生活护理；② 继续治疗贫血，合理饮食，加强锻炼，增加抵抗力，预防呼吸道感染；③ 定期复诊，随访治疗效果	腹泻患儿的饮食护理原则有哪些？

（王凤枝）

项目任务三　肺炎患儿的护理

【教学任务】　学生在教师引导下，以护士角色对肺炎患儿的病案资料进行综合分析，使学生以动态的、发展的眼光对患儿进行护理评估、护理诊断，并实施有针对性、预见性的护理措施，以培养学生临床思维能力。

【理论目标】

1. 掌握肺炎的临床表现以及相应的护理措施。

2. 熟悉肺炎的病因、诊断及治疗要点。

3. 了解肺炎患者的辅助检查，并能进行结果分析。

【能力目标】

1. 能够依据护理程序，对肺炎患儿进行护理评估，提出主要的护理诊断，制订护理措施以及进行健康教育。

2. 具有运用理论、经验对患儿的护理问题（现存的或潜在的）进行分析、判断和实施护理的决策能力。

3. 能充分发挥主观能动性，将所学基础知识和临床知识用于发现和解决临床实际问题。

【相关知识拓展】

1. 呼吸系统疾病的发病原因、临床特点及异同点。

2. 呼吸系统疾病的常规护理。

3. 呼吸系统疾病并发症的预防及治疗新方法。

【教学方法——分组讨论】　教师展示病案资料导入课堂与学生共同分析，并把案例作为载体，依病情演变过程作为教学过程，教师提出问题作为学习任务，在教师的提示下学生分组讨论，由代表回答问题，再由教师归纳总结。

工作程序	病案资料	工作任务	知识拓展
一	**病史：**患儿，赵××，女，3个月。以"咳嗽3天、发热2天"为主诉入院。患儿发病于2月初，3天前受凉后流涕、咳嗽，喉中痰鸣。2天前出现发热，未测量体温。否认肝炎、结核等传染病接触史，否认有食物和药物过敏史。患儿系G_2P_1，足月顺产，出生体重3.1 kg，无窒息史，母乳喂养，智力发育与正常同龄儿相仿，按计划进行预防接种 **体格检查：**T 38.9℃，P 152次/分，R 35次/分，体重	归纳分析本例病史特点，还需要进一步询问哪些情况或者采取哪些检查？ **提示：**归纳本例病史特点：① 女婴3个月；② 起病急，病程短；③ 咳嗽3天，发热2天；④ T 38.9℃，P 152次/分，R 35次/分，咽部充血明显，双肺呼吸音粗、闻及细湿啰音，心脏听诊未见异常。分析本病例病史特点：初步考虑支气管肺炎。还需进一步完成：① 摄胸部X线片；② 血常规检查，红细胞沉降率、冷凝集试验、柯萨奇病毒抗原抗体、CRP、抗"O"试验等检查	1. 为什么儿童易患支气管肺炎？ 2. 小儿肺炎的临床表现有哪些？

工作程序	病案资料	工作任务	知识拓展
	7.5 kg。鼻翼无扇动，口唇无发绀，咽部充血明显。颈软，未见颈静脉怒张及颈动脉异常搏动。双肺呼吸音粗，闻及细湿啰音，心尖搏动位于左侧锁骨中线外 1 cm 第 4 肋间，腹平软，肝肋下 1 cm，无压痛		
二	**胸部 X 线片**：双侧肺纹理增粗，散在片状渗出阴影 **实验室检查**：血常规：WBC 8.9×10^9/L、N 0.35、L 0.65；RBC 3.5×10^{12}/L、Hb 11 g/L。柯萨奇病毒抗原抗体（＋）、红细胞沉降率、冷凝集试验、CRP、抗"O"试验等检查均正常	1. 初步评估该患儿的疾病诊断及其依据是什么？发病原因是什么？ **提示**：根据收集到的资料，支气管肺炎诊断基本明确。其依据是患儿咳嗽 3 天、发热 2 天，查体：两肺呼吸音粗，可闻及细湿啰音。胸部 X 线片示两肺纹理增粗，散在片状渗出阴影。血常规、红细胞沉降率、冷凝集试验、CRP、抗"O"试验均正常。而柯萨奇病毒抗原抗体（＋），故支气管肺炎是由柯萨奇病毒引起的 2. 目前患儿主要存在哪些护理问题？ **提示**：① 体温升高；② 清理呼吸道无效；③ 低效性呼吸状态；④ 体液不足和营养失调；⑤ 有心功能不全的危险 3. 针对以上护理问题，首先应采取哪些护理措施？ **提示**：① 保持呼吸道通畅，必要时给予低流量吸氧。② 密切观察体温和病情变化。③ 注意营养及水分的补充。④ 心理护理：做好家长心理护理，消除其紧张和恐惧心理	1. 小儿重症肺炎有哪些表现？ 2. 对肺炎患儿如何改善呼吸功能？
三	**病情变化**：患儿入院当日晚上，突然出现烦躁哭闹，拒乳，呼吸急促，鼻翼扇动，口唇、面色发绀，口吐泡沫，吸气"三凹征"，心率增快至 180 次/分，呼吸 62 次/分	患儿为什么出现病情变化？怎样处理？ **提示**：患儿出现心力衰竭，应立即进行抢救：给予面罩吸氧，镇静剂，静脉注射毛花苷 C、呋塞米、氨茶碱等处理。1h 后患儿心率降至 160 次/分，呼吸 55 次/分，呼吸改善，未出现口吐泡沫，再次给予呋塞米、地塞米松后心率逐渐减慢	1. 肺炎患儿出现哪些临床表现要考虑发生心力衰竭？ 2. 小儿心力衰竭的治疗原则是什么？

工作 程序	病案资料	工作任务	知识拓展
四	**病情稳定：**患儿入院后给予哌拉西林钠（氧哌嗪青霉素钠）抗感染治疗。第 2 天起，病情逐渐稳定，体温正常，偶有咳嗽	至 140 次/分，呼吸 35 次/分，尿量尚可。说明患儿的病情得到了缓解，对心力衰竭处理是正确和及时的 如何解释患儿病情？ **提示：**治疗上除了选用有效的抗生素外，还积极使用能量合剂和氨溴索（沐舒坦）等对症支持治疗，使患儿疾病恢复比较快。说明对婴儿重症肺炎的治疗和护理措施是及时、有效的	应如何预防小儿呼吸道感染？

（王凤枝）

项目任务四　母乳性黄疸患儿的护理

【教学任务】　学生在教师引导下，以护士角色对母乳性黄疸患儿的病案资料进行综合分析，使学生以动态的、发展的眼光对患儿进行护理评估、护理诊断，并实施有针对性、预见性的护理措施，以培养学生临床思维能力。

【理论目标】

1. 掌握母乳性黄疸患儿的临床表现以及相应的护理措施。

2. 熟悉母乳性黄疸的病因、病理生理、诊断及治疗要点。

3. 了解母乳性黄疸患儿的辅助检查，并能进行结果分析。

【能力目标】

1. 能够依据护理程序，对母乳性黄疸患儿进行护理评估。

2. 具有运用理论、经验对患儿的护理问题（现存的或潜在的）进行分析、判断和实施护理的决策能力。

3. 能充分发挥主观能动性，将所学基础知识和临床知识用于发现和解决临床实际问题。

4. 能对母乳性黄疸患儿制订主要的护理诊断、护理措施，以及健康教育的内容。

【相关知识拓展】

1. 黄疸的发病原因、临床特点及异同点。

2. 黄疸患儿的常规护理、光疗的相关知识。

3. 黄疸患儿并发症的预防及治疗新方法。

【教学方法——分组讨论】　教师展示病案资料导入课堂与学生共同分析，并把案例作为载体，依病情演变过程作为教学过程，教师提出问题作为学习任务，在教师的提示下学生分组讨论，由代表回答问题，再由教师归纳总结。

工作程序	病案资料	工作任务	知识拓展
一	**病史：**患儿，王××，男，28天。以"皮肤黄染二十余天"为主诉入院。患儿出生后2天出现黄疸，吃奶好，体温正常。患儿系 G_1P_1，足月顺产儿，出生体重3.1kg，无窒息抢救史，Apgar评分1min为10分 **体格检查：**足月新生儿貌，体重3.75kg，巩膜及全身皮肤中度黄染，未见皮疹，心肺呼吸音（一）、肝、脾无肿大，神经系统（一），无其他异常	归纳分析本例病史特点，还需要进一步询问哪些情况或者采取哪些检查？ **提示：**（1）归纳本例病史特点：① 男婴，足月儿28天；② 皮肤黄染26天；③ 体重增加0.65kg；④ 体格检查：反应好，全身皮肤明显黄染，心肺未见异常，神经系统检查（一）。（2）分析本病史特点：考虑为新生儿高胆红素血症。但需进一步完成：① 询问是否纯母乳喂养；② 护理评估：根据患儿皮肤黄染的部位和范围，估计血清胆红素量，判断黄疸程度；③ 了解母婴血型；④ 完善实验室检查，进一步明确病因	1. 作为产科护士和儿科护士，如何判断新生儿黄疸？ 2. 新生儿血胆红素超过多少可出现肉眼可见的黄疸？

工作程序	病案资料	工作任务	知识拓展
二	**病史：**患儿出生后纯母乳喂养，全身皮肤黄染达手心、足底部。母婴血型：婴儿A型，母亲O型。血清总胆红素 $256\,\mu mol/L$（$15\,mg/L$），Hb $147\,g/L$，WBC $10.2\times10^9/L$，N 0.40，L 0.60。尿常规（一）	1. 初步评估该患儿的疾病诊断及其依据是什么？发病原因是什么？ **提示：**（1）新生儿高胆红素血症：患儿全身皮肤黄染达手心、足底部，血清总胆红素浓度高达 $256\,\mu mol/L$（$15\,mg/L$），说明其黄疸程度很重。（2）母乳性黄疸：患儿为足月新生儿，出生后以母乳喂养为主，一般情况好，吃奶好，体温正常，体重有增加。黄疸出现时间正常，但持续时间长，程度较重。血常规符合新生儿期的指标 2. 如何解释该患儿出现的情况？ **提示：**虽然患儿有母子血型不合，又为第一胎第一产，但临床上黄疸没有提前出现，贫血的迹象也不明显，因此，可排除新生儿溶血症。此次的高胆红素血症主要还是由母乳喂养引起的 3. 目前患儿主要存在哪些护理问题？ **提示：**① 潜在并发症；② 营养失调 4. 就患儿现存的护理问题，首先采取哪些护理措施？ **提示：**① 一般护理：首先停止母乳喂养，改用婴儿配方奶粉；其次要加强护理，注意保暖，预防交叉感染；遵医嘱合理安排输液计划。② 做好蓝光箱照射的护理。③ 神经系统症状观察：注意有无核黄疸的早期表现。④ 用药观察和护理。⑤ 做好家属工作	1. 生理性黄疸的临床特点是什么？如何鉴别生理性黄疸和病理性黄疸？ 2. 母乳性黄疸的特点是什么？为什么足月儿患母乳性黄疸后很少发生胆红素脑病（核黄疸）？
三	**病情变化：**患儿入院后停止母乳喂养，改用婴儿配方奶粉。根据每天进行的黄疸评估，指导蓝光箱照射时间，每次 $6\sim8\,h$，共4次，并同时应用各种退黄治疗	如何评价治疗效果？ **提示：**患儿经过综合治疗，黄疸消退比较快，说明诊断准确，治疗效果明显。当血总胆红素降至 $128\,\mu mol/L$ 时，可以停止蓝光治疗，并继续用药物治疗到总胆红素 $<64\,\mu mol/L$，可以考虑出院	1. 蓝光治疗的原理是什么？ 2. 常用的退黄疗法有几种？

工作程序	病案资料	工作任务	知识拓展
四	患儿病情好转，准备出院	作为责任护士应给予患儿家属哪些健康指导？ **提示：** ① 喂养指导：目前患儿黄疸已退，可以继续母乳喂养或添加奶粉，同时按时添加辅食，保证婴儿期的营养。② 护理指导：做到每天沐浴，加强保暖，特别注意皮肤护理，预防各种感染	新生儿黄疸有哪些危害？

（王凤枝）

第三篇
临床护理综合技能

　　该篇是在教师指导下，学生通过创设和编写病案情景剧、自主排练和展示。在创设的临床情景中，进行护患沟通、实施治疗和护理操作，应用护理程序处理临床突发事件。该项目的训练可有效地培养学生解决临床实际问题的能力、沟通能力、语言表达能力及团队合作精神，是综合性、设计性实训项目。

模块一　急诊急救护理综合技能

项目任务一　溺水患者的救护

【工作任务】　承担医院 120 护士和 ICU 护士的职责，对溺水患者进行及时有效的现场急救、正确的转运和全面的 ICU 监护。

【教学目标】

1. 能够依据护理程序，对溺水患者进行病情判断。

2. 能配合医生对溺水患者进行现场急救、院内急诊抢救护理，并对其实施整体护理。

3. 能动态观察患者的病情，实施急救护理措施。

【理论探究——相关理论知识】

1. 心搏、呼吸骤停的判断依据。

2. 心搏、呼吸骤停后机体各系统器官的病理生理改变。

3. 心肺脑复苏的措施。

4. 冬眠降温的理论依据。

5. 心肺脑复苏患者的监护。

【实践操作——相关实践技能】

1. 对心搏、呼吸骤停患者进行及时、正确的判断。

2. 对心搏、呼吸骤停患者进行及时、正确的现场心肺复苏。

3. 及早实施二期复苏　简易气囊呼吸器使用、氧气吸入、建立静脉通道、应用复苏药物等。

4. 在不停止抢救的基础上快速转运。

5. ICU 监护　气管插管、呼吸机应用、心电监护、应用冰帽降温等。

6. 建立住院病历档案，做好病情记录。

【职业素质目标】

1. 展示护士良好的仪表、仪态及行为规范。

2. 关爱患者，具备良好的沟通技巧，能与患者及家属进行有效的沟通。

3. 表现出良好的职业道德，保护患者。

4. 具有较强的组织协调能力和团队合作精神。

【综合职业能力展示】　溺水患者的抢救情景演示。

病史资料：李某某，男，18 岁，学生，于××年×月×日上午 11：30 在河里游泳时发生溺水后被人救出，并当即呼叫 120。120 救护车 5 min 赶到现场。

体格检查：患者意识丧失，面色苍白，无呼吸动作，颈动脉搏动无法触及，双侧瞳孔散大，对光反射消失，口鼻内有污水。

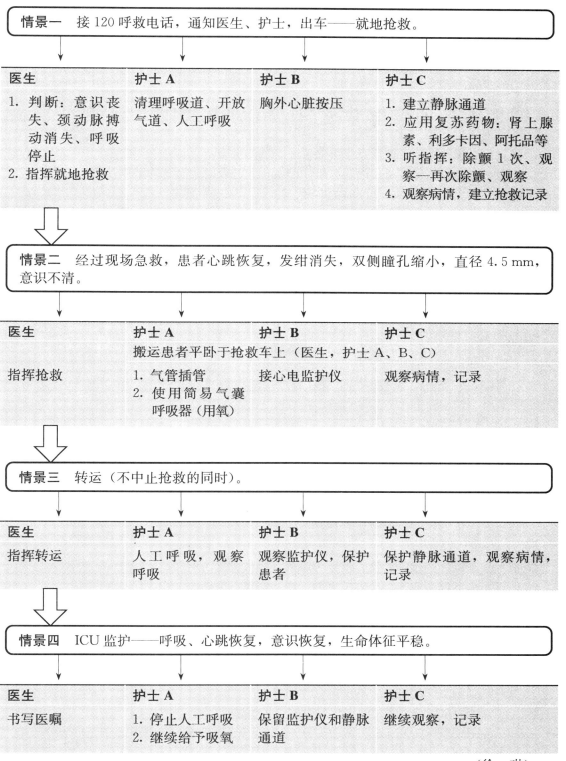

情景一 接 120 呼救电话，通知医生、护士，出车——就地抢救。

医生	护士 A	护士 B	护士 C
1. 判断：意识丧失、颈动脉搏动消失、呼吸停止 2. 指挥就地抢救	清理呼吸道、开放气道、人工呼吸	胸外心脏按压	1. 建立静脉通道 2. 应用复苏药物：肾上腺素、利多卡因、阿托品等 3. 听指挥：除颤 1 次、观察——再次除颤、观察 4. 观察病情，建立抢救记录

情景二 经过现场急救，患者心跳恢复，发绀消失，双侧瞳孔缩小，直径 4.5 mm，意识不清。

医生	护士 A	护士 B	护士 C
	搬运患者平卧于抢救车上（医生，护士 A、B、C）		
指挥抢救	1. 气管插管 2. 使用简易气囊呼吸器（用氧）	接心电监护仪	观察病情，记录

情景三 转运（不中止抢救的同时）。

医生	护士 A	护士 B	护士 C
指挥转运	人工呼吸，观察呼吸	观察监护仪，保护患者	保护静脉通道，观察病情，记录

情景四 ICU 监护——呼吸、心跳恢复，意识恢复，生命体征平稳。

医生	护士 A	护士 B	护士 C
书写医嘱	1. 停止人工呼吸 2. 继续给予吸氧	保留监护仪和静脉通道	继续观察，记录

（徐　琳）

项目任务二　多发性损伤患者的救护

【工作任务】　承担医院临床一线医护人员职责，对多发性损伤患者实施急救及护理。

【教学目标】

1. 具有在真实的护理工作场景中解决实际问题的能力。

2. 能对多发性损伤患者进行综合分析、归纳，实施及时、有效的整体救护。

3. 能对外伤患者进行正确、及时的转运。

4. 能动态观察患者的病情，并能规范地完成相应护理记录的书写任务。

5. 能独立或协助完成外伤患者基本救护技术，包括止血、包扎、固定、搬运、胸膜腔闭式引流的护理。

6. 能在真实或模拟的护理工作场景中分析与解决突遇的实际问题。

7. 在项目完成过程中，能明确自身职责，具有与同组同学协同合作的能力。

8. 项目成果展示过程中，具有对知识的应用、表达、表演艺术的展示能力。

【理论探究——相关理论知识】

1. 多发性损伤患者的临床特点。

2. 多发性损伤患者的判断及抢救要点。

3. 多发性损伤患者的救护措施。

【实践操作——相关实践技能】

1. 护理体检　生命体征测量，一般状态、皮肤、黏膜、神志检查等。

2. 建立住院病历档案。

3. 配合抢救　如休克、气胸、连枷胸、骨折、颅脑损伤等的急救；及时实施输液、吸氧、心电监护、气管插管等操作。

4. 对多发性损伤患者进行健康教育。

【职业素质目标】

1. 展示护士良好的仪容、仪表及行为规范，稳重、急而不乱。

2. 表现出良好的职业道德，保护患者，使其具有安全感。

3. 能积极、严肃、及时、准确地对待和实施本项目。

4. 熟悉外伤急救各项护理技能的基本要求。

5. 具备良好的语言表达能力和与人沟通的能力，能与医生、患者及家属进行有效的沟通。

6. 能以积极、认真、热情的态度对待和实施护理措施，规范地完成各项护理工作任务。

5. 具有较强的组织协调能力和团队合作精神。

【综合职业能力展示】　多发性损伤患者的救护情景演示。

> **病史资料**：患者，男，20岁。从高空坠落造成多发伤、颅脑闭合性损伤、多发性肋骨骨折，出现连枷胸、开放性气胸，左肱骨干骨折及全身广泛性撕脱伤。患者面色发绀、呼吸急促、脉搏细数、皮肤湿冷、神志不清。

情景一　接急救电话，立即组织人员到现场急救。

医生	护士 A	护士 B	护士 C
1. 病情判断　意识、脉搏、呼吸、出血、骨折情况 2. 指挥就地抢救 3. 立即用干净棉垫堵塞胸部上口，变开放性气胸为闭合性气胸 4. 胸壁加压包扎，控制反常呼吸运动 5. 听诊呼吸音，观察气管有无移位	1. 测脉搏、呼吸、血压、出血情况 2. 帮助患者取平卧位，头偏向一侧 3. 清除口鼻异物，保持呼吸道通畅 4. 吸氧 5. 监测生命体征，安慰患者，做好记录	1. 立即建立两条静脉通道，扩容（注意滴速，防止肺水肿） 2. 遵医嘱用药输入低分子右旋糖、降低颅内压药（甘露醇、呋塞米等）、止血药	1. 用绷带包扎出血较多伤口 2. 小夹板固定骨折上肢

情景二　转运。

医生	护士 A	护士 B	护士 C
1. 配合搬运患者，平卧位、头偏向一侧（医生，护士 A、B、C 配合）			
2. 指挥抢救和转运	2. 保持呼吸道通畅 3. 吸氧 4. 观察病情	2. 观察输液情况，保护静脉通道	2. 保护患者安全，保护受伤部位

情景三　院内进一步抢救、治疗、护理。

医生	护士 A	护士 B	护士 C
1. 气管插管 2. 机械通气 3. 行胸膜腔闭式引流 4. 骨折整复固定	1. 判断脑水肿程度 2. 取头高足低位 $15°\sim30°$，注射冬眠药物、降温 3. 监护脑功能、生命体征 4. 胸膜腔闭式引流护理 5. 观察病情，记录	1. 采集血标本作血气、血型、血常规、生化检查 2. 继续扩容 3. 遵医嘱静脉给药 TAT、抗生素、止痛剂等 4. 观察用药疗效	1. 接心电监护仪 2. 留置导尿 3. 骨折整复固定后的观察及护理血运、感觉，进行健康教育

情景四　ICU 监护，心理护理，健康教育。

（徐　琳）

项目任务三　有机磷农药中毒患者的救护

【工作任务】　承担医院临床一线护士职责，对有机磷农药中毒患者实施救护工作。

【教学目标】

1. 能够依据护理程序，对有机磷农药中毒患者进行护理评估。
2. 能配合医生对有机磷农药中毒患者进行治疗，并对其实施整体护理。
3. 能动态观察患者的病情，并及时实施抢救和并发症预防。

【理论探究——相关理论知识】

1. 有机磷农药中毒的病因、病理生理、临床表现。
2. 有机磷农药中毒的辅助检查、结果分析、诊断及治疗要点。
3. 有机磷农药中毒患者的护理诊断、护理措施以及健康教育的内容和方法。

【实践操作——相关实践技能】

1. 迅速采集病史　中毒时间及剂量（有无保留容器）、中毒方式等。
2. 护理体检　生命体征测量，面色、神志、瞳孔等检查。
3. 建立住院病历档案。
4. 实施皮肤清洁技术、氧气吸入技术、静脉注射技术、静脉输液技术、瞳孔直径的测量、血氧饱和度监测技术等。

【职业素质目标】

1. 展示护士良好的仪容、仪表及行为规范。
2. 关心患者，具备良好的沟通技巧，能与患者及家属进行有效的沟通。
3. 表现出良好的职业道德，保护患者，使其具有安全感。
4. 具有较强的组织协调能力和团队合作精神。

【综合职业能力展示】　有机磷农药中毒患者的救护情景演示。

病史资料：患者，李某，男，50 岁，退休矿工，已婚。入院体重 60 kg，自称 3 h 前接触不明金属罐后出现流泪、咳嗽、流涎、恶心、气促。

体格检查：T 36.5℃，P 100 次/分，R 25 次/分，BP 105/49 mmHg，瞳孔直径 1.5 mm。

SpO_2：96%。

情景一 患者进入病区，接待患者入院。

医生	护士 A	护士 B	护士 C
1. 接护士通知后询问病史，进行体格检查 2. 制订诊疗方案	1. 接诊患者，安置床单位（护士 A、B、C 共同完成） 2. 通知医生 3. 迅速采集病史，并进行护理体检 4. 建立住院病历 5. 病情观察与记录 6. 与患者沟通	2. 彻底清除污染部位 3. 急诊抽血送检 4. 使用解毒剂 5. 用药护理	2. 对患者实施氧疗 3. 维持静脉通道 4. 心电监护、血氧饱和度监测

情景二 第 2 天患者突然出现瞳孔再度缩小，心慌，胸闷，气促，精神萎靡，全身湿冷，口唇发绀，脉搏细速，血压下降，肺部啰音再现。T 36.8℃，P 90 次/分，R 22 次/分，BP 93/31 mmHg。

医生	护士 A	护士 B	护士 C
1. 体格检查，判断病情 2. 组织并实施抢救	1. 判断病情 2. 调整体位 3. 调节氧流量 4. 通知医生 5. 心电监护与 SpO_2 监测 6. 观察病情并记录	1. 准备急救药物 2. 急诊抽血送检 3. 保持静脉通道畅通，运用阿托品等解毒药物	向患者家属交代目前病情，安慰家属

情景三 送患者出院，进行出院指导。

医生	护士 A	护士 B	护士 C
1. 开出院医嘱 2. 送患者	1. 判断病情 2. 向患者说明可以出院 3. 停止一切治疗用物	向患者进行健康指导，交待注意事项	协助患者整理用物，护送患者

（徐　琳）

项目任务四 青霉素过敏性休克患者的救护

【工作任务】 承担医院临床一线护士职责，对青霉素过敏性休克患者实施救护工作。

【教学目标】

1. 能够正确评估青霉素过敏试验结果，评估患者是否发生青霉素过敏性休克。

2. 能配合医生对青霉素过敏性休克患者进行急救，并对其实施整体护理。

3. 能动态观察患者的病情，并及时、准确用药。

【理论探究——相关理论知识】

1. 青霉素过敏性休克的病因、病理生理、临床表现。

2. 青霉素过敏性休克的预防、青霉素皮试结果分析、治疗要点。

3. 青霉素过敏性休克患者的健康教育。

【实践操作——相关实践技能】

1. 青霉素过敏试验。

2. 青霉素过敏性休克患者的病情评估。

3. 护理体检 生命体征测量、一般状态、皮肤、黏膜检查，心、肺听诊等。

4. 实施氧气吸入技术、皮下注射技术、心电监护技术、血氧饱和度监测技术、静脉注射技术、静脉输液技术、心肺复苏技术、气管插管护理技术等。

【职业素质目标】

1. 展示护士良好的仪容、仪表及行为规范。

2. 关心患者，具备良好的沟通技巧，能与患者及家属进行有效的沟通。

3. 表现出良好的职业道德，保护患者，使其具有安全感。

4. 具有较强的组织协调能力和团队合作精神。

【综合职业能力展示】 青霉素过敏性休克患者的救护情景演示。

病史资料：患者，女，40岁，农民，已婚。因肺部感染住院治疗，根据医嘱给予0.9%生理盐水250 ml，青霉素800万U静脉滴注，先进行过敏试验，注射过程中，患者出现不适感，呼吸急促，面色发绀。

体格检查：T 36.0℃，P 110次/分，R 28次/分，BP 80/50 mmHg。

情景一	患者刚开始进行青霉素静脉滴注，病情发生变化。

医生	护士 A	护士 B	护士 C
1. 接护士通知后询问病史，进行体格检查 2. 迅速制订诊疗方案	1. 立即停止注射 2. 警惕过敏性休克 3. 询问不适，观察神志、面色及呼吸情况 4. 测量体温、脉搏、呼吸、血压	1. 通知医生 2. 准备急救药物和器材 3. 准备氧气吸入	向患者家属交代目前病情，安慰家属

情景二	患者病情迅速恶化，出现呼吸困难与喉头水肿，不能言语，全身冷汗，脉搏加速，血压下降，T 35.9℃，P 128 次/分，R 32 次/分，BP 60/35 mmHg。

医生	护士 A	护士 B	护士 C
1. 体格检查，判断病情 2. 组织并实施抢救	1. 通知医生，同时安置休克卧位，解开衣领 2. 迅速皮下注射 0.1％肾上腺素 3. 心电监护，观察心率、血压、脉搏等 4. 遵医嘱应用升压扩容药物 5. 继续给药并密切观察病情变化，记录	1. 给予氧气吸入，迅速建立静脉通道 2. 给患者保暖 3. 协助护士 A 应用药物	向患者家属交代目前病情，安慰家属

情景三	患者经过治疗，肺部感染症状消失，机体恢复正常，治愈出院，进行出院指导。

医生	护士 A	护士 B	护士 C
1. 开出院医嘱 2. 送患者	1. 判断病情 2. 向患者说明可以出院 3. 停止一切治疗用物	向患者进行健康指导，交待注意事项	协助患者整理用物，护送患者

（徐　琳）

模块二 内科护理综合技能

项目任务一 支气管哮喘患者的救护

【工作任务】 承担医院临床一线护士职责，对支气管哮喘患者实施救护工作。

【教学目标】

1. 能够依据护理程序，对支气管哮喘患者进行正确评估。

2. 能配合医生对支气管哮喘患者进行治疗，并对其实施整体护理。

3. 能动态观察患者的病情，并及时、正确地实施救护。

【理论探究——相关理论知识】

1. 支气管哮喘的病因、发病机制、病理生理特点、临床表现及其诊断治疗要点。

2. 支气管哮喘常见的辅助检查、结果判断。

3. 支气管哮喘患者的护理诊断、护理措施及健康指导。

【实践操作——相关实践技能】

1. 入院患者的接诊。

2. 支气管哮喘患者病史采集。

3. 支气管哮喘患者的护理体检 生命体征测量、一般状态、皮肤、黏膜检查，心、肺听诊，观察患者喘息时体位、痰液性状，听患者呼吸音是否伴有特征性哮鸣音等。

4. 建立住院病历档案。

5. 实施心电监护技术、气雾剂给药技术（MDI）、口服给药技术、静脉给药技术、静脉输液技术、氧气吸入技术、血氧饱和度监测技术等。

【职业素质目标】

1. 展示护士良好的仪容、仪表及行为规范。

2. 关心、尊重患者，具备良好的沟通技巧，能与患者及家属进行有效的沟通。

3. 表现出良好的职业道德，保护患者，使其具有安全感。

4. 具有较强的组织协调能力和团队合作精神。

【综合职业能力展示】 支气管哮喘患者的救护情景演示。

病史资料：患者，女，40岁，干部，已婚。自幼即有发作性哮喘，特别是在运动及花开季节，气喘易发作或加重，偶在受凉后喘息发作。每次发作在休息或用药治疗后缓解。夜间发作较白天严重，同时出现较剧烈的干咳。患者入院前 3 h 因急速赶路发生气急、干咳、胸闷、有濒死感，随即出现呼吸困难、面色青紫、大汗淋漓、呼吸暂停、意识丧失，经急诊抢救后收治病房。否认传染病史和遗传病史。

体格检查：T 36.6℃，P 110 次/分，R 28 次/分，BP 110/70 mmHg。发育正常，营养中等，神志清楚。双侧瞳孔等大等圆，对光反射正常。颈软、无抵抗，未见颈静脉怒张，气管居中。胸廓无畸形，双侧胸廓呼吸运动对称，叩诊清音，双肺可闻及哮鸣音。心率 110 次/分，律齐。腹软，肝、脾肋下未扪及。双下肢无水肿，生理反射存在，病理反射未引出。

情景一	接急诊入院通知后，患者进入病区，接待患者入院。		

医生	护士 A	护士 B	护士 C
1. 接急诊入院通知后，与急诊医生进行患者病情及抢救情况的交接 2. 对患者进行相关的体格检查，安排患者进行相关的辅助检查 2. 制订初步诊疗方案	通知医生，安置床单位，接诊患者（护士 A、B、C 共同完成） 1. 迅速采集病史，并进行护理体检 2. 建立住院病历 3. 入院宣传教育 4. 观察病情并记录	1. 鼻导管吸氧 2. 心电监护及血氧饱和度监测	1. 遵医嘱协助患者完成各项辅助检查 2. 遵医嘱给患者用药

情景二	住院第 2 天上午 10 点，患者突然出现胸闷、气急，不能平卧，口唇、颜面发绀，额头大汗，表情痛苦。体格检查：T 36.9℃，P 128 次/分，R 32 次/分，BP 120/75 mmHg。		

医生	护士 A	护士 B	护士 C
1. 体格检查，判断病情 2. 组织并与其他医务人员共同实施抢救	通知医生并配合医生进行抢救（护士 A、B、C 共同完成） 1. 监测生命体征，调节舒适体位 2. 维持有效通气、吸氧 3. 观察并记录病情	1. 心电监护 2. 遵医嘱用药并维持有效静脉通道 3. 超声雾化吸入	遵医嘱进行必要的辅助检查

情景三	患者病情平稳。T 36.6℃，P 88 次/分，R 22 次/分，BP 110/70 mmHg。		

医生	护士 A	护士 B	护士 C
	1. 观察病情并记录 2. 健康指导		

情景四	送患者出院，进行出院指导。

（金道欣）

项目任务二 肝硬化上消化道大出血患者的抢救配合

【工作任务】 承担医院临床一线护士职责，对肝硬化上消化道大出血患者实施救护工作。

【教学目标】

1. 能够依据护理程序，对肝硬化上消化道大出血患者进行护理评估。

2. 能配合医生对上消化道出血患者进行救治，并对其实施整体护理。

3. 能动态观察患者的病情，及时判断失血性休克，对有失血性休克征兆患者及时采取护理措施。

【理论探究——相关理论知识】

1. 肝硬化上消化道大出血的病因、发病机制、病理生理特征及其临床表现。

2. 肝硬化上消化道大出血常见的辅助检查、结果判断。

3. 肝硬化上消化道大出血患者的护理诊断、护理措施及健康指导。

【实践操作——相关实践技能】

1. 入院患者的接诊。

2. 肝硬化上消化道大出血患者病史采集。

3. 肝硬化上消化道大出血患者的护理体检 生命体征测量，一般状态、皮肤、黏膜检查，心、肺听诊，准确判断出血量，观察患者是否出现休克等。

4. 建立住院病历档案。

5. 实施静脉输血技术、氧气吸入技术、静脉给药技术、静脉输液技术、心电监护技术、血氧饱和度监测技术、急诊纤维胃镜检查护理技术等。

【职业素质目标】

1. 展示护士良好的仪容、仪表及行为规范。

2. 关心、尊重患者，具备良好的沟通技巧，能与患者及家属进行有效的沟通。

3. 表现出良好的职业道德，保护患者，使其具有安全感。

4. 具有一定的组织协调能力和团队合作精神。

【综合职业能力展示】 肝硬化上消化道大出血患者的救护情景演示。

病史资料：患者，女，52岁，干部，已婚。自诉排黑便数次、呕吐咖啡色胃内容物 2 次后心悸、乏力。

体格检查：T 36.4℃，P 120 次/分，R 24 次/分，BP 90/53 mmHg。发育正常，营养差，神志恍惚。双侧瞳孔等大等圆，对光反射正常。颈软、无抵抗，未见颈静脉怒张，气管居中。胸廓无畸形，双侧胸廓呼吸运动对称，叩诊清音，双肺可闻及哮鸣音。心率120次/分，律齐。腹膨隆，腹壁静脉曲张，肝肋下未扪及，脾肋下 2 指。双下肢指凹性水肿，生理反射存在，病理反射未引出。

情景一 患者进入病区，接待患者入院。			

医生	护士 A	护士 B	护士 C
1. 接护士通知后询问病史，进行体格检查 2. 制订诊疗方案 3. 与护士一起对患者进行救护	1. 接诊患者，安置床单位 2. 迅速采集病史，护理体检 3. 建立住院病历 4. 通知医生 5. 观察病情并记录 6. 与患者及家属进行有效的沟通，入院宣传教育，进行健康指导	1. 通知医生 2. 准备氧气吸入，心电监护 3. 准备三腔二囊管	1. 建立静脉通道 2. 遵医嘱用药 3. 遵医嘱协助患者做辅助检查

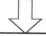

情景二 住院后再次呕血（暗红色血块）300 ml，便血2次，每次200 ml，血压持续下降，神志淡漠，面色苍白，皮肤湿冷，尿量减少。T 35.9℃，P 144 次/分，R 30 次/分，BP 60/40 mmHg。			

医生	护士 A	护士 B	护士 C
1. 体格检查，判断病情 2. 组织并实施抢救	1. 判断目前病情，安慰患者及家属，做必要的心理护理 2. 调整体位，调节氧流量，保持呼吸道通畅 3. 抗休克护理 4. 遵医嘱用药 5. 观察病情并记录	1. 通知医生 2. 心电监护与 SpO_2 监测 3. 记录患者生命体征及神志变化 4. 记录出入量	1. 开放静脉双通道 2. 遵医嘱用药 3. 采集血标本送检 4. 配合医生进行内镜下止血术

情景三 经有效救护后患者血压回升，逐渐清醒。T 37.5℃，P 100 次/分，R 24 次/分，BP 100/60 mmHg。			

医生	护士 A	护士 B	护士 C
1. 体格检查，判断病情 2. 安慰、鼓励患者及家属	1. 病情观察与记录 2. 根据患者病情进行动态护理 3. 与患者沟通	1. 维持静脉给药治疗 2. 停用心电监护	健康指导，饮食护理

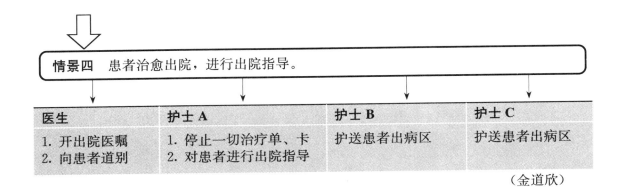

医生	护士 A	护士 B	护士 C
1. 开出院医嘱 2. 向患者道别	1. 停止一切治疗单、卡 2. 对患者进行出院指导	护送患者出病区	护送患者出病区

（金道欣）

项目任务三　慢性阻塞性肺疾病加重伴呼吸衰竭患者的救护

【工作任务】　承担医院临床一线护士职责，对慢性阻塞性肺疾病（COPD）加重伴呼吸衰竭患者实施救护。

【教学目标】

1. 能够依据护理程序，对COPD加重伴呼吸衰竭患者进行正确评估。

2. 能配合医生对COPD加重伴呼吸衰竭患者进行治疗，并对其实施整体护理。

3. 能动态观察患者的病情，并及时、正确地实施救护。

【理论探究——相关理论知识】

1. COPD与慢性呼吸衰竭的病因、发病机制、病理生理特征及其临床表现。

2. COPD与慢性呼吸衰竭常见的辅助检查、结果判断。

3. COPD加重伴呼吸衰竭患者的护理诊断、护理措施及健康指导。

【实践操作——相关实践技能】

1. 入院患者的接诊。

2. 呼吸系统疾病的病史采集。

3. 护理体检　生命体征测量，一般状态、皮肤、黏膜检查及心、肺听诊等。

4. 建立住院病历档案。

5. 实施气雾剂给药技术、口服给药技术、常规静脉给药与静脉输液技术、体位调整护理、鼻导管及面罩给氧技术、心电监护、血氧饱和度监测、物理排痰法、人工机械吸痰、人工机械通气护理、保持呼吸道通畅的气道管理护理操作技术（需根据患者病情变化选择）。

【职业素质目标】

1. 展示护士良好的仪容、仪表及行为规范。

2. 表现出良好的职业道德，保护患者，使其具有安全感。

3. 关心、尊重患者，具备良好的沟通技巧，能与患者及家属进行有效的沟通。

4. 具有一定的组织协调能力和团队合作精神。

【综合职业能力展示】　慢性阻塞性肺疾病加重伴呼吸衰竭患者的救护情景演示。

病史资料：杨××，男性，65岁。于17年前开始咳嗽、咳痰，每年冬季发作，每次持续3个月余。于5年前出现咳嗽、咳痰症状加重，同时伴有活动后胸闷、气急，休息后能够缓解。平时经常服用止咳化痰药和支气管扩张剂，上述症状时轻时重。3天前受凉后发热、咳嗽、咳痰症状加重，痰呈黄色脓性，不易咳出，气急、发绀。今晨起出现神志模糊，躁动不安，故急送入院。

体格检查：T 38.8℃，P 130次/分，R 28次/分，BP 120/70 mmHg。神志模糊，被抬入病房。双侧瞳孔等大等圆，对光反射灵敏。口唇轻度发绀。颈软，无颈静脉怒张，气管居中，桶状胸，两肺语颤减弱，叩诊呈过清音，两肺呼吸音减弱。

实验室检查：红细胞计数 $5.5×10^{12}/L$，血红蛋白 160 g/L，白细胞计数 $13×10^9/L$；动脉血氧分压 82 mmHg，二氧化碳分压 45 mmHg。

医生	护士 A	护士 B	护士 C
1. 接护士通知后询问病史，进行体格检查 2. 制订诊疗方案 3. 与护士一起对患者进行救治 4. 安排患者做必要的辅助检查	接诊患者，安置床单位（护士 A、B、C 共同完成） 1. 通知医生 2. 迅速采集病史，并进行护理体检 3. 建立住院病历 4. 病情观察与记录 5. 入院宣传教育	1. 保持呼吸道通畅，对患者实施氧疗，开放静脉通道，心电监护与 SpO_2 监测 2. 遵医嘱用药 3. 准备机械通气物品及设备，必要时使用	1. 遵医嘱协助患者做辅助检查 2. 进行健康指导

情景二　经医务人员及时救治，患者生命体征趋于平稳，呼吸衰竭症状得到缓解，神志清楚。因自行调高给氧流量，第二天早晨出现神志不清。
体格检查：眼睛湿润明显，面色潮红，皮肤温暖、多汗。T 37.5℃，HR 132 次/分，R 32 次/分，BP 90/60 mmHg。
SpO_2：83%。

医生	护士 A	护士 B	护士 C
1. 体格检查，判断病情 2. 组织并与其他医务人员共同实施抢救	1. 测生命体征，进行必要的体格检查 2. 调节氧流量 3. 通知医生 4. 病情观察与记录	1. 维持静脉通道畅通，尊医嘱给药 2. 准备急救药物 3. 配合医生进行抢救	1. 抽动脉血，检测血气分析 2. 向患者家属交代目前病情

情景三　患者入院第二天下午静脉补碱 100 ml。夜间护士查房时见患者神志不清、呼吸不规则、发绀、心律不齐、心音低弱、血压下降。
体格检查：T38.3℃，HR 80 次/分，R12 次/分，BP 80/48 mmHg。
SpO_2：75%。

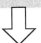

医生	护士 A	护士 B	护士 C
1. 体格检查，判断病情 2. 组织并与其他医务人员共同实施抢救	1. 判断病情 2. 通知医生 3. 保持静脉通道畅通 4. 遵医嘱用药 5. 与家属沟通，交待病情	1. 行气管插管 2. 人工机械通气 3. 病情观察与记录	

情景四 送患者出院，进行出院指导。

（金道欣）

项目任务四　慢性充血性心力衰竭并发急性肺水肿患者的救护

【工作任务】　承担医院临床一线护士职责，对慢性充血性心力衰竭（CRF）并发急性肺水肿患者实施救护。

【教学目标】

1. 能够依据护理程序，对 CRF 患者进行正确评估。

2. 能配合医生对 CRF 患者进行治疗，并对其实施整体护理。

3. 能动态观察病情，及时判断急性肺水肿的发生，抢救 CRF 并发急性肺水肿患者。

【理论探究——相关理论知识】

1. CRF 并发急性肺水肿的病因、诱因、发病机制、病理生理特点、临床表现及其诊断、治疗要点。

2. CRF 并发急性肺水肿常见的辅助检查、结果判断。

3. CRF 并发急性肺水肿患者的护理诊断、护理措施及健康指导。

【实践操作——相关实践技能】

1. 入院患者的接诊。

2. 循环系统疾病病史采集。

3. 循环系统疾病护理体检　生命体征测量，一般状态、皮肤、黏膜检查及心、肺听诊等。

4. 建立住院病历档案。

5. 实施心电监护技术、血氧饱和度监测（SpO_2 监测）、心电图检查、口服给药技术、静脉给药技术、常规静脉输液技术、微量输液泵输液技术、体位调整、鼻导管给氧（湿化液用乙醇）和面罩加压给氧护理操作技术（需根据患者病情变化选择）。

【职业素质目标】

1. 展示护士良好的仪容、仪表及行为规范。

2. 表现出良好的职业道德，保护患者，使其具有安全感。

3. 关心、尊重患者，具备良好的沟通技巧，能与患者及家属进行有效的沟通。

4. 具有一定的组织协调能力和团队合作精神。

【综合职业能力展示】　慢性充血性心力衰竭并发急性肺水肿患者的救护情景演示。

> **病史资料：**患者朱某，男，65 岁，商人。反复胸闷、气急、头晕 1 个月。自诉 3 个月前无明显诱因睡眠中突然出现胸闷、咳嗽及端坐呼吸等，未进行治疗。近 1 个月来胸闷、气急症状逐渐加重，在日常活动后即可出现，并伴头晕，睡眠差。
>
> **体格检查：**T 37.1℃，HR 130 次/分，R 26 次/分，BP 140/90 mmHg。
> SpO_2：89%。
>
> **心电图检查示：**ST 段斜型下移 0.05～0.1 mV。

情景一	患者进入病区，接待患者入院。		

医生	护士A	护士B	护士C
1. 接护士通知后询问病史，进行体格检查 2. 制订诊疗方案 3. 安排患者进行必要的辅助检查	接诊患者，安置床单位（护士A、B、C共同完成） 1. 通知医生 2. 迅速采集病史，并进行护理体检 3. 建立住院病历 4. 病情观察并记录 5. 入院宣传教育	1. 实施氧疗 2. 开放静脉通道 3. 遵医嘱用药	1. 心电监护与SpO_2监测 2. 协助患者做相关检查 3. 健康指导

情景二 患者用力排尿后出现呼吸明显加重、面色青紫，跌倒在地，意识模糊，口角流出少量粉红色泡沫痰。家属急呼护士。
体格检查: T 37℃，HR 136 次/分，R 36 次/分，BP 159/102 mmHg。
SpO_2：71%。
心电图检查示: ST 段斜型下移明显，达 0.2～0.4 mV。

医生	护士A	护士B	护士C
1. 体格检查，判断病情 2. 组织并与其他医务人员共同实施抢救	1. 通知医生 2. 监测生命体征和体格检查，判断病情 3. 维持呼吸道通畅	1. 保持静脉通道畅通 2. 遵医嘱用药 3. 配合医生进行抢救 4. 机械通气	1. 向患者家属交待目前病情 2. 病情观察并记录

情景三	送患者出院，进行出院指导。		

（金道欣）

项目任务五　急性广泛前壁心肌梗死患者的救护

【工作任务】　承担医院临床一线护士职责，对急性广泛前壁心肌梗死患者实施救护。

【教学目标】

1. 能够依据护理程序，对急性心肌梗死（AMI）患者进行正确评估。

2. 能提出梗死定位于广泛前壁的 AMI 患者通常存在的护理问题，配合医生治疗，为心肌梗死患者实施整体护理。

3. 能够及时判断泵衰竭、心源性休克，对患者实施有效救护。

【理论探究——相关理论知识】

1. 急性心肌梗死的病因、诱因、发病机制、典型症状与心脏体征。

2. 急性广泛前壁心肌梗死的 ECG 定性、定位诊断，血清酶学检查，冠状动脉造影及其他辅助检查，治疗要点。

3. 急性广泛前壁心肌梗死患者的护理诊断、护理措施及健康指导。

【实践操作——相关实践技能】

1. 入院患者的接诊。

2. 循环系统疾病的病史采集。

3. 循环系统疾病护理体检　生命体征测量，一般状态、皮肤、黏膜检查及心、肺体征的检查。

4. 建立住院病历档案。

5. 实施心电监护技术、血氧饱和度监测（SpO_2 监测）、心电图检查、口服给药技术、静脉给药技术、静脉输液技术、微量输液泵输液技术、体位调整、面罩给氧、同步直流电复律护理操作技术（根据患者病情变化选择相应操作项目）。

【职业素质目标】

1. 展示护士良好的仪容、仪表及行为规范。

2. 表现出良好的职业道德，保护患者，使其具有安全感。

3. 关心、尊重患者，具备良好的沟通技巧，能与患者及家属进行有效沟通。

4. 具有一定的组织协调能力和团队合作精神。

【综合职业能力展示】　急性广泛前壁心肌梗死患者的救护情景演示。

病史资料：赵先生，男，61 岁，反复发作性心前区疼痛 6 年，每次发作均与过度劳累有关，休息 3～5 min 或含服硝酸甘油后可缓解。1 h 前因饱餐后出现持续性心前区压榨性疼痛，向左肩部放射，舌下含服硝酸甘油不缓解，并伴恶心、呕吐、大汗淋漓、濒死感。遂来院就诊。既往有高血压、冠心病病史 6 年，否认胃病、肝病史。

体格检查：T 37℃，HR 126 次/分，R 20 次/分，BP 96/59 mmHg。

实验室检查：CPK 1022 U/L，AST 45 U/L，LDH 210 U/L。

心电图检查示：S-T 段呈弓背向上抬高，T 波倒置。

情景一 患者进入病区，接待患者入院。

医生	护士 A	护士 B	护士 C
1. 接护士通知后询问病史，进行体格检查 2. 制订诊疗方案 3. 安排患者进行必要的辅助检查	接诊患者，安置床单位（护士 A、B、C 共同完成） 1. 通知医生 2. 迅速采集病史，并进行护理体检 3. 建立住院病历 4. 病情观察并记录 5. 入院宣教	1. 维持静脉通道 2. 心电监护与 SpO_2 监测 3. 遵医嘱用药	1. 实施氧疗 2. 协助患者做相关检查 3. 健康指导

情景二 患者不同意行冠状动脉介入手术。凌晨 6 时护士查房时患者突诉眼花无力。
体格检查： 面色苍白、口唇发绀、四肢冰凉、脉搏细速、心音低弱。T 37℃，HR 136 次/分，R 36 次/分，BP 87/59 mmHg。
SpO_2：92%。

医生	护士 A	护士 B	护士 C
1. 体格检查，判断病情 2. 组织并与其他医务人员共同实施抢救	1. 通知医生 2. 监测生命体征和体格检查，判断病情 3. 维持氧气吸入	1. 保持静脉通道畅通 2. 遵医嘱用药 3. 配合医生进行抢救	1. 向患者家属交待目前病情 2. 病情观察并记录 3. 协助患者做相关检查

情景三 经有效医疗救护后血压回升至正常。中午患者自行起身到卫生间排便后突诉心慌，随即晕倒在地。
体格检查： T 37.1℃，HR 151 次/分，R 25 次/分，BP 47/28 mmHg。

医生	护士 A	护士 B	护士 C
1. 体格检查，判断病情 2. 组织并与其他医务人员共同实施抢救	1. 判断目前病情 2. 监测生命体征和体格检查 3. 准备抢救药品及物品 4. 配合医生抢救	1. 通知医生 2. 保持静脉通道畅通 3. 病情观察并记录 4. 维持氧气吸入	1. 更换液体 2. 健康指导：与家属及患者沟通

情景四 送患者出院，进行出院指导。

（金道欣）

模块三 外科护理综合技能

项目任务一 急性阑尾炎患者手术配合

【工作任务】 承担医院手术室护士职责，对急性阑尾炎阑尾切除术患者实施手术过程配合工作。

【教学目标】

1. 能够运用护理程序，对阑尾炎患者手术过程进行适时评估，采取正确护理措施。

2. 能正确配合手术医生、麻醉医生对患者进行治疗。

3. 能动态观察患者手术过程的病情变化。

4. 遵守手术室无菌原则，履行手术室护士职能。

【理论探究——相关理论知识】

1. 急性阑尾炎的临床表现。

2. 硬膜外麻醉的方法、阑尾切除术的手术步骤、手术室的布局、环境和设施。

3. 术中用物的使用方法，硬膜外麻醉及手术操作主要步骤的护理配合要点。

4. 手术室无菌原则和手术工作人员的无菌准备。

5. 急性阑尾炎患者在手术过程中的护理评估、护理诊断、护理措施及依据。

6. 手术室护患沟通的方法及技巧。

【实践操作——相关实践技能】

1. 术前访视患者，并书写访视记录。手术患者的接诊及确认方法。

2. 麻醉体位、手术体位的安置。

3. 手术前的准备 手臂消毒、戴无菌手套、穿无菌手术衣、手术皮肤消毒、无菌器械台建立。

4. 书写手术患者护理记录单，填写手术使用器械、物品登记表。

5. 实施生命体征监测技术、静脉注射技术、静脉输液技术、监护仪使用技术、手术器械传递等。

【职业素质目标】

1. 展示手术室护士良好的仪容、仪表及行为规范。

2. 关心患者，具备良好的护患沟通技巧，能与患者进行有效的沟通。

3. 表现出良好的职业道德，保护患者的安全和隐私，使其具有安全感。

4. 具有较强的配合协调能力和团队合作精神。

【综合职业能力展示】 急性阑尾炎患者手术配合情景演示。

病史资料：患者，女，28岁。转移性右下腹痛 6 h 入院。

体格检查：T 38.3℃，P 120 次/分，R 24 次/分，BP 120/70 mmHg。右下腹肌紧张，麦氏点有压痛、反跳痛。

实验室检查：血常规 WBC 12×10^9/L，N 0.80。

临床诊断：急性阑尾炎。

治疗方案：阑尾切除术。

情景一　配合麻醉。

手术医生	麻醉医生	巡回护士	手术护士
接诊患者，共同核对患者、手术部位和手术方式			
	1. 检查麻醉用品、药品和急救器械 2. 连接监护仪并测量患者生命体征 3. 实施硬膜外麻醉穿刺	1. 将患者移至手术台 2. 建立静脉输液通路 3. 协助麻醉医生摆麻醉体位 4. 给麻醉医生提供消毒液和麻醉药品	2. 核对、确认手术器械及敷料包并打开，建立无菌器械台 3. 按外科手洗手法洗手消毒，穿无菌手术衣，戴无菌手套 4. 与巡回护士一起清点手术器械和敷料

情景二　安置手术体位。

手术医生	麻醉医生	巡回护士	手术护士
1. 协助麻醉医生将患者置于平卧位 2. 再次核对患者和手术部位 3. 洗手 4. 手术部位消毒 5. 铺无菌手术单	1. 监测患者生命体征 2. 观察麻醉平面和麻醉效果	1. 协助将患者安置于手术平卧位 2. 核对患者和手术方式 3. 与手术护士一起清点手术器械和敷料并登记 4. 调整无影灯，对准手术野 5. 协助手术医生穿手术衣 6. 准备皮肤消毒用物	1. 按要求分类整理器械 2. 传递皮肤消毒用物（每消毒一遍更换消毒钳） 3. 传递无菌铺单（皮巾→布巾钳→中单→剖腹单） 4. 协助医生粘贴护皮膜

情景三　术中配合。

手术医生	麻醉医生	巡回护士	手术护士
1. 切皮并进入腹腔 2. 寻找并提出阑尾 3. 处理系膜 4. 切除阑尾 5. 清点器械、敷料数量 6. 关闭腹腔	1. 监测患者生命体征 2. 处理术中病情变化	1. 依病情调节输液速度和量 2. 提供手术用品并监督手术人员的无菌操作 3. 执行麻醉医生的临时医嘱 4. 手术结束关闭腹腔前、后清点器械和敷料并登记 5. 观察病情变化，书写手术护理记录 6. 与患者沟通，了解需求	1. 传递手术刀、有齿镊、干纱垫（切皮敷料不能重复使用）、直血管钳、1号丝线 2. 传递护皮纱垫、甲状腺拉钩、弯血管钳、组织剪，游离阑尾周围组织 3. 传递湿纱垫包裹阑尾根部，传递阑尾钳、手术刀，切除阑尾 4. 传递碘伏纱布，消毒阑尾残端 5. 传递持针器、缝针、缝线，缝合阑尾残端 6. 保存标本 7. 关闭腹腔前、后，清点手术器械、敷料及缝针 8. 粘贴伤口敷料

情景四　手术结束，手术医生、麻醉医生和巡回护士共同护送患者回病房，并与病房护士进行病情及物品交接。手术护士根据消毒隔离制度处理手术器械及用物。

（谢秀霞）

项目任务二　急性肠梗阻肠切除肠管吻合手术配合

【工作任务】　承担医院手术室护士职责，对急性肠梗阻肠切除肠管吻合手术患者实施手术过程配合及救护工作。

【教学目标】

1. 能够依据护理程序，对急性肠梗阻肠切除肠管吻合手术患者在手术过程的不同阶段进行正确的护理评估，并对其实施整体护理。

2. 能正确配合手术医生、麻醉医生对患者进行治疗工作。

3. 遵守手术室无菌原则，履行手术室护士职能。

4. 能动态观察患者的病情，对突发病情变化及时发现，实施救护。

【理论探究——相关理论知识】

1. 肠梗阻肠切除的手术原则，绞窄性肠梗阻的临床表现，全身麻醉的方法，麻醉监护设备的使用。

2. 全身麻醉、肠切除术手术操作过程中主要步骤的护理配合要点；肠切除术特殊器械的使用、传递及清洗方法。

3. 抢救技术和设备的使用方法。

4. 手术人员的无菌准备和手术室无菌原则。

5. 肠切除术中患者的护理评估、护理诊断、护理措施及依据。

【实践操作——相关实践技能】

1. 手术患者的接诊及确认方法。

2. 患者麻醉、手术体位的安置。

3. 手术前的准备　手臂消毒、戴无菌手套、穿无菌手术衣、手术皮肤消毒、无菌器械台建立。

4. 书写手术患者护理记录单，填写手术使用器械、物品登记表。

5. 实施生命体征测量技术、静脉注射技术、静脉输液技术、静脉输血技术、动脉采血技术、气管插管技术、吸痰技术、静脉注射泵的使用、监护仪使用、呼吸机使用等操作。

【职业素质目标】

1. 展示手术室护士风范，精神饱满、着装整洁、动作敏捷的仪容、仪表及行为规范。

2. 表现出良好的职业道德，保护患者安全和隐私，使其具有安全感。

3. 具有较强的组织协调能力和团队合作精神。

【综合职业能力展示】　急性肠梗阻肠切除肠管吻合手术配合情景演示。

病史资料：患者，男，54岁。腹部阵发性疼痛，恶心、呕吐，肛门停止排便、排气3天，腹痛加重并呈持续性疼痛6h。

体格检查：T 36.8℃，R 26次/分，P 120次/分，BP 90/60 mmHg。腹部呈现不对称性膨隆，腹肌紧张、压痛、反跳痛。

实验室检查：血常规 WBC 12×10^9/L，N 0.80。

X线检查：腹部可见胀气肠袢及多个阶梯状气-液平面。

临床诊断：急性绞窄性肠梗阻。

治疗方案：肠切除肠管吻合术。

情景一 配合麻醉。

手术医生	麻醉医生	巡回护士	手术护士
接诊患者，共同核对患者、手术部位和手术方式			
	1. 检查麻醉用品、药品和急救器械 2. 连接监护仪并测量患者生命体征 3. 给患者吸氧驱氮 4. 实施气管内插管、机械呼吸全身麻醉	1. 将患者移至手术台 2. 建立静脉输液通路，维持用药，便于急救 3. 遵医嘱注射全麻诱导药，协助麻醉医生气管内插管 4. 协助麻醉医生监测生命体征、观察病情变化	2. 核对、确认手术器械及敷料包并打开，建立无菌器械台 3. 按外科手洗手法洗手消毒，穿无菌手术衣、戴无菌手套 4. 与巡回护士一起清点手术器械和敷料

情景二 安置手术体位。

手术医生	麻醉医生	巡回护士	手术护士
1. 协助麻醉医生将患者置于平卧位 2. 再次核对患者和手术部位 3. 洗手 4. 手术部位消毒 5. 铺无菌手术单	1. 保护好气管导管 2. 密切监测患者生命体征	1. 检查患者受压部位并给予衬垫支撑 2. 与手术护士清点器械和纱布数量并登记 3. 协助手术医生穿手术衣 4. 准备皮肤消毒用物 5. 调整无影灯，对准手术野	1. 按要求分类整理器械 2. 传递皮肤消毒用物 3. 传递无菌铺单 4. 协助医生粘贴护皮膜

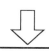

情景三 术中配合。

手术医生	麻醉医生	巡回护士	手术护士
1. 切开皮肤并打开腹腔	1. 监测患者生命体征	1. 依病情调节输液速度和量	1. 传递手术刀、有齿镊、干纱垫、电刀、直血管钳及1号丝线，传递护皮纱垫、中号直角针，用7号线缝合于腹膜边缘护皮
2. 探查腹腔，确认坏死肠管，并提出预切除肠管	2. 依据麻醉深浅度追加麻醉药物，控制麻醉适宜深度	2. 提供手术用品并监督手术人员的无菌操作	2. 传递生理盐水协助术者洗手，递腹腔拉钩、湿纱垫，暴露腹腔，用湿纱垫包裹肠管并提出腹腔，周围用纱垫保护
3. V形切开相应肠系膜，分离、切断其中的肠系膜	3. 处理术中病情变化	3. 执行麻醉医生的临时医嘱	3. 传递长平镊、电刀、中弯钳2把、7号丝线，分离肠系膜
4. 分别切断肠近端、远端		4. 手术结束关闭腹腔前、后清点器械和敷料并登记	4. 传递有齿血管钳、肠钳、大纱垫、刀片、钳夹并切断肠管
5. 肠-肠吻合		5. 观察病情变化，书写手术护理记录	5. 传递碘伏纱布消毒肠管断端，保存标本
6. 关闭肠系膜裂隙			6. 传递持针器、缝针、缝合线吻合肠管
7. 冲洗、关闭腹腔,清点器械、敷料数量			7. 传递吸引器头、冲洗液
8. 关闭腹腔			8. 关闭腹腔前、后清点手术器械、敷料及缝针
			9. 传递中弯血管钳、7号缝线→4号线、中号圆针→碘伏棉球消毒切口、1号线、无齿镊→1号线、有齿镊，关闭腹腔
			10. 粘贴伤口敷料

情景四 手术结束，手术医生、麻醉医生和巡回护士共同护送患者回病房，并与病房护士进行病情及物品交接。手术护士根据消毒隔离制度处理手术器械及用物。

（谢秀霞）

项目任务三 食管癌患者手术前后护理

【工作任务】 承担医院临床一线护士职责，对食管癌患者手术前后实施护理工作。

【教学目标】

1. 能够依据护理程序，对食管癌患者手术前后进行正确护理评估。

2. 能配合医生对食管癌患者进行治疗，并对其实施整体护理。

3. 能动态观察患者的病情，并及时实施救护。

【理论探究——相关理论知识】

1. 食管癌的病因、诱因、病理生理、临床表现。

2. 食管癌的辅助检查、诊断及治疗要点。

3. 食管癌患者的护理诊断、护理措施以及健康教育。

【实践操作——相关实践技能】

1. 入院患者的接诊。

2. 食管癌疾病的病史采集。

3. 消化系统疾病的护理体检 生命体征测量，一般状态、皮肤、黏膜检查，营养评估等。

4. 建立住院病历档案。

5. 实施生命体征测量、口服给药技术、药物过敏试验、肌内注射、置胃管术、静脉采血技术、动脉采血技术、超声雾化吸入技术、静脉输液技术、氧气吸入技术、胸膜腔闭式引流、监护仪使用等操作。

【职业素质目标】

1. 展示护士良好的仪容、仪表及行为规范。

2. 关心患者，具备良好的沟通技巧，能与患者及家属进行有效的沟通。

3. 表现出良好的职业道德，保护患者，使其具有安全感。

4. 具有较强的组织协调能力和团队合作精神。

【综合职业能力展示】 食管癌患者手术前后的护理情景演示。

病史资料：患者，男，64岁，进行性吞咽困难4个月，伴体重减轻为主诉入院。个人有烟、酒嗜好。

体格检查：T 36.7℃，P 96次/分，R 21次/分，BP 110/70 mmHg。精神差，体质消瘦，锁骨上未扪及淋巴结肿大。

实验室检查：RBC $3.7×10^{12}$/L，Hb 105 g/L，WBC $5.6×10^9$/L，TP 60.5 g/L。

X线检查：食管钡餐摄片示食管中段充盈缺损，黏膜破坏。

纤维胃镜检查：见局部黏膜充血水肿、糜烂，呈菜花样突起，取活检做病理检查为鳞癌。

情景一　患者进入病区，接待患者入院（术前病情及术前准备）。

医生	护士 A	护士 B	护士 C
1. 接护士通知后询问病史，进行体格检查 2. 制订诊疗方案	1. 接诊患者，安置床单位（护士 A、B、C 共同完成） 2. 通知医生 3. 迅速采集病史，并进行护理体检 4. 建立住院病历		

情景二　临床诊断：食管癌。
　　　　医嘱：制订治疗方案：完善术期检查，限期手术。
　　　　护士：配合手术前准备工作。

医生	护士 A	护士 B	护士 C
1. 完善术前检查，拍摄 X 线胸片，心电图检查，肝功能、肾功能检查 2. 拟订手术方案	1. 护患沟通，提供心理护理；饮食指导；呼吸道准备；胃肠道准备（护士 A、B、C 共同完成） 2. 收集资料，进行护理评估 3. 提出正确护理诊断	2. 采集各种标本 3. 纤维胃镜检查护理 4. 通知患者禁食、禁水 5. 手术区皮肤准备 6. 药物过敏试验 7. 配血	2. 安置胃管 3. 术前用药 4. 指导术前禁食、禁水

送入手术室（护士 A、B、C 共同完成）

情景三　手术后回病房。

医生	护士 A	护士 B	护士 C
1. 观察术后病情，防止并发症发生 2. 拟订术后治疗方案	接患者回病房，搬运患者，适当卧位（护士 A、B、C 共同完成） 1. 观察伤口敷料、测量生命体征 2. 与手术室护士交接患者 麻醉方式、手术方式、术中情况 3. 做好记录 4. 健康教育 与家属沟通、与患者沟通	1. 接胃肠减压管 2. 接胸膜腔闭式引流瓶，记录引流液性质、颜色、量	1. 更换液体 2. 吸氧

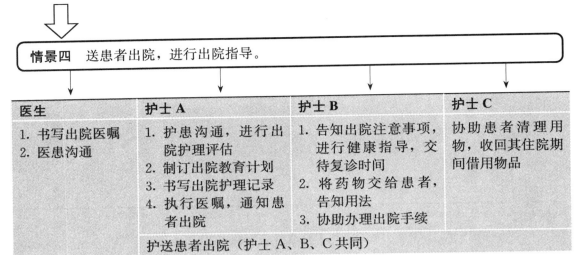

情景四　送患者出院，进行出院指导。

医生	护士 A	护士 B	护士 C
1. 书写出院医嘱 2. 医患沟通	1. 护患沟通，进行出院护理评估 2. 制订出院教育计划 3. 书写出院护理记录 4. 执行医嘱，通知患者出院	1. 告知出院注意事项，进行健康指导，交待复诊时间 2. 将药物交给患者，告知用法 3. 协助办理出院手续	协助患者清理用物，收回其住院期间借用物品
	护送患者出院（护士 A、B、C 共同）		

（谢秀霞）

项目任务四　急性梗阻性化脓性胆管炎患者手术前后护理

【工作任务】　承担医院临床一线护士职责，对急性梗阻性化脓性胆管炎患者实施整体护理。

【教学目标】

1. 培养学生对胆道疾病患者整体护理的能力。

2. 培养在真实的护理工作场景中解决实际问题的能力。

3. 能对肝胆疾病案例进行分析，具有一定的分析、综合、归纳、推理能力，并能规范地完成相应护理记录的书写任务。

4. 能动态观察患者的病情，并及时实施救护。

【理论探究——相关理论知识】

1. 急性梗阻性化脓性胆管炎的病因、诱因、病理生理、临床特点。

2. 急性梗阻性化脓性胆管炎的诊断及治疗要点。

3. 急性梗阻性化脓性胆管炎患者的护理诊断，术前、术后护理措施及健康教育。

【实践操作——相关实践技能】

1. 入院患者的接诊。

2. 胆道疾病的病史采集。

3. 护理体检　生命体征测量，一般状态、皮肤、黏膜、神志检查等。

4. 建立住院病历档案。

5. 配合治疗，休克救护、急症手术前准备、健康教育，进行及时的术前、术后护理。实施扩容、吸氧、备皮、胃肠减压等操作。

【职业素质目标】

1. 展示护士良好的仪容、仪表及行为规范。

2. 表现出良好的职业道德，保护患者，使其具有安全感。

3. 具备良好的语言表达能力和与人沟通的能力，能与医生、患者及家属进行有效的沟通。

4. 能以积极、认真、热情的态度对待和实施护理措施，规范地完成各项护理工作任务。

5. 具有较强的组织协调能力和团队合作精神。

【综合职业能力展示】　急性梗阻性化脓性胆管炎患者手术前后的护理情景演示。

病史资料：患者，女，36岁。在无明显诱因下突然出现剑突下、右上腹胀痛，随后出现寒战、高热、恶心、呕吐等症状，入院后患者很快出现神志淡漠、谵妄。以往有胆管结石病史。

体格检查：T 41.5℃，P 128 次/分，BP 85/50 mmHg。右上腹有压痛、肌紧张、反跳痛。

实验室检查：WBC 21×10^9/L，N 0.83，可见中毒颗粒。血清总胆红素102 μmol/L，谷丙转氨酶165 U/L。

B超检查：胆管内可见强光团伴声影，近端胆管扩张。

情景一	患者进入病区，接待患者入院。

医生	护士 A	护士 B	护士 C
1. 接护士通知后询问病史，进行体格检查 2. 制订诊疗方案	接诊患者、安置床单位（护士 A、B、C 共同） 1. 通知医生 2. 迅速采集病史，并进行护理体检 3. 建立住院病历		

情景二	临床诊断：急性梗阻性化脓性胆管炎。 医嘱：制订治疗方案：抗休克、抗感染，同时紧急手术。 护士：配合抗休克治疗同时做好急诊手术前准备工作。

医生	护士 A	护士 B	护士 C
1. 书写医嘱 2. 书写手术通知单	1. 建立静脉通道，快速扩容，抗休克 2. 监测生命体征和循环功能，记录出入水量	1. 吸氧 2. 遵医嘱用药 血管活性药、抗感染药、纠正酸中毒药等	1. 通知患者禁食、禁水 2. 胃肠减压 3. 备皮 4. 配血
送入手术室（护士 A、B、C 共同）			

情景三	手术后回病房。

医生	护士 A	护士 B	护士 C
1. 书写术后医嘱 2. 术后医患沟通	接患者回病房，搬运患者，安置适当卧位（护士 A、B、C 共同） 1. 确认患者，观察伤口敷料，测生命体征 2. 与手术室护士交接患者 麻醉方式、手术方式、术中情况及带去物品等 3. 术后护理记录 4. 健康教育 与家属沟通，与患者沟通，交待注意事项有关内容	接引流袋	执行术后医嘱，更换液体

情景四	送患者出院，进行出院指导。

（陈月琴）

模块四　妇产科护理综合技能

项目任务一　宫外孕患者手术前后护理

【工作任务】　承担医院临床一线护士职责，对宫外孕患者手术前后实施护理工作。

【教学目标】

1. 能够依据护理程序，对宫外孕患者手术前后进行护理评估。
2. 能配合医生对宫外孕患者进行治疗，并对其实施整体护理。
3. 能动态观察患者的病情，并及时实施救护。

【理论探究——相关理论知识】

1. 宫外孕的病因、诱因、病理生理、临床表现。
2. 宫外孕的辅助检查、诊断及治疗要点。
3. 宫外孕患者的护理诊断、护理措施以及健康教育。

【实践操作——相关实践技能】

1. 入院患者的接诊。
2. 宫外孕疾病的病史采集。
3. 护理体检　生命体征测量，一般状态、皮肤、黏膜检查，营养评估等。
4. 建立住院病历档案。
5. 实施生命体征测量、药物过敏试验、置胃管术、静脉采血技术、静脉输液技术、氧气吸入技术、监护仪使用等操作。

【职业素质目标】

1. 展示护士良好的仪容、仪表及行为规范。
2. 关心患者，具备良好的沟通技巧，能与患者及家属进行有效的沟通。
3. 表现出良好的职业道德，保护患者，使其具有安全感。
4. 具有较强的组织协调能力和团队合作精神。

【综合职业能力展示】　宫外孕患者手术前后的护理情景演示。

病史资料： 王女士，28 岁，已婚，因停经 58 天，不规则阴道出血 3 天，剧烈右下腹痛 2 h。

体格检查： T 37.2℃，P 114 次/分，R 22 次/分，BP 80/50 mmHg。下腹有明显压痛及反跳痛，尤以右侧为甚，但肌紧张稍轻。叩诊：移动性浊音（＋），右下腹剧烈疼痛。子宫右侧可触及肿块，边界不清。

实验室检查： WBC 7×10^9/L，Hb 100 g/L，尿妊娠试验（＋）。

B超检查： 右侧附件低回声区，其内有妊娠囊。

阴道后穹窿穿刺： 抽出暗红色不凝固血液。

> **情景一**　患者进入病区，接待患者入院。

医生	护士 A	护士 B	护士 C
1. 接护士通知后询问病史，进行体格检查 2. 制订诊疗方案	1. 接诊患者，安置床单位（护士 A、B、C 共同） 2. 通知医生 3. 迅速采集病史，并进行护理体检 4. 建立住院病历		

> **情景二**　临床诊断：宫外孕。
> **医嘱**：制订治疗方案：完善术期检查，限期手术。
> **护士**：配合手术前准备工作。

医生	护士 A	护士 B	护士 C
1. 完善术前检查，心电图检查，肝功能、肾功能检查 2. 拟订手术方案	1. 护患沟通，提供心理护理；饮食指导；胃肠道准备（护士 A、B、C 共同） 2. 收集资料，进行护理评估 3. 提出正确护理诊断	2. 采集各种标本 3. 建立静脉通道，必要时采取两路静脉通道 4. 给予氧气吸入 5. 药物过敏试验 6. 配血	2. 通知患者禁食 3. 手术区皮肤准备 4. 术前用药 5. 术前健康教育
	送入手术室（护士 A、B、C 共同）		

> **情景三**　手术后回病房。

医生	护士 A	护士 B	护士 C
1. 观察术后病情，防止并发症发生 2. 拟订术后治疗方案	接患者回病房，搬运患者，安置适当卧位（护士 A、B、C 共同）		
	1. 观察伤口敷料，测生命体征 2. 与手术室护士交接患者　麻醉方式、手术方式、术中情况 3. 做好记录 4. 健康教育　与家属沟通、与患者沟通	1. 术后留置导尿管保持引流通畅，观察并记录引流液性质、颜色、量 2. 保持会阴部清洁	1. 更换液体 2. 吸氧 3. 给予心电监护

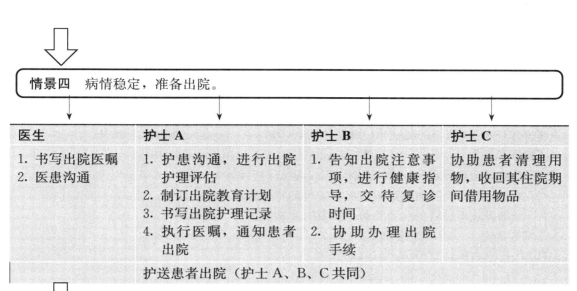

情景四　病情稳定，准备出院。			
医生	护士 A	护士 B	护士 C
1. 书写出院医嘱 2. 医患沟通	1. 护患沟通，进行出院护理评估 2. 制订出院教育计划 3. 书写出院护理记录 4. 执行医嘱，通知患者出院	1. 告知出院注意事项，进行健康指导，交待复诊时间 2. 协助办理出院手续	协助患者清理用物，收回其住院期间借用物品
	护送患者出院（护士 A、B、C 共同）		

情景四　送患者离开病区。

（贾晓丽）

项目任务二　产后出血患者的救护

【工作任务】　承担医院临床一线护士职责，对产后出血患者实施救护工作。

【教学目标】

1. 能够运用护理程序，对产后出血患者进行护理评估，采取正确护理措施。

2. 能正确配合医生对产后出血患者进行治疗，并对其实施整体护理。

3. 能动态观察患者的病情变化，并及时实施救护。

【理论探究——相关理论知识】

1. 产后出血的主要原因及其临床表现。

2. 产后出血的辅助检查、诊断及治疗要点。

【实践操作——相关实践技能】

1. 产后出血疾病的病史采集。

2. 护理体检　生命体征测量，一般状态、皮肤、黏膜检查，营养评估等。

3. 建立住院病历档案。

4. 实施生命体征测量、药物过敏试验、静脉采血技术、静脉输液技术、氧气吸入技术、监护仪使用等操作。

【职业素质目标】

1. 展示护士良好的仪容、仪表及行为规范。

2. 关心患者，具备良好的护患沟通技巧，能与患者及其家属进行有效的沟通。

3. 表现出良好的职业道德，保护患者的安全和隐私，使其具有安全感。

4. 具有较强的配合协调能力和团队合作精神。

【综合职业能力展示】　产后出血患者的救护情景演示

病史资料： 王女士，27 岁，妊娠 40^{+2} 周 G_1P_0，LOA。临产后 19 h 宫口开全，宫口开全 2 h 胎儿仍未娩出，即行会阴侧切及低位产钳助产术，手术顺利，娩出一男婴，体重 3700 g，胎头娩出后立即宫底注射缩宫素 10 U，5 min 后胎盘娩出，阴道流血 280 ml，当即给予麦角新碱 0.2 mg 肌注，阴道出血量减少。

体格检查： T 36.0℃，P 118 次/分，R 22 次/分，BP 80/50 mmHg。神志清楚，面色苍白，有冷汗。

实验室检查： Hb 110g/L，PLT 135×10^9/L，凝血酶原时间 11 s，活化部分凝血活酶时间 33 s。

情景一　患者产后 2 h 回到病房。

医生	护士 A	护士 B	护士 C
1. 接护士通知后进行体格检查，严密观察病情 2. 制订诊疗方案	1. 接患者回病房，搬运患者，安置适当卧位（护士 A、B、C 共同） 2. 通知医生 3. 迅速建立静脉通道 4. 抽血做血型检查和交叉配血试验 5. 按医嘱应用子宫收缩药物促进子宫收缩	2. 立即吸氧 3. 给予心电监护，动脉血氧监测	2. 严密监测血压、脉搏、面色并记录 3. 做好产妇的心理护理

情景二　6 h 后产妇感头昏、口渴、下腹部胀痛感。检查：下腹部隆起，子宫软、轮廓不清，阴道流血不多。T 36.0℃，P 120 次/分，R 24 次/分，BP 78/50 mmHg，SpO_2 90%。

医生	护士 A	护士 B	护士 C
1. 体格检查，判断病情 2. 组织并与其他医务人员共同实施抢救	1. 测生命体征，观察并记录子宫收缩、阴道出血量 2. 调整体位，调节氧流量 3. 做好记录 4. 健康教育　与家属沟通、与患者沟通	1. 按医嘱导尿，观察并记录引流液性质、颜色、量 2. 保持会阴部清洁，垫消毒会阴垫，预防感染	1. 按医嘱再建立静脉通路，更换液体 2. 准备急救药物，遵医嘱用药 3. 给予高热量、高蛋白、富含铁的饮食，以利于纠正贫血

情景三　患者病情平稳。T 36.5℃，P 90 次/分，R 21 次/分，BP 100/75 mmHg，SpO_2：97%。

医生	护士 A	护士 B	护士 C
1. 观察病情并记录 2. 健康教育	1. 指导产妇取得足够的休息和保持良好的心理状态 2. 保证产妇有足够的营养和水分摄入		

情景四　送患者出院，进行出院指导。

（贾晓丽）

模块四 儿科护理综合技能

项目任务一 维生素 D 缺乏性手足搐搦症患儿的救护

【工作任务】 承担医院临床重症监护岗位护士职责，对维生素 D 缺乏性手足搐搦症（又称佝偻病性低钙惊厥）患儿实施救护。

【教学目标】

1. 熟悉维生素 D 缺乏性手足搐搦症的病因、临床表现及检验指标。

2. 能依据护理程序，对维生素 D 缺乏性手足搐搦症患儿进行护理评估。

3. 能配合医生对维生素 D 缺乏性手足搐搦症患儿实施救护。

4. 能够动态观察病情，及时抢救发生惊厥、喉痉挛的危重症患儿。

5. 具有预防维生素 D 缺乏及指导手足搐搦症患儿康复的宣教能力。

【理论探究——相关理论知识】

1. 维生素 D 缺乏性手足搐搦症的临床表现、低钙惊厥的特点、急救要点及护理措施。

2. 维生素 D 缺乏性手足搐搦症的病因、隐性体征、发病机制。

【实践操作——相关实践技能】

1. 入院患儿的接诊。

2. 维生素 D 缺乏性手足搐搦症患儿的病史采集。

3. 维生素 D 缺乏性手足搐搦症患儿的护理体检 生命体征测量，意识状态、头围、囟门、胸廓检查，心、肺听诊，腹部检查，脊柱四肢检查，神经反射检查等。

4. 建立住院病历档案。

5. 实施口服给药技术、肌内注射技术、头皮静脉穿刺与静脉输液技术、体位调整护理、鼻导管或面罩给氧技术、心电监护、气管插管术等（根据患儿病情变化选择相关的操作技术）。

【职业素质目标】

1. 树立白衣天使的美丽形象，满足患儿及家属的合理需求，提高其满意度。

2. 具有良好的职业道德修养。

3. 具有丰富的临床理论知识和熟练的操作技能。

4. 具有敏锐的观察力及应急处理能力，具备良好的沟通技巧。

【综合职业能力展示】 维生素 D 缺乏性手足搐搦症患儿的救护情景演示。

病史资料：患儿，女，5个月。因反复惊厥3次来诊。患儿半个月前出现哭吵、摇头、多汗、偶尔夜惊，不伴有发热、皮疹等，未进行治疗。今晨突然眼角、口角抽动2次，每次50 s～1 min自行缓解，抽搐停止后吃奶正常，不发热，无咳嗽、呕吐、腹泻等。2 min前又出现抽搐，急来诊。患儿足月顺产，生后混合喂养，未添加辅食，长居室内，户外活动较少。有时"腹泻"，现能翻身、扶助独坐。无长期服药史，预防接种根据程序进行。

体格检查：T 36.9℃，HR 128次/分，R 28次/分，体重7 kg。意识丧失，面部及四肢抽动，两眼凝视，口吐白沫。发育营养好，皮肤黏膜无异常。前囟门1.2 cm×1.2 cm，平软，头发稀少，有枕秃，出牙1颗，咽部无充血。颈部抵抗。心肺听诊无异常。腹软，肝右肋下1 cm，质地柔软，表面光滑，边缘锐；脾（一）。四肢肌张力增高。

情景一　家长抱患儿急速进入病区，接待患儿入院。

医生	护士 A	护士 B	护士 C
1. 接护士通知后组织并实施抢救 2. 询问病史，进行体格检查 3. 密切观察，判断病情	接诊患儿，配合医生进行抢救（护士 A、B、C 共同） 1. 通知医生 2. 迅速采集病史，并进行护理体检 3. 监测生命体征，调整患儿体位，避免患儿受伤 4. 上、下磨牙处放置压舌板（无菌纱布包裹） 5. 建立住院病历	1. 建立静脉通道 2. 口鼻罩吸氧，调节氧流量 3. 准备急救药物，遵医嘱用药 4. 心电监护	1. 采集静脉血标本 2. 安慰患儿家长 3. 气管插管、呼吸机准备

情景二　经抢救患儿抽搐停止，安静入睡。测体温正常。
实验室检查：血清钙1.71 mmol /L。

医生	护士 A	护士 B	护士 C
调整治疗方案	安置床单位（护士 A、B、C 共同） 1. 观察病情并记录 2. 维持静脉通道 3. 进行健康教育（与患儿及家长进行有效的沟通，进行健康指导）	1. 鼻导管吸氧，继续心电监护 2. 遵医嘱静脉应用葡萄糖酸钙 3. 指导喂养	1. 采集血标本复检 2. 应用钙剂的护理 3. 准备气管插管装置、呼吸机

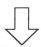

情景三 患儿醒后活动、哺乳正常，哭声响亮。体格检查：精神好，反应灵敏。前囟平软，颈软，心肺腹无异常。神经系统检查正常。

医生	护士 A	护士 B	护士 C
体格检查，判断病情	1. 观察病情并记录 2. 注意患儿精神状况	1. 停止氧气吸入，停用心电监护 2. 根据医嘱应用维生素 D 等药物	1. 协助拍摄长骨 X 线片 2. 健康教育

情景四 送患儿出院，进行出院指导。

（王凤枝）

项目任务二　新生儿呼吸窘迫综合征患儿的救护

【工作任务】　承担医院临床重症监护岗位护士职责，对新生儿呼吸窘迫综合征（NRDS，又称新生儿肺透明膜病）患儿实施救护。

【教学目标】

1. 能够依据护理程序，对新生儿呼吸窘迫综合征患儿进行护理评估。

2. 能动态观察病情，及时判断新生儿呼吸窘迫综合征患儿病情发展，配合医生进行抢救。

3. 能为新生儿呼吸窘迫综合征患儿实施整体护理，积极防治其可能出现的并发症。

【理论探究——相关理论知识】

1. 新生儿呼吸窘迫综合征患儿的护理评估。

2. 新生儿呼吸窘迫综合征的病因、发病机制、临床表现及治疗原则。

3. 新生儿呼吸窘迫综合征患儿的辅助检查。

【实践操作——相关实践技能】

1. 入院患儿的接诊。

2. 新生儿呼吸窘迫综合征患儿病史采集。

3. 新生儿呼吸窘迫综合征患儿的护理体检　生命体征、体重测量，对外界的反应，皮肤弹性、前囟门检查，心、肺听诊，腹部检查等。

4. 建立住院病历档案。

5. 实施静脉输液技术、氧气吸入技术、静脉穿刺和注射技术、体位调整及物理排痰护理、雾化给药技术、心电监护、血氧饱和度监测法、持续正压呼吸（CPAP）、气管插管术、传统保暖技术、培养箱及远红外辐射式保暖床的操作、新生儿喂养、新生儿鼻饲、气道管理护理、气管内给药技术及血标本采集技术等操作。

【职业素质目标】

1. 树立白衣天使的美丽形象，满足患儿及家属的合理需求，提高其满意度。

2. 具有良好的职业道德修养。

3. 具有丰富的临床理论知识和熟练的操作技能。

4. 具有敏锐的观察力及应急处理能力，具备良好的沟通技巧。

【综合职业能力展示】　新生儿呼吸窘迫综合征患儿的救护情景演示。

病史资料： 患儿，男，入院年龄 4 h。以"青紫、气急 2 h"为主诉入院。患儿于生后 2 h 起出现唇周、四肢发绀，呼吸逐渐不规则并有呼吸暂停现象，给予吸氧、保暖等处理后，青紫、气急无好转，为进一步诊治转我院。患儿病后拒乳，无发热、咳嗽、呕吐、抽搐。排胎便 1 次，排尿 2 次。患儿 G_1P_1，胎龄 35 周，顺产娩出，出生体重 2095 g，Apgar 评分 1 min 7 分（呼吸、反应、皮肤颜色各扣 1 分），经口鼻吸黏液、吸氧、脐静脉推注地塞米松、5%碳酸氢钠后 Apgar 评分 5 min 和 10 min 均为 9 分。羊水清，脐带、胎盘无殊。母孕 3 个月"感冒"一次，未服药自愈。否认妊高征、心脏病、糖尿病病史，否认射线和毒物接触史。家族史无特殊记载。

体格检查： T 36℃，HR 168 次/分，R 66 次/分，头围 29.5 cm。早产儿貌，反应低下，哭声无力，面色苍白，口周发绀，鼻翼扇动。前囟 1.5 cm×1.5 cm，平软，瞳孔等大等圆，对光反射存在。吸气"三凹征"（＋）。呼吸弱，双肺呼吸音减低，吸气末闻及细湿啰音。心率 168 次/分，律齐，心音有力，各瓣膜听诊区未闻及病理性杂音。腹软，肝肋下 1.5 cm，质软，边缘锐，脾肋下未及。脐部已包扎，阴囊水肿，睾丸未降入阴囊，四肢肌张力低下，末端凉，发绀。拥抱反射和觅食反射未引出。

实验室检查： 血常规：WBC $12.4×10^9$/L，N 0.36，L 0.64，Hb 142 g/L，PLT $219×10^9$/L。

血气分析： pH 6.95，PCO_2 7.15 kPa，PO_2 6.20 kPa，HCO_3 － 11.6 mmol/L，BE －20.4 mmol/L。

胸部 X 线： 双肺透明度下降，可见均匀的细小颗粒状阴影。

情景一 家长抱患儿进入病区，接待患儿入院。

医生	护士 A	护士 B	护士 C
	接诊患者，安置床单位（护士 A、B、C 共同）		
1. 接护士通知后询问病史，进行体格检查 2. 制订抢救方案	1. 通知医生 2. 迅速采集病史，并进行护理体检 3. 建立住院病历 4. 严密观察病情，监测体温、呼吸、心率、血氧饱和度，动态评估并记录 5. 鼻饲护理	1. 注意患儿体位，保持呼吸道通畅，维持有效呼吸 2. 开放静脉通道 3. 遵医嘱用药，口鼻罩吸氧 4. 做好家长心理护理	1. 抽取胃液、血标本送检 2. 血气分析监测 3. 进行心电监护，设置呼吸机参数

情景二 患儿入院 10 min，青紫、气急加剧，呼吸困难进行性加重。体格检查：面色青灰，反应低下，全身皮肤青紫，呼吸节律不规则，吸气时胸廓凹陷，呼气时呻吟。

医生	护士 A	护士 B	护士 C
1. 体格检查，判断病情 2. 组织并与其他医务人员共同实施抢救	1. 监测生命体征，动态进行体格检查 2. 鼻塞持续气道正压呼吸，调节氧流量 3. 通知医生 4. 保持静脉通道畅通 5. 病情观察与记录	1. 清理呼吸道，遵医嘱气管内给药，调整患儿体位 2. 准备急救药物 3. 配合医生进行抢救 4. 继续心电监护	1. 取动脉血，监测血氧饱和度 2. 协助进行床旁胸部 X 线检查 3. 告知患儿家长目前病情，安慰家长

情景三 经有效救护后患儿反应好转，呼吸渐趋平稳、规律，发绀消失，吸气"三凹征"不明显。四肢温暖，拥抱反射、觅乳反射等存在。

医生	护士 A	护士 B	护士 C
1. 体格检查、判断病情 2. 修正治疗方案	1. 病情观察与记录 2. 遵医嘱进行静脉补液的护理 3. 严格按照原则补充电解质 4. 根据医嘱停用心电监护、氧疗及拔除胃管	1. 饮食护理 2. 注意有无红臀、鹅口疮等并发症 3. 密切监测血氧饱和度	1. 采集血标本送检 2. 协助进行床旁胸部 X 线复查 3. 与患儿家长沟通 4. 健康教育

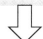

情景四 病儿入院第 8 天，精神反应正常，哺乳好，呼吸平稳，心肺听诊（一）。复查血电解质、血气分析及胸部 X 线，结果正常；准备出院，进行出院指导。

（王凤枝）

项目任务三　急性肾小球肾炎合并高血压脑病患儿的救护

【工作任务】　承担医院临床重症监护岗位护士职责，对急性肾小球肾炎（简称急性肾炎）合并高血压脑病患儿实施救护。

【教学目标】

1. 能依据护理程序，对急性肾小球肾炎合并高血压脑病患儿进行护理评估。

2. 能配合医生治疗，对急性肾小球肾炎合并高血压脑病患儿实施整体护理。

3. 能动态观察病情，及时判断急性肾小球肾炎并发症，抢救充血性心力衰竭、高血压脑病、急性肾衰竭患儿。

【理论探究——相关理论知识】

1. 急性肾小球肾炎的护理评估。

2. 急性肾小球肾炎的三大临床表现和三大合并症的观察要点。

3. 急性肾小球肾炎的护理诊断及护理措施。

4. 急性肾小球肾炎的诊断、实验室检查。

【实践操作——相关实践技能】

1. 入院患儿的接诊。

2. 泌尿系统疾病患儿的病史采集。

3. 泌尿系统疾病患儿的护理体检　生命体征测量，一般状况、皮肤、黏膜检查及心肺听诊，肝、脾、肾检查等。

4. 建立住院病历档案。

5. 根据患儿病情需要选择口服给药技术、血压测量、常规肌内注射、静脉注射与静脉输液技术、体位调整护理、鼻导管及面罩给氧技术、心电监护、血标本采集、尿标本采集等护理技术。

【职业素质目标】

1. 树立白衣天使的美丽形象，满足患儿及家属的合理需求，提高其满意度。

2. 具有良好的职业道德修养。

3. 具有丰富的临床理论知识和熟练的操作技能。

4. 具有敏锐的观察力及应急处理能力，具备良好的沟通技巧。

【综合职业能力展示】　急性肾小球肾炎合并高血压脑病患儿的救护情景演示。

病史资料： 患儿，女，8岁。以"茶叶水样尿3周，浮肿2周，抽搐1次"为主诉入院。患儿3周前出现尿色加深，呈浓茶色，时而转为淡黄色，家长未引起重视。2周前出现双眼睑浮肿，晨起为重，午后减轻。在当地医院就诊。考虑为"肾炎"，给予"青霉素、维生素C"等治疗，症状无明显好转，且浮肿逐渐加重，波及整个颜面部。3 min前，患儿突然剧烈头痛、恶心呕吐、全身抽搐，急诊转至本院。患儿病前1周曾有"上呼吸道感染"史，发病以来无发热、呕吐及关节酸痛，偶诉头痛，不剧烈。自觉近2周尿量稍有减少，无明显泡沫尿。

体格检查： T 37℃，P 136次/分，R 32次/分，BP 160/126 mmHg。神志不清，双眼凝视、牙关紧闭、口吐白沫、四肢抽动。患儿发育良好，浅表淋巴结无肿大，双眼睑及颜面部浮肿。咽无充血，扁桃体无肿大。呼吸急促，心肺听诊无异常。腹软，肝、脾肋下未扪及，移动性浊音（－）。双下肢非凹陷性水肿。

辅助检查： 血常规：WBC 8.9×10^9/L，N 0.65，L 0.35，Hb 110 g/L。尿常规：潘氏试验（＋＋），RBC（＋＋＋），管型（＋）。其他检查：抗"O"（＋），ESR 35 mm/h。

情景一 家长协助急诊护士推着患儿急速进入病区，接待患儿入院。

医生	护士A	护士B	护士C
1. 接护士通知后迅速询问病史，选择重点进行体格检查 2. 组织并与其他医务人员共同实施抢救	接诊患者，安置床单位（护士A、B、C共同） 1. 通知医生 2. 迅速采集病史，并进行护理体检 3. 建立住院病历 4. 面罩吸氧，调节氧流量 5. 进行心电监护	1. 清理呼吸道，为患儿摆放体位 2. 开放静脉通道 3. 根据医嘱应用急救药物 4. 配合医生进行抢救	1. 采集血标本送检 2. 纱布包裹压舌板置于患儿上、下磨牙之间 3. 告知患儿家长目前病情

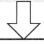

情景二 及时救治后患儿抽搐缓解。体格检查：T 36.8℃，P 88次/分，R 28次/分，BP 126/96mmHg。嗜睡状态。呼吸平稳。神经系统检查无特殊。

医生	护士A	护士B	护士C
1. 进一步询问病史，体格检查，判断病情 2. 制订诊疗方案	1. 鼻导管吸氧，调节氧流量 2. 停止心电监护 3. 监测血压变化 4. 病情观察与记录	1. 安排患儿卧床休息，饮食护理指导 2. 遵医嘱用药 3. 做好患儿及家长心理护理	1. 留取尿标本送检 2. 安慰患儿家长

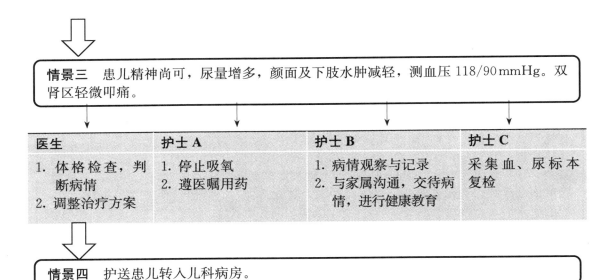

情景三 患儿精神尚可，尿量增多，颜面及下肢水肿减轻，测血压 118/90 mmHg。双肾区轻微叩痛。

医生	护士 A	护士 B	护士 C
1. 体格检查，判断病情 2. 调整治疗方案	1. 停止吸氧 2. 遵医嘱用药	1. 病情观察与记录 2. 与家属沟通，交待病情，进行健康教育	采集血、尿标本复检

情景四 护送患儿转入儿科病房。

（王凤枝）

项目任务四　化脓性脑膜炎患儿的救护

【教学目标】　承担医院临床重症监护岗位护士职责，对化脓性脑膜炎患儿实施救护。

【工作任务】

1. 能依据护理程序，对化脓性脑膜炎患儿进行护理评估。

2. 能配合医生治疗，对化脓性脑膜炎患儿实施整体护理。

3. 能动态观察病情，及时判断颅内压增高症并抢救化脓性脑膜炎合并脑疝患儿。

【理论探究——相关理论知识】

1. 化脓性脑膜炎的病因和发病机制。

2. 化脓性脑膜炎的护理评估。

3. 化脓性脑膜炎的临床表现及护理措施。

【实践操作——相关实践技能】

1. 入院患儿的接诊。

2. 神经系统疾病患儿的病史采集。

3. 神经系统疾病患儿的护理体检　生命体征测量，神志、皮肤、黏膜检查，囟门检查、颈部有无抵抗，心、肺听诊，肝、脾触诊，神经系统检查。

4. 建立住院病历档案。

5. 根据患儿病情需要选择静脉穿刺及给药技术、肌内注射技术、鼻导管及面罩吸氧技术、吸痰技术、人工呼吸机应用、心电监护仪使用、血标本采集技术、按摩技术、口腔及臀部护理技术等操作。

【职业素质目标】

1. 树立白衣天使的美丽形象，满足患儿及家属的合理需求，提高其满意度。

2. 具有良好的职业道德修养。

3. 具有丰富的临床理论知识和熟练的操作技能。

4. 具有敏锐的观察力及应急处理能力，具备良好的沟通技巧。

【综合职业能力展示】　化脓性脑膜炎患儿的救护情景演示。

病史资料：患儿，男，4个月，发热伴呕吐5天，抽搐2天，昏迷1h急诊入院。患儿于5天前无明显原因发热，体温38℃左右，伴轻咳，曾呕吐数次，吐出胃内容物。按"上呼吸道感染"治疗好转。2天前又出现发热39℃以上，伴哭闹、呕吐，反复抽搐数次，每次半分钟或2～3 min不等，可自行缓解。1h前抽搐后出现昏迷。患儿既往体健，第1胎第1产，足月自然分娩，生后母乳喂养。生长发育同正常同龄儿，预防接种按程序进行。

体格检查：T 39.7℃，HR 142次/分，R 42次/分，体重6.28 kg。昏迷状，对外界无反应。头围40.5 cm，前囟门0.8 cm×0.8 cm，隆起张力高，巩膜无黄染，双瞳孔等大等圆，对光反射迟钝。颈部抵抗。心、肺听诊及腹部检查无异常。四肢肌张力增加，左侧巴氏征（＋）。

辅助检查：血常规：WBC 13×10^9/L，N 0.61，L 0.39。脑脊液：外观混浊，压力增高，糖含量下降，蛋白含量增多，细胞数增多，以中性粒细胞为主。

<table>
<tr><td colspan="4">情景一 家长抱患儿急速进入病区，接待患儿入院。</td></tr>
<tr><td>医生</td><td>护士 A</td><td>护士 B</td><td>护士 C</td></tr>
<tr>
<td>1. 接护士通知后快速询问病史，进行必要的体格检查
2. 制订抢救方案</td>
<td>接诊患儿，安置床单位（护士 A、B、C 共同）

1. 通知医生
2. 迅速采集病史，进行神经系统护理体检
3. 建立住院病历
4. 监测生命体征，并详细记录
5. 面罩吸氧，调节氧流量
6. 根据医嘱应用降颅压、止惊药物</td>
<td>1. 建立并维持静脉通道
2. 进行心电监护
3. 清理呼吸道，摆好患儿体位
4. 物理降温，并记录降温效果
5. 使用床栏，必要时约束四肢</td>
<td>1. 立即采集血标本送检（血培养）
2. 必要时协助腰椎穿刺
3. 控制输液速度，记录 24 h 入水量
4. 准备吸痰器，设置人工呼吸机参数</td>
</tr>
</table>

<table>
<tr><td colspan="4">情景二 患儿经过及时抢救，有微弱哭声，惊厥 2 次。</td></tr>
<tr><td>医生</td><td>护士 A</td><td>护士 B</td><td>护士 C</td></tr>
<tr>
<td>1. 详细询问病史，体格检查，判断病情
2. 实施原方案治疗</td>
<td>1. 进一步询问病史，动态进行体格检查
2. 鼻导管吸氧，调节氧流量
3. 遵医嘱用药
4. 病情观察与记录
5. 和家长沟通，向患儿家属通报疾病的治疗效果，鼓励他们树立治病信心</td>
<td>1. 继续心电监护
2. 维持静脉通道，用约束带或夹板固定
3. 包裹纱布的压舌板置于上、下臼齿之间，防止舌咬伤
4. 根据医嘱给予鼻饲</td>
<td>1. 腰椎穿刺后的护理
2. 口腔、臀部护理
3. 协助进行颅骨透照法、头颅 CT 扫描检查</td>
</tr>
</table>

情景三 经过抢救及整体护理，患儿病情逐渐得到控制。患儿哭声响亮，无呕吐，能进食。
体格检查： T 37.7℃，HR 112 次/分，R 28 次/分。精神尚可，前囟门平软，双瞳孔等大等圆，对光反射灵敏。颈部无抵抗。心、肺听诊，腹部检查及神经系统检查无异常。

医生	护士A	护士B	护士C
1. 询问病史，体格检查，判断病情 2. 调整治疗方案	1. 根据医嘱停止吸氧及心电监护 2. 遵医嘱用药并进行用药指导 3. 指导与协助患儿家属参与患儿的生活护理（如擦浴、按摩、肢体锻炼等）	1. 拔除鼻饲管 2. 指导患儿休息，饮食指导 3. 维持静脉通道 4. 采集血标本复检	1. 协助进行腰椎穿刺并进行穿刺后护理 2. 准备硬脑膜下穿刺包及侧脑室引流包

情景四 治疗后患儿一般情况好，无硬脑膜下积液、脑积水等并发症，脑脊液复查无异常。准备出院，进行出院指导。

（王凤枝）

参 考 文 献

1. 李小寒，尚少梅. 基础护理学. 4 版. 北京：人民卫生出版社，2007.

2. 张美琴. 护理专业技术实训. 北京：人民卫生出版社，2008.

3. 翟丽玲. 护理技能综合实训教程. 广州：广东科技出版社，2009.

4. 巫向前. 护理技能操作指南. 北京：人民卫生出版社，2007.

5. 吴小桂，吴丽文. 常用专科护理技术. 长沙：中南大学出版社，2008.

6. 刘纯艳. 临床护理技术操作规程. 北京：人民卫生出版社，2001.

7. 黄惠根. 护理操作流程评分标准. 西安：第四军医大学出版社，2007.

8. 路迢迢，李 丹. 常用护理技术操作标准. 沈阳：辽宁科学技术出版社，2008.

9. 楼蓉蓉. 专科护理技术. 2 版. 北京：科学出版社，2008.

10. 郑一宁，吴欣娟. 实用急诊科护理及技术. 北京：科学出版社，2008.

11. 李淑迦. 临床技术操作规范（护理分册）. 北京：人民军医出版社，2007.

12. 陈月琴，申小青. 外科护理学. 北京：北京大学医学出版社，2005.

13. 殷 磊. 护理学基础. 3 版. 北京：人民卫生出版社，2005.

14. 曹伟新，李乐之. 外科护理学. 4 版. 北京：人民卫生出版社，2008.

15. 陈四清，彭兰地. 外科护理实训教程. 北京：科学出版社，2008.

16. 钱蒨健，周 嫣. 实用手术室护理. 上海：上海科学技术出版社，2006.

17. 吴在德，吴肇汉. 外科学. 7 版. 北京：人民卫生出版社，2008.

18. 熬 薪. 急救护理学. 北京：高等教育出版社，2004.

19. 李小萍. 基础护理学. 2 版. 北京：人民卫生出版社，2007.

20. 王志红，刘燕燕. 护士临床思维实例解析. 上海：第二军医大学出版社，2004.